国家卫生健康委员会"十四五"规划教材

全国高等学校教材

供医学检验技术专业用

临床微生物学检验技术

第2版

主　　编	王　辉　楼永良
副 主 编	吴爱武　申艳娜　吴文娟

数 字 主 编	王　辉　楼永良
数字副主编	吴爱武　申艳娜　吴文娟

人民卫生出版社
·北京·

图书在版编目（CIP）数据

临床微生物学检验技术 / 王辉，楼永良主编.

2 版. -- 北京：人民卫生出版社，2025.5. --（全国高等学校医学检验专业第七轮暨医学检验技术专业第二轮规划教材）. -- ISBN 978-7-117-37854-3

Ⅰ. R446.5

中国国家版本馆 CIP 数据核字第 2025LP1499 号

人卫智网	www.ipmph.com	医学教育、学术、考试、健康，购书智慧智能综合服务平台
人卫官网	www.pmph.com	人卫官方资讯发布平台

临床微生物学检验技术
Linchuang Weishengwuxue Jianyan Jishu
第 2 版

主　　编：王　辉　楼永良
出版发行：人民卫生出版社（中继线 010-59780011）
地　　址：北京市朝阳区潘家园南里 19 号
邮　　编：100021
E - mail：pmph @ pmph.com
购书热线：010-59787592　010-59787584　010-65264830
印　　刷：人卫印务（北京）有限公司
经　　销：新华书店
开　　本：850×1168　1/16　印张：26
字　　数：698 千字
版　　次：2015 年 3 月第 1 版　2025 年 5 月第 2 版
印　　次：2025 年 5 月第 1 次印刷
标准书号：ISBN 978-7-117-37854-3
定　　价：92.00 元

打击盗版举报电话：**010-59787491**　E-mail：WQ @ pmph.com
质量问题联系电话：**010-59787234**　E-mail：zhiliang @ pmph.com
数字融合服务电话：**4001118166**　E-mail：zengzhi @ pmph.com

编委名单

新形态教材使用说明

新形态教材是充分利用多种形式的数字资源及现代信息技术,通过二维码将纸书内容与数字资源进行深度融合的教材。本套教材全部以新形态教材形式出版,每本教材均配有特色的数字资源,读者阅读纸书时可以扫描二维码,获取数字资源。

获取数字资源的步骤

① 扫描封底红标二维码,获取图书"使用说明"。

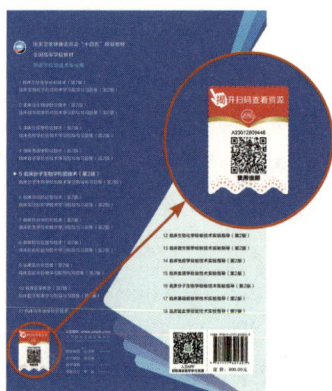

② 揭开红标,扫描绿标激活码,注册/登录人卫账号获取数字资源。

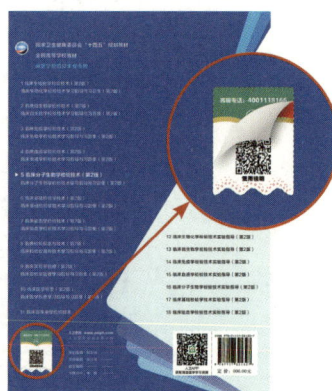

③ 扫描书内二维码或封底绿标激活码随时查看数字资源。

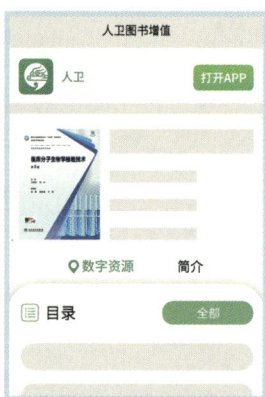

人卫图书增值

④ 登录 zengzhi.ipmph.com 或下载应用体验更多功能和服务。

扫描下载应用

客户服务热线 400-111-8166

读者信息反馈方式

欢迎登录"人卫e教"平台官网"medu.pmph.com",在首页注册登录后,即可通过输入书名书号或主编姓名等关键字,查询我社已出版教材,并可对该教材进行读者反馈、图书纠错、撰写书评以及分享资源等。

全国高等学校医学检验专业第七轮暨医学检验技术专业第二轮规划教材修订说明

我国高等医学检验专业建设始于 20 世纪 80 年代初,人民卫生出版社于 1989 年出版了第一套医学检验专业规划教材,共 5 个品种。至 2012 年出版的第五轮医学检验专业规划教材,已经形成由理论教材与配套实验指导和习题集组成的比较成熟的教材体系。2012 年,教育部对《普通高等学校本科专业目录》进行了调整,将医学检验专业(五年制)改为医学检验技术专业(四年制),隶属医学技术类,授予理学学士学位。人民卫生出版社于 2013 年启动了新一轮教材的编写,在 2015 年推出了全国高等学校医学检验专业第六轮暨医学检验技术专业第一轮规划教材,对医学检验技术专业的发展起到了非常关键的引领和规范作用。

进入新时代,在推进健康中国建设,从"以治病为中心"向"以健康为中心"的转变过程中,医学检验技术专业的发展面临更多机遇与挑战。《国务院办公厅关于加快医学教育创新发展的指导意见》中明确指出,要推进医工、医理、医文学科交叉融合,加强"医学 +X"多学科背景的复合型创新拔尖人才培养。党的二十大报告也提出,要加强基础学科、新兴学科、交叉学科建设。医学检验技术属于典型的交叉学科,医工、医理结合紧密,发展迅速,学科内容不断扩增,社会需求不断增加,目前开设本专业的本科院校已增加到 160 余所,广大院校对教材建设也提出了新需求。

为促进教育、科技、人才一体化发展,人民卫生出版社在与教育部高等学校教学指导委员会医学技术类专业教学指导委员会、全国高等医学院校医学检验专业校际协作理事会联合对第一轮医学检验技术专业规划教材的使用情况进行广泛调研的基础上,启动全国高等学校医学检验专业第七轮暨医学检验技术专业第二轮规划教材的编写修订工作。

本轮教材的修订和编写特点如下:

1. 坚持立德树人,满足社会需求　从教材顶层设计到编写的各环节,始终坚持面向需求凝炼教材内容,以立德树人为根本任务,以为党育人、为国育才为根本目标。在专业内容中有机融入思政元素,体现我国医学检验学科 40 多年取得的辉煌成就,培育具有爱国、创新、求实、奉献精神的医学检验技术专业人才。

2. 优化教材体系,服务学科建设　为了更好地适应医学检验技术专业教育教学改革,体现学科特点,提升专业人才培养质量,本轮教材将原作为理论教材配套的实验指导类教材纳入规划教材体系,突出本专业的技术属性;第一轮教材将医学检验专业规划教材中的《临床寄生虫检验》相关内容并入《临床基础检验学技术》,根据调研反馈意见,本轮另编《临床寄生虫学检验技术》,以适应院校教学实际需要。

3. 坚持编写原则，打造精品教材 本轮教材编写立足医学检验技术专业四年制本科教育，坚持教材"三基"（基础理论、基本知识、基本技能）、"五性"（思想性、科学性、先进性、启发性、适用性）和"三特定"（特定目标、特定对象、特定限制）的编写原则。严格控制纸质教材字数，突出重点；注重内容整体优化，尽量避免套系内教材内容的交叉重复；提升全套教材印刷质量，全彩教材使用便于书写、不反光的纸张。

4. 建设新形态教材，服务数字化转型 为进一步满足医学检验技术专业教育数字化需求，更好地实现理论与实践结合，本轮教材采用纸质教材与数字内容融合出版的形式，实现教材的数字化开发，全面推进新形态教材建设。根据教学实际需求，突出医学检验学科特色资源建设、支持教学深度应用，有效服务线上教学、混合式教学等教学模式，推进医学检验技术专业的智慧智能智育发展。

全国高等学校医学检验专业第七轮暨医学检验技术专业第二轮规划教材共 18 种，均为国家卫生健康委员会"十四五"规划教材。将于 2025 年出版发行，数字内容也将同步上线。希望广大院校在使用过程中能多提供宝贵意见，反馈使用信息，为第三轮教材的修订工作建言献策，提高教材质量。

主编简介

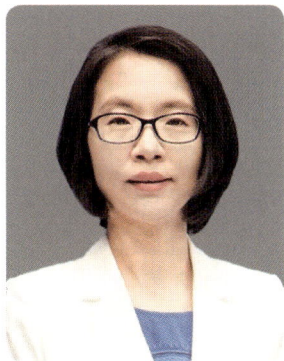

王　辉

　　女，1971年4月生于陕西宝鸡。博雅长聘教授，研究员。现任北京大学人民医院检验科主任，北京大学医学部检验学系主任。兼任中国医疗保健国际交流促进会临床微生物学分会主任委员、中华医学会微生物学和免疫学分会副主任委员、中华医学会检验医学分会常务委员等。为国家杰出青年科学基金获得者、国家卫生健康突出贡献中青年专家。

　　先后在北京协和医院、北京大学人民医院从事医疗、教学和科研工作至今。从事感染性疾病诊断和细菌耐药机制的研究。主持科技部国家重点研发计划、国家自然科学基金重大课题等国家／省部级课题30项。参与制定3部国际标准和1部亚太指南，主持制定国内指南、专家共识12项，行业标准3项。主编"十二五"重点学术专著《临床微生物学检验》，主译《临床微生物学手册》（第11、12版）。作为第一或通信作者在国际顶尖知名杂志发表研究成果170余篇、中文论文230余篇。曾荣获国家科学技术进步奖二等奖、华夏医学科技奖科学技术奖一等奖、中国实验医学奖杰出青年奖等奖项。

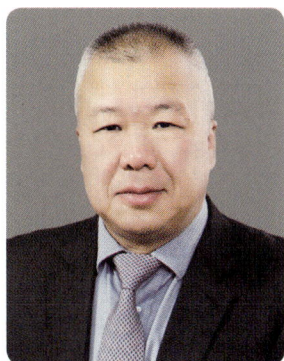

楼永良

　　男，1965年12月生于浙江诸暨。教授，博士研究生导师。温州医科大学同一健康研究院执行院长，临床检验诊断学学科带头人，国家级一流本科专业建设点负责人。兼任全国高等院校医学检验专业校际协作理事会副理事长、教育部高等学校医学技术类专业教学指导委员会委员、全国卫生职业教育教学医学技术类专业教学指导委员会委员、浙江省高等学校医学技术类专业教学指导委员会副主任委员、浙江省微生物学会副理事长等。

　　从事教学工作35年，主要研究方向为微生物与宿主互作机制及标志物的发现和转化，主持国家科技重大专项、国家自然科学基金等课题10余项，以通信作者在 *PLoS Pathogens*、*mSphere*、*Infection and Immunity* 等期刊发表学术论文120余篇；获国家发明专利8项；主编规划教材及专著8部；荣获浙江省"优秀教师"称号；获浙江省科学技术进步奖二等奖3项，浙江省教学成果奖一、二等奖各1项。

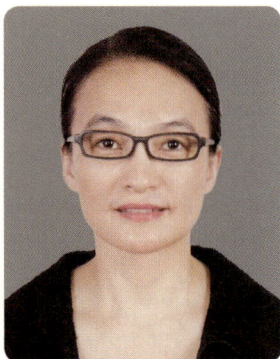

吴爱武

女，1966 年 5 月生于安徽蚌埠。教授，硕士研究生导师。现任广东省一流及精品资源共享课程"临床微生物学检验"负责人、广东省预防医学会微生物与免疫学专业委员会副主任委员、广东省医学会检验医学分会教育学组副组长、《广州医科大学学报》编委。从事医学微生物学及检验教学、科研 30 余年，曾获广东省"南粤优秀教师（教坛新秀）"称号。发表学术论文 100 余篇，先后主编规划教材 5 部，作为副主编或编委参与编写论著 3 部、教材 10 余部。

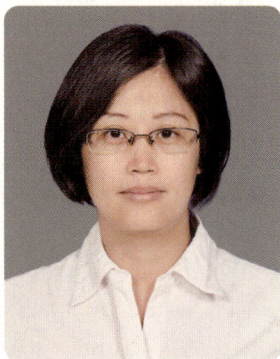

申艳娜

女，1977 年 7 月生于山东日照。医学博士，教授，博士研究生导师。现任天津医科大学医学技术学院副院长、医学检验学院副院长、医学技术现代产业学院副院长。兼任中国防痨协会结核分枝杆菌 / 艾滋病毒双重感染专业分会副主任委员、中华医学会检验医学分会教育学组委员、中国微生物学会临床微生物学专业委员会委员、天津市医学会检验分会青年委员、国家自然科学基金项目评审专家、教育部学位中心学位论文评审专家。从事教学工作 15 年。主持国家自然科学基金 4 项，省部级教学改革科研项目 5 项，为省级一流课程负责人。发表学术论文 30 余篇，参编教材 4 部。

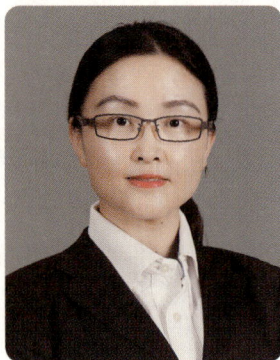

吴文娟

女，1972 年 12 月生于贵州铜仁。教授，博士研究生导师。现任同济大学附属东方医院检验科主任技师。兼任国家卫生健康委临床抗微生物药物敏感性折点研究和标准制定专家委员会委员，中国女医师协会检验医学专业委员会副主任委员，上海市微生物学会临床微生物学专业委员会主任委员，上海市医学会分子诊断专科分会副主任委员。从事高等教育教学 25 年。曾入选上海市优秀学术 / 技术带头人、上海市卫生系统优秀学科带头人，担任上海市公共卫生重点学科负责人。荣获全国卫生健康系统新冠肺炎疫情防控工作先进个人、中国女医师协会五洲女子科技奖等。

前　言

我国检验医学高等教育始于 20 世纪 80 年代初，至今已经 40 多年。其间我国的医学检验教育事业得到了飞速发展，为我国医学检验领域培养了大批人才。

作为医学检验教育的基础，检验专业教材建设也从开始的协编进入了规划编写的阶段。由全国高等医药教材建设研究会和人民卫生出版社主持编写的《临床微生物学检验》自 1988 年至 2012 年已出版 5 版，教材体系与质量日臻完善，在我国医学检验教学和人才培养中发挥了重要作用。2015 年，在原有供五年制医学检验专业使用的《临床微生物学检验》教材基础上，又出版了供四年制医学检验技术专业使用的《临床微生物学检验技术》教材。根据国家"十四五"规划要求，要坚持优先发展教育事业，全面提升高等教育质量，加强一流学科建设，而高质量教材的编写正是提升医学教育质量的重要环节，是医学发展的重要支撑。在全国卫生健康事业高度发展的背景下，医学检验技术专业人才的培养和发展也面临着新的挑战和机遇。在此背景下启动了《临床微生物学检验技术》第 2 版的编写。

在 2023 年 12 月主编人会议的讨论后，2024 年 2 月召开了编写会，并在 6 月召开了定稿会。在全体编委的共同努力下，在充分保证教材质量的前提下，高效率地完成了第 2 版《临床微生物学检验技术》的编写工作。

本教材以检验技术为主线，借鉴了第 1 版教材和其他优秀教材的经验，共分六篇三十九章，包括微生物学概论、微生物检验基本技术、临床细菌学检验、临床真菌学检验、临床病毒学检验和临床标本的微生物学检验等内容。课程教学以学生为中心，融入思政教育，加强专业技能、综合能力的培养，更新微生物学检验技术的最新进展，增加数字资源。近年来，临床微生物学检验新技术发展迅速，质谱、高通量测序、宏基因组测序等技术在微生物检验中的应用越来越成熟，微生物的分类基于测序技术的应用不断更新，新发病原体和耐药菌的快速鉴定技术发展迅速。因此，对微生物分类、鉴定和药敏检验技术名词及操作规范化的需求日益提升。在教学中引入新技术进展和新病原体检测的介绍，保证教材符合时代发展的需求，有助于学生掌握感染性疾病的病原学诊断技术。本书适用于教师讲课和学生学习，对学生毕业后的临床工作也有一定指导作用。编写风格和内容组织方面，按传统的篇、章、节排序，在章前针对本章重点内容提出几个问题，有助于学生带着问题去学习。章后有本章小结，便于教师总结重点和学生复习归纳。书末有中英文名词对照索引和推荐阅读，利于学生查询和扩展知识面。我们还编写制作了相关数字资源学习内容，完善多媒体教学的组织形式，以丰富的教学资源，使课堂教学与课余自学有机地结合，探索教材建设的新模式。

尽管我们尽了最大努力，试图在教材编写中体现微生物学检验技术的继承、发展和创新，但限于水平，漏误难免，望读者提出宝贵意见。

最后，衷心感谢专家们的帮助以及全体编委们的努力。

王　辉　楼永良
2025 年 3 月

目 录

绪论 1
　　一、微生物与医学微生物学 1
　　二、临床微生物学 2
　　三、临床微生物学检验技术 2

第一篇　微生物学概论

第一章　微生物学基础知识 6
　第一节　微生物的生物学特性 6
　　一、细菌的形态、结构和生长繁殖 6
　　二、真菌的形态、结构和生长繁殖 13
　　三、病毒的形态、结构和增殖 14
　第二节　外界因素对微生物的影响 17
　　一、微生物在自然界的分布 18
　　二、物理和化学因素对微生物的影响 18
　　三、生物因素对微生物的影响 19
　第三节　微生物的遗传与变异 20
　　一、细菌的遗传与变异 20
　　二、真菌的遗传与变异 22
　　三、病毒的遗传与变异 22
　第四节　微生物的分类和命名 23
　　一、细菌的分类和命名 23
　　二、真菌的分类和命名 23
　　三、病毒的分类和命名 24

第二章　微生物的感染和免疫 25
　第一节　人体微生态的平衡与失衡 25
　　一、人体微生态平衡 25
　　二、人体微生态失衡 26
　第二节　微生物致病性 27
　　一、毒力 27
　　二、侵入数量与部位 28
　第三节　感染类型与传播途径 28
　　一、感染类型 28

　　二、传播途径 …………………………………………………………………………… 29
第四节　宿主的抗感染免疫 …………………………………………………………………… 30
　　一、固有免疫 …………………………………………………………………………… 30
　　二、适应性免疫 ………………………………………………………………………… 31

第二篇　微生物检验基本技术

第三章　微生物形态学检查法 ………………………………………………………………… 34
第一节　细菌的形态学检查 …………………………………………………………………… 34
　　一、不染色标本检查 …………………………………………………………………… 34
　　二、染色标本检查 ……………………………………………………………………… 34
　　三、自动化染色仪检查 ………………………………………………………………… 36
第二节　真菌形态学检查 ……………………………………………………………………… 36
　　一、直接镜检 …………………………………………………………………………… 36
　　二、染色标本检查 ……………………………………………………………………… 36
第三节　病毒形态学检查 ……………………………………………………………………… 37
　　一、包涵体检查 ………………………………………………………………………… 37
　　二、电镜技术 …………………………………………………………………………… 38

第四章　微生物培养与分离 …………………………………………………………………… 40
第一节　细菌的培养与分离 …………………………………………………………………… 40
　　一、培养基 ……………………………………………………………………………… 40
　　二、标本前处理 ………………………………………………………………………… 44
　　三、接种与分离方法 …………………………………………………………………… 44
　　四、培养方法 …………………………………………………………………………… 45
　　五、生长现象观察 ……………………………………………………………………… 46
第二节　真菌的培养与分离 …………………………………………………………………… 47
　　一、培养基及培养要求 ………………………………………………………………… 47
　　二、培养方法 …………………………………………………………………………… 47
　　三、生长现象观察 ……………………………………………………………………… 48
第三节　病毒的培养与分离 …………………………………………………………………… 48
　　一、细胞培养 …………………………………………………………………………… 49
　　二、鸡胚培养 …………………………………………………………………………… 49
　　三、动物接种 …………………………………………………………………………… 50

第五章　微生物的鉴定技术 …………………………………………………………………… 51
第一节　细菌的鉴定技术 ……………………………………………………………………… 51
　　一、生物化学鉴定技术 ………………………………………………………………… 51
　　二、免疫学鉴定技术 …………………………………………………………………… 57
　　三、质谱鉴定技术 ……………………………………………………………………… 58
　　四、分子生物学鉴定技术 ……………………………………………………………… 59
　　五、自动化鉴定仪 ……………………………………………………………………… 60

六、即时检验技术···61
第二节　真菌的鉴定技术···61
一、形态学鉴定···61
二、生物化学鉴定技术···61
三、免疫学鉴定技术··62
四、质谱鉴定技术··62
五、分子生物学鉴定技术···62
第三节　病毒的鉴定技术···62
一、病毒在培养细胞中增殖的鉴定指标························62
二、病毒感染性测定和病毒数量测定···························63
三、免疫学鉴定技术··64
四、分子生物学鉴定技术···65
五、即时检验技术··66

第六章　微生物的耐药性检测···67
第一节　临床常用抗微生物药物··67
一、β-内酰胺类···67
二、喹诺酮类··68
三、氨基糖苷类··69
四、大环内酯类和酮内酯类··69
五、四环素类和甘氨酰环素类···69
六、糖肽类和脂肽类··69
七、噁唑烷酮类··70
八、磺胺类和甲氧苄啶···70
九、多黏菌素类··70
十、其他常见抗菌药物···70
十一、抗真菌药物··70
十二、抗病毒药物··71
第二节　抗微生物药物敏感性试验方法································72
一、常用抗微生物药物的选择与分组·····························72
二、药物敏感性试验折点的建立·····································72
三、常用的药敏试验方法···73
四、药敏试验的结果解释和局限性································74
第三节　耐药机制及检测方法··74
一、细菌耐药机制··74
二、细菌耐药性检测··76
三、真菌耐药机制及耐药性检测·····································81
四、病毒耐药机制及耐药性检测·····································81

第七章　医院感染··83
第一节　医院感染定义和分类··83
一、医院感染的定义··83
二、医院感染的分类··83

第二节 医院感染控制···83
　　一、医院感染概述···84
　　二、医院感染调查和处理···85
　　三、医院感染病原学诊断···86

第八章　微生物检验的质量保证···88
第一节 质量管理通用的技术要求···88
　　一、人员···88
　　二、设备···88
　　三、试剂和耗材···89
　　四、设施和环境···90
第二节 微生物检验过程的质量保证··90
　　一、检验前质量保证···90
　　二、检验中质量保证···91
　　三、检验后质量保证···94

第九章　实验室生物安全···96
第一节 实验室生物安全概论···96
第二节 病原微生物危害程度分类···97
第三节 实验室生物安全防护水平分级和防护要求······················97
　　一、生物安全防护水平与生物安全实验室分级·····················97
　　二、实验室生物安全防护···97
　　三、消毒与灭菌···100
第四节 实验室的风险评估···100
　　一、风险的识别···100
　　二、风险评估···100
　　三、风险评估报告··101
　　四、风险控制···101
第五节 菌种保藏技术及管理··101
　　一、菌种保藏方法··101
　　二、菌种保藏管理··102
　　三、全球菌种保藏机构简介··102

第三篇　临床细菌学检验

第十章　病原性球菌···104
第一节 葡萄球菌属···104
　　一、分类···104
　　二、临床意义···104
　　三、生物学特性···105
　　四、微生物学检验··105
　　五、药敏试验的药物选择··108

第二节　链球菌属 ……………………………………………………………………………… 108
　　一、分类 ………………………………………………………………………………… 108
　　二、临床意义 …………………………………………………………………………… 109
　　三、生物学特性 ………………………………………………………………………… 109
　　四、微生物学检验 ……………………………………………………………………… 110
　　五、药敏试验的药物选择 ……………………………………………………………… 113
第三节　肠球菌属 ……………………………………………………………………………… 113
　　一、分类 ………………………………………………………………………………… 113
　　二、临床意义 …………………………………………………………………………… 113
　　三、生物学特性 ………………………………………………………………………… 114
　　四、微生物学检验 ……………………………………………………………………… 114
　　五、药敏试验的药物选择 ……………………………………………………………… 116
第四节　奈瑟菌属和卡他莫拉菌 ……………………………………………………………… 116
　　一、分类 ………………………………………………………………………………… 116
　　二、临床意义 …………………………………………………………………………… 116
　　三、生物学特性 ………………………………………………………………………… 116
　　四、微生物学检验 ……………………………………………………………………… 117
　　五、药敏试验的药物选择 ……………………………………………………………… 120

第十一章　肠杆菌目 …………………………………………………………………………… 121
第一节　埃希菌属 ……………………………………………………………………………… 122
　　一、分类 ………………………………………………………………………………… 122
　　二、临床意义 …………………………………………………………………………… 122
　　三、生物学特性 ………………………………………………………………………… 123
　　四、微生物学检验 ……………………………………………………………………… 123
　　五、药敏试验的药物选择 ……………………………………………………………… 125
第二节　克雷伯菌属 …………………………………………………………………………… 125
　　一、分类 ………………………………………………………………………………… 126
　　二、临床意义 …………………………………………………………………………… 126
　　三、生物学特性 ………………………………………………………………………… 126
　　四、微生物学检验 ……………………………………………………………………… 126
　　五、药敏试验的药物选择 ……………………………………………………………… 127
第三节　志贺菌属 ……………………………………………………………………………… 127
　　一、分类 ………………………………………………………………………………… 127
　　二、临床意义 …………………………………………………………………………… 128
　　三、生物学特性 ………………………………………………………………………… 128
　　四、微生物学检验 ……………………………………………………………………… 128
　　五、药敏试验的药物选择 ……………………………………………………………… 129
第四节　沙门菌属 ……………………………………………………………………………… 130
　　一、分类 ………………………………………………………………………………… 130
　　二、临床意义 …………………………………………………………………………… 130
　　三、生物学特性 ………………………………………………………………………… 130
　　四、微生物学检验 ……………………………………………………………………… 132

　　　　五、药敏试验的药物选择 ·· 134
　　第五节　耶尔森菌属 ·· 135
　　　　一、分类 ·· 135
　　　　二、临床意义 ·· 135
　　　　三、生物学特性 ·· 136
　　　　四、微生物学检验 ·· 137
　　　　五、药敏试验的药物选择 ·· 138
　　第六节　其他菌属 ·· 138
　　　　一、肠杆菌属 ·· 138
　　　　二、枸橼酸杆菌属 ·· 139
　　　　三、沙雷菌属 ·· 139
　　　　四、变形杆菌属 ·· 140
　　　　五、普鲁威登菌属 ·· 141
　　　　六、摩根菌属 ·· 141

第十二章　弧菌属和气单胞菌属 ·· 143
　　第一节　弧菌属 ·· 143
　　　　一、霍乱弧菌 ·· 143
　　　　二、副溶血性弧菌 ·· 147
　　　　三、其他弧菌 ·· 148
　　第二节　气单胞菌属 ·· 149
　　　　一、分类 ·· 149
　　　　二、临床意义 ·· 149
　　　　三、生物学特性 ·· 149
　　　　四、微生物学检验 ·· 149
　　　　五、药敏试验的药物选择 ·· 150

第十三章　弯曲菌属和螺杆菌属 ·· 152
　　第一节　弯曲菌属 ·· 152
　　　　一、分类 ·· 152
　　　　二、临床意义 ·· 152
　　　　三、生物学特性 ·· 152
　　　　四、微生物学检验 ·· 153
　　　　五、药敏试验的药物选择 ·· 155
　　第二节　螺杆菌属 ·· 155
　　　　一、分类 ·· 155
　　　　二、临床意义 ·· 155
　　　　三、生物学特性 ·· 155
　　　　四、微生物学检验 ·· 156
　　　　五、药敏试验的药物选择 ·· 157

第十四章　非发酵糖菌 ·· 158
　　第一节　不动杆菌属 ·· 158

一、分类 158
二、临床意义 158
三、生物学特性 159
四、微生物学检验 159
五、药敏试验的药物选择 161

第二节　假单胞菌属 161
一、分类 161
二、临床意义 162
三、生物学特性 162
四、微生物学检验 164
五、药敏试验的药物选择 166

第三节　窄食单胞菌属 166
一、分类 166
二、临床意义 167
三、生物学特性 167
四、微生物学检验 167
五、药敏试验的药物选择 168

第四节　伯克霍尔德菌属 168
一、分类 168
二、临床意义 168
三、生物学特性 168
四、微生物学检验 169
五、药敏试验的药物选择 170

第五节　其他常见非发酵糖菌 170
一、产碱杆菌属和无色杆菌属 170
二、伊丽莎白菌属和金黄杆菌属 171

第十五章　其他革兰氏阴性杆菌 174
第一节　嗜血杆菌属 174
一、分类 174
二、临床意义 174
三、生物学特性 175
四、微生物学检验 176
五、药敏试验的药物选择 177

第二节　鲍特菌属 177
一、分类 177
二、临床意义 177
三、生物学特性 178
四、微生物学检验 178
五、药敏试验的药物选择 180

第三节　军团菌属 180
一、分类 180
二、临床意义 180

三、生物学特性 ……………………………………………………………………… 180
四、微生物学检验 …………………………………………………………………… 181
五、药敏试验的药物选择 …………………………………………………………… 182
第四节 布鲁菌属 ………………………………………………………………………… 182
一、分类 ……………………………………………………………………………… 182
二、临床意义 ………………………………………………………………………… 182
三、生物学特性 ……………………………………………………………………… 183
四、微生物学检验 …………………………………………………………………… 183
五、药敏试验的药物选择 …………………………………………………………… 184

第十六章 需氧革兰氏阳性杆菌 ……………………………………………………………… 185
第一节 棒状杆菌属 ……………………………………………………………………… 185
一、分类 ……………………………………………………………………………… 185
二、临床意义 ………………………………………………………………………… 185
三、生物学特性 ……………………………………………………………………… 186
四、微生物学检验 …………………………………………………………………… 187
五、药敏试验的药物选择 …………………………………………………………… 188
第二节 炭疽芽胞杆菌 …………………………………………………………………… 188
一、临床意义 ………………………………………………………………………… 188
二、生物学特性 ……………………………………………………………………… 189
三、微生物学检验 …………………………………………………………………… 189
四、药敏试验的药物选择 …………………………………………………………… 191
第三节 蜡样芽胞杆菌 …………………………………………………………………… 192
一、临床意义 ………………………………………………………………………… 192
二、生物学特性 ……………………………………………………………………… 192
三、微生物学检验 …………………………………………………………………… 193
四、药敏试验的药物选择 …………………………………………………………… 193
第四节 单核细胞性李斯特菌 …………………………………………………………… 194
一、临床意义 ………………………………………………………………………… 194
二、生物学特性 ……………………………………………………………………… 194
三、微生物学检验 …………………………………………………………………… 194
四、药敏试验的药物选择 …………………………………………………………… 196
第五节 红斑丹毒丝菌 …………………………………………………………………… 196
一、临床意义 ………………………………………………………………………… 196
二、生物学特性 ……………………………………………………………………… 196
三、微生物学检验 …………………………………………………………………… 197
四、药敏试验的药物选择 …………………………………………………………… 197
第六节 阴道加德纳菌 …………………………………………………………………… 197
一、临床意义 ………………………………………………………………………… 198
二、生物学特性 ……………………………………………………………………… 198
三、微生物学检验 …………………………………………………………………… 198
四、药敏试验的药物选择 …………………………………………………………… 199

第十七章 分枝杆菌属 200
第一节 结核分枝杆菌复合群 201
一、分类 201
二、临床意义 201
三、生物学特性 201
四、微生物学检验 203
五、药敏试验的药物选择 205
第二节 非结核分枝杆菌 206
一、分类 206
二、临床意义 206
三、生物学特性 206
四、微生物学检验 208
五、药敏试验的药物选择 209
第三节 麻风分枝杆菌 209
一、临床意义 209
二、生物学特性 210
三、微生物学检验 210

第十八章 放线菌 211
第一节 放线菌属 211
一、分类 212
二、临床意义 212
三、生物学特性 212
四、微生物学检验 212
五、药敏试验的药物选择 213
第二节 诺卡菌属 213
一、分类 213
二、临床意义 214
三、生物学特性 214
四、微生物学检验 214
五、药敏试验的药物选择 215

第十九章 厌氧性细菌 216
第一节 概述 216
一、分类和分布 216
二、临床意义 217
三、厌氧菌感染的微生物学检验 217
第二节 厌氧杆菌 220
一、革兰氏阳性梭状芽胞杆菌 220
二、革兰氏阳性无芽胞厌氧杆菌 225
三、革兰氏阴性无芽胞厌氧杆菌 227
第三节 厌氧球菌 229
一、消化球菌属 230

二、消化链球菌属 ———————————————————————————— 230

三、韦荣球菌属 —————————————————————————————— 231

第二十章　其他病原体 ————————————————————————————— 232

第一节　衣原体 ————————————————————————————————— 232

一、概述 ————————————————————————————————————— 232

二、沙眼衣原体 ———————————————————————————————— 232

三、肺炎衣原体 ———————————————————————————————— 235

四、鹦鹉热衣原体 —————————————————————————————— 235

第二节　立克次体 ——————————————————————————————— 236

一、概述 ————————————————————————————————————— 236

二、立克次体属 ———————————————————————————————— 237

三、东方体属 ————————————————————————————————— 240

四、其他立克次体 —————————————————————————————— 241

第三节　支原体 ————————————————————————————————— 241

一、概述 ————————————————————————————————————— 241

二、肺炎支原体 ———————————————————————————————— 242

三、解脲脲原体 ———————————————————————————————— 244

四、其他支原体 ———————————————————————————————— 245

第四节　螺旋体 ————————————————————————————————— 246

一、概述 ————————————————————————————————————— 246

二、密螺旋体属 ———————————————————————————————— 247

三、疏螺旋体属 ———————————————————————————————— 249

四、钩端螺旋体属 —————————————————————————————— 250

第四篇　临床真菌学检验

第二十一章　念珠菌属 ———————————————————————————————— 254

第一节　分类 —————————————————————————————————— 254

一、白念珠菌复合群 ————————————————————————————— 254

二、非白念珠菌 ———————————————————————————————— 254

第二节　临床意义 ——————————————————————————————— 255

第三节　生物学特性 —————————————————————————————— 255

第四节　微生物学检验 ———————————————————————————— 256

一、检验程序 ————————————————————————————————— 256

二、标本采集处理 —————————————————————————————— 256

三、直接检查 ————————————————————————————————— 256

四、培养鉴定 ————————————————————————————————— 257

第五节　药敏试验的药物选择 ———————————————————————— 258

第二十二章　隐球菌属 ———————————————————————————————— 259

第一节　分类 —————————————————————————————————— 259

一、新型隐球菌 ……………………………………………………………………………………… 259
二、格特隐球菌 ……………………………………………………………………………………… 259
第二节 临床意义 ………………………………………………………………………………………… 260
第三节 生物学特性 ……………………………………………………………………………………… 260
第四节 微生物学检验 …………………………………………………………………………………… 260
一、检验程序 ………………………………………………………………………………………… 260
二、标本采集 ………………………………………………………………………………………… 261
三、直接检测 ………………………………………………………………………………………… 261
四、培养鉴定 ………………………………………………………………………………………… 262
第五节 药敏试验的药物选择 …………………………………………………………………………… 262

第二十三章 曲霉属 ……………………………………………………………………………………… 263
第一节 分类 ……………………………………………………………………………………………… 263
第二节 临床意义 ………………………………………………………………………………………… 263
第三节 生物学特性 ……………………………………………………………………………………… 264
一、结构特征 ………………………………………………………………………………………… 264
二、生长特性 ………………………………………………………………………………………… 265
三、致病因子 ………………………………………………………………………………………… 265
第四节 微生物学检验 …………………………………………………………………………………… 265
一、直接显微镜检查 ………………………………………………………………………………… 265
二、免疫学检验 ……………………………………………………………………………………… 265
三、培养鉴定 ………………………………………………………………………………………… 265
四、分子检测 ………………………………………………………………………………………… 267
第五节 药敏试验的药物选择 …………………………………………………………………………… 267

第二十四章 其他临床重要致病性真菌 ……………………………………………………………… 268
第一节 毛霉目 …………………………………………………………………………………………… 268
一、分类 ……………………………………………………………………………………………… 268
二、临床意义 ………………………………………………………………………………………… 268
三、生物学特性 ……………………………………………………………………………………… 268
四、微生物学检验 …………………………………………………………………………………… 268
五、药敏试验的药物选择 …………………………………………………………………………… 270
第二节 双相真菌 ………………………………………………………………………………………… 270
一、分类 ……………………………………………………………………………………………… 270
二、临床意义 ………………………………………………………………………………………… 270
三、生物学特性 ……………………………………………………………………………………… 270
四、微生物学检验 …………………………………………………………………………………… 271
五、药敏试验的药物选择 …………………………………………………………………………… 272
第三节 肺孢子菌属 ……………………………………………………………………………………… 272
一、分类 ……………………………………………………………………………………………… 272
二、临床意义 ………………………………………………………………………………………… 272
三、生物学特性 ……………………………………………………………………………………… 272

　　　　四、微生物学检验 ··· 273
　　　　五、药敏试验的药物选择 ·· 273
　第四节　镰刀菌属 ··· 273
　　　　一、分类 ··· 273
　　　　二、临床意义 ··· 273
　　　　三、生物学特性 ··· 273
　　　　四、微生物学检验 ··· 273
　　　　五、药敏试验的药物选择 ·· 274
　第五节　赛多孢属 ··· 274
　　　　一、分类 ··· 274
　　　　二、临床意义 ··· 274
　　　　三、生物学特性 ··· 275
　　　　四、微生物学检验 ··· 275
　　　　五、药敏试验的药物选择 ·· 275
　第六节　皮肤癣菌 ··· 275
　　　　一、分类 ··· 275
　　　　二、临床意义 ··· 276
　　　　三、生物学特性 ··· 276
　　　　四、微生物学检验 ··· 277
　　　　五、药敏试验的药物选择 ·· 277

第五篇　临床病毒学检验

第二十五章　呼吸道病毒 ··· 280
　第一节　正黏病毒科 ··· 281
　　　　一、流行性感冒病毒 ··· 281
　　　　二、禽流感病毒 ··· 283
　第二节　副黏病毒科 ··· 283
　　　　一、麻疹病毒 ··· 284
　　　　二、腮腺炎病毒 ··· 284
　　　　三、副流感病毒 ··· 285
　　　　四、呼吸道合胞病毒 ··· 285
　第三节　其他呼吸道病毒 ··· 286
　　　　一、冠状病毒 ··· 286
　　　　二、腺病毒 ··· 287
　　　　三、风疹病毒 ··· 288
　　　　四、鼻病毒 ··· 288
　　　　五、呼肠病毒 ··· 288
第二十六章　肠道病毒 ··· 290
　第一节　人类肠道病毒 ··· 290

一、临床意义 ·· 291
二、生物学特性 ·· 293
三、微生物学检验 ·· 294
第二节 轮状病毒 ·· 295
一、临床意义 ·· 295
二、生物学特性 ·· 296
三、微生物学检验 ·· 296
第三节 其他胃肠炎病毒 ··· 297
一、诺如病毒 ·· 297
二、星状病毒 ·· 298

第二十七章 肝炎病毒 ·· 299
第一节 甲型肝炎病毒 ·· 299
一、临床意义 ·· 300
二、生物学特性 ·· 300
三、微生物学检验 ·· 300
第二节 乙型肝炎病毒 ·· 302
一、临床意义 ·· 302
二、生物学特性 ·· 302
三、微生物学检验 ·· 303
第三节 丙型肝炎病毒 ·· 305
一、临床意义 ·· 305
二、生物学特性 ·· 306
三、微生物学检验 ·· 306
第四节 丁型肝炎病毒 ·· 307
一、临床意义 ·· 307
二、生物学特性 ·· 307
三、微生物学检验 ·· 308
第五节 戊型肝炎病毒 ·· 308
一、临床意义 ·· 308
二、生物学特性 ·· 308
三、微生物学检验 ·· 309

第二十八章 逆转录病毒 ·· 311
第一节 人类免疫缺陷病毒 ·· 311
一、临床意义 ·· 311
二、生物学特性 ·· 312
三、微生物学检验 ·· 313
第二节 人类嗜T细胞病毒 ·· 315
一、临床意义 ·· 315
二、生物学特性 ·· 316
三、微生物学检验 ·· 316

第二十九章　疱疹病毒 ··· 317

第一节　单纯疱疹病毒 ··· 317
　　一、临床意义 ·· 317
　　二、生物学特性 ·· 318
　　三、微生物学检验 ··· 318

第二节　水痘 - 带状疱疹病毒 ·· 319
　　一、临床意义 ·· 319
　　二、生物学特性 ·· 319
　　三、微生物学检验 ··· 320

第三节　人巨细胞病毒 ··· 321
　　一、临床意义 ·· 321
　　二、生物学特性 ·· 321
　　三、微生物学检验 ··· 321

第四节　EB 病毒 ··· 322
　　一、临床意义 ·· 322
　　二、生物学特性 ·· 324
　　三、微生物学检验 ··· 324

第五节　人疱疹病毒 6 型、7 型、8 型 ··· 325
　　一、临床意义 ·· 325
　　二、生物学特性 ·· 325
　　三、微生物学检验 ··· 326

第三十章　其他重要病毒 ·· 328

第一节　流行性乙型脑炎病毒 ·· 328
　　一、临床意义 ·· 328
　　二、生物学特性 ·· 328
　　三、微生物学检验 ··· 329

第二节　森林脑炎病毒 ··· 329
　　一、临床意义 ·· 329
　　二、生物学特性 ·· 329
　　三、微生物学检验 ··· 330

第三节　登革病毒 ··· 330
　　一、临床意义 ·· 330
　　二、生物学特性 ·· 330
　　三、微生物学检验 ··· 330

第四节　出血热病毒 ·· 331
　　一、汉坦病毒 ·· 331
　　二、克里米亚 - 刚果出血热病毒 ··· 333

第五节　狂犬病病毒 ·· 333
　　一、临床意义 ·· 333
　　二、生物学特性 ·· 334
　　三、微生物学检验 ··· 334

第六节　人乳头瘤病毒 ··· 335

一、临床意义······335
二、生物学特性······336
三、微生物学检验······336

第六篇　临床标本的微生物学检验

第三十一章　临床标本的微生物学检验概论······338
第一节　标本采集、运送和验收的一般原则······338
一、标本采集······338
二、标本运送······338
三、标本验收······339
四、标本处理和保存······339
第二节　微生物学检验方法的选择和评价原则······339
一、检验方法选择······339
二、检验方法评价······340
第三节　报告与解释基本原则······340
一、报告基本原则······340
二、解释基本原则······341

第三十二章　血液和无菌体液标本的微生物学检验······342
第一节　标本采集、运送和验收······342
一、采集指征······342
二、标本的采集······342
三、标本的运送······343
四、标本的验收······344
第二节　微生物学检验······344
一、检验程序······344
二、检验方法······345
第三节　报告与解释······346
一、阳性结果报告······346
二、阴性结果报告······346
三、结果解释······347

第三十三章　下呼吸道标本的微生物学检验······348
第一节　标本采集、运送和验收······349
一、采集指征······349
二、标本的采集······349
三、标本的运送······349
四、标本的验收······349
第二节　微生物学检验······350
一、检验程序······350
二、检验方法······350

第三节　报告与解释 ··· 352
　　一、阳性结果报告 ··· 352
　　二、阴性结果报告 ··· 352

第三十四章　上呼吸道标本的微生物学检验 ························· 354
第一节　标本采集、运送和验收 ··· 354
　　一、采集指征 ··· 354
　　二、标本的采集 ··· 355
　　三、标本的运送 ··· 355
第二节　微生物学检验 ·· 355
　　一、检验程序 ··· 355
　　二、检验方法 ··· 355
第三节　报告与解释 ··· 356
　　一、阳性结果报告 ··· 356
　　二、阴性结果报告 ··· 357

第三十五章　泌尿系统标本的微生物学检验 ························· 358
第一节　标本采集、运送和验收 ··· 358
　　一、采集指征 ··· 358
　　二、标本的采集 ··· 358
　　三、标本的运送 ··· 358
　　四、标本的验收 ··· 359
第二节　微生物学检验 ·· 359
　　一、检验程序 ··· 359
　　二、检验方法 ··· 359
第三节　报告与解释 ··· 360
　　一、结果解释 ··· 360
　　二、阳性结果报告 ··· 361
　　三、阴性结果报告 ··· 361

第三十六章　胃肠道标本的微生物学检验 ···························· 362
第一节　标本采集、运送和验收 ··· 362
　　一、采集指征 ··· 362
　　二、标本的采集 ··· 362
　　三、标本的运送 ··· 363
　　四、标本的验收 ··· 363
第二节　微生物学检验 ·· 363
　　一、检验程序 ··· 363
　　二、检验方法 ··· 363
第三节　报告与解释 ··· 366
　　一、阳性结果报告 ··· 366
　　二、阴性结果报告 ··· 366
　　三、药敏试验报告 ··· 366

第三十七章　生殖道标本的微生物学检验····················367
第一节　标本采集、运送和验收····························367
一、采集指征····························367
二、标本采集····························367
三、标本运送与验收····························368
第二节　微生物学检验····························368
一、检验程序····························368
二、检验方法····························368
第三节　报告与解释····························369

第三十八章　脑脊液标本的微生物学检验····················371
第一节　标本采集、运送和验收····························371
一、采集指征····························371
二、标本采集····························371
三、标本运送与验收····························372
第二节　微生物学检验····························372
一、检验程序····························372
二、检验方法····························373
第三节　报告与解释····························373

第三十九章　组织标本的微生物学检验····················375
第一节　标本采集、运送和验收····························375
一、采集指征····························375
二、标本的采集····························376
三、标本的运送····························376
四、标本的验收····························377
第二节　微生物学检验····························377
一、检验程序····························377
二、检验方法····························378
第三节　报告与解释····························379
一、阳性结果报告····························379
二、阴性结果报告····························379
三、结果解释····························379

推荐阅读····················381

中英文名词对照索引····················383

绪 论

　　临床微生物学检验技术是一门将实验室科学和临床医学相结合的学科，是研究病原微生物的生物学特性、致病性、微生物学检验和诊治防控原则的学科，是医学检验技术专业重要的专业课程之一。它基于医学微生物学基础理论，结合临床实践，系统研究感染性疾病的病原特征，旨在寻找快速准确的感染性疾病病原学诊断策略与方法，为临床诊断、治疗、预防和控制感染性疾病提供实验室证据。

　　在新的抗微生物药物不断应用于临床的今天，感染性疾病的发病率和病死率仍居高不下。究其原因，和感染性疾病的病原微生物种类、致病性及对抗微生物药物的敏感性均发生一定变化有密切关系。伴随临床微生物学检验技术的进步，临床微生物学在感染性疾病诊治防控中，在医院感染监控工作中及临床微生物耐药监测研究等方面发挥着重要作用，已由以往单纯辅助临床诊断扩展到有效辅助治疗、辅助防控。因此，系统学习临床微生物学知识，掌握相关的临床微生物学检验技术，及时准确地对临床标本作出病原学诊断和抗微生物药物敏感性的报告，加强检验与临床的结合是临床微生物学发展所必须，也是服务临床和患者的直接体现。

一、微生物与医学微生物学

　　1. 微生物（microorganism）　是存在于自然界的一大群体积微小、结构简单、大多肉眼不能直接看到，必须借助光学显微镜或电子显微镜放大数百、数千甚至数万倍才能看到的微小生物。按照微生物有无细胞基本结构、分化程度、遗传和化学组成等不同，可将其分成三种类型，即原核细胞（prokaryotic cell）型、真核细胞（eukaryotic cell）型和非细胞型微生物。原核细胞型微生物只有原始的核物质（DNA），不具有膜界定的细胞核，亦无核仁，其遗传物质为环状裸露的双链 DNA，包括常见细菌和特殊细菌。特殊细菌包括支原体、衣原体、立克次体、螺旋体和放线菌等。真核细胞型微生物细胞核分化程度高，有核膜和核仁，通过有丝分裂进行繁殖。胞质内有多种完整的细胞器。属于这种类型的微生物有真菌、藻类等。非细胞型微生物是一类结构最简单的微生物，无细胞结构，由单一核酸（DNA 或 RNA）和 / 或蛋白质组成；非细胞型微生物无产生能量的酶系统，只能在活细胞内生长增殖，病毒属于此类微生物。

　　2. 微生物学（microbiology）　是生命科学的一门重要学科，是研究微生物的种类、生物学特性（形态、结构、生命活动规律、遗传变异等）及其与人类、动植物等相互关系的科学。其研究目的是把对人类有益的微生物用于实际生产、健康照护，对人类有害的微生物予以控制和杀灭。

　　随着微生物学研究范围的日益扩大和深入，现代微生物学根据研究的侧重面不同又形成了许多分支。基础微生物学有微生物分类学、微生物生理学、微生物分子生物学、微生物生态学、细胞微生物学等；在应用领域中又分为普通微生物学、工业微生物学、农业微生物学、医学微生物学、兽医微生物学等。按研究对象，又可分为细菌学、病毒学、真菌学等。这些分支学科通过各自深入的研究，相互配合和促进，为微生物学全面、纵深发展创造了有利的条件。

3. 医学微生物学（medical microbiology） 是微生物学的一个分支，是一门基础医学学科。主要研究与医学有关的病原微生物的生物学特性、致病与免疫的机制、特异性诊断和防治方法等，也研究与健康、发育和疾病有关的微生态等，以控制和消灭严重威胁人类生命的感染性疾病和与之有关的免疫性疾病、肿瘤性疾病等，达到提高人类健康水平的目的。

二、临床微生物学

临床微生物学（clinical microbiology）属于医学微生物学的范畴，是为临床感染性疾病的诊断、治疗、预防和控制提供科学证据的学科，曾以诊断微生物学（diagnostic microbiology）命名。临床微生物学重点关注以下内容：

（1）对感染性疾病病原进行快速准确的检测和鉴定：感染性疾病是威胁人类健康的重大隐患，尤其是在发展中国家。引起感染性疾病的微生物种类复杂繁多，常见病原微生物的危害不仅没有消除，而且许多还发展出耐药性，加之感染性强、传播速度快的新病原体的出现，导致出现世界性大流行，给临床感染性疾病的诊断和治疗带来挑战。因此，对病原进行快速准确的检测和鉴定是感染性疾病防治工作的首要问题。随着研究的广泛开展，微生物检验方法也从形态学水平深入到分子水平、基因水平。近年来随着病原微生物高通量检测技术和其他基因检测技术等的不断进步，准确、快速、无污染、自动化程度高的方法逐渐应用于临床。

（2）感染性疾病病原学特征的研究：随着人口老龄化和医疗技术的进步，越来越多的人接受器官移植、化疗、放疗等临床处置，这些治疗会削弱人体免疫力，从而增加了感染的风险。近年来一些以往认为是"正常的细菌"屡屡造成感染，这是由于机体免疫力下降，微生物寄居部位改变等因素引发感染性疾病，更有一些动物的致病微生物因变异而引起人类感染。人们需要对所有病原微生物的微生物学特征进行研究。

（3）指导抗微生物药物的合理使用：临床微生物学工作者除了要完成从临床标本中检出病原体外，还应掌握抗微生物治疗的相关知识，对检出的病原体进行抗微生物药物敏感性分析，提出合理使用抗微生物药物的建议。抗微生物药物的疗效会受到诸如人体内药物吸收、分布、代谢、排出等因素的影响，同时还要考虑用药途径和患者状况（基础性疾病、肾、肝等功能和免疫状态等）的不同。因此，临床微生物学工作者必须加强与临床的沟通，避免忽视患者情况盲目使用药物和单纯依据实验室结果选择药物及剂量的倾向，防止不恰当用药造成的不良后果，积极参与临床沟通与多学科会诊。

（4）监控医院感染及其暴发：医院感染是指在医院内获得的感染，包括患者在住院期间发生的感染和在医院内获得病原出院后发病的感染，其感染来源包括外源性感染和自身正常菌群所致的内源性感染。医务工作者在医院内获得的感染也属医院感染。临床微生物学有责任对于医院感染特点、发生因素、实验室监测、控制措施等进行研究。在医院感染控制的多个关键环节中，医院感染管理部门或微生物学实验室在微生物学检验和医院环境的微生物学调查、灭菌效果评估、消毒质量监督、推动抗微生物药物的合理使用，以及建设和执行医院的卫生制度和措施等方面起着重要作用。

三、临床微生物学检验技术

临床微生物学检验技术是医学检验技术专业的核心主干课程之一，是医学检验技术专业必修的重要专业课，也是一门实践性和技术性非常强的课程。它综合了临床医学、病原生物学、免疫学、临床治疗学和临床微生物学等多方面的知识和技能，侧重对感染性疾病的病原特征和快速、准确的病原学诊断策略与方法的研究，为临床诊断、治疗和预防、控制提供科学证据。

1. 临床微生物学检验技术的基本任务 临床微生物学检验技术课程的学习应注重如何从临床标本中分离出病原微生物,并正确鉴定,快速发出检验报告。其基本任务是:

(1)制定标本的采集、运送、保存及处理等方法,接收和拒收标准,提高病原微生物的检出率。

(2)选择各种感染性疾病病原体的最佳检验方法,包括快速检查,探讨各种病原微生物的检验和鉴定程序。

(3)抗微生物药物的敏感性试验,包括快速药敏试验。

(4)了解微生物分型技术和临床意义,了解其应用的临床场景和结果的解释。

(5)方法学评价和全面质量保证。

(6)快速、准确和全面地进行结果报告和解释,参与临床会诊。

2. 临床微生物学检验技术的课程目标 临床微生物学检验技术主要讲授微生物检验基本技术和临床常见病原微生物的生物学特性、临床意义及其检验方法、微生物对抗微生物药物的敏感试验、微生物检验的质量控制以及医院感染等内容,培养学生独立思考、分析问题和解决问题的能力。

课程目标:使学生通过本课程的学习,能正确、熟练掌握微生物检验的基本技术和基本技能,熟悉实验室的生物安全、实验室的全面质量控制,熟悉临床常见病原微生物,特别是病原性细菌的生物学特性、临床意义及其鉴定方法,能对常见临床感染性标本进行快速、准确的病原学诊断,并进行抗微生物药物敏感性试验,正确分析检验结果,发出正确的检验报告。同时,本课程注重基础理论与新知识、新技能的结合;注重专门的技术训练与广泛知识面的统一;注重理论联系实际和应用能力的培养。

3. 临床微生物学检验技术的现状与发展 临床微生物学检验技术在临床医学和检验医学中均占有重要地位,是临床医学、基础医学和预防医学相结合的交叉学科,随着相关学科的发展,该学科也得到了迅速进步,同时必须认清本学科的现状和面临的挑战。

(1)规范化实验室的建立:规范化的临床微生物实验室应该在实验室生物安全、实验室管理、实验室标准化、自动化、网络化、安全化、质量控制、临床沟通和人才梯队建设等诸多方面得到全面提升,以保证检验方法的标准化和实验结果的准确性。

针对规范化实验室的建设,相关主管部门制定了一系列规范和完善的标准、原则、指南和规程,并随着临床微生物学及其相关学科的发展不断地更新和修订。由此可见,临床微生物学实验室的标准化和规范化是临床微生物学检验始终关注的问题。质量管理成为检验学科的重要组成部分,通过建立严格的质量标准和实施持续改进措施,确保了检验服务的高质量和高效率。

(2)临床微生物学检验技术的进步:病原微生物检验通常要进行培养、分离和鉴定,这是一个费时的过程,与临床及时有效诊断治疗的要求并不相称。临床微生物学新技术发展迅速,血清学检测、二代测序、宏基因组测序、质谱等技术在微生物检验中的应用越来越成熟,微生物的分类基于测序技术的应用不断更新,新发病原和耐药菌的快速鉴定技术发展迅速。精准化、自动化、标准化与智能化极大提高了检验效率和检验结果的准确性,使得检验工作更加高效和准确。

(3)新现或再现的病原体:自然环境的改变、生物界的变异、生物界和自然环境之间的相互作用等原因导致能够引起人类疾病的新的病原微生物可能随时出现。例如新型冠状病毒、中东呼吸综合征冠状病毒、寨卡病毒、耳念珠菌等。而再现的传染病,如百日咳、结核病、霍乱、登革热和鼠疫等,也面临病原体变异或多重耐药的问题。这些新现和再现病原微生物引起的传染病常会引起突发公共卫生事件,引发严重的公共卫生问题甚至社会问题,必须高度重视和防范。对于这些病原微生物的及时发现与确诊是临床微生物学检验工作者的神圣职责，是人类有效防治新现和再现感染性疾病的先决条件。

（4）致病菌的耐药性现象：社区感染方面，肺炎链球菌、肺炎支原体等对抗菌药物的耐药性已成为世界性问题。而在医院感染致病菌中，碳青霉烯耐药肠杆菌目细菌、高耐药且高毒力肺炎克雷伯菌、多重耐药耳念珠菌等给临床带来巨大挑战。这些耐药菌的出现，给有效控制感染带来了极大的困难。这就需要运用所掌握的病原微生物学检验的知识，监测微生物的耐药性，分析耐药趋势和研究耐药机制，为抗菌药物的正确使用提供依据。快速药敏试验可以快速提示致病菌的耐药性，有助于对抗菌药物耐药性的控制。

（5）智慧检验医学实验室的建立：随着人工智能（AI）、大数据和互联网等技术的飞速发展，检验医学实验室的智慧化已成为医疗领域高质量发展的重要方向。实验室从自动化逐步走向信息化、智能化，可以降低人力成本，提升检验全流程的效率和质量。建设智慧检验医学实验室已经成为提升检验质量与效率、促进科室管理和学术科研发展的重要手段。

随着生命科学、分子生物学和信息学等的不断发展，人类在临床微生物学领域已取得巨大成就，也迎来了新的挑战。因此，要求临床与检验密切结合，应用现代化、自动化、智能化的检验仪器和标准化检验方法，快速准确地报告结果，从而使感染性疾病的诊治得到优化，相信临床微生物学检验技术在未来会取得更大的进步。

（王 辉）

第一篇

微生物学概论

第一章 微生物学基础知识

通过本章学习，你将能回答以下问题：

1. 革兰氏阳性菌与革兰氏阴性菌细胞壁结构有何差异？
2. 细菌、真菌与病毒在形态、结构与繁殖方式上有何区别？
3. 微生物遗传与变异的物质基础与作用机制有哪些？
4. 何谓灭菌、消毒、抑菌、防腐、无菌及无菌操作技术？
5. 细菌、真菌与病毒如何分类与命名？

第一节 微生物的生物学特性

一、细菌的形态、结构和生长繁殖

细菌（bacterium）是一类个体微小、结构简单的原核细胞型微生物。其与真核细胞主要区别在于细菌仅含有原始核质，无典型的细胞核，也无核仁、核膜，除核糖体外无其他细胞器。

（一）细菌的形态

1. 细菌的大小 细菌大小通常以微米（μm）为测量单位，必须借助光学显微镜放大几百甚至几千倍才能看见。大多数球菌的直径在 1.0μm 左右，杆菌的直径约为 0.3～0.5μm，长 2.0～3.0μm。不同细菌由于生态和遗传上的差异大小不一，同一种细菌随菌龄和环境变化，大小也有所不同。

2. 细菌的形态 细菌有球状、杆状和螺旋状三种基本形态，根据其外形可分为球菌、杆菌、螺形菌（图 1-1）。

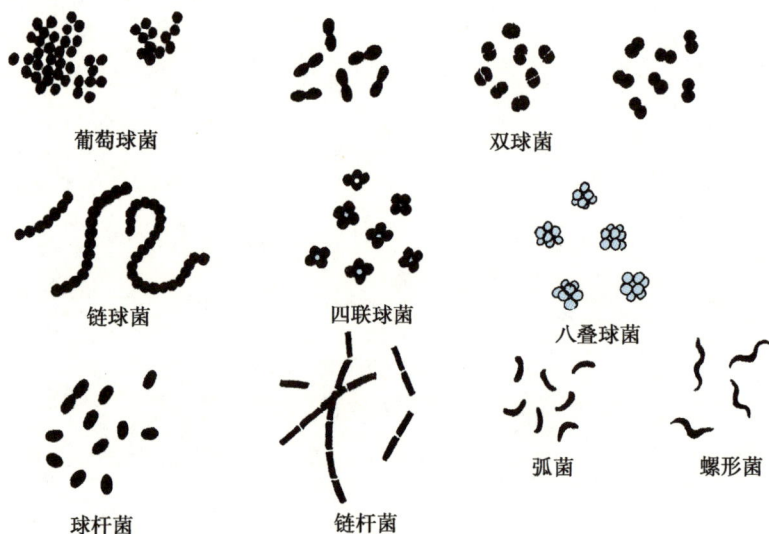

图 1-1 细菌的基本形态

（1）球菌（coccus）：菌体呈圆球形、近圆球形。根据细菌繁殖时细胞分裂的方向和分裂后菌体的排列方式可分为双球菌（diplococcus）、链球菌（streptococcus）、四联球菌（tetrads）、八叠球菌（sarcina）和葡萄球菌（staphylococcus）等，无论何种球菌，均可见到单个菌体存在。

（2）杆菌（bacillus）：菌体呈杆状，长短粗细差异较大。大杆菌如炭疽芽胞杆菌长约 3.0～10.0μm，小杆菌如流感嗜血杆菌长仅 0.3～1.4μm，同一种细菌的粗细相对稳定。杆菌菌体大多两端钝圆，少数两端平齐或尖细，有些杆菌一端膨大呈棒状，也有些杆菌短小，近似椭圆形，称为球杆菌。大多杆菌分裂后分散排列，少数呈链状、栅栏状或分枝状排列，故可根据杆菌形态和排列分为棒状杆菌、分枝杆菌、链杆菌、球杆菌等。

（3）螺形菌（spiral bacterium）：菌体弯曲或扭转，根据弯曲数量可分为弧菌属（*Vibrio*）、螺菌属（*Spirillum*）、螺杆菌属（*Helicobacter*）和弯曲菌属（*Campylobacter*）等。弧菌菌体长约 2.0～3.0μm，只有一个弯曲，呈逗点状或弧形，如霍乱弧菌。螺菌菌体长约 3.0～6.0μm，有数个弯曲，呈螺旋状，如鼠咬热螺菌。螺杆菌和弯曲菌菌体细长，呈弧形、S 形或海鸥展翅状，如幽门螺杆菌和空肠弯曲菌。

（二）细菌的基本结构

一般情况下，各种细菌均具有细胞壁、细胞膜、细胞质和核质等结构，称为细菌的基本结构（图 1-2）。

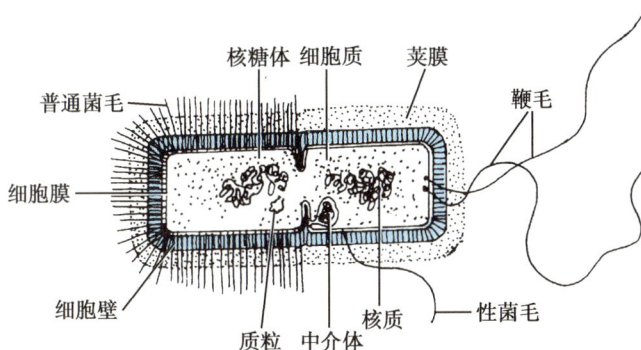

图 1-2　细菌的结构模式图

1. 细胞壁（cell wall）　位于细菌细胞的最外层，包围在细胞膜的周围，是一种膜状结构，组成较为复杂。除支原体和一些古细菌外，大多数细菌都具有坚韧的细胞壁，其主要功能是维持菌体固有的形态并保护细菌抵抗低渗环境。细胞壁可允许水及小分子（直径＜1nm）可溶性物质自由通过，与细胞内外物质交换有关。细胞壁上有多种抗原，可诱发机体的免疫反应。

革兰氏染色法可将细菌分成革兰氏阳性菌和革兰氏阴性菌。肽聚糖为两类细菌细胞壁所共有，但各自有其特殊组成。

（1）肽聚糖（peptidoglycan）：为原核细胞所特有，是细菌细胞壁的主要成分。革兰氏阳性菌的肽聚糖由聚糖骨架、四肽侧链和五肽交联桥三部分组成，革兰氏阴性菌的肽聚糖仅包括聚糖骨架和四肽侧链（图 1-3）。

各种细菌细胞壁肽聚糖的聚糖骨架均相同，由 N-乙酰葡萄糖胺（N-acetyl glucosamine）和 N-乙酰胞壁酸（N-acetylmuramic acid）经 β-1,4 糖苷键连接后交替排列形成。不同菌种四肽侧链组成和连接方式各异。革兰氏阳性菌如金黄色葡萄球菌细胞壁肽聚糖的四肽侧链氨基酸依次为 L-丙氨酸、D-谷氨酸、L-赖氨酸以及 D-丙氨酸，第三位的 L-赖氨酸通过由五个甘氨酸组成的五肽交联桥与相邻聚糖骨架上四肽侧链的第四位 D-丙氨酸相连接，从而构成了机械强度较高的三维立体结构。革兰氏阴性菌如大肠埃希菌的四肽侧链则是由第三位

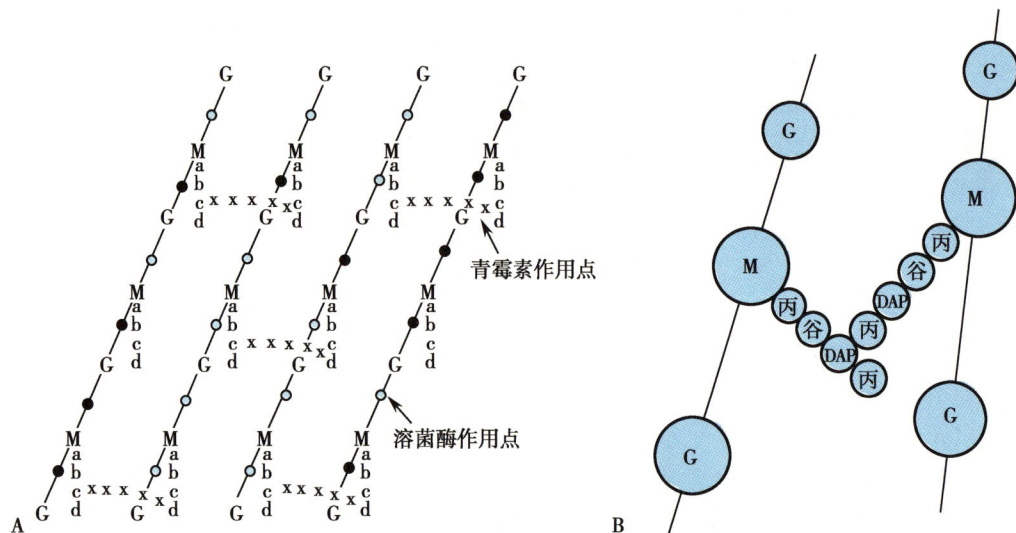

图 1-3　革兰氏阳性菌与革兰氏阴性菌细胞壁肽聚糖结构
A. 革兰氏阳性菌；B. 革兰氏阴性菌。

氨基酸即二氨基庚二酸（diaminopimelic acid，DAP）直接连接到相邻聚糖骨架的四肽侧链末端的 D- 丙氨酸上，形成相对疏松的单层平面二维结构。

肽聚糖可维持细菌细胞壁机械强度，凡破坏肽聚糖结构或抑制其合成的物质均能损害细胞壁，例如青霉素能阻碍甘氨酸交联桥与四肽侧链上的 D- 丙氨酸之间的连接，使细菌无法形成细胞壁结构。

（2）革兰氏阳性菌的细胞壁成分：革兰氏阳性菌的细胞壁较厚（20～80nm），除含有 15～50 层肽聚糖结构外，还含有大量的磷壁酸（teichoic acid），约占细胞壁干重的 50%（图 1-4A）。磷壁酸是甘油残基或核糖醇经磷酸二酯键相互连接形成的聚合物，多个磷壁酸分子组成的长链穿插在肽聚糖层中。按磷壁酸分子锚定部位可分为壁磷壁酸（wall teichoic acid）和膜磷壁酸（membrane teichoic acid）或称脂磷壁酸（lipoteichoic acid，LTA）。前者一端经磷脂与肽聚糖上的胞壁酸共价结合，另一端伸出肽聚糖层游离在外；后者一端经糖脂与细胞膜外层糖脂共价结合，另一端穿过肽聚糖层呈游离状态。磷壁酸是革兰氏阳性菌主要的表面抗原，与血清学分型有关。某些细菌（如 A 群链球菌）的磷壁酸能黏附于宿主细胞表面，与细菌的致病性有关。此外，革兰氏阳性菌细胞壁表面还有一些特殊的蛋白质，如与肽聚糖合成与组装相关的内肽酶、转肽酶和羧肽酶，以及金黄色葡萄球菌的 A 蛋白、A 群链球菌的 M 蛋白等。

（3）革兰氏阴性菌的细胞壁成分：革兰氏阴性菌的细胞壁较薄（10～15nm），由 1～2 层的肽聚糖构成。肽聚糖外尚有革兰氏阴性菌特有的外膜（outer membrane）结构（图 1-4B）。

外膜由脂蛋白、脂质双层和脂多糖三部分组成。脂蛋白位于肽聚糖层和外膜脂质双层之间，其脂质组分与脂质双层非共价结合，蛋白组分与肽聚糖侧链相连，使外膜与肽聚糖构成一个整体，约占革兰氏阴性菌细胞壁干重的 80%。外膜脂质双层内还镶嵌有多种外膜蛋白（outer membrane protein），如孔蛋白（porin）形成的跨膜通道，可允许小分子（≤600kDa）自由通过，参与细胞内外的物质交换。外膜脂质双层中向外伸出的是脂多糖（lipopolysaccharide，LPS），即革兰氏阴性菌的内毒素（endotoxin），借助疏水键连接于外膜。脂多糖由脂质 A、核心多糖和特异多糖三部分组成（图 1-5）。

脂质 A（lipid A）：是一种糖磷脂，各种细菌脂质 A 的化学结构相似，无种属特异性，主要差别是脂肪酸的种类和磷酸基团的取代不同。脂质 A 是内毒素生物学活性的主要组分，但抗原性较弱。

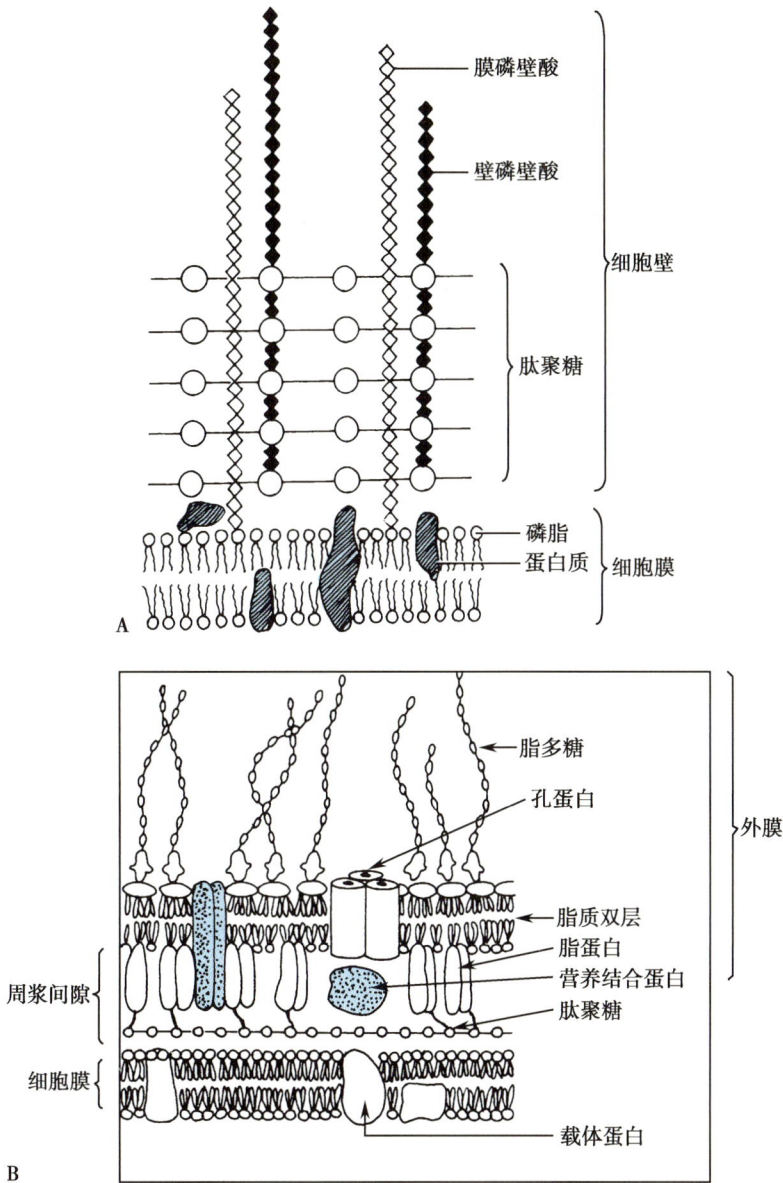

图 1-4　革兰氏阳性菌与革兰氏阴性菌细胞壁结构模式图

A. 革兰氏阳性菌；B. 革兰氏阴性菌。

核心多糖（core polysaccharide）：位于脂质 A 外层的多糖。核心多糖有属特异性，同一属细菌的核心多糖相同。

特异多糖（specific polysaccharide）：即革兰氏阴性菌的菌体抗原（O 抗原），位于脂多糖的最外层，由几个或几十个寡聚糖构成的多糖链。特异多糖具有种特异性，若缺失可使细菌由光滑型（smooth type，S type）变为粗糙型（rough type，R type）。

革兰氏阴性菌的内膜和外膜的脂质双层之间有一个空隙，称为周浆间隙，内有多种水解酶（蛋白酶、核酸酶、碳水化合物降解酶）以及作为毒力因子的胶原酶和透明质酸酶等，在细菌获得营养、解除有害物质毒性、蛋白合成后外分泌、侵袭性毒力等方面发挥重要作用。

革兰氏阳性菌与革兰氏阴性菌的细胞壁结构不同（表 1-1）。若细菌肽聚糖受到理化或生物因素的破坏，或合成受抑制，可形成细胞壁缺失或缺陷型细菌，称为细菌 L 型（bacterial L form）。其特点为①革兰氏染色阴性且着色不匀，高度多形性；②需采用高渗培养基培养；

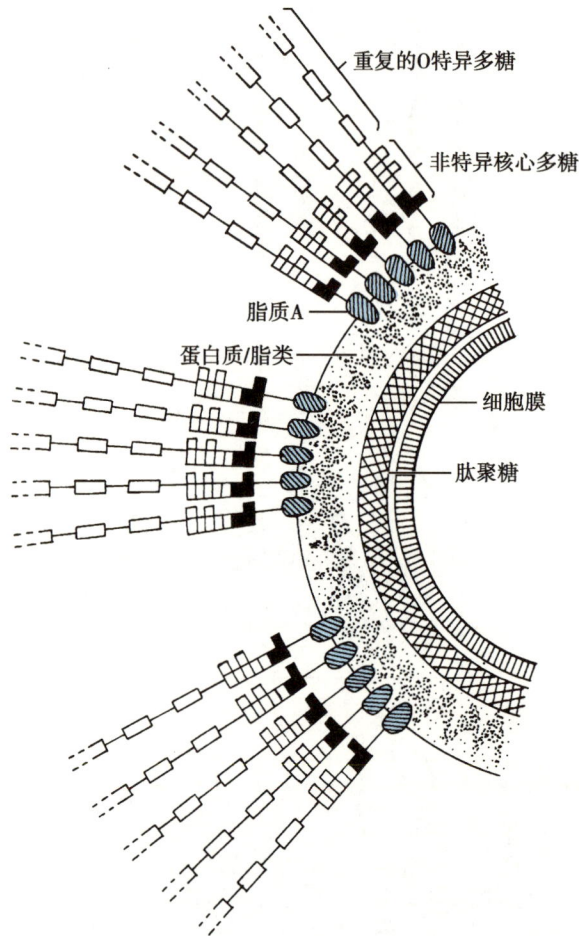

图 1-5 细胞壁脂多糖（内毒素）的结构

③生长缓慢；④固体培养基上形成中间厚、四周薄的"油煎蛋"样菌落，液体培养基中呈沉淀生长；⑤能引起慢性感染，作用于细胞壁的抗菌药物无效；⑥去除诱发因素后多数能回复为原型菌。

表 1-1 革兰氏阳性菌与革兰氏阴性菌细胞壁结构比较

特性	革兰氏阳性菌	革兰氏阴性菌
强度	较坚韧	较疏松
厚度	厚，20～80nm	薄，10～15nm
肽聚糖层数	多，可达 50 层	少，1～2 层
肽聚糖含量	多，占细胞壁干重 50%～80%	少，占细胞壁干重 5%～20%
磷壁酸	+	－
外膜	－	+
糖类含量	多，约 45%	少，15%～20%
脂类含量	少，1%～4%	多，11%～22%
周浆间隙	－	+
孔蛋白	－	+
分子渗透性	较高	较低

注：+，有；－，无。

2. 细胞膜（cell membrane） 又称胞质膜（cytoplasmic membrane），位于细胞壁内侧，为紧密包绕着细菌细胞质的半渗透性脂质双层膜，厚约 7.5nm，占细胞干重的 10%～30%。主要由磷脂及蛋白质构成。细胞膜与细胞壁共同完成菌体内外物质交换。膜上存在多种酶类，参与肽聚糖、磷壁酸、脂多糖等合成。细胞膜还参与细菌的呼吸过程，与能量的产生、储存和利用有关。细菌细胞膜内陷、折叠成囊状物结构，称为中介体，能有效扩大细胞膜表面积，增加呼吸酶的含量以及能量的产生，有拟线粒体之称，多见于革兰氏阳性菌。

3. 细胞质（cytoplasm） 是细胞膜内侧无色透明的胶状物，由水、蛋白质、脂类、核酸及少量无机盐等基本成分组成。细胞质是细菌新陈代谢的主要场所，不仅可将吸收的营养物质合成复杂的菌体成分，而且可分解菌体物质，提供细菌所需的物质和能量。此外，细胞质尚含有核糖体、胞质颗粒、核质和质粒等结构。

4. 核质（nuclear material） 常称为细菌的染色体（chromosome），是由单一密闭环状 DNA 分子反复旋曲盘绕而成，又称拟核（nucleoid），是细菌遗传物质，决定细菌的遗传性状。拟核无核膜，无组蛋白包绕，不形成显微镜下典型的细胞核结构，特殊染色镜检或电镜下呈颗粒状或丝状，如果细菌核质 DNA 发生突变、缺失，细菌就会发生变异甚至死亡。

（三）细菌的特殊结构

某些细菌在一定条件下具有的荚膜、鞭毛、菌毛、芽胞等，称为细菌的特殊结构（图 1-6）。

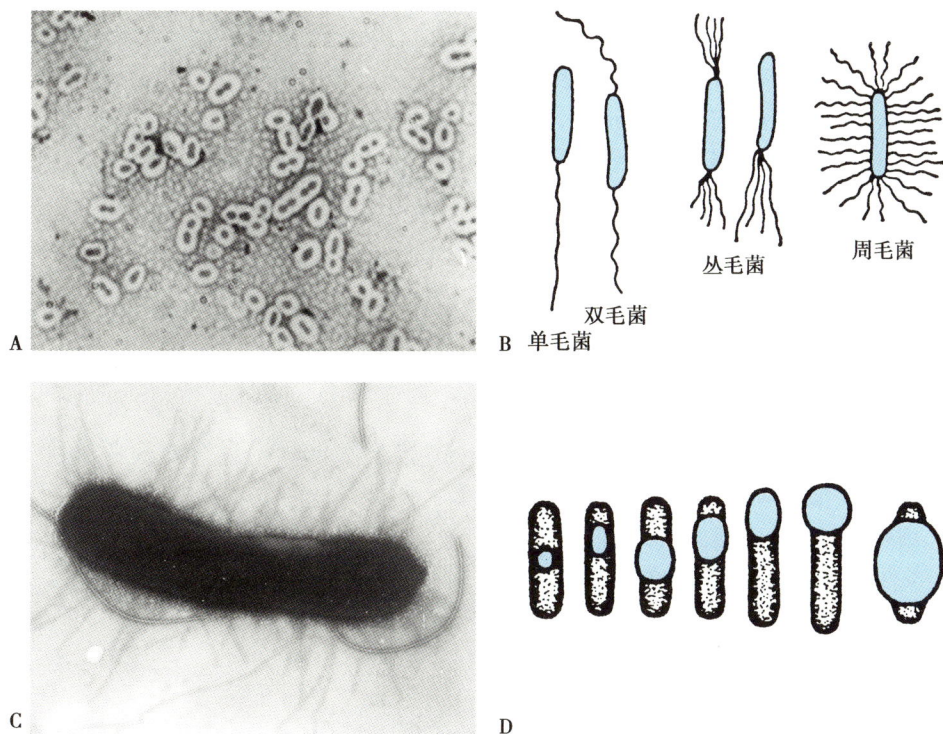

图 1-6 细菌的特殊结构

A. 肺炎链球菌荚膜（荚膜染色法，×1 500）；B. 细菌鞭毛的类型；C. 大肠埃希菌的普通菌毛和性菌毛（透射电镜，×42 500）；D. 细菌芽胞的形态和位置。

1. 荚膜（capsule） 是某些细菌在生长繁殖过程中分泌的细胞壁外黏液性物质，包绕整个菌体，通常厚度大于 0.2μm，成分是多糖或多肽，具有保护细菌免受巨噬细胞等吞噬或消化的作用，与细菌侵袭力及致病性密切相关，如肺炎链球菌的荚膜。用一般染色法不易使荚膜着色，在光学显微镜下可呈透明环，用墨汁染色法或特殊染色法染色后更为清晰。有些细菌的荚膜较薄，小于 0.2μm，称为微荚膜（microcapsule），链球菌的 M 蛋白、伤寒沙门菌的 Vi 抗原、大肠埃希菌的 K 抗原等可构成微荚膜，光学显微镜下不易观察，但可借助血清学方法检测。

2. 鞭毛（flagellum） 是伸向细菌细胞壁外的细长弯曲呈波浪形丝状物，比菌体长许多倍。成分是蛋白质，具有抗原性，可用于细菌的鉴别与分型。可分为①单毛菌（monotrichate），如霍乱弧菌；②双毛菌（amphitrichate），如空肠弯曲菌；③丛毛菌（lophotrichate），如铜绿假单胞菌；④周毛菌（peritrichate），如伤寒沙门菌。

鞭毛是细菌的运动器官。鞭毛运动具有化学趋向性，常向营养物质处前进。有些细菌的鞭毛与致病性密切相关，如霍乱弧菌等通过鞭毛运动帮助细菌穿越黏液层黏附于肠黏膜细胞导致病变。

3. 菌毛（pilus） 是大多数革兰氏阴性菌和少数革兰氏阳性菌菌体表面短而直的丝状物。成分是蛋白质，有抗原性，需借助电子显微镜观察。可分为①普通菌毛，数目多，遍布于菌体表面，短细，是细菌的黏附结构，可与宿主呼吸道、消化道黏膜细胞表面受体特异性结合，引起感染；②性菌毛，通常有 1～4 根，长粗，中空管状。带有性菌毛的细菌称为 F⁺菌，无性菌毛的细菌称为 F⁻菌，F⁺菌通过性菌毛把质粒或染色体 DNA 传给 F⁻菌，使后者获得相应遗传性状。

4. 芽胞（endospore） 某些细菌在一定条件下，如缺乏营养物质或有害代谢物质堆积等，细菌胞质浓缩后在菌体内形成的圆形或椭圆形强折光性多层膜结构。通常一个菌细胞只能形成一个芽胞。芽胞的位置、大小对鉴定细菌有一定参考价值。例如，炭疽芽胞杆菌的芽胞在菌体中央，破伤风梭菌的芽胞在菌体末端，肉毒梭菌的芽胞位于菌体次极端。

一般认为芽胞是细菌的休眠状态，不能繁殖，但环境适宜时可发育成有分裂繁殖能力的菌体（繁殖体）。芽胞对热、干燥以及消毒剂的抵抗力很强，可在自然界中存活几年甚至几十年，一旦手术器械、敷料等被芽胞污染，用一般物理或化学方法不易将其杀死。杀灭芽胞是判断达到灭菌效果的主要指标。

（四）细菌的生长繁殖

细菌需要不断从外界环境中摄取营养物质，合成菌体成分并获得能量，才能进行新陈代谢和生长繁殖。

1. 细菌生长繁殖的条件 细菌生长繁殖需具备充足的营养、适宜的温度、合适的酸碱度、必要的气体环境和渗透压等条件。根据细菌生长对氧气（O_2）的需要程度，可将细菌分为专性需氧菌、微需氧菌、专性厌氧菌、兼性厌氧菌四类。

2. 细菌生长繁殖的规律 细菌通常以简单的二分裂（binary fission）方式进行无性繁殖。在适宜条件下，细菌分裂使其数量倍增所需时间称为代时（generation time），多数细菌体外培养代时仅为 20～30 分钟，但结核分枝杆菌长达 18～24 小时。宿主体内多数细菌的代时为 5～10 小时。

将一定数量的细菌接种于适宜的液体培养基中，连续定时取样检查活菌数，可发现细菌体外生长繁殖过程有一定的规律性。以培养时间为横坐标，培养物中活菌数的对数值为纵坐标，可以绘制出细菌生长曲线（growth curve）（图 1-7）。

（1）迟缓期（lag phase）：细菌适应新环境的阶段。该期菌体增大，代谢活跃，为细菌分裂繁殖合成并积累充足的酶类和中间代谢

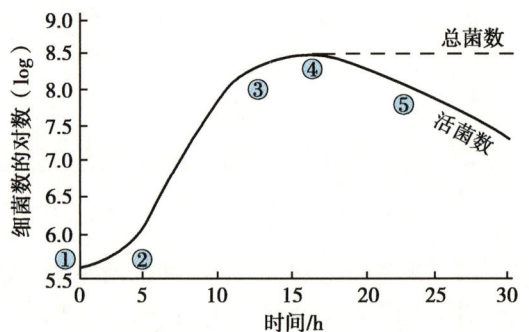

图 1-7 大肠埃希菌的生长曲线
①～②，迟缓期；②～③，对数期；③～④，稳定期；④～⑤，衰亡期。

产物,分裂繁殖极少。迟缓期一般为 1～4 小时。影响因素主要有菌种、菌龄和菌量差异以及营养物质等。

（2）对数期（log phase）：又称指数期（exponential phase），一般细菌的对数期在培养后的 8～18 小时。细菌在该期生长迅速,活菌数以恒定的几何级数增长,生长曲线图上细菌数的对数呈直线升高并达到峰值。此期细菌的形态、染色性、生理活性等均较为典型,对外界环境因素的作用较为敏感。故研究细菌生物学特性(形态、染色性、生化反应、药物敏感性等)应选用此期细菌。

（3）稳定期（stationary phase）：由于培养基中营养物质消耗,有害代谢产物积聚,该期细菌繁殖速度逐渐减慢,死亡数逐渐增加,二者达到动态平衡。此期细菌形态、染色性和生理活性常有改变。某些细菌的芽胞、外毒素和抗菌物质等代谢产物多在此期产生。

（4）衰亡期（decline phase）：稳定期后细菌繁殖速度越来越慢,死亡菌数越来越多并超过活菌数。衰亡期细菌形态显著改变,出现衰退型或菌体自溶,新陈代谢活动趋于停滞。

二、真菌的形态、结构和生长繁殖

真菌（fungus）为真核细胞型微生物,有细胞壁、典型的细胞核和完善的细胞器。真菌广泛分布于自然界,种类繁多,约有 10 万种,以寄生或腐生方式生存,能进行无性或有性繁殖,多数种类为多细胞结构。大部分真菌对人不致病甚至有益,医学相关真菌仅有 300～400 种,常见的有 50～100 种,可引起人感染性、中毒性及超敏反应性疾病。近年来,由于广谱抗菌药物、抗肿瘤药物、免疫抑制剂的广泛使用,介入性诊疗、器官移植、化疗、放疗的大量应用以及人类免疫缺陷病毒（HIV）感染者增多等因素,致病性真菌尤其机会致病性真菌引起的感染明显增多。

（一）真菌的形态与结构

真菌分单细胞真菌和多细胞真菌。单细胞真菌呈圆形或椭圆形,直径 3～15μm,出芽方式繁殖,包括酵母型真菌和类酵母型真菌,菌落与细菌的菌落相似。酵母型真菌不产生菌丝,如新型隐球菌;类酵母型真菌在培养基内可见由延长的芽体连接形成的假菌丝,如白念珠菌。多细胞真菌由菌丝（hypha）和孢子（spore）组成,菌丝和孢子的形态结构可用于鉴别多细胞真菌。

1. 菌丝 孢子在适宜条件下发芽,称芽管,然后逐渐延长呈丝状,称为菌丝。菌丝呈管状,直径一般为 2～10μm,长度随不同生长条件而异,菌丝分枝交织成团形成菌丝体（mycelium）。按功能不同,菌丝可分为营养菌丝（vegetative hyphae）和气中菌丝（aerial hyphae）。营养菌丝能深入培养基中摄取营养物质。气中菌丝暴露在培养基表面,部分气中菌丝可产生孢子,称为生殖菌丝（reproductive hyphae）。按结构不同,菌丝可分为有隔菌丝（septate hypha）与无隔菌丝（nonseptate hypha）。有隔菌丝内形成横隔,隔膜中央有小孔,容许细胞质流通,绝大部分的病原性丝状真菌为有隔菌丝。无隔菌丝内有多个细胞核。按形态不同,菌丝可分为螺旋状、球拍状、结节状、鹿角状和梳状菌丝等。

2. 孢子 孢子是真菌的繁殖结构,由生殖菌丝产生,根据繁殖方式分为有性孢子（sexual spore）和无性孢子（asexual spore）。有性孢子是由同一菌体或不同菌体上的 2 个细胞经减数分裂形成,无性孢子是菌丝上的细胞分化或出芽生成。病原性真菌大多通过形成无性孢子繁殖,无性孢子按形态不同可分为叶状孢子、分生孢子和孢子囊孢子。孢子是真菌鉴定和分类的主要依据之一。

（二）真菌的生长与繁殖

病原性真菌大多以无性方式繁殖:

1. 芽生 出芽方式繁殖,芽生孢子成熟后脱落形成独立个体。

2. 裂殖 二分裂方式繁殖，少数双相性真菌在宿主体内以此种方式繁殖。

3. 芽管 形成芽管进行繁殖，芽管伸延后形成菌丝。

4. 隔殖 有些分生孢子可由其孢子梗某一段落形成一隔膜后原生质浓缩而形成一个新的孢子。

在沙氏葡萄糖琼脂培养基上，真菌可形成酵母型菌落（yeast type colony）、类酵母型菌落（yeastlike type colony）和丝状型菌落（filamentous type colony）。

三、病毒的形态、结构和增殖

病毒（virus）是一类个体微小、结构简单、只含一种核酸（DNA 或 RNA）、严格活细胞内寄生、以复制方式增殖的非细胞型微生物。其主要特征：①体积微小，可通过细菌滤器，必须借助电子显微镜才能观察到，人、动物、植物、真菌、细菌均可作为病毒的宿主；②结构简单，仅有核酸和蛋白衣壳，无细胞结构；③含单一核酸（DNA 或 RNA）；④缺少编码线粒体和核糖体的基因，缺乏产生能量的酶系统和合成蛋白的核糖体，必须寄生在活细胞内才能增殖；⑤以复制方式增殖；⑥对抗菌药物不敏感，但对干扰素敏感。

（一）病毒的形态

具有感染性与自我复制能力的完整成熟病毒颗粒称为病毒体（virion），是病毒在宿主细胞外的结构形式。

1. 病毒的大小 病毒大小的测量单位为纳米（nanometer，nm），各种病毒大小相差很大，一般介于 20～250nm 之间，大型病毒（如痘病毒）约 200～300nm，中型病毒（如流感病毒和疱疹病毒）约 80～160nm，小型病毒（如鼻病毒和脊髓灰质炎病毒）仅 20～30nm（图 1-8）。

2. 病毒的形态 病毒可呈球形、丝状、砖块状、冠状、轮状、弹状和蝌蚪状等。感染人和动物的病毒多为球形或近似球形，噬菌体（bacteriophage，phage）多呈蝌蚪状。大部分病毒的形态较为固定，但有些病毒具有多形性，如流感病毒一般为球形，但新分离的流感病毒可呈丝状或杆状。

（二）病毒的结构

病毒的基本结构包括核心（core）和衣壳（capsid），二者构成核衣壳（nucleocapsid）。最简单的病毒就是核衣壳，如脊髓灰质炎病毒等。有些病毒在衣壳外尚有包膜（envelope），称为包膜病毒（enveloped virus）。

（1）核心：位于病毒体的内部，主要成分为核酸（DNA 或 RNA）。某些病毒还含有少量功能性非结构蛋白，在病毒增殖中发挥作用，如病毒核酸多聚酶、转录酶或逆转录酶、蛋白酶或核酸结合蛋白等。病毒核酸携带有病毒的全部遗传信息，决定了病毒感染、增殖、遗传、变异等生物学特性。有些病毒经化学方法除去衣壳蛋白后，裸露的核酸仍能进入宿主细胞并复制，则称为感染性核酸（infectious nucleic acid）。例如，脊髓灰质炎病毒不能感染鸡胚与小鼠细胞，但其感染性核酸具有感染能力，可进入细胞内并完成增殖。

（2）衣壳：衣壳是包围在病毒核心外面的一层蛋白质，也是病毒体的主要抗原。衣壳由一定数量壳粒（capsomere）按一定几何构型聚合而成。壳粒是病毒衣壳形态学亚单位，由多肽分子组成，因此多肽分子是衣壳的化学亚单位。

根据壳粒数量及排列方式不同，病毒衣壳结构分为 3 种对称型（图 1-9）。①二十面体立体对称型（icosahedral symmetry）：如腺病毒、脊髓灰质炎病毒等；②螺旋对称型（helical symmetry）：如流感病毒、弹状病毒等；③复合对称型（complex symmetry）：如痘病毒、噬菌体等。

蛋白质衣壳的主要功能：①保护病毒核酸免受外界理化因素的破坏；②介导病毒核酸进入宿主细胞引起感染；③具有抗原性，可刺激机体产生适应性免疫。

噬菌体　　　　　　　　DNA病毒　　　　　　　　RNA病毒

MS2噬菌体　　　　微小DNA病毒　　　　　　　　微小RNA病毒

M13噬菌体　　　　　　　　　　　　　　　　　呼肠病毒

烟草花叶病毒　　　　腺病毒　　　　　　　　　披膜病毒

　　　　　　　　　　　　　　　　　　　　　冠状病毒

　　　　　　　　　　肝炎病毒　　　　　　　　正黏病毒

T2噬菌体　　　　　　　　　　　　　　　　　弹状病毒

衣原体　　　　　　　痘病毒　　　　　　　　　副黏病毒

大肠埃希菌（6μm）

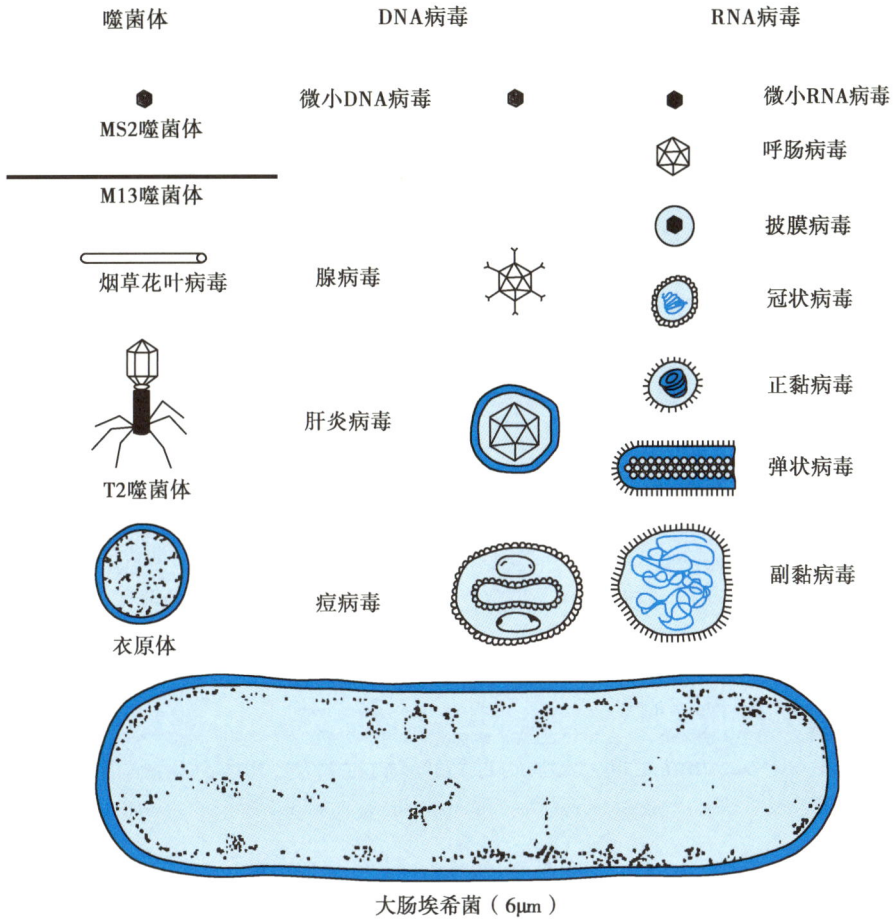

图 1-8　病毒的大小与形态

图中所展示的是噬菌体、DNA 病毒、RNA 病毒的大小与形态，下方放置了大肠埃希菌作为对比参照。

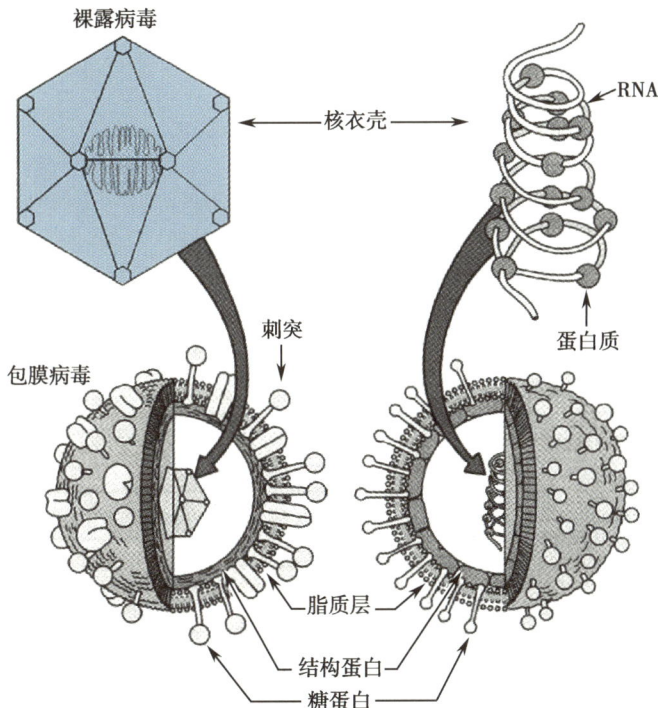

裸露病毒

核衣壳　　　　　RNA

刺突

包膜病毒

蛋白质

脂质层

结构蛋白

糖蛋白

图 1-9　包膜病毒、裸露病毒二十面体对称和螺旋对称结构示意图

（3）包膜：某些病毒核衣壳外的膜状物，由脂类和蛋白质组成，是病毒成熟后以出芽方式向宿主细胞外释放时获得的膜结构。动物病毒多数具有包膜。

包膜的主要功能：①维持包膜病毒结构的完整性；②包膜蛋白与宿主细胞受体结合，介导病毒吸附、侵入细胞引起感染；③具有抗原性，包膜蛋白具有病毒种、型特异性，是病毒鉴定、分型的依据之一。

（4）其他结构：①腺病毒在二十面体结构中各个顶角上有触须样纤维（antennal fiber），又称纤维刺突或纤突，具有红细胞凝集活性；②基质蛋白（matrix protein），主要功能是连接衣壳和包膜，在包膜病毒组装过程中起重要作用。

（三）病毒的增殖

1. 病毒的增殖条件　病毒增殖的前提是必须侵入宿主细胞，然后利用宿主细胞的合成系统和原料，合成并组装子代病毒。这一过程是病毒感染的本质，也是病毒生存的基本方式。病毒增殖的基本条件包括：合适的宿主细胞、病毒侵入细胞的能力以及宿主细胞状态等。

2. 病毒的复制周期　病毒结构简单，缺少增殖所需的酶系统、能量和原料，必须在敏感的活细胞内才能完成增殖。病毒的复制周期是一个连续的过程，主要包括吸附、穿入、脱壳、生物合成、组装、成熟与释放六个步骤（图 1-10）。病毒这种以核酸分子为模板进行繁殖的方式称为自我复制（self-replication）。

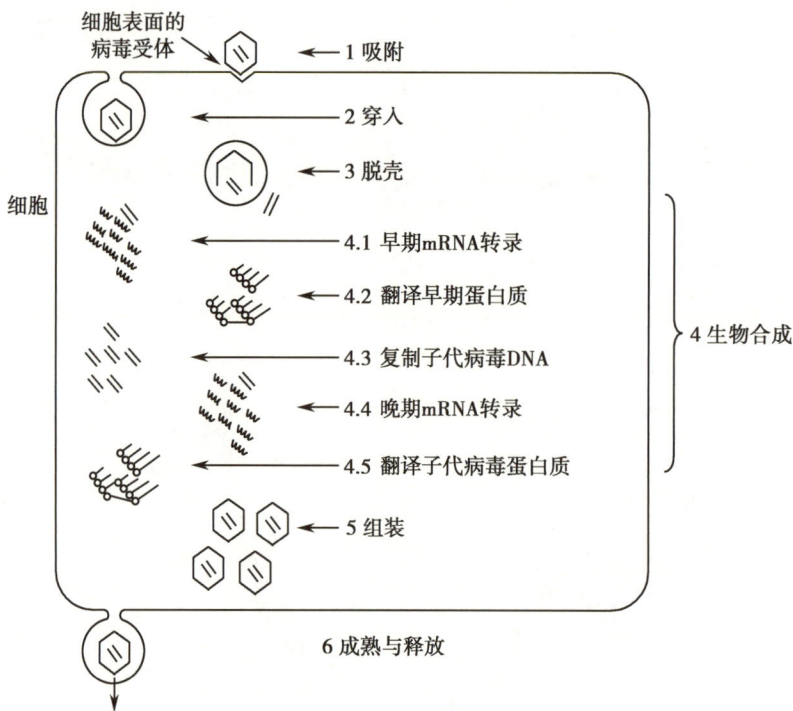

细胞表面的病毒受体　←1 吸附
←2 穿入
←3 脱壳
细胞
←4.1 早期mRNA转录
←4.2 翻译早期蛋白质
←4.3 复制子代病毒DNA　4 生物合成
←4.4 晚期mRNA转录
←4.5 翻译子代病毒蛋白质
←5 组装
6 成熟与释放

图 1-10　病毒的复制周期示意图

（1）吸附（absorption，attachment）：是病毒吸附蛋白（viral attachment protein，VAP）与易感细胞病毒受体（virus receptor）相互识别与结合的过程。其特点为①VAP 位于病毒体表面，如包膜病毒的刺突糖蛋白或无包膜病毒的衣壳蛋白等。VAP 与易感细胞表面的病毒受体分子特异性结合决定了绝大多数病毒只能够侵入与感染特定种类的细胞，称为病毒的细胞或组织亲嗜性（tropism）；②病毒通过 VAP 与易感细胞病毒受体结合后介导病毒侵入细胞并启动病毒感染和复制的过程。不同的细胞有不同的病毒受体，如 HIV 的 VAP 是包膜糖蛋白 gp120，其受体是人细胞表面的分化抗原 CD4 分子，故 HIV 只能感染 CD4+ T 细胞和单核巨噬细胞。细胞膜上协助病毒受体识别病毒的表面分子称为共受体或辅助受体（coreceptor）。

（2）穿入（penetration）：病毒体穿过细胞膜进入细胞的过程称为穿入。穿入需要耗能，包括无包膜病毒的细胞内吞（endocytosis）或病毒胞饮（viropexis）以及有包膜病毒的膜融合（fusion）等方式。

（3）脱壳（uncoating）：病毒在胞质中脱去蛋白衣壳、暴露出病毒核心并释放出基因组核酸的过程。多数病毒在穿入时在细胞溶酶体酶作用下脱去衣壳，释出病毒核酸。少数病毒的脱壳过程复杂，如溶酶体酶只能脱去痘病毒部分衣壳，尚须在病毒特有脱壳酶作用下使病毒核酸完全释放。流感病毒和痘病毒等少数病毒在脱壳前，病毒基因组就开始 mRNA 的转录。

（4）生物合成（biosynthesis）：病毒核酸释放后合成子代核酸和蛋白质的阶段，包含基因组的复制（genome replication）和基因表达（gene expression）。此期仅合成子代病毒的组成元件，在细胞内查不到完整的病毒体，故称隐蔽期（eclipse period）。根据病毒核酸类型不同，病毒生物合成可分为 7 种类型：双链 DNA 病毒、单链 DNA 病毒、单正链 RNA 病毒、单负链 RNA 病毒、双链 RNA 病毒、逆转录病毒、嗜肝 DNA 病毒的生物合成。

（5）组装（assembly）：是已合成的子代病毒核酸、蛋白质和其他组分或构件组装成子代病毒核衣壳的过程。不同种类的病毒有不同的装配部位，这与病毒复制部位和释放机制有关。除痘病毒外，DNA 病毒的核衣壳在核内装配，绝大多数 RNA 病毒在细胞质内装配，其过程均较复杂。

（6）成熟（maturation）与释放（release）：子代病毒完成核衣壳装配后发育成为具有感染性的病毒体的过程。病毒成熟涉及衣壳蛋白及其内部基因组的结构变化，包括蛋白酶对一些病毒前体蛋白进行剪切与修饰。病毒成熟的标准是①形态结构完整，具有成熟病毒颗粒的抗原性；②具有感染性。具有这些特征的无包膜病毒核衣壳即为成熟病毒体。有包膜病毒的核衣壳尚需获得包膜后才能成熟为完整的病毒体。无包膜病毒裂解细胞后释放，有包膜病毒通过芽生释放。

不同病毒复制周期所需时间差异较大，RNA 病毒为 6～8 小时，其中正黏病毒可达 30 小时，但多数病毒至少要 24 小时。以时间为横坐标、病毒数量为纵坐标，可获得病毒在体外培养细胞中复制周期的生长曲线（图 1-11）。

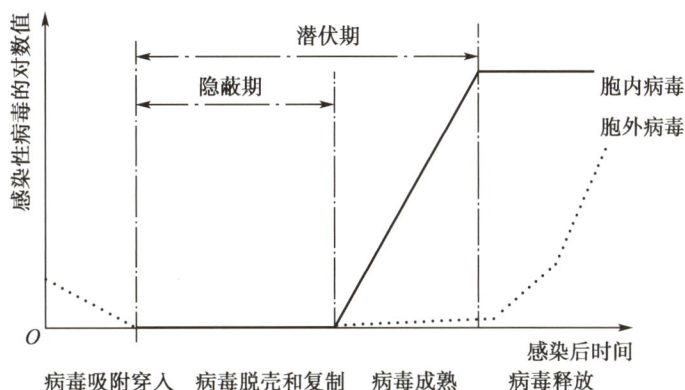

图 1-11 病毒的生长曲线

第二节 外界因素对微生物的影响

微生物广泛存在于自然环境中，在环境适宜时生长繁殖，环境改变时可发生变异，环境发生剧烈改变时可因代谢障碍和生长抑制而导致死亡。因此，医学上采用物理、化学或生物学方法,制造对微生物生长不利的环境,来达到抑制或杀死病原微生物的目的。

1. 消毒(disinfection)　杀灭或清除物体上病原微生物的方法,但不一定能杀灭非病原微生物,一般不能杀灭细菌芽胞。用于消毒的化学药物称为消毒剂(disinfectant)。

2. 灭菌(sterilization)　杀灭或清除物体上一切微生物的方法,包括病原微生物和非病原微生物、细菌繁殖体和芽胞。

3. 无菌(asepsis)　不存在活的微生物。防止微生物进入人体或物品的操作技术称为无菌操作技术(aseptic technique)。

4. 防腐(antisepsis)　防止或抑制体外微生物生长繁殖的方法。用于防腐的化学药物称为防腐剂(antiseptic)。一些防腐剂在高浓度时有消毒效果。

5. 抑菌(bacteriostasis)　抑制体内或体外微生物的生长繁殖。多数抑菌剂(bacteriostat)为抗菌药物。

6. 卫生处理(sanitation)　将被污染物品表面的微生物减少至安全水平,如对住院患者污染用品的处理。

一、微生物在自然界的分布

(一)土壤中的微生物

土壤微生物包括细菌、古细菌、真菌、病毒和藻类,以细菌的数量最多。土壤中的细菌分为天然生活其中的土著细菌和外来细菌,分布主要受到营养物、含水量、氧、温度、pH 等因素的影响。土壤细菌集中分布于土壤表层和土壤颗粒表面,距地表 10～20cm 内每克土壤含菌量可达 10^8～10^9CFU,以无芽胞菌为主,多数为嗜温菌,优势菌群主要有节杆菌属、假单胞菌属和芽胞杆菌属。外来细菌包括随人畜粪便、动物尸体及医院废弃物进入土壤并在其中生存一定时间的致病菌,如沙门菌可存活 35～70 天、霍乱弧菌可存活 8～16 天,这些致病菌在条件适宜时可感染人和动物。

(二)水中的微生物

自然条件下几乎各种水体均有微生物存在,包括细菌、真菌、病毒和藻类,但其种类和数量有很大差异,主要取决于水体的营养、温度、光照、溶解氧、盐分等环境特征以及微生物进入水体的条件。其来源包括:①日常生活污水;②医院污水;③水体、水边养殖场的泄漏;④地表径流和雨水冲刷;⑤人、家畜和其他动物排泄物;⑥生物实验室处理不当的废弃物等。微生物在水中的分布与水量、水体类型、层次、污染状况和季节等因素相关,在水体表面和底泥中含量较高。

(三)空气中的微生物

空气中的微生物主要来源于土壤、水体、动植物、人类生活及各种生产活动排泄物,由于日光、干燥等不利因素,缺少微生物必需营养物质,只有抵抗力较强的芽胞杆菌和真菌孢子等可在空气中存活较长时间。人和动物呼吸进入空气的病原微生物,短时间内可通过飞沫近距离传播。

二、物理和化学因素对微生物的影响

(一)温度

温度是影响微生物生长繁殖最重要的因素之一。热力是最常用的消毒灭菌方法。多数细菌繁殖体和真菌在 55～60℃加热 30～60 分钟后死亡,湿热 80℃经 5～10 分钟可杀死所有细菌繁殖体和真菌。细菌芽胞耐高温,如炭疽芽胞杆菌可耐受 5～10 分钟沸水浴。低温使微生物代谢活动降低而较长时间维持生命,常用于保存菌种和病毒株等微生物,但淋病奈瑟菌等少数细菌 4℃数小时即死亡。

热力灭菌法分为干热灭菌和湿热灭菌两大类。在同一温度下，湿热法的效果优于干热法，其原因是①蛋白质在湿热时较易凝固、变性；②湿热的穿透力比干热强，可使被灭菌的物体受热均匀，温度迅速上升；③湿热的蒸汽有潜热，可延长高温灭菌时间。

（二）紫外线

紫外线（ultraviolet ray，UV）波长 10～400nm。其中波长 200～280nm 的紫外线具有杀菌作用，尤以 265～266nm 紫外线与 DNA 吸收光谱范围一致而杀菌作用最强。紫外线的主要杀菌机制是破坏微生物的核酸。紫外线能使 DNA 一条链中相邻的两个胸腺嘧啶（T）共价结合形成二聚体（T-T），改变 DNA 的分子构型，干扰 DNA 复制或转录，导致微生物死亡或变异。此外，紫外线还可使分子氧变成具有杀菌能力的臭氧。紫外线穿透力弱，不能穿过普通玻璃、纸张、尘埃、水蒸气等，故只能用于手术室、无菌室、传染病房、微生物实验室等的空气消毒以及不耐热物品的表面消毒。紫外线光源距被消毒物品一般应在 1 米以内，照射的能量以单位时间内每平方厘米的微瓦数（μW）计算。紫外线可损伤人的眼睛及皮肤，引起电光性眼炎（electric ophthalmia）或诱发皮肤癌，必须注意防护。

（三）电离辐射

电离辐射（ionizing radiation）包括带电的 α 和 β 粒子、质子以及不带电的中子、X 射线（波长 0.01～10nm）、γ 射线（波长 <0.01nm）。电离辐射具有较高的能量和穿透力，能破坏各种生物大分子，包括损伤细菌细胞膜或病毒包膜、裂解微生物 DNA、使微生物酶变性失活，导致微生物死亡。常用 ^{60}Co 对一次性医用塑料制品、药品、生物制品等进行灭菌。电离辐射可引起人体放射性损伤，应注意防护。

（四）过滤

过滤除菌（filtration sterilization）是运用机械阻留原理去除液体或空气中的细菌。所用装置称滤菌器，滤膜用高分子材料如醋酸纤维或硝酸纤维滤膜等制成。0.22μm 孔径的滤器主要用于除菌，0.10μm 孔径的滤器可除去支原体，但一般不能除去病毒。此法主要用于不耐高温的血清、细胞培养液、毒素、抗菌药物等物品除菌以及手术室、生物安全柜、BSL-3 级及以上生物安全实验室空气除菌。

（五）化学消毒剂

化学药物因能影响微生物的化学组成、物理结构和生理活性，发挥防腐、消毒甚至灭菌作用。其主要作用机制：①使微生物蛋白质变性或凝固，大多数重金属盐类、氧化剂、醇类、酚类、醛类、酸碱等均有此作用；②干扰微生物酶系统和代谢，如某些氧化剂、低浓度重金属盐类与细菌酶蛋白巯基（—SH）结合，使其酶活性降低甚至失去活性；③改变微生物细胞膜的通透性，如表面活性剂、脂溶剂、酚类（低浓度）等能降低细菌细胞的表面张力并增加其通透性，使胞内容物溢出，呈现杀菌作用；④破坏微生物的核酸，有些消毒剂可直接作用于微生物核酸，破坏其结构。一种消毒剂可通过多种机制杀灭微生物且不同浓度的作用有差异，如高浓度氯己定能凝固微生物胞质成分，在低浓度时抑制其脱氢酶活性。

（六）其他

微波又称超高频电磁波，常用于餐饮器具、部分医疗药品及器械的消毒。超声波是指高于 20 000Hz 的声波，可用于粉碎细胞。脉冲强光灭菌技术是一种利用瞬时高强度脉冲光能量杀灭各类微生物的冷灭菌技术，具有处理时间短（几秒到几十秒）、残留少、不直接接触被处理物品、操作简便和易控等特点，可应用于水处理、空气杀菌、食品加工、制药等领域。

三、生物因素对微生物的影响

噬菌体（bacteriophage）和细菌素（bacteriocin）是影响微生物的两大生物因素。

（一）噬菌体

噬菌体是感染细菌、真菌、放线菌或螺旋体等微生物的病毒。在电子显微镜下，其形态为蝌蚪形、微球形或细杆形。大多数噬菌体呈蝌蚪形，由头部和尾部两部分组成（图1-12）。

根据与宿主的关系，噬菌体可分为两种类型：①在宿主细胞内复制增殖，产生大量子代噬菌体，最终使宿主细胞裂解，称为毒性噬菌体（virulent phage）；②侵入宿主菌后其基因组与宿主细胞染色体整合，不产生子代噬菌体，但其基因可随细胞分裂而传给下一代，称为温和噬菌体（temperate phage）或溶原性噬菌体（lysogenic phage）。整合在宿主细胞染色体上的噬菌体DNA称为前噬菌体（prophage），带有前噬菌体的细菌称溶原性细菌（lysogenic bacterium）。从噬菌体吸附到释放出子代噬菌体的过程，称为噬菌体的复制周期或溶原周期。

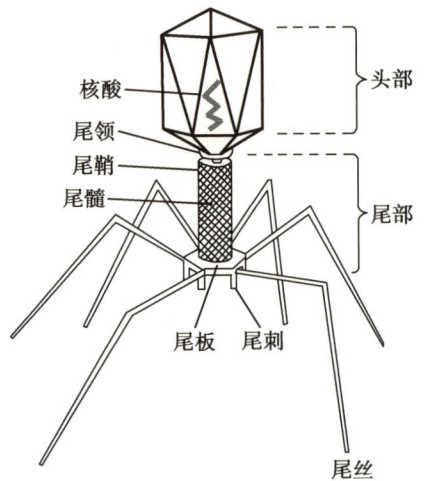

图1-12　蝌蚪形噬菌体结构模式图

溶原性细菌因其携带的某些前噬菌体可导致细菌基因型和生物学特性发生改变，称为溶原性转换（lysogenic conversion）。噬菌体与宿主菌的关系具有高度特异性，故可用于细菌的鉴定和分型，如用伤寒沙门菌Vi噬菌体可将具有Vi抗原的沙门菌分为96个噬菌体型。噬菌体基因少、结构简单、增殖快，已成为分子生物学研究的重要工具。

（二）细菌素

细菌素是某些细菌产生的仅对其亲缘关系相近细菌有抗菌作用的一类蛋白质。对细菌素敏感的细菌菌株具有特异性受体。但细菌素的特异性不如噬菌体，进入细胞后也不能增殖，能杀死敏感细菌但不引起细菌细胞的裂解。

细菌素通常按产生细菌命名，如大肠埃希菌产生的细菌素称大肠菌素（colicin）。并非所有菌株都能产生细菌素，是否产生细菌素通常受质粒控制，如大肠菌素受Col质粒控制。细菌素抗菌谱很窄，治疗上应用价值不大，主要用于细菌分型及流行病学调查。

第三节　微生物的遗传与变异

一、细菌的遗传与变异

遗传（heredity）是指生物子代与亲代之间的生物学特性（形态、结构、免疫原性等）的相似性。变异（variation）是指生物子代与亲代之间的生物学特性的差异性。遗传使微生物的种属特性相对稳定，变异可使微生物产生变种或新种。遗传性变异是由于基因结构发生改变引起的变异，又称基因型变异（genotypic variation），在个体中偶然发生，变异产生的新性状可以稳定地传给子代，不可逆。非遗传性变异是环境条件变化引起的变异，无基因结构改变，又称表型变异（phenotypic variation），可在群体中普遍发生，当影响因素去除后，变异消失恢复至原状，不能遗传。

（一）细菌的变异现象

1. 形态和结构变异　细菌的形态和结构受外界环境条件的影响可发生变异。鼠疫耶尔森菌在3%～6%高盐琼脂培养基中生长时，可由椭圆形小杆菌变成球形、杆状、逗点状等多种形态。炭疽芽胞杆菌42℃培养10~20天，可失去形成芽胞的能力。肺炎链球菌变异失去荚膜，毒力随之显著下降。有鞭毛的变形杆菌在含有1%苯酚的培养基上失去鞭毛，称为H-O变异。

2. 菌落变异 光滑型（smooth type，S type）菌落表面光滑、湿润、边缘整齐，经人工培养基多次传代后菌落表面变为粗糙、干皱、边缘不整，即从光滑型变为粗糙型（rough type，R type），称为S-R变异，多见于肠道杆菌，同时细菌的理化性状、抗原性、酶类活性及毒力等也可发生改变。一般S型菌的致病性强，故从标本中分离致病菌时应挑取S型菌落做纯培养。但少数细菌，如结核分枝杆菌、炭疽芽胞杆菌和鼠疫耶尔森菌，其R型菌的致病性更强。

3. 毒力变异 细菌的毒力变异表现为毒力的减弱或增强。用于预防结核病的减毒活疫苗，即卡介苗（BCG），就是卡尔梅特（Calmette）和介朗（Guerin）二人将有毒力的牛型结核分枝杆菌经13年连续人工传代培养230次后，获得的毒力显著减弱但仍保持免疫原性的变异株。无毒力的白喉棒状杆菌感染了β-棒状杆菌噬菌体后呈溶原状态时，噬菌体基因 *tox* 可编码产生白喉外毒素，使毒力显著增强。

4. 酶活性变异 细菌的大多数变异都是生化变异或酶变异，如有些肠道细菌通过产生β-半乳糖苷酶分解乳糖获得碳源和能量，同时能产生酸性代谢产物。当细菌发生变异不产生这些酶类时，则不能再利用乳糖作为碳源和产生能量，也不能产生酸性代谢产物。

5. 耐药性变异 细菌对某种抗菌药物由敏感变成耐药的变异称为耐药性变异。因抗菌药物广泛应用，耐药菌株逐年增多，已成为世界范围内的普遍趋势。有些细菌表现为同时耐受多种药物，即多重耐药性，甚至还有细菌变异后产生对药物的依赖性，如痢疾志贺菌链霉素依赖株离开链霉素不能生长。为减少耐药菌株的出现，应根据药敏试验结果选用抗菌药物。

（二）细菌遗传的物质基础

与细菌遗传及变异相关的物质基础包括细菌染色体、质粒、转座因子、噬菌体等。

细菌的质粒（plasmid）是细菌染色体外的遗传物质，为闭合环状双链DNA，分子量较染色体小，是基因工程技术的重要工具。质粒的基本特性：①能独立自我复制；②控制一定的生物学特性，如细菌遗传物质的转移、耐药、毒力和代谢等。R质粒（resistance plasmid）使细菌对抗菌药物、重金属产生抗性。F质粒（fertility plasmid）即致育因子，编码性菌毛并介导细菌之间遗传物质的传递；③非细菌生长繁殖所必需；④具有可转移性，可通过接合、转化或转导等方式在细菌间转移；⑤同一细菌内不同质粒可共存的现象称为相容性（compatibility），有些质粒不能共存称为不相容性（incompatibility）。

转座因子（transposable element）是能在细菌基因组（染色体、质粒和噬菌体等）中移动位置的一段独特DNA片段。

（三）细菌变异的机制

基因结构的改变主要通过基因突变（mutation）、DNA损伤（damage）后修复（repair）、基因转移（transfer）与重组（recombination）等方式引起。

1. 基因突变 是指遗传物质的结构发生改变而引起的变异，包括点突变（point mutation）和多点突变（multiple point mutations）。点突变主要是个别碱基的置换（substitution）、插入（insertion）或缺失（deletion）。多点突变往往涉及较大范围的DNA结构变化和基因重排（gene rearrangement），包括易位（translocation）、重复（duplication）、倒位（inversion）和缺失等。发生突变的微生物株称为突变株（mutant strain），发生突变前的原型株（prototype strain）称为野生株（wild-type strain）。一些突变株在某些条件下再次突变后恢复了野生型的性状，称为回复突变（reverse mutation），回复突变频率一般为正向突变的1/10。

2. DNA损伤后修复 当细胞DNA受到损伤或突变发生时，细胞会利用核酸内切酶、

DNA 聚合酶等进行修复，但在修复过程中也会出现错误而造成基因的变异。如对损伤的 DNA 片段进行切除修复时可能附带将邻近正常序列切除；在 DNA 损伤后或 DNA 复制休止期，DNA 应急修复的 SOS 反应（SOS response）能产生多个基因；细菌死亡之前不能直接利用 DNA 模板进行准确的修复时，只能不依靠模板而进行高错误率的差错倾向修复（error-prone repair）。

3. 基因的转移与重组 遗传物质由供体菌转入受体菌内的过程称为基因转移。基因转移后，若受体菌容纳外源性基因，使转移的基因与受体菌 DNA 整合在一起，则称为重组。外源性遗传物质包括供体菌染色体 DNA 片段、质粒 DNA 及噬菌体基因等。细菌的基因转移和重组方式主要有转化、接合、转导、溶原性转换。

（1）转化（transformation）：指受体菌直接摄取供体菌裂解后游离在环境中的 DNA 片段并重组后获得新的遗传性状。

（2）接合（conjugation）：指细菌通过性菌毛相互沟通将供体菌遗传物质（主要是质粒）从供体菌转移给受体菌使其获得新的遗传性状。能通过接合方式转移的质粒称为接合性质粒，如 F 质粒、R 质粒、Col 质粒和毒力质粒等。

（3）转导（transduction）：以转导噬菌体（transducing phage）为载体，将供体菌的 DNA 片段转移到受体菌内使其获得新的遗传性状。转导可分为普遍性转导和局限性转导。

（4）溶原性转换（lysogenic conversion）：噬菌体感染细菌后以前噬菌体形式与宿主菌染色体整合使其成为溶原状态并获得噬菌体编码的某些性状，如 A 群链球菌的红疹毒素、金黄色葡萄球菌的 α 溶血毒素和肠毒素 A、肉毒梭菌的 C 和 D 毒素等均来自溶原性转换。

二、真菌的遗传与变异

真菌易发生变异，在人工培养基中多次传代或孵育过久，可出现形态、结构、菌落性状、色素以及毒力等各种生理性状的改变，如一些真菌在宿主体内或 37℃ 培养时呈酵母型，但在 25℃ 培养时呈菌丝型，这些因培养温度和环境变化而发生形态互变的真菌，称为双相型真菌（dimorphic fungi），如球孢子菌（*Coccidioides*）和马尔尼菲篮状菌（*Penicillium marneffei*）。

真菌易发生耐药性变异。常见耐药机制：①咪唑类药物，抑制药物进入真菌细胞、药物结合靶点突变、胞内药物经外排泵排出；②两性霉素 B，两性霉素 B 与真菌细胞膜中麦角固醇结合，形成膜微孔并改变膜通透性，导致真菌生长抑制甚至死亡；③5- 氟胞嘧啶，真菌尿嘧啶核苷酸焦磷酸酶、胞嘧啶透酶、胞嘧啶脱氢酶突变失活或活性下降，氟胞嘧啶不能脱氨基形成能干扰真菌 DNA 合成的 5- 氟尿嘧啶。

三、病毒的遗传与变异

1. 病毒的变异（variation） 由基因突变导致生物学特性改变的病毒株被称为突变株。当突变株能在宿主细胞中稳定传代时则称为变异株。

（1）毒力变异：病毒的毒力发生改变，可分为强毒株和弱毒株。弱毒株可制成减毒或弱毒活病毒疫苗，如脊髓灰质炎疫苗和麻疹疫苗等。

（2）抗原变异：某些病毒的抗原不稳定，易发生变异，如甲型流感病毒的血凝素抗原变异形成病毒新亚型，可引起甲型流感的流行。

（3）宿主范围变异：某些病毒基因组变异后改变了其宿主或宿主细胞范围，成为宿主范围突变株（host-range mutant），如禽流感病毒变异后可在人体内增殖引起感染。宿主范围突变株可感染野生型毒株不能感染的细胞，利用此特性可制备减毒疫苗（如狂犬疫苗）。

（4）条件致死突变：指病毒突变后在特定条件下能生长，但在原有条件下不能增殖而致死。如温度敏感条件致死突变株（temperature-sensitive conditional lethal mutant），在特定温度（28~35℃）下培养能增殖，在非特定温度（37~40℃）下培养不能增殖。

（5）耐药突变：指病毒酶基因的突变降低了靶酶对药物的亲和力或作用，使病毒对药物产生抗性。

2. 病毒变异的机制 遗传型变异：①病毒株基因组突变所致的表型改变；②病毒基因组之间相互作用所致的基因重组与重配；③病毒基因组与细胞基因组整合所致的变异。非遗传型变异是指病毒基因产物相互作用使子代病毒出现的表型变异，如互补作用、表型混合与表型交换等。

第四节 微生物的分类和命名

一、细菌的分类和命名

（一）细菌分类法

1. 传统分类法 以细菌生物学特性或生理特征为传统分类法的基础，如以菌体形态与结构、染色性、培养特性、生化反应和抗原性等的相似程度进行归类，以此划分种和属。

2. 种系分类法 应用电泳、色谱、质谱等化学分析法检测细菌组分和代谢产物可提供不同细菌表型差异证据。应用 DNA 碱基组成 GC 值（mol%）以及 DNA-DNA、DNA-rRNA 和 16S rRNA 同源性等核酸分析法可提供不同细菌遗传和进化相关性证据。以细菌遗传、进化及种系发育关系为基础的细菌分类法称为种系分类（phylogenetic classification）。细菌 16S rRNA 在进化过程中很少发生变异，因而是细菌分类的重要指标。

（二）细菌分类单位

细菌学分类单位依次为界（kingdom）、门（phylum）、纲（class）、目（order）、科（family）、属（genus）、种（species）。每个分类阶元下还可以有亚级。医学上最常用的分类单位是科、属、种，种是分类等级的基本单元。由不同来源分离的同一种、同一亚种或同一型的细菌，称为株（strain）。同一种的菌株 DNA 同源性均高于 70%。

《伯杰系统细菌学和古细菌学手册》分类体系按 16S rRNA 的系统发育关系进行编排，将原核生物分为 5 卷、30 组。

（三）细菌的命名

细菌的命名采用拉丁双名法（binominal nomenclature），每个菌名由两个拉丁字组成。前一字为属名，用名词，大写；后一字为种名，用形容词，小写；两者均用斜体表示。一般属名表示细菌的形态或是发现者或有贡献者的名字。种名表示细菌性状特征、寄居部位或所致疾病等。中文的命名次序与拉丁文相反，种名在前，属名在后，如结核分枝杆菌（*Mycobacterium tuberculosis*）、伤寒沙门菌（*Salmonella typhi*）、金黄色葡萄球菌（*Staphylococcus aureus*）、大肠埃希菌（*Escherichia coli*）。通常第一次出现某种细菌英文菌名时，必须将全文写出，再次使用时可用属名第一个字母后加点与种名来表示，如 *M. tuberculosis*、*S. typhi*、*S. aureus*、*E. coli*。泛指某属细菌，可在属名之后加上 sp.，如 *Salmonella* sp.（沙门菌属细菌）。

二、真菌的分类和命名

随着分子系统进化学分析技术的应用，目前真菌界分类包含 9 个亚界：无柄菌亚界（*Aphelidiomyceta*）、担子球囊菌亚界（*Basidiobolomyceta*）、芽枝霉亚界（*Blastocladiomyceta*）、壶菌亚界（*Chytridiomyceta*）、双核亚界（或称双菌亚界）（*Dikarya*）、毛霉菌亚界（*Mucoromyceta*）、油壶菌亚界（*Olpidiomyceta*）、罗泽菌亚界（*Rozellomyceta*）、虫霉亚界（*Zoopagomyceta*），其中

无柄菌亚界、芽枝霉亚界、油壶菌亚界、罗泽菌亚界尚无人类致病性报道。与临床相关的病原真菌主要有 3 类，即皮肤癣菌、双相真菌和机会致病菌。致病菌多为子囊菌，其次为担子菌和毛霉类真菌。传统的接合菌门已经划分为球囊菌门和 4 个有待进一步分类的亚门，具有致病性的主要为毛霉亚门和虫霉门。毛霉亚门包含毛霉目（Mucorales），主要包括根霉属（*Rhizopus*）、毛霉属（*Mucor*）、根毛霉属（*Rhizomucor*）、横梗霉属（*Lichtheimia*）、小克银汉霉属（*Cunninghamella*）等，是毛霉病的病原体。

分子系统分析除了合并一些原来不同的真菌种以外，还发现一些可能是独立新的种群。它们只能通过 DNA 测序才能够区分，称为隐蔽种。例如，烟曲霉组中有 40 多个隐蔽种，其中一些隐蔽种对唑类和棘白菌素类抗真菌药物的敏感性较低。过去将无性阶段的真菌划分在一个人为创建的"半知菌门"中，根据无性繁殖结构的形态特征将其人为划分为不同的纲。随着分子系统学分析技术的应用，对于不产生有性阶段的真菌也能进行分类，找到其相应归属的有性型，因此半知菌这一名称不再使用。

真菌的命名、书写规则与细菌相同。

三、病毒的分类和命名

（一）病毒的分类

由于病毒的独特性和多样性，很难应用单一的标准和简单的等级模式进行分类，通常由国际病毒分类委员会（International Committee on Taxonomy of Viruses，ICTV）对病毒的分类制定标准和方法并定期修订。

（二）病毒的命名

病毒科英文名称第一个字母大写，科、属英文名称均用斜体，种名不能大写也不用斜体。病毒科（virus family）由结构、性状相关和有亲缘关系的病毒属组成，科名后用后缀 -viridae 表示，如 *Picornaviridae*（小 RNA 病毒科）。病毒属（virus genus）由结构、性状相关并亲缘关系相近的病毒种组成，属名后用后缀 -virus，如小 RNA 病毒科中的肠道病毒属（*Enterovirus*）。根据 2023—2024 年 ICTV 分类法已发布版本 MSL39，将已发现的病毒和类病毒分为 6 个域、10 个界、18 个门、41 个纲、81 个目、314 个科、3 522 个属、14 690 个种。

本章小结

细菌按形态分为球菌、杆菌和螺形菌；细菌的基本结构包括细胞壁、细胞膜、细胞质、核质；细菌的特殊结构包括荚膜、鞭毛、菌毛、芽胞。革兰氏染色法可将细菌分为革兰氏阳性菌和革兰氏阴性菌。肽聚糖是细菌细胞壁的主要成分。细胞壁缺失或缺陷型细菌称为细菌 L 型。细菌以二分裂方式繁殖。细菌有遗传与变异现象。真菌分单细胞真菌和多细胞真菌。病原性真菌大多以芽生、裂殖、芽管、隔殖等无性方式繁殖。病毒基本结构包括核心和衣壳，二者构成核衣壳，有些病毒在衣壳外尚有包膜。病毒以自我复制的方式增殖。医学上常以物理、化学或生物学方法构建对微生物生长不利的环境，以达到抑制或杀灭病原微生物的目的。微生物的分类单位依次为域、界、门、纲、目、科、属、种。

（蒋锦琴）

第二章 微生物的感染和免疫

通过本章学习,你将能回答以下问题:

1. 什么是微生态平衡与失衡?
2. 微生物包括哪些致病物质,其作用机制如何?
3. 微生物侵入数量、部位与感染的关系是什么?
4. 感染性疾病分为哪些类型?
5. 感染性疾病的传播途径有哪些?

微生物感染严重威胁人类健康,机体的免疫系统能够辨识和抵御微生物入侵,两者之间相互作用的过程复杂而精密。当微生物入侵时,机体会迅速启动炎症、细胞免疫和体液免疫等多种免疫防御反应。通过深入研究微生物感染,能够更好地理解病原体的生物学特性和致病性。认识到感染与免疫之间的平衡关系,有助于认识感染性疾病的发生机制,并为有效的预防和治疗策略提供依据。

第一节 人体微生态的平衡与失衡

微生物无处不在。人体内部和外部环境中存在大量微生物群落,它们与宿主之间的相互关系构成生命的一部分。微生物与人体共同构成了复杂的生态系统,维持着相互依存、相互影响的关系。人体微生态的平衡对于维持人体健康具有重要意义,不仅参与消化吸收、营养合成,还能调节免疫系统、抵御外来病原体。微生态失衡则可能导致各种疾病,包括肠道疾病、过敏性疾病、肥胖症以及一些自身免疫性疾病等。

一、人体微生态平衡

人体微生态是指人体内和体表的微生物环境。通常,健康人身体携带的各种微生物对人体有益,称为微生态平衡。人体存在的微生物种类繁多,数量巨大,目前发现超过 1 000 种。根据微生物与人体的相互关系,可分为有益微生物和病原微生物两大类。病原微生物又包括机会致病微生物和绝对致病微生物。人体微生态非常复杂,微生物所扮演的角色会随着体内外因素改变而发生转换。

1. 有益微生物(beneficial microbes) 对人体具有生理作用,是人体正常生命活动中必不可少的组成部分。目前认为结肠中的厌氧菌、阴道中的乳酸杆菌、口腔和口咽部的部分链球菌以及肠道中的双歧杆菌等为有益微生物,其中双歧杆菌不产毒素、无侵袭性,是目前发现的对人体有生理作用而未见明确致病作用的细菌之一。

2. 病原微生物(pathogenic microorganism) 是引起感染性疾病的病原体,通过释放毒素或诱发超敏反应引起人体较强烈的结构或功能变化。病原微生物包括细菌、真菌、病毒。机会致病微生物(opportunistic pathogenic microorganism),又称条件致病微生物,通常不致病,但在人体处于免疫力低下或生理功能异常时,导致感染。机会致病微生物的毒力通常较弱,但可能耐药性强,如多重耐药的鲍曼不动杆菌。长期使用抗菌药物引起菌群失调,可导致机会致病微生物出现,如引起抗菌药物相关性结肠炎的艰难梭菌。绝对致病微生物(absolute pathogenic microorganism)是指在宿主中出现时通常能引起感染的微生物,常具有高度的致病性和传染性。典型的绝对致病微生物包括炭疽芽胞杆菌、霍乱弧菌、伤寒沙门菌、荚膜组织胞浆菌、球孢子菌、埃博拉病毒、HIV、登革病毒等。对绝对致病微生物进行研究,应对传染病威胁是公共卫生中非常重要的工作。

微生物是与人体共同进化的产物。病原微生物通常在一定条件下才致病,而有益微生物与病原微生物之间,机会致病菌与绝对致病菌之间在特定情况下可发生角色转化。病原诊断、菌群检测乃至微生态监测是临床微生物学检验重要的发展方向。

二、人体微生态失衡

当人体生理功能异常、使用抗菌药物、病原大量侵入时,可能打破原有微生态平衡,称为微生态失衡或菌群失调(dysbacteriosis),如图 2-1 所示。

人体微生态与感染性疾病发生、发展密切相关。感染性疾病(infectious disease)是由微生物入侵人体后产生的疾病,具有传染性的感染性疾病被称为传染性疾病。感染过程中,会出现人体免疫、代谢紊乱,从而破坏黏膜屏障,导致微生态失衡。同时,微生态失衡会加剧菌群结构变化、免疫代谢功能紊乱,加重感染性疾病的损伤。抗菌药物滥用也会造成微生态失衡,从而引起微生物耐药、难治性感染等。

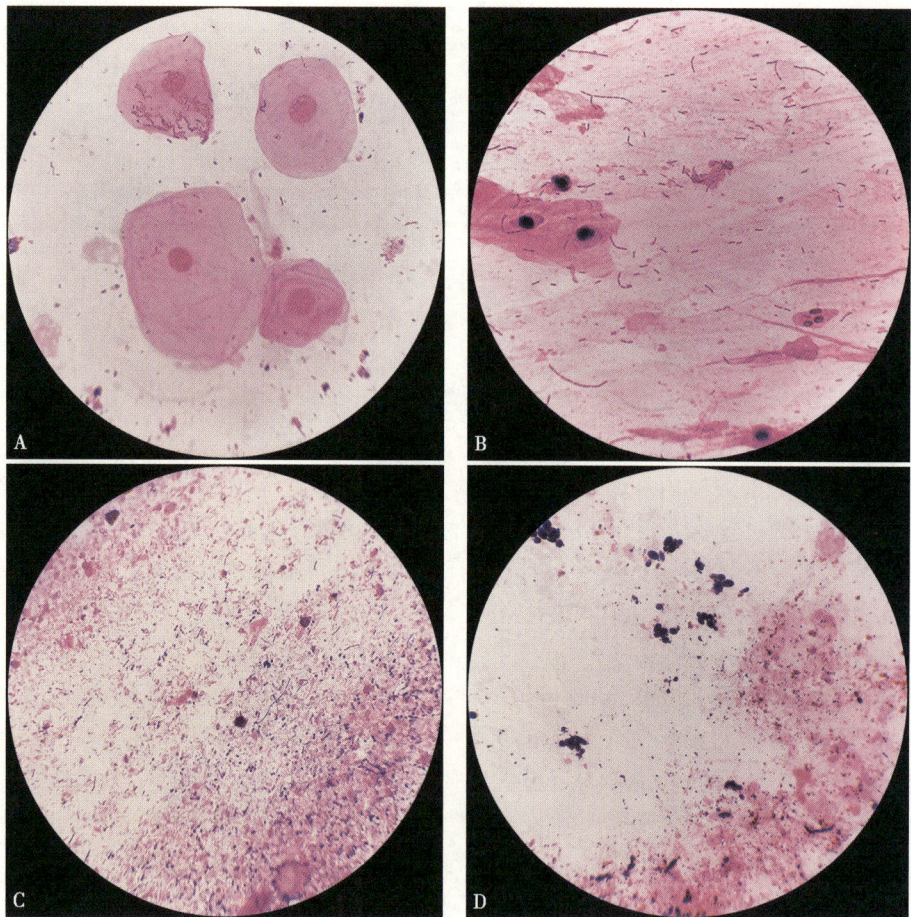

图 2-1 正常菌群和菌群失衡(革兰氏染色,×1 000)

A. 口咽部正常菌群;B. 口咽部菌群失调;C. 肠道正常菌群;D. 肠道菌群失调。

现代医疗技术的进步可以治疗多种免疫受损的患者，包括固有免疫缺陷者、肿瘤患者以及各种疾病的晚期患者。但现代医疗技术也常破坏宿主的免疫防御，加之抗菌药物、激素、免疫抑制剂及抗肿瘤药物的长期使用，导致了临床上微生态失衡频繁发生。

第二节　微生物致病性

病原体经一定传播途径到达人体后，先通过黏附机制附着于黏膜、皮肤及创面等部位。病原体通过逃避免疫作用和有益菌群的拮抗，建立定植（colonization）。其后病原体可向其他部位侵袭，通过释放毒素或诱发超敏反应引起人体损伤。病原体在宿主之间传播、定植、逃逸、释放毒素、侵袭或诱发超敏反应等能力，构成了病原体毒力（virulence）。毒力的特性由病原遗传基因所决定，多数毒力因子由毒力岛基因组、质粒或噬菌体携带的基因编码。

一、毒力

病原体的毒力包括侵袭力和毒素。病原体在宿主间传播、定植、侵袭的能力，称为侵袭力（invasiveness）。侵袭力由菌体表面结构和侵袭物质构成。细菌毒素（toxin）是病原体的毒力物质，包括外毒素和内毒素。

（一）侵袭力

1. 黏附（adherence）　病原体一旦进入宿主体内，通常先附着于宿主的黏膜上皮细胞。黏膜上皮细胞表面覆盖的黏液对病原体有阻挡作用，病原体必须穿透黏液屏障。细菌的鞭毛运动、黏多糖酶分泌以及纤毛制动等都有助于黏附。

黏附素（adhesin）是病原体表面的蛋白质和多糖，能增强病原体黏附能力。宿主黏膜上皮细胞表面的糖蛋白或糖脂常为黏附素受体。黏附素与表面受体的相互作用具有特异性，进而决定了病原体感染的组织特异性。

2. 侵袭（invasion）　病原体与宿主细胞表面受体结合后可启动侵袭过程，引发一系列的基因表达、细菌与细胞间信号转导、宿主细胞表面改变、细胞骨架重排等。福氏志贺菌的IpaB、IpaC等侵袭性蛋白帮助细菌向邻近细胞扩散。脑膜炎奈瑟菌、伤寒沙门菌等能穿过黏膜上皮细胞或通过细胞间质进入皮下组织或血液。A群链球菌产生透明质酸酶、链激酶等，能降解细胞间透明质酸、纤维蛋白、高黏度DNA等，从而利于细菌扩散。

3. 免疫逃逸（immune escape）　是指病原体通过多种机制，使宿主免疫系统难以有效地检测、识别和消灭其感染，从而导致疾病持续存在。常见机制包括：①病原体在宿主免疫应答未完全激活前快速繁殖或病原菌毒力远大于宿主免疫能力；②病原体侵入和损害免疫细胞，如HIV感染；③病原体在宿主细胞内存活，逃避免疫系统的吞噬和杀灭；④病原体产生荚膜，包裹菌体抗原，逃避免疫监视；⑤病原体产生蛋白酶直接破坏或灭活抗体；⑥病原体持续改变抗原成分，使免疫体系难以识别；⑦病原脂多糖激活多种免疫细胞，诱导产生过量的细胞因子，导致宿主免疫功能紊乱。此外，病原体还可启动其他逃逸机制，以避免被清除。

（二）毒素

1. 外毒素（exotoxin）　化学成分是蛋白质，易被蛋白酶分解，多数不耐热。部分革兰氏阳性菌能产生外毒素，如破伤风梭菌、肉毒梭菌、白喉棒状杆菌等。某些革兰氏阴性菌如痢疾志贺菌、鼠疫耶尔森菌、霍乱弧菌、肠产毒型大肠埃希菌等也能产生外毒素。大多数外毒素是在菌体内合成后分泌至菌体外，也有少数为病原菌裂解后释放。

外毒素的毒性作用强，对人体的组织和器官具有选择作用，引起特殊的病变。根据外毒素作用的靶细胞和所致临床病理特征，可分成神经毒素（neurotoxin）、细胞毒素（cytotoxin）

和肠毒素（enterotoxin）。神经毒素抑制神经元释放神经递质，引起神经传导功能异常，神经持续兴奋、骨骼肌痉挛或神经肌肉麻痹。细胞毒素作用于靶细胞的酶或细胞器，致使细胞功能异常或死亡。肠毒素作用于肠黏膜上皮细胞，引起细胞损伤或肠液分泌增多，患者出现呕吐、腹泻、发热等症状。

2. 内毒素 是革兰氏阴性菌细胞壁外膜中的脂多糖，细菌裂解后释放。内毒素分子结构由特异多糖、核心多糖和脂质 A 三部分组成，依靠脂质 A 连接在革兰氏阴性菌细胞壁外膜上。脂质 A 是内毒素的主要毒性组分，各种革兰氏阴性菌脂质 A 的结构与生物学特性相似。LPS 与脂多糖结合蛋白（lipopolysaccharide binding protein，LBP）结合后再与单核细胞和巨噬细胞表面 CD14 分子结合，使其激活并释放 TNF-α、IL-1 等细胞因子，继而进一步刺激各种免疫细胞、内皮细胞或黏膜细胞，引起局部或全身性病理生理反应。

3. 毒力相关因子 通过与细胞凋亡通路中的一些关键成分结合或干扰细胞存活基因的转录和表达，引起宿主细胞凋亡。毒力相关因子主要包括膜穿孔毒素、蛋白质合成抑制毒素、菌体效应蛋白、超抗原等。

二、侵入数量与部位

（一）侵入数量

病原体侵入后是否致病与其数量多少和毒力强弱有着密切关系。一般来说，数量较少但毒力强的病原体只需要少数就可引起感染。例如，数个毒力强的鼠疫耶尔森菌侵入人体，能够引发严重的疾病。与此相反，毒力较弱的蜡样芽胞杆菌需要摄入数亿个菌体才能引起急性胃肠炎。因此，病原体的数量与毒力水平共同决定感染的发生、发展，这对预防和控制传染性疾病具有重要的指导意义。

（二）侵入部位

各种病原菌都有特定的侵入部位。通常，侵入部位与致病菌需要的特定生长繁殖微环境有关。伤寒沙门菌经消化道进入，引起胃肠炎，而流感病毒则通过呼吸道引起感染。一些病原菌具有多种侵入部位，如结核分枝杆菌可经呼吸道、消化道、皮肤创伤等多部位进入人体。病毒也会根据不同侵入部位呈现不同程度的播散。有些病毒只引起局部感染，另一些病毒可经血流或神经系统向全身播散。

第三节 感染类型与传播途径

病原传播途径是决定疾病在人群中蔓延方式的关键因素。感染类型与传播途径的深入研究对制订有效防控措施和治疗方案至关重要。相应的预防策略常包括加强卫生管理、提高个人防护水平和开展主动免疫等。

一、感染类型

（一）按病原体类型分类

病原微生物感染类型按病原体的不同可分为细菌感染、真菌感染、病毒感染，对于近年来新出现的感染可称为新发病原体感染。

1. 细菌感染（bacterial infection） 很多细菌引起的传染病已被很好地控制，发病率明显下降，如白喉、炭疽、百日咳等。衣原体、支原体、立克次体和螺旋体引起的感染属细菌感染的范畴，但常呈现出独特的临床表现。

2. 真菌感染（fungal infection） 人体免疫防御功能正常时，引起明显临床症状的真菌感染并不常见。患者因免疫力低下、侵入较多真菌时,可出现有症状的感染。一些真菌引起人体浅表感染,如皮肤癣菌等,而另一些真菌引起人体深部感染,如念珠菌等。

3. 病毒感染(viral infection) 病毒感染多直接导致疾病,机会性感染较少见。病毒疫苗的成功研制和应用,使某些病毒性疾病的流行得以控制和消灭,如天花、水痘、脊髓灰质炎等。

4. 新发病原体感染 主要为近几十年新出现的某些病原体,如新型冠状病毒(2019 年)、甲型 H1N1 流感病毒(2009 年)、耳念珠菌(2009 年)、SARS 冠状病毒(2003 年)、高致病性禽流感病毒(1997 年)等。生态环境的变化、微生物基因变异、抗微生物药物的应用、交通运输进步及微生物从动物到人类的迁移等原因,造成新发传染病的出现,也导致已受控制的传染病再现。

(二)按疾病特征分类

1. 隐性感染(inapparent infection) 又称亚临床感染(subclinical infection)。宿主的免疫力较强或侵入的病原体数量少、毒力弱,感染后对人体损害较轻,无明显临床症状,这种感染称为隐性感染。隐性感染者具有传染性,在大多数传染病的流行中,隐性感染者常占人群的 90% 以上。

2. 潜伏感染(latent infection) 宿主与病原体在相互作用过程中暂时处于平衡状态,病原体潜伏在病灶内或某些特殊组织内,这种感染称为潜伏感染。一旦人体免疫力下降,潜伏的病原体大量繁殖,疾病复发,如结核分枝杆菌和单纯疱疹病毒的潜伏感染。

3. 显性感染(apparent infection) 宿主的免疫力较弱或侵入的病原体数量较多、毒力较强,人体组织受到不同程度的损害并出现一系列的临床症状,这种感染称为显性感染。由于不同患者的免疫力和病原体致病力存在差异,显性感染又可分为急性感染和慢性感染、局部感染和全身感染。

4. 带菌状态 感染后病原体未被完全消除而在体内持续存在,称为带菌状态。该宿主称为携带者。伤寒、白喉等疾病常可出现带菌状态,会间歇性排出病原,成为重要传染源。

(三)按病原体来源分类

1. 外源性感染(exogenous infection) 指微生物通过外部途径侵入人体,引起感染的过程。这些微生物可以来自环境,如土壤、水源、空气等,也可以来自其他感染者或携带者。新型隐球菌是一种广泛存在于自然环境中的真菌,当人体暴露在含有新型隐球菌的土壤或动物粪便中时,可能会引起隐球菌病。

2. 内源性感染(endogenous infection) 是由人体内部原有微生物引发的感染性疾病,通常是由于免疫系统功能失调或正常微生态失衡,从而使某些微生物过度繁殖导致的疾病。这些病原体通常来自皮肤、口腔、呼吸道、消化道等部位的正常菌群,导致手术后切口感染、尿路感染、呼吸道感染、消化道感染等。

二、传播途径

病原微生物通过多种方式在人群中传播,引起传染病流行和暴发,严重时会对社会造成破坏(表 2-1)。

1. 空气传播(airborne transmission) 粒径≤5μm 的气溶胶或尘粒长时间悬浮于空中,病原体经呼吸道吸入,感染宿主。空气传播范围可大于 1m。经空气传播的主要疾病有新型冠状病毒感染、肺结核、风疹、水痘、SARS 等。

2. 飞沫传播(droplet transmission) 感染者在咳嗽、打喷嚏、讲话或接受吸痰、支气管镜等操作时,可产生飞沫(粒径 >5μm),通过空气沉积到宿主的结膜、鼻腔或口腔黏膜。飞沫无法在空气中长时间停留,只能在 1m 以内短距离传播,如百日咳鲍特菌。

3. 接触传播（contact transmission） 淋病奈瑟菌、梅毒螺旋体、麻风分枝杆菌、沙眼衣原体等可通过人 - 人或动物 - 人的密切接触而传播。其方式又可分为性接触、直接接触或通过用具等间接接触。

4. 媒介物传播 病原体污染食物、水源、医疗器械等导致的传播。伤寒、菌痢、霍乱等胃肠道传染病大多是摄入污染的食品所致。

5. 虫媒传播（insect-borne transmission） 有些传染病通过昆虫传播，如人类鼠疫和地方性斑疹伤寒由跳蚤传播，莱姆病由硬蜱传播。

6. 多途径传播 有些病原体如新型冠状病毒、SARS-CoV、结核分枝杆菌可同时经空气、飞沫和接触等多种途径传播。

表2-1 传播途径及特点

主要传播途径	常见传染部位	常见病原体	常见病例
空气传播	呼吸道	冠状病毒、结核分枝杆菌、风疹病毒、水痘病毒等	严重急性呼吸综合征、肺结核、风疹、水痘等
飞沫传播	呼吸道	甲型流感病毒、百日咳鲍特菌等	流行性感冒、百日咳等
接触传播	皮肤、黏膜	淋病奈瑟菌、梅毒螺旋体、麻风分枝杆菌、沙眼衣原体等	淋病、梅毒、麻风病、沙眼等
媒介物传播	皮肤、黏膜	伤寒沙门菌、致病性大肠埃希菌、霍乱弧菌、破伤风梭菌、产气荚膜梭菌等	伤寒、痢疾、霍乱、破伤风等
虫媒传播	皮肤、组织、血液	鼠疫耶尔森菌、立克次体、伯氏疏螺旋体	鼠疫、斑疹伤寒、莱姆病等

第四节　宿主的抗感染免疫

抗感染免疫是人体抵抗病原体感染的一系列防御功能。宿主的抗感染免疫包括固有免疫（innate immunity）和适应性免疫（adaptive immunity）。

一、固有免疫

固有免疫又称天然免疫、先天性免疫或非特异性免疫，是人体在种系发育和进化过程中形成的天然免疫防御功能。其特点是与生俱来，可以遗传，普遍存在，个体差异小，对病原体广泛抵抗，无特异性。

（一）皮肤黏膜屏障

人体的皮肤黏膜屏障具有物理屏障作用，是阻止病原体入侵的第一道防线。黏膜中纤毛细胞通过纤毛运动使黏液不断流动而排出病原体。排尿、流泪、分泌唾液等都有冲洗局部防止病原体停留的作用。此外，人体防御系统还有化学屏障作用，皮肤表面可分泌抗菌的化学物质，如脂肪酸和溶菌酶。体内的抗菌物质包括胃酸、胆盐、蛋白酶、抗菌肽等。皮肤黏膜表面的正常菌群对病原体具有生物拮抗作用，能阻止或限制外来微生物的定居和繁殖。

（二）固有免疫细胞

病原体突破皮肤黏膜屏障进入人体后，人体的吞噬细胞可发挥吞噬作用，消灭病原体。吞噬细胞的种类包括中性粒细胞、单核细胞、巨噬细胞。

当病原菌侵入皮肤或黏膜后，中性粒细胞首先从毛细血管中逸出，聚集到病原菌所在部位对病原菌进行吞噬。少数未被吞噬的病原菌可经淋巴管到附近淋巴结，由淋巴结内的巨噬细胞吞噬。病原菌毒力强、数量多时可能侵入血液、肝、脾或骨髓等器官，在这些部位的巨噬细胞将继续吞噬。吞噬作用可被抗体与补体的"调理作用"强化。巨噬细胞还释放细胞因子刺激炎症反应，并与特异性免疫系统相互作用促进产生抗体或激活 T 细胞。自然杀伤细胞（natural killer cell）是病毒感染早期、特异性免疫建立前抗病毒免疫的重要机制之一，能非特异性杀伤病毒感染的细胞。浆细胞样树突状细胞在病毒感染的刺激下可分泌大量 I 型干扰素，发挥抗病毒作用及多种免疫调节作用。

（三）体液中的抗感染物质

人体血液、淋巴液等体液中存在多种抗感染物质。

补体（complement）是血清中的蛋白酶系统，被激活前无活性，通过多途径激活后，补体可形成膜攻击复合体，在细菌膜上形成孔洞，导致细菌死亡。

溶菌酶（lysozyme）主要是由巨噬细胞产生的一种碱性蛋白酶，广泛分布于血清及泪液、唾液等多种分泌液中，其作用是溶解革兰氏阳性菌的细胞壁肽聚糖，使细菌裂解。此外，血清中还含有一些抑菌杀菌物质，如抗菌肽、吞噬细胞杀菌素、组蛋白、白细胞素、调理素、铁螯合剂等。

细胞因子（cytokine）是重要的抗病毒分子，可由多种细胞如单核细胞、自然杀伤细胞、树突状细胞或活化的成纤维细胞、内皮细胞等产生，包括干扰素、白细胞介素等。干扰素的主要功能是抗病毒，以及调节免疫、抑制肿瘤细胞生长和控制细胞凋亡等。I 型干扰素由多种细胞产生，能抵御病毒感染、抑制肿瘤生长、调节免疫细胞功能。II 型干扰素主要由活化的 T 细胞和自然杀伤细胞产生，其主要代表是干扰素 -γ（interferon-γ，IFN-γ）。II 型干扰素在调节免疫反应、促进炎症和抑制病原体感染等方面发挥着重要作用。

趋化因子（chemokine）是一类能够吸引免疫细胞发生定向运动的小分子蛋白。病原体进入组织后，趋化因子能促使吞噬细胞向病原体入侵部位或炎症部位运动。防御素（defensin）除对有包膜病毒具有直接杀伤活性外，还具有导致炎性反应和趋化作用，能够诱导细胞因子的产生，发挥抗病毒作用。

（四）炎性反应

中性粒细胞和单核细胞渗入感染部位、巨噬细胞释放细胞因子以及补体系统激活等，均可引起一系列炎性反应。炎性反应起到防止微生物增殖和蔓延的作用。当感染发生时，中性粒细胞和单核细胞会迅速移向感染部位，通过血液循环和组织间的运动，积聚在受感染的组织或器官中。细胞因子的释放不仅能促进炎症过程，还能激活其他免疫细胞协同作用。单核细胞有能力分化为巨噬细胞，进一步清除残留的病原体和细胞碎片。补体系统通过一系列酶活化和蛋白质相互作用，调节和平衡免疫系统的反应，避免过度炎症导致组织损伤。

二、适应性免疫

适应性免疫又称获得性免疫。适应性免疫特异性地作用于诱发免疫反应的抗原，其特点是后天获得，不能遗传，有明显针对性和个体差异。初次免疫应答一般需要 7～10 天，但再次接触相同抗原时反应迅速且免疫强度增加，称为免疫的"记忆性"。

（一）体液免疫

体液免疫主要作用于胞外菌及其毒素。抗胞外菌特异性抗体的作用是结合病原菌促进吞噬，中和外毒素并激活补体系统。当 B 细胞受某些病原菌和 / 或其毒性产物刺激后，分化、增殖为浆细胞。随抗原性质、应答过程的不同，浆细胞可合成和分泌 IgA、IgD、IgE、

IgG、IgM 抗体。宿主血清中约 80% 的抗体是 IgG。病原体感染后，最先出现的是 IgM 抗体，之后出现 IgG 抗体，并随不同病原种类而持续时间不等。一般经黏膜感染并在黏膜上皮细胞中复制的病原可诱导局部产生 IgA 抗体。在感染的早期，抗体可阻断病原与宿主细胞的受体结合，在感染过程中抗体可中和病原体。

（二）细胞免疫

细胞免疫是以 T 细胞为主的免疫应答，在抵御胞内细菌感染和清除病毒感染的靶细胞中起主要作用。当 T 细胞与某些致病菌或疫苗接触后，分化增殖为致敏 T 细胞。其中主要是 CD4$^+$ Th1 细胞和细胞毒性 T 淋巴细胞（cytotoxic T lymphocyte，CTL）。CTL 可直接杀死病原菌感染的靶细胞，CD4$^+$ Th1 细胞产生系列细胞因子，可活化巨噬细胞，引发迟发型超敏反应并激活 CTL。在抗病毒的细胞免疫作用中，CTL 的杀伤性作用具有特异性，一般出现在病毒感染后 7 天左右。在多数病毒感染中，CTL 可以杀伤靶细胞，同时在抗体配合下清除由靶细胞裂解或释放的病毒。

本章小结

人体的微生态平衡体现了人体和各种微生物群落之间的相互作用。微生态系统与人体共同生活，对人体的生理功能、免疫系统和健康状态产生着重要影响。在微生态失衡时，微生物对人类健康的威胁是不可忽视的。它们可以引发各种感染，甚至威胁生命。同时，人体拥有一个强大而精密的免疫系统，能够有效应对微生物入侵，保护身体免受感染。

感染免疫是人体免疫系统与微生物之间复杂的相互作用过程。当微生物侵入人体时，免疫系统立即启动一系列防御反应，主要包括固有免疫、炎症反应、体液免疫、细胞免疫等。体液免疫通过产生抗体中和毒素和病原体，细胞免疫通过巨噬细胞、T 细胞和自然杀伤细胞清除感染。这一过程涉及多种免疫细胞、信号分子和通信网络的协同作用。免疫系统需要保持足够的反应性，及时有效地清除入侵病原体，但又不能过度激活，导致自身组织损伤和免疫性疾病。

通过深入研究微生物感染与免疫机制，能够更好地理解微生物的致病机制和免疫系统的应对方式，包括微生物致病物质的组成、感染性疾病的分类、毒力的作用机制、病原侵入方式和传播途径等。未来，随着微生物学和免疫学的发展，有望更好地控制和利用微生物生态，保障自身健康。

（谢 轶）

第二篇

微生物检验基本技术

第三章　微生物形态学检查法

通过本章学习，你将能回答以下问题：

1. 细菌不染色标本检查的常用方法有哪些？
2. 细菌革兰氏染色的原理及临床意义是什么？
3. 真菌检验常用的染色方法有哪些？
4. 真菌直接镜检常用的标本处理液有哪些？
5. 进行病毒形态学检查时，何种情况下可选择普通光学显微镜观察？

形态学检查是微生物学检验技术中最快速、最直观、最简单也是最实用的实验室检测方法，尤其是细菌、真菌的菌体形态检查有助于对病原菌作出初步鉴定，为后续选择合适的检验方法及药敏试验组合提供重要参考依据，是微生物检验人员必须掌握的基本技能。

临床标本直接显微镜检查时，痰液、脓液及各种分泌物等可直接涂片镜检，若痰液黏稠，则用消化液液化后再涂片；对肉眼所见清亮的体液标本（如脑脊液、尿液、胸腔积液、腹腔积液等），使用普通离心机离心后取沉淀物涂片（若脑脊液标本有薄膜形成则取薄膜涂片）；血液标本增菌培养后取增菌液涂片。

第一节　细菌的形态学检查

细菌形态学检查是细菌检验的重要方法之一，不仅为后续检验提供参考依据，更重要的是可以迅速了解标本中有无细菌及菌量的大致情况；对少数具有典型形态特征的细菌可以作出初步判断，为临床选用抗菌药物治疗起到重要的提示作用。主要方法包括不染色标本和染色标本的检查。由于细菌形体微小，所以形态学检查必须借助显微镜。显微镜的种类主要有普通光学显微镜、暗视野显微镜、荧光显微镜、相差显微镜和电子显微镜，临床实验室最常用的是普通光学显微镜。

一、不染色标本检查

不染色标本一般用于观察细菌的动力及运动情况，但不能清楚地看到细菌的形态及结构特征，适用于运动活跃的细菌，如霍乱弧菌、钩端螺旋体等。有动力的细菌在镜下呈活泼有方向性的运动，有明显位移；无动力的细菌则在原位颤动，呈不规则的布朗运动。常用的方法有压滴法和悬滴法，可用普通光学显微镜观察，如用暗视野显微镜，效果更好。

在临床上，通过不染色标本的动力检查可对某些病原菌作出初步鉴定。如疑似霍乱患者，可取其"米泔水"样便，制成压滴或悬滴标本片，镜下观察细菌动力。另外，螺旋体由于不易着色并有特征性的形态特点，亦可用不染色标本作暗视野显微镜观察。

二、染色标本检查

细菌标本染色后，不仅能清晰地看到细菌的形态、大小及排列方式，还可根据染色结果将细菌进行分类。

用于细菌染色的染料,大部分是人工合成的含苯环的有机化合物,在其苯环上带有色基和助色基。色基赋予化合物颜色,助色基可增加色基与被染物的亲和力。助色基有的为碱性(如—NH$_2$),有的为酸性(如—OH),因此助色基的性质决定染料的酸碱性。常用的碱性染料有碱性亚甲蓝、结晶紫及碱性复红等,常用的酸性染料有伊红、酸性复红及刚果红等。由于大多数细菌等电点(pI)在 2～5 之间,在中性、碱性及弱酸性环境中都带负电荷,易被碱性染料着色,故细菌学检查中常用碱性染料。

根据所用染料是一种还是多种,细菌染色法分为单染色法和复染色法。单染色法是用一种染料染色,所有细菌染成同一种颜色;复染色法是用两种或两种以上染料进行染色,将不同细菌或同一种细菌的不同结构染成不同颜色。复染色法不仅可以观察到细菌的形态结构,还可根据染色反应鉴别细菌,故又称鉴别染色法。临床常用的主要有革兰氏染色和抗酸染色。

1. 革兰氏染色(Gram staining)　是细菌学检验中最经典、最常用的鉴别染色法,其操作包括结晶紫初染、碘液媒染、95% 乙醇脱色及稀释复红或沙黄复染四个步骤。细菌经过革兰氏染色被分成两大类:呈紫色的革兰氏阳性(G$^+$)菌,呈红色的革兰氏阴性(G$^-$)菌。通过该染色法可初步识别细菌,缩小范围,结合细菌特殊形态结构及排列方式,可对病原菌作出初步鉴定。在临床上绝大多数标本在分离培养前都需要进行革兰氏染色,但不推荐对鼻拭子、咽拭子等拭子标本及血标本直接进行涂片染色,导管不宜涂片染色。

革兰氏染色的原理至今尚未完全清楚,有以下三种学说。①细胞壁学说:G$^+$菌细胞壁结构较致密,肽聚糖层厚,脂质含量少,脱色剂乙醇不易渗入,结晶紫与碘的复合物阻留在壁内,保持紫色;G$^-$菌细胞壁结构较疏松,肽聚糖层少,外膜层脂质含量多,乙醇易渗入,结晶紫与碘复合物被洗脱,再经复染后菌体呈红色;②等电点学说:G$^+$菌的等电点低(pI 2～3),G$^-$菌等电点较高(pI 4～5),在相同 pH 条件下,G$^+$菌所带负电荷比 G$^-$菌多,与带正电荷的结晶紫染料结合较牢固且不易脱色;③化学学说:G$^+$菌细胞内含有大量核糖核酸镁盐,可与结晶紫和碘牢固地结合成大分子复合物,不易被乙醇脱色;G$^-$菌细胞内含极少量的核糖核酸镁盐,吸附染料量少,形成的复合物分子也较小,故易被乙醇脱色。目前认为,细胞壁结构与化学组成上的差异是染色反应不同的主要原因。

2. 抗酸染色(acid-fast staining)　是细菌着色后不被盐酸乙醇脱色的染色方法,有加热染色和不加热染色两种,推荐使用加热染色。最具代表性的是齐 - 内(Ziehl-Neelsen)染色法,该法以碱性复红为初染液、盐酸乙醇为脱色液、亚甲蓝为复染液对待检菌进行染色。经过抗酸染色,细菌被分成两大类:染成红色的为抗酸性细菌,染成蓝色的为非抗酸性细菌。由于临床上绝大多数细菌为非抗酸性细菌,所以抗酸染色不作为临床上常规细菌检查项目,只针对性地用于结核病、麻风病等疾病的细菌检查。另外,若改变脱色剂,诺卡菌属亦可呈弱抗酸性。目前认为,抗酸染色性的差异可能与菌体中所含的分枝菌酸、脂类等成分有关。

3. 其他染色

(1)荧光染色(fluorescence staining):是用荧光染料或荧光染料标记的特定化合物作为染色剂对标本进行染色,根据荧光检测特定微生物的方法。此法具有敏感性强、效率高、结果易于观察等特点,故在临床细菌鉴定中有很大的应用价值。如疑似结核分枝杆菌感染患者的标本涂片,固定后用荧光染料金胺 O 染色(也称金胺 O- 罗丹明荧光染色),在荧光显微镜下可观察到发出金黄色荧光的菌体。

(2)负染色(negative staining):是一种使标本的背景着色而细菌不着色的染色方法。常用染液有墨汁,也可用酸性染料如刚果红、水溶性苯胺黑等。实际工作中还可用墨汁负染色法配合单染色法(如吕氏亚甲蓝)检查细菌的荚膜,镜下可见黑色背景中蓝色菌体周围包绕一层无色透明的荚膜。

（3）特殊染色：细菌的特殊结构如芽胞、鞭毛及荚膜等和其他结构如细胞壁、核质及胞质颗粒等，用普通染色法均不易着色，必须用相应的特殊染色才能染上颜色。常用的特殊染色法有荚膜染色、芽胞染色、鞭毛染色及异染颗粒染色等。

三、自动化染色仪检查

自动化染色仪是一种广泛用于微生物实验室、基础医学实验室及分子诊断领域的染色设备，通过自动化技术提高染色的效率和准确性，具有操作简便、染色效果稳定、生物安全性高等优势，省时省力。在微生物实验中，最常用的是自动化革兰氏染色仪，用于对细菌进行快速、准确的染色和鉴定。与传统的手工染色技术相比，染色时间缩短、稳定性提高，但存在设备及维护成本。

第二节　真菌形态学检查

真菌的形态学检查是最简单且最有价值的实验室诊断方法，主要包括直接镜检和染色镜检。

一、直接镜检

直接镜检就是采集标本制片，置于显微镜下直接观察。直接镜检对真菌病的诊断较细菌更为重要，对于浅表和皮下真菌感染最有帮助。无菌部位镜检若发现有菌丝或孢子存在时可初步判定为真菌感染。但此方法大多不能确定真菌种类，由于阳性率低，阴性结果亦不能排除感染，有时必须反复检查或做其他方法检查才可确诊。

1. 标本片制备　将标本置于载玻片上，加一滴标本处理液，覆上盖玻片，如为毛发或皮屑、甲屑等标本，可稍加温，但勿煮沸，压紧盖玻片，驱除气泡并吸去周围溢液后镜检。也可以用透明胶带直接贴于取材部位，数分钟后揭下，充分展平后直接贴置于加有标本处理液的载玻片上。

2. 标本处理　根据标本类型不同，选择滴加不同的标本处理液，以便使真菌菌丝和孢子结构更加清晰地显示出来。

（1）KOH溶液：由于KOH溶液可促进角质蛋白的溶解，所以本液适用于致密、不透明标本的检查，如毛发、指甲及皮屑等，常用浓度为10%和20%，过浓涂片易干燥而形成结晶。根据标本的质地不同，可选用不同浓度，如皮屑可用10%，指甲和毛发可用20%。必要时可在10%的KOH溶液中加入终浓度为40%的二甲基亚砜，以进一步促进角质的溶解。若标本需要较长时间保存，可在10%的KOH溶液中加入10%甘油，使一般标本保存数周至数月。

（2）生理盐水：黏膜、脓汁、粪便等标本，可滴加少量生理盐水后直接镜检。若观察真菌的出芽现象，可将标本置于载玻片上，加生理盐水和盖玻片，并在盖玻片四周用凡士林封固，35℃培养3～4小时后观察出芽现象。

3. 显微镜检查　先用低倍镜（在弱光下）观察有无菌丝或孢子，再用高倍镜检查其形态、特征、大小等。由于真菌的折光性比细菌强，故需要在较暗光线下观察。

二、染色标本检查

有些真菌标本需要染色观察，染色后可以更清楚地观察到真菌的形态和结构，还可提高阳性检出率。根据菌种和检验要求的不同选用不同的染色方法。常用的真菌染色法如下。

1. 革兰氏染色 所有真菌革兰氏染色均为阳性,被染成深紫色或蓝黑色。常用于酵母菌、念珠菌、孢子丝菌及组织胞浆菌等染色。

2. 乳酸酚棉蓝染色 该法适用于各种真菌的涂片检查,真菌被染成蓝色。染色时,取标本少许置于洁净载玻片上,滴加1~2滴乳酸酚棉蓝染液,覆上盖玻片,显微镜下观察菌丝和孢子。若标本角质层过厚,可先用KOH液处理,然后再滴加乳酸酚棉蓝染液。对于透明菌丝的丝状真菌,采用75%乙醇进行适当稀释,可以更清晰地看到产孢结构和孢子排列方式。

3. 墨汁染色 用于检查有荚膜的真菌,如新型隐球菌。采用此法,背景染成黑色,菌体不着色,在黑色背景下可镜检到透亮菌体和宽厚荚膜,又称墨汁负染色。墨汁与脑脊液标本的比例以1:1或1:2为宜,脑脊液中若发现隐球菌须按危急值报告。治疗后菌体减少,荚膜变薄,要注意识别。

4. 荧光染色

(1)免疫荧光染色:免疫荧光显微技术或荧光抗体染色可直接有效地从组织或体液中检出真菌。因其具有高特异性、高敏感性的特点,成为真菌形态学检查的重要手段。可用于多种真菌的检测,如曲霉菌、新型隐球菌、念珠菌、荚膜组织胞浆菌等。

(2)钙荧光白(calcofluor white)染色:是近年新发展起来的一种非特异真菌染色技术。该染料可结合真菌细胞壁的多糖,在紫外线下发出荧光,真菌被染成浅蓝或绿色。若与KOH联合使用,更容易观察到真菌成分。

5. 过碘酸希夫染色(periodic acid-Schiff staining,PAS) 真菌细胞壁含有多糖,过碘酸使糖氧化成醛,醛再与品红-亚硫酸结合形成红色化合物,故菌体均染成红色。组织内的糖原成分亦应染成红色,但是由于组织内的糖原经淀粉酶消化后已消失,因此不能被染成红色,此点可作为两者的鉴别。该法为真菌染色最常用的方法之一,可用于标本直接涂片及组织病理切片染色检查,真菌及组织内的多糖成分均为红色,核为蓝色,背景为淡绿色。

6. 六胺银(periodic acid-silver methenamine,PASM)**染色** 是一种临床常用的组织化学染色技术,真菌经过碘酸处理后,多糖化合物氧化成醛,再还原六胺银溶液中的银离子成金属银,而呈黑色或黑褐色。常用于肺孢子菌检查,是包囊检查的最好方法。

此外,还有瑞氏染色,常用于组织或骨髓标本中组织胞浆菌和马尔尼菲篮状菌等真菌的检查。黏蛋白卡红染色(mucicarmin stain,MCS),可把组织中的新型隐球菌特异地染成鲜红色。嗜银染色(Gomori staining,GMS),真菌染成黑色或黑褐色,菌丝中心染成深玫瑰红到黑色。

第三节 病毒形态学检查

由于病毒体积微小,一般介于20~250nm之间,故多数病毒需要借助电子显微镜才能观察到。光学显微镜一般用于观察有些病毒在宿主细胞增殖后于细胞核内或细胞质内出现的包涵体(inclusion body),对病毒感染的诊断有一定价值。

一、包涵体检查

包涵体的观察需要进行细胞染色。常用染色液有吉姆萨和苏木精-伊红两种。一般在细胞质中复制、装配的病毒(常见RNA病毒)产生质内包涵体,在细胞核中复制、装配的病毒(常见DNA病毒)产生核内包涵体。

1. 胞质内包涵体 狂犬病病毒(rabies virus)、呼吸道合胞病毒(respiratory syncytial virus，RSV)感染后，包涵体常出现在细胞质内。①狂犬病病毒在易感的动物体内增殖，可取大脑组织海马回部位作病理切片，染色后在胞质内可见典型的椭圆形或圆形，边缘清晰的嗜酸性包涵体，称为内氏小体(Negri body)，在诊断上具有意义；②RSV 的包涵体为轻度嗜酸性，可见于常规的细胞培养中，一般临床标本也可见。

2. 胞核内包涵体 巨细胞病毒(cytomegalovirus，CMV)、单纯疱疹病毒(herpes simplex virus，HSV)、水痘 - 带状疱疹病毒(varicella-zoster virus，VZV)和腺病毒(adenovirus)等可产生核内包涵体。①CMV 感染的宿主细胞其细胞核内可出现周围绕有一轮晕的大型包涵体，形似"猫头鹰眼"样；②HSV、VZV 感染细胞后在细胞核内均可出现嗜酸性包涵体和巨核细胞，两者之间难以借助包涵体鉴别；③腺病毒感染后在细胞核内形成嗜酸性包涵体，在早期感染后包涵体呈嗜酸性，逐渐成熟后变成嗜碱性，并充填于核内。

3. 胞质内和胞核内包涵体 麻疹病毒感染细胞后既可在胞质内又可在胞核内形成包涵体。在感染的前驱期，遍及全身的淋巴组织内出现多达 100 个核的多核巨大细胞，在这些细胞中包涵体少见，但在黏膜上皮细胞，如呼吸道黏膜上皮细胞，受感染的细胞大多有包涵体。

二、电镜技术

电镜技术又称电子显微术(electron microscopy)，是利用各种电子显微镜观察、研究和检验材料微观特征和断裂形态特征的实验技术。电镜技术用于病毒性疾病的快速诊断，是现行的诊断疾病的重要方法之一，也是发现鉴定新病毒以及研究病毒引起的组织和细胞病理变化等不可缺少的重要手段。

1. 电镜直接检查 含有高浓度病毒颗粒的标本，可直接在电镜下观察病毒颗粒大小、形态结构以及在组织细胞中的位置。若要获取病毒形态学特征的准确信息，除了电镜本身的分辨率外，电镜观察的标本制作技术十分关键。

(1)负染色技术：是以重金属盐染液中的金属原子作为电子染料，浸染病毒悬液标本，将密度较低的含病毒标本包绕而形成明显的图像反差，电子光束能通过低密度的病毒颗粒而不能通过金属背景，即背景发暗，病毒颗粒发亮，从而凸显病毒的大小、形态和结构，故称为负染色技术。在病毒学检验和研究中，常用磷钨酸盐负染色技术。

(2)超薄切片电镜技术：可观察到组织细胞的超微结构和细胞中病毒颗粒及病毒在细胞内的生物合成和装配过程，还可观察到病毒的形态大小、排列特点以及由于病毒作用引起细胞的超微病理变化，对病毒鉴定有很大帮助。但该技术需要具有特殊技能的人员操作，而且制作周期较长，操作复杂，限制了其临床应用。

2. 免疫电镜技术(immunoelectron microscopy，IEM) 是将免疫化学技术和电镜技术相结合，在超微水平上观察研究抗原抗体结合反应的技术。即将病毒与特异性抗体结合，在电镜下即可清晰观察凝聚的病毒颗粒，从而提高病毒的检出率和特异性。

(1)抗原抗体作用的直接电镜观察：即抗原抗体凝集反应后，经负染色直接在电镜下观察。该法简便，比电镜直接检查法更特异、更敏感。但所用抗体效价必须高，抗原抗体比例要适合，标本中病毒颗粒需达到一定数量。

(2)酶标记或胶体金标记免疫电镜技术：酶标记是以酶为抗原抗体反应的标记物，与相应底物作用后形成不溶性产物，在电镜下形成电子散射力极强的终末产物，常用于标记的酶有辣根过氧化物酶和碱性磷酸酶。胶体金标记是以胶体金作为抗原抗体示踪物，超小的胶体金经银增强系统处理后，分辨效果更佳，目前已被广泛应用于各种电镜检查。

本章小结

细菌的形态学检查包括不染色标本和染色标本检查。不染色标本主要用于观察细菌动力，常用方法有压滴法和悬滴法。染色标本是临床应用最广泛的形态学检查方法，常用的有革兰氏染色和抗酸染色，前者将细菌分为 G^+ 菌和 G^- 菌两大类，后者将细菌分为抗酸性细菌和非抗酸性细菌两大类。因临床上绝大多数细菌为非抗酸性细菌，故抗酸染色不作为常规检查项目。

真菌标本的形态学检查较细菌更为重要，可以初步诊断真菌感染。标本可经 KOH 溶液或生理盐水处理后不染色直接镜检，寻找真菌孢子和菌丝。真菌染色方法有革兰氏染色、乳酸酚棉蓝染色、墨汁染色、荧光染色、六胺银染色等，其中乳酸酚棉蓝染色是最常用的真菌染色法。

病毒的形态学检查法包括光镜检查病毒包涵体和电镜观察病毒颗粒。电镜检查又分为电镜直接观察和免疫电镜检查，后者因加入特异性抗体使标本中病毒颗粒凝集成团，具有更高的敏感性和特异性。

（鞠晓红）

第四章　微生物培养与分离

通过本章学习，你将能回答以下问题：

1. 细菌接种与分离的常用方法有哪些？
2. 如何观察描述细菌的生长现象？
3. 真菌的培养方法有哪些？
4. 如何观察描述真菌的生长现象？
5. 实验室分离培养病毒的方法有哪些？

从各类临床标本中分离培养出病原微生物是感染性疾病实验室诊断的主要方法，也是病原学诊断的"金标准"。绝大多数细菌和真菌均可进行人工体外培养，通过观察菌落（colony）特征、生化试验、血清学试验等最终将病原菌鉴定到种（型），并为后续的药敏试验提供纯种病原菌。

第一节　细菌的培养与分离

细菌的培养系用人工方法，提供细菌生长繁殖所需的营养物质和最适生长条件，如温度、湿度及气体环境等，使细菌迅速生长繁殖。细菌的分离技术是指将临床标本或其他培养物中存在的多种细菌通过一定方式使之分开，形成由一个细菌繁殖而来的肉眼可见的细菌集落，即菌落，供鉴定、研究细菌用。细菌培养与分离技术的目的在于鉴定细菌的种类和保存菌种，为进一步确定细菌的致病性、药物敏感性提供依据。

一、培养基

培养基（culture medium）是用人工方法配制而成，适合微生物生长繁殖需要的混合营养基质。适宜的培养基不仅用于细菌的分离、纯化、传代及菌种保存等，还可用于研究细菌的生理、生化特性。因此，掌握培养基的制备技术及其原理，是进行细菌学检验的重要环节和必不可少的手段。

（一）培养基的主要成分及其作用

细菌的生长繁殖除需要一定的营养物质，如含氮化合物、糖类、盐类、类脂质及水外，有的还需要加入特殊营养物质，如维生素等辅助生长因子或某些其他特殊因子；有的则需要加入指示剂或抑制剂，以利于细菌的分离和鉴定。

1. 营养物质　营养物质具有为细菌生长繁殖提供所需的能量、合成菌体的原料以及激活细菌酶的活性和调节渗透压等作用。细菌需要的营养物质主要有氮源、碳源、无机盐及生长因子。

（1）蛋白胨：是由动物或植物蛋白质经酶或酸碱分解而产生的中间产物，是培养基中最常用的成分之一，主要供给细菌氮源，合成菌体蛋白质、酶类等，另外还具有缓冲作用。由于蛋白质的来源和消化程度不同，因而制得的蛋白胨质量相差很大。按照生产原料的性质，蛋白胨可分为植物胨和动物胨两类。蛋白胨经喷雾干燥成粉末,吸水性较强,保存时应干燥密封,防止潮解结块。

(2)肉浸液:系用新鲜牛肉(去掉脂肪、肌膜及肌腱等)浸泡煮沸制成的肉汤,故俗称肉汤(broth)。肉浸液中包括含氮和不含氮两类浸出物,还有一些生长因子。作为细菌生长所需要的氮源和碳源,由于加热后大部分蛋白质凝固,仅留少部分氨基酸和其他含氮物质,不能满足细菌生长需要,故在制作培养基时,一般需要加1%~2%蛋白胨和0.5%的NaCl。

(3)牛肉膏:又称牛肉浸膏,是肉浸液经过滤和浓缩而制得的一种棕黄色至棕褐色的膏状物。其中不耐热的物质如糖类已被破坏,故其营养价值不及肉浸液。但因无糖,可作为肠道细菌鉴别培养基的基础成分。

(4)糖(醇、苷)类:含有细菌所需的碳源。制备培养基所应用的糖(醇、苷)类很多,常用的糖类有单糖(如葡萄糖、阿拉伯糖等)、双糖(如乳糖、蔗糖等)、多糖(如菊糖、淀粉等);醇类有甘露醇、卫矛醇及侧金盏花醇等;苷类有水杨苷、七叶苷等。在培养基中加入糖(醇、苷)类物质,不仅为细菌提供碳源和能源,还可以通过细菌对这些物质利用能力的差异来鉴别细菌。

(5)血液:血液除能增加培养基中蛋白质、多种氨基酸、糖类及无机盐等营养成分外,尚能提供辅酶、血红素等特殊生长因子。此外,还可以观察细菌的溶血现象。常用的血液有羊血和兔血。

(6)鸡蛋与动物血清:此二者虽非基本成分,但对某些营养要求高的细菌则是必需成分,如培养结核分枝杆菌的鸡蛋培养基和培养白喉棒状杆菌的吕氏血清斜面等。

(7)无机盐:细菌生长繁殖需要多种无机盐类,所需浓度在10^{-3}~10^{-4}mol/L的元素为常量元素,浓度在10^{-6}~10^{-8}mol/L的元素为微量元素。前者如磷、硫、钾、钠、镁、钙及铁等,后者如钴、锌、锰及铜等。

(8)生长因子:是一些细菌生长所必需而自身不能合成且需求量很少的物质。通常为有机化合物,包括B族维生素、某些氨基酸、嘌呤及嘧啶等。少数细菌还需要特殊的生长因子,如流感嗜血杆菌需要X因子和V因子。这些生长因子常存在于动物血清、酵母浸液、肝浸液及鸡蛋等。因此,在培养营养要求高的细菌时,常加入上述物质,以满足其生长需要。

2. 水 水是良好的溶剂,细菌所需要的营养物质必须先溶于水,营养的吸收与代谢均必须有水才能进行。制备培养基常用不含杂质的蒸馏水或离子交换水。

3. 凝固物质 即赋形剂。制备固体培养基时,必须加入凝固物质,如琼脂、明胶、卵白蛋白及血清等。理想的凝固物质应具有以下特性:①本身不被微生物利用;②在微生物生长温度范围内保持固体状态,凝固点的温度对微生物无害;③不因消毒灭菌而破坏,透明度好,黏着力强。目前认为最合适的凝固物质是琼脂。

(1)琼脂(agar):是从石花菜、江蓠、紫菜等红藻中提取的多糖类胶质,本质是半乳聚糖硫酸酯的钙盐聚合物。具有在100℃溶解,45℃以下时凝固的特性。琼脂本身无营养价值,仅作为培养基的赋形剂。

(2)明胶(gelatin):是由动物胶原组织(如皮、肌腱等)经煮沸熬制而成,主要含蛋白质。由于此类蛋白质缺乏必需氨基酸,故营养价值不大。明胶制成的培养基在24℃以上溶解,20℃以下凝固,故不宜在35~37℃环境中培养。因有些细菌可分解明胶使其液化,所以一般不用明胶作赋形剂,但可用于制备鉴别培养基,观察细菌对明胶有无液化作用。

4. 抑制剂 是一类能抑制或减少非检出菌生长而有利于检出菌生长的物质。抑制剂种类很多,如胆盐、煌绿、玫瑰红酸、亚硫酸钠、某些染料及多种抗生素等。不同培养基应根据需要选择合适的抑制剂。

5. 指示剂 为了观察和鉴别细菌是否分解利用某些碳水化合物、蛋白质和氨基酸等物质,常在某些培养基中加入一定种类的酸碱指示剂,通过颜色改变判断细菌对相应底物的代谢情况。常用的酸碱指示剂有酚红、溴甲酚紫、溴麝香草酚蓝、中性红及甲基红等。

（二）培养基的分类

培养基的种类很多，一般按其营养组成和用途及物理性状进行分类。

1. 按营养组成和用途分类 分为基础培养基、营养培养基、选择培养基、鉴别培养基和特殊培养基。

（1）基础培养基（basal medium）：含有多数细菌生长所需基本营养成分的培养基。常用的有肉浸液、普通琼脂平板、蛋白胨水等。可作为一般培养基使用，也是配制其他培养基的基础成分。

（2）营养培养基（nutrient medium）：在基础培养基中加入血液、血清及生长因子等一些特殊成分，供营养要求较高和需要特殊生长因子的细菌生长繁殖的培养基。最常用的是血琼脂平板（blood agar plate，BAP）和巧克力琼脂平板。

（3）选择培养基（selective medium）：在培养基中加入某些种类的抑制剂，抑制标本中非目的菌生长，选择性地促进目的菌生长的培养基，如沙门 - 志贺（*Salmonella-Shigella*，SS）琼脂培养基中的胆盐能抑制革兰氏阳性菌，枸橼酸钠和煌绿能抑制大肠埃希菌，从而有利于沙门菌和志贺菌的分离。若在培养基中加入合适的抗菌药物，也可作为抑制剂起到选择作用。

（4）鉴别培养基（differential medium）：利用细菌代谢特点，如分解碳水化合物或氨基酸的能力不同及代谢产物的差异，在培养基中加入特定作用底物和指示剂，通过观察指示剂的颜色变化来鉴别细菌的培养基。例如各种糖发酵管、克氏双糖铁琼脂（Kligler iron agar，KIA）、氨基酸脱羧酶培养基等。也有一些培养基将选择和鉴别功能结合在一起，在选择的同时起到一定的鉴别作用，如 SS 琼脂平板、伊红亚甲蓝（eosin-methylene-blue，EMB）琼脂平板、麦康凯（MacConkey，MAC）琼脂平板等。

（5）特殊培养基（special medium）：包括厌氧培养基、细菌 L 型培养基等。前者是培养专性厌氧菌的培养基，除含有合适的营养成分外，还需要加入还原剂以降低培养基的氧化还原电势。后者是针对细胞壁缺损的细菌 L 型，由于胞内渗透压较高，故必须采用高渗（添加 3%～5% NaCl 或 10%～20% 蔗糖或 7% 聚乙烯吡咯烷酮等）低琼脂培养基。

2. 按物理性状分类 可分为液体、固体和半固体培养基三种，其区分主要取决于培养基中有无凝固物质及凝固物质的含量。

（1）液体培养基（liquid medium）：各营养成分按一定比例配制而成的水溶液或液体状态的培养基，不加任何凝固物质。常用于增菌培养，也可用于接种纯种细菌，观察细菌生长现象。

（2）半固体培养基（semi-solid medium）：在液体培养基中加入 0.3%～0.5% 琼脂即为半固体培养基。多用于观察细菌的动力、保存菌种等，可根据细菌的营养要求加入特殊营养成分。半固体培养基一般制备成高层使用，以便于观察细菌的生长情况。

（3）固体培养基（solid medium）：在液体培养基中加入 1.5%～2.0% 琼脂则为固体培养基。固体培养基可制备成平板、斜面、高层斜面等。平板多用于微生物的分离纯化、鉴定及药敏试验等，斜面多用于纯培养及菌种的短期保存，高层斜面（如 KIA）多用于细菌鉴定。

此外，还可根据培养基的组成成分是否明确，将其分为合成培养基（synthetic medium）、天然培养基（natural medium）和半合成培养基（semi-synthetic medium）。合成培养基是一类依据微生物的营养要求精确设计后用多种化学试剂配制而成的培养基，成分明确；天然培养基是用动物、植物或微生物组织等天然成分或其提取物制成的化学成分难以确定的培养基；半合成培养基是以化学试剂配制，同时加有天然成分的培养基。微生物实验常用半合成培养基。

（三）培养基的制备

不同培养基制备的过程不完全相同，但其制备程序基本相似，可分为调配、溶解、校正 pH、分装、灭菌、质量检验及保存等步骤。

1. 调配 按培养基配方准确称取各成分的用量，混悬于装有定量蒸馏水的锥形瓶中，振摇混合。有些成分，如指示剂、抑制剂等应在校正 pH 后方可加入。

2. 溶解 将调配好的混合物加热使其完全溶解。如有琼脂成分，加热时应注意防止液体外溢。溶解完毕，注意补足失去的水分。

3. 校正 pH 用 pH 比色计或精密 pH 试纸进行校正，一般将 pH 调至 7.2～7.6，亦有酸性或碱性培养基。培养基经高压灭菌后其 pH 可发生 0.1～0.2 的变动。如用 NaOH 校正，高压灭菌后 pH 下降 0.1～0.2；若用 Na_2CO_3 校正，高压灭菌后 pH 升高 0.1～0.2。商品干燥培养基一般已校正 pH，用时无须再校正。

4. 分装 根据需要将培养基分装至不同容量的锥形瓶、试管等容器中。分装量不宜超过容器总体积的 2/3，以免灭菌时液体外溢。

（1）液体培养基：分装高度为试管长度的 1/4～1/3，灭菌后直立待用。

（2）半固体培养基：分装高度约为试管长度的 1/3～1/2，灭菌后直立凝固待用。

（3）琼脂斜面培养基：通常在溶解后分装于试管，加塞灭菌后趁热摆放成斜面，斜面长度约为试管长度的 2/3。若摆放时底部留有超过 1cm 的高层，则为高层斜面。

（4）琼脂高层培养基：分装量约为试管长度的 1/3，灭菌后直立凝固待用。

（5）琼脂平板：培养基高压灭菌后冷却至 50～60℃ 时，以无菌操作倾注于灭菌培养皿内，待琼脂凝固后将平板翻转。倾注培养基时，切勿将培养皿盖全部打开，以免空气中的尘埃和细菌落入。新制成的平板表面有冷凝水，不利于细菌分离，故通常将平板置于 35℃ 温箱 30 分钟左右，待平板表面干燥后使用。

5. 灭菌 不同成分、性质的培养基可采用不同的方法灭菌。

（1）高压蒸汽灭菌法：由耐热物质配制成的培养基（如普通琼脂）常用此法灭菌。通常在 1 个标准大气压下，当蒸汽压力达到 103.4kPa 时，温度可达 121.3℃，维持 15～20 分钟即可杀死细菌的繁殖体和芽胞；含糖培养基以 68.95kPa（115℃），10～15 分钟为宜，以免破坏糖类物质。

（2）间歇蒸汽灭菌法：不耐高热的物质配制成的培养基，如糖类、明胶、血清、鸡蛋及牛乳等常用此法。将需灭菌物置于流动蒸汽灭菌器内，使温度达到 80～100℃，维持 15～30 分钟，杀死其繁殖体，但芽胞尚有残存。取出后置 35℃ 温箱过夜，使芽胞变成繁殖体，次日再蒸，如此连续 3 次，可达到灭菌目的。若有些物质不耐 100℃，可将温度降至 75～80℃，并适当延长加热时间，也可达到灭菌目的。

（3）过滤除菌法：对高营养液态的不耐热培养基，如血清、细胞培养液等，可用过滤除菌。用于除菌的滤膜孔径在 0.45μm 以下，常用 0.22μm 孔径滤膜。

（4）血清凝固器灭菌法：含有血清、鸡蛋的培养基可用血清凝固器进行间歇灭菌。

6. 质量检验 每批培养基制成后必须经质量检验方可使用。质量检验包括无菌检验和效果检验两方面内容。

（1）无菌检验：将灭菌后的培养基置 35℃ 温箱培养过夜，判定是否灭菌合格。

（2）效果检验：按不同的培养要求，接种相应菌种（符合要求的标准菌株），观察细菌的生长、菌落形态、色素、溶血及生化反应等特征，判断培养基是否符合要求。

7. 保存 制备好的培养基应注明名称、制作日期，存放于 4℃ 冰箱保存，一般不超过七天。如用塑料袋密封，保存期可延长，但至多两周。

培养基校正 pH 后如有沉淀或浑浊，必须过滤澄清后方可使用。液体或半固体培养基常用滤纸过滤，固体培养基趁热以纱布过滤。

（四）培养基的选择

临床标本送至实验室后，应立即接种到合适的培养基中。培养基的选择主要依据标本

43

类型和可能存在的病原菌，如痰标本一般接种于 BAP、中国蓝或 MAC 琼脂、巧克力琼脂，粪便标本一般接种于 SS 琼脂、中国蓝或 MAC 琼脂，血液标本接种于增菌培养基。临床实验室常用培养基如下：

1. 血琼脂　适用于各类细菌生长，若无特殊要求，一般细菌检验标本的分离都应接种于此平板（粪便、血液标本除外）。

2. 巧克力琼脂　该培养基是因新鲜血液经加热处理呈现巧克力色而得名。其中含有 V 因子和 X 因子，适用于可能含有奈瑟菌属、嗜血杆菌属细菌标本的接种。

3. 肠道选择培养基　此类培养基含有不同种类的抑制剂及特定底物和指示剂，有利于目的菌的检出，在此类平板上菌落颜色不同，便于鉴定菌种。常用的有中国蓝琼脂平板、EMB 琼脂平板、MAC 琼脂平板及 SS 琼脂平板等。依据抑制剂抑制能力的强弱，选择培养基又分为强选择和弱选择培养基，临床使用强选择培养基时最好加种弱选择培养基以配对互补。

4. 血液增菌培养基　用于对血液、骨髓及无菌体液等标本进行增菌培养，以提高阳性检出率。

5. 碱性琼脂培养基或硫代硫酸钠枸橼酸钠胆盐蔗糖（thiosulfate citrate bile salts sucrose，TCBS）**琼脂**　用于从粪便中分离霍乱弧菌及其他弧菌。

二、标本前处理

为提高临床标本培养的阳性检出率或减少杂菌、正常菌群的干扰，一些标本在分离培养前，需进行前处理。常用的处理方法有混匀、离心沉淀、均质化等。

1. 混匀　尿液标本进行定量培养前，应充分混匀尿液恢复均相。血培养瓶有菌生长后转种到平板时，也应混匀后取样进行分离培养。

2. 离心　体液标本（除血液和须定量培养的尿液）可离心后取沉淀进行分离培养，如脑脊液、胸腹水等。

3. 均质化　当菌体被裹挟或黏附在其他物质内时，需要将菌体释放出来。例如咳痰标本培养前宜先消化释放菌体。组织标本宜采用机械研磨释放菌体。导管和假体等标本宜通过超声和机械振荡等方式释放菌体。拭子标本宜采取振荡等方式，将菌体从纤维丝上释放出来。

4. 减少干扰　由于结核分枝杆菌生长缓慢，杂菌生长较快，不利于结核分枝杆菌的检出。故对于分离培养结核分枝杆菌的标本须进行前处理以杀死杂菌、液化标本，常采用酸、碱或其他适宜的方法进行处理。

三、接种与分离方法

细菌接种与分离是微生物检验的关键技术，在对各类临床标本进行接种与分离时需要进行无菌操作。

（一）无菌操作

无菌操作（aseptic technique）是指防止微生物进入物品或机体，同时防止待检物中可能存在的病原微生物污染周围环境及工作人员的规范化操作技术。微生物学工作者必须具有严格的无菌观念和掌握熟练的无菌操作技术。在进行无菌操作时应注意如下要点：

1. 无菌室在使用前用紫外线灯照射 30 分钟至 1 小时或用 5% 苯酚或 5% 甲酚皂喷雾消毒。

2. 所用物品均应在使用前严格进行灭菌，在使用过程中不得与未经灭菌的物品接触，如不慎接触应立即更换无菌物品。

3. 无菌试管或烧瓶在开盖前后，瓶（管）口应过火焰 1～2 次，以杀死可能附着管口或瓶口的细菌。开盖后的管口及瓶口应尽量靠近火焰，试管及烧瓶应尽量平放或斜放，切忌口部向上和长时间暴露于空气中。

4. 接种环(针)于每次使用前后,应彻底灭菌。

5. 倾注琼脂平板应在无菌室或超净工作台内进行,分离接种标本应在生物安全柜中进行,以防杂菌污染标本或标本中病原菌污染环境及物品。

6. 在使用无菌吸管时应用橡皮吸球轻轻吹吸,吸管上端应塞有棉花,切不可用口吹出液体。

(二)细菌的接种与分离方法

从临床标本中分离出病原菌并进行准确鉴定,除选择合适的培养基外,还要根据待检标本的类型、培养目的及所使用培养基的性状,采用不同的接种与分离方法。临床微生物实验室常用的接种与分离方法有如下几种:

1. 平板接种法

(1)划线法:是细菌分离培养常用的一种方法。其目的是使标本或培养物中混杂的多种不同细菌分散生长,形成单个菌落。依据标本含菌量的多少,可以选择分区划线和连续划线两种方法。分区划线适用于含菌量较多的标本,一般分为三区或四区,划完一区烧灼接种环后再划下一区,后面一区划线的起始处与前一区划线有所重叠,以获得单个菌落;连续划线适用于含菌量极少的标本。划线时,平板宜适当倾斜,防止空气或环境微生物落入平板。临床标本多采用分区划线法。

(2)涂布法:本法常用于纸片扩散法药敏试验,也可用于计数细菌。药敏试验时用无菌棉签蘸取适量菌液,于不同角度反复涂布于培养基上,使菌液均匀分布于琼脂表面,然后贴上药敏纸片培养。计数细菌时应取定量菌液用 L 型涂布棒均匀涂布于整个平板表面。

(3)倾注法:本法用于兼性厌氧菌或厌氧菌的稀释定量培养和饮水、饮料、牛乳及尿液等标本的活菌计数。先将培养基溶化并冷却至 45～50℃,再加入定量(如 1ml)标本,混匀后倾入灭菌空平板内,待凝固后放入培养箱进行培养。

(4)滚动法:将静脉导管在血平板上来回滚动 4 次。

2. 琼脂斜面接种法 该法主要用于纯种增菌及保存菌种。挑取单个菌落从斜面底部自下而上划一条直线,再从底部开始向上划蛇形线接种,尽可能密而均匀,或直接自下而上划蛇形线接种。

3. 液体接种法 用接种环从平板上挑取单个菌落,倾斜液体培养管,先在接近液面的试管壁上研磨并蘸取少许液体与之调和(以试管直立后液体淹没培养物为准)。接种至液体培养基的标本要与培养液混匀。此接种法应避免接种环与液体过多接触,更不应在液体中搅拌,以免形成气溶胶,造成实验室污染。

4. 穿刺接种法 用于半固体培养基或克氏双糖铁、明胶等具有高层的培养基接种,以保存菌种或观察细菌的动力和生化反应。方法是用接种针挑取细菌纯培养物,于半固体培养基的中心处向下垂直穿刺接种(不能穿至试管底),接种后的接种针沿原穿刺线退出。

5. 点种法 将标本或菌种采用单点或多点接种至平板或斜面培养基表面。同一块平板上仅点种来自同一患者的标本。

6. 自动化接种仪法 需要提前对痰、粪便等黏稠标本进行液化处理;导管、组织块及低于接种仪器取得量的脑脊液等液体标本不宜进行自动化接种。

四、培养方法

常用细菌培养方法包括需氧(普通)培养法、二氧化碳培养法、微需氧培养法及厌氧培养法。为了提高检验的阳性率,同一标本常同时采用两种或三种不同的培养方法。

1. 需氧培养法 是指需氧菌或兼性厌氧菌在有氧条件下的培养,是临床细菌室最常用的培养方法。将已接种细菌的培养基置于 35℃温箱培养 18～24 小时,一般细菌可在培养基上生长。但若标本中的细菌量少或是生长缓慢的细菌(如分枝杆菌),则需延长培养至3~7天,甚至4~8周后才能观察到生长迹象。

2. 二氧化碳培养法 有些细菌初次分离培养时需置于5%~10% CO_2 环境才能生长良好,如脑膜炎奈瑟菌、淋病奈瑟菌及布鲁菌等。常用以下方法供给 CO_2。

(1)二氧化碳培养箱:是一台特制的培养箱,能自动调节 CO_2 的含量和温度,使用较为方便。

(2)烛缸法:是一种简单易行的方法。取有盖磨口标本缸或玻璃干燥器,在盖及磨口处涂以凡士林。将接种细菌的培养基放入缸中,点燃蜡烛后加盖密封。随燃烧产生的 CO_2 增加,蜡烛自行熄灭,此时缸内 CO_2 浓度为5%~10%。最后,连同容器一起置于35℃温箱培养。

3. 微需氧培养法 有些微需氧菌,如空肠弯曲菌、幽门螺杆菌等,在大气中及绝对无氧环境中均不能生长,在含有5%~6% O_2,5%~10% CO_2、85% N_2 左右的气体环境中才能生长。将标本接种至相应培养基中,置于上述气体环境中培养即为微需氧培养法。

4. 厌氧培养法 厌氧菌对氧敏感,培养需要在低氧化还原电势的厌氧环境中进行。厌氧培养法可分为物理法、化学法和生物法。常用方法包括厌氧罐培养法、气袋法及厌氧手套箱法等。

五、生长现象观察

不同细菌在不同培养基上会出现不同的生长现象,准确描述细菌的生长现象是细菌鉴定的关键步骤,具有重要价值。

1. 细菌在固体培养基上的生长现象 将标本或培养物划线接种到固体培养基表面后,经培养出现可见的菌落和菌苔。菌落是单个细菌在培养基上分裂繁殖而成的肉眼可见的细菌集落,常用菌落形成单位(colony forming unit, CFU)表示。菌苔是由众多菌落连接而成的细菌群落。菌落具有一定稳定性,是衡量菌种纯度和鉴定细菌的重要依据。一般可用肉眼进行菌落观察,若菌落太小,可借助放大镜检查。

(1)细菌菌落的描述:通常从菌落大小(直径以 mm 计)、形状(露滴形、圆形、菜花形及不规则形等)、凸起或扁平、凹陷、边缘(光滑、波形、锯齿形及卷发状等)、透明度(不透明、半透明及透明)、颜色、表面(光滑、粗糙)及黏度等方面进行描述。细菌的某些特殊结构与菌落形态之间存在一定相关性,例如有荚膜的细菌菌落通常较大、透明;有鞭毛的细菌菌落扁平、边缘不规则;有芽胞的细菌菌落干燥粗糙、不透明。

血平板上还需要观察细菌有无溶血现象(α 溶血、β 溶血)。此外,菌落色素及特殊气味对细菌鉴定也具有重要价值。

(2)细菌菌落的类型:根据细菌菌落表面特征不同,可将菌落分为三型:①光滑型菌落(smooth colony,S 型菌落),菌落表面光滑、湿润及边缘整齐,新分离的细菌大多呈 S 型菌落;②粗糙型菌落(rough colony,R 型菌落),菌落表面粗糙、干燥、呈皱纹状或颗粒状,边缘大多不整齐。R 型菌落多为 S 型细菌变异失去菌体表面多糖或蛋白质形成,细菌抗原不完整,毒力和抗吞噬能力都比 S 型细菌弱。但也有少数细菌新分离的毒力株就是 R 型,如炭疽芽胞杆菌、结核分枝杆菌等;③黏液型菌落(mucoid colony,M 型菌落),表面黏稠、有光泽、似水珠样的菌落。多见于有厚荚膜或丰富黏液层的细菌,如肺炎克雷伯菌。

2. 细菌在液体培养基中的生长现象

(1)浑浊生长:大多数细菌在液体培养基中生长繁殖后呈现均匀浑浊状态。

(2)沉淀生长:少数呈链状排列的细菌,如链球菌、炭疽芽胞杆菌等呈现沉淀生长状态。

(3)表面生长:专性需氧菌一般呈表面生长,常形成菌膜。

3. 细菌在半固体培养基中的生长现象 半固体培养基琼脂含量少,有鞭毛的细菌在其中仍可以自由游动,除沿穿刺线生长外,在穿刺线两侧也可见羽毛状或云雾状浑浊生长,为动力试验阳性。无鞭毛的细菌只能沿穿刺线呈明显的线状生长,穿刺线两边的培养基仍然澄清透明,为动力试验阴性。

第二节 真菌的培养与分离

绝大多数真菌均可进行人工培养,为真菌的鉴定及临床诊断真菌感染提供了重要依据,尤其是深部真菌的培养对后续的鉴定、药敏、治疗至关重要。标本的采集、培养基的选择、培养温度及时间等因素都会影响真菌的成功分离。

一、培养基及培养要求

标本培养成功与否的关键因素之一是选择合适的培养基。真菌的营养要求不高,在基础培养基上即可生长,最适 pH 4.0~6.0,需较高的湿度与氧气。通常根据真菌对营养要求的差异及培养目的不同而选择不同的培养基。

1. 沙氏葡萄糖琼脂(Sabouraud's dextrose agar,SDA) 也称为沙保弱培养基,是目前使用最广泛的真菌培养基,主要成分是葡萄糖、蛋白胨,适合绝大多数真菌生长。也可添加青霉素、链霉素、氯霉素、放线菌酮等,抑制细菌和污染真菌生长,达到选择性培养的目的。在不同培养基上真菌菌落形态变化很大,一般以在该培养基上的生长现象来描述真菌菌落的形态。

2. 马铃薯葡萄糖琼脂(potato dextrose agar,PDA) 属于天然培养基,可由新鲜马铃薯直接制备而成。能满足临床绝大多数真菌的生长要求,产孢丰富。

3. 察氏培养基(Czapek medium) 属于合成培养基,蔗糖是唯一碳源,硝酸钠是唯一氮源,常用于分离鉴定青霉、曲霉。

4. 脑心浸出液培养基(brain-heart infusion medium,BHI) 以牛脑和牛心浸出物为主要原料配制的培养基,可用来分离和培养所有真菌,尤其是能促进双相真菌从菌丝相向酵母相转变,目前大多用于深部感染真菌的分离培养。

5. 玉米粉吐温-80琼脂 用于观察白念珠菌的厚壁孢子及假菌丝。

此外,还有麦芽汁培养基、尿素琼脂及各种商品化显色培养基等。目前临床用商品化的显色培养基可快速鉴定白念珠菌和其他念珠菌。

二、培养方法

真菌培养方法有多种,根据需要选用合适的方法。浅部真菌的适宜培养温度是22~28℃,深部真菌一般在37℃生长最好。二相性真菌培养时,28℃培养呈菌丝相(丝状真菌型),37℃培养为组织相(酵母型)。

1. 平板培养法 采用划线或点种法接种标本,培养后标本分散,菌落较大,菌落形态清晰,易于观察。但该法水分容易蒸发且易污染,故只适用于培养生长繁殖较快的真菌,如念珠菌、隐球菌等,不适合球孢子菌、组织胞浆菌等传染性强的真菌培养。

2. 斜面培养法 是实验室中最常用的一种真菌培养方法,一般用于菌种传代与保存,采用划线或点种法接种。此法使用方便、不易干燥和污染,适用于丝状真菌的长期培养。但展示面积不够,不能显示菌落全貌且不易挑取菌落。

3. 小培养法 又称微量培养法,是观察真菌结构及生长发育的最好方法,常用于丝状真菌的鉴定。但传染性高、致病性强的真菌,如怀疑感染组织胞浆菌、芽生菌、球孢子菌时,禁止使用小培养。小培养方法多种多样,主要如下:

（1）玻片培养法：①取无菌"V"形玻璃棒放入无菌培养皿内；②取无菌载玻片放在玻璃棒上；③制备 1cm² 大小 SDA 或 PDA 琼脂块置于载玻片上；④于琼脂块的每一侧用接种针接种待检菌；⑤取烧灼后的盖玻片盖在琼脂块上。培养皿内放少许无菌蒸馏水，加盖，于 25～28℃培养；⑥培养后，弃琼脂块于消毒液中，滴加乳酸酚棉蓝染液于载玻片上，再将取下的盖玻片置于载玻片上染色镜检。

（2）小型盖片直接培养法：按常规方法接种标本在试管或平板中。取 11mm×11mm 大小的无菌盖玻片，加盖一层薄培养基。将此盖玻片有培养基的面朝向接种处插入琼脂，在适当环境培养后，肉眼可见有菌生长时取出盖玻片，有菌面朝下直接覆盖在加有封固液的载玻片上，显微镜下观察。

（3）钢圈培养法：预先将特制的侧面有孔的小钢圈用石蜡固定在载玻片上，上覆盖玻片。然后通过侧面小孔注入 SDA 或 PDA，待其凝固后用接种针将标本点种到培养基表面，适宜温度下培养，每天观察真菌生长情况。若观察到真菌生长成熟，则揭片染色镜检观察。

三、生长现象观察

观察菌落生长情况是鉴别真菌的主要方法之一，一般丝状真菌以菌落形态和镜检特征为主要鉴定依据。观察真菌生长现象时，主要注意生长速度、菌落性质、大小、颜色、边缘、质地、高度、下沉情况及有无渗出物等。

1. 生长速度 菌落出现在 48～72 小时者为快速生长，4～6 天为较快生长，7～10 天为中速生长，10 天以上为较慢生长，3 周只有少许生长者为慢速生长。菌落生长的快慢与菌种、培养条件有关。

2. 菌落大小 以 mm 或 cm 记录菌落直径。菌落大小与菌种、生长速度、培养环境及培养时间长短有关。

3. 表面形态 菌落表面可为平滑、凸起或凹陷、皱褶等，有的菌落表面可出现沟纹，如脑回状、放射状或同心圆状。

4. 菌落性质 可分为酵母型菌落、类酵母型菌落和丝状型菌落。

（1）酵母型菌落（yeast type colony）：外观光滑、质地柔软、呈乳酪样，与细菌菌落相似，如隐球菌。

（2）类酵母型菌落（yeast-like colony）：与酵母型菌落相似，但在菌落根部有假菌丝伸向培养基内生长，如念珠菌。

（3）丝状型菌落（filamentous type colony）：是多细胞真菌的菌落形态，由许多疏松的菌丝体构成，呈棉絮状、绒毛状或粉末状。

5. 菌落颜色和质地 菌落表面的颜色主要取决于孢子的颜色，背面的颜色来源于真菌产生的色素，随菌种不同可表现不同的菌落颜色。丝状菌落的表面与背面颜色不同，菌落中心与边缘的颜色亦有不同。质地会呈现棉絮状、颗粒状、皮革状、黏液状、粉状等。

6. 菌落边缘 有些菌落整齐如刀切，有些呈羽毛状，边缘整齐与否随菌种不同而异。

7. 菌落下沉 有些菌落会明显下沉陷入培养基中，有时培养基甚至开裂。

第三节 病毒的培养与分离

病毒是严格活细胞内寄生的微生物，分离培养方法复杂，要求严格且所需时间较长，适用于病毒的实验室研究或流行病学调查。在进行烈性病毒性传染病标本培养时，必须在生物安全实验室内，严格遵循无菌操作和生物安全防护原则。

一、细胞培养

细胞培养（cell culture）是病毒分离鉴定中最常用的方法。病毒与细胞间关系有严格的选择性，有的病毒可在多种细胞中增殖，有的细胞适用于多种病毒增殖，这取决于细胞对病毒的敏感性。用于培养病毒的细胞有原代细胞、二倍体细胞系和传代细胞系，由于其不同特性，往往应用于不同目的（表4-1）。

1. 原代细胞（primary culture cell） 新鲜的组织或器官，经酶消化处理后在体外培养的细胞，称原代细胞。原代细胞较好地保留原有组织特性，对病毒最为敏感，常用于直接从标本中分离病毒，如原代猴肾细胞是培养正黏病毒、副黏病毒、肠道病毒和腺病毒的常用细胞，但制备较为复杂。

2. 二倍体细胞系（diploid cell line） 原代细胞在体外分裂50代后仍保持染色体的二倍体特征，称为二倍体细胞系。这类细胞不能无限制地连续传代，多次传代后会出现细胞老化，对病毒的敏感性降低。人类对许多病毒易感且常用的二倍体细胞有人胚肺细胞、人胚肾细胞、猴肾细胞等，广泛用于病毒分离和疫苗制备。

3. 传代细胞系（continuous cell line） 来源于肿瘤细胞或二倍体细胞株传代过程中的变异细胞，具有肿瘤细胞特性，繁殖率高，可无限传代。常用人宫颈癌（HeLa）细胞、传代地鼠肾（BHK-21）细胞、人喉上皮癌（Hep-2）细胞、传代非洲绿猴肾（Vero）细胞等。传代细胞系由于源自肿瘤细胞，不宜用于疫苗的制备，但对很多病毒的敏感性高且稳定，可长期存活，生长旺盛，故常用于病毒的分离鉴定、病毒抗原的大量生产和抗病毒药物筛选研究。

表4-1　常用于病毒培养的细胞

细胞种类	可分离病毒
原代细胞	
人胚肾、人胚肺细胞	腺病毒、流行性腮腺炎病毒
非洲绿猴肾细胞	HSV、RSV、VZV、流行性腮腺炎病毒、风疹病毒
恒河猴、猕猴肾细胞	流行性腮腺炎病毒、流感病毒、副流感病毒、鼻病毒、麻疹病毒、脊髓灰质炎病毒、埃可病毒、柯萨奇病毒
二倍体细胞	
人胚肺（WI-38）细胞	腺病毒、CMV、VZV
传代细胞系	
人宫颈癌（HeLa）细胞	RSV、流行性腮腺炎病毒、冠状病毒、腺病毒
人喉上皮癌（Hep-2）细胞	腺病毒、RSV、HSV
非洲绿猴肾（Vero）细胞	HSV、麻疹病毒、RSV、副流感病毒、风疹病毒、轮状病毒

二、鸡胚培养

鸡胚对多种病毒敏感，收获物中富含病毒，结果易判断，条件易控制且来源充足，操作简单，适于病毒分离、疫苗生产、抗原大量制备、抗病毒药物研究等。流感病毒、疱疹病毒、痘病毒等均可用鸡胚分离，一般选用9～13日龄鸡胚，按病毒种类选择接种部位（表4-2）。

1. 羊膜腔接种 常用于从临床标本初次分离流感病毒。

2. 尿囊绒毛膜接种 用于痘病毒和HSV的分离，这些病毒在尿囊绒毛膜上可形成肉眼可见的斑点状或痘疱状病灶，感染性病毒颗粒的数目可以通过产生的斑或痘数目来计算，因此该方法还可用于抗病毒血清滴定试验，即在有抗体存在的情况下，痘疱形成受到抑制。

3. 尿囊腔接种　用于流感病毒、腮腺炎病毒和新城疫病毒的分离和传代培养。病毒可在内皮细胞中复制，复制的病毒被释放到尿囊液中。

4. 卵黄囊接种　用于某些嗜神经病毒培养。病毒主要在卵黄囊的内皮细胞生长，可分离流行性乙型脑炎病毒。

表4-2　病毒在鸡胚内的增殖

病毒	胚龄/日	接种途径	表现	收获材料
流感病毒	9～12	尿囊腔、羊膜腔	血凝	尿囊液、羊水
水痘-带状疱疹病毒	10～13	尿囊绒毛膜	痘疱	尿囊绒毛膜
单纯疱疹病毒	10～13	尿囊绒毛膜	痘疱	尿囊绒毛膜
流行性腮腺炎病毒	9～12	尿囊腔、羊膜腔	血凝	尿囊液、羊水
流行性乙型脑炎病毒	6～8	卵黄囊	死亡	卵黄囊
新城疫病毒	9～11	尿囊绒毛膜、羊膜腔	死亡、血凝	尿囊绒毛膜

三、动物接种

动物接种是病毒分离最早使用的方法，目前使用不多。动物的选择应考虑其对病毒的易感性、动物的健康状况、大小、性别和品系等，常用动物有小鼠、大鼠、豚鼠、家兔等。接种部位亦随病毒种类而异，可有脑内、鼻内、皮内、皮下、腹腔、静脉接种等，如用出生24～48小时内的乳鼠分离柯萨奇病毒，用小鼠脑内接种流行性乙型脑炎病毒、登革病毒和出血热病毒。接种后，每日观察和记录动物发病情况，若动物濒临死亡，则在死亡前取病变组织继续传代与鉴定。

本章小结

细菌成功的分离培养是鉴定菌种、明确诊断的基础，选择合适的培养基和适宜的接种方法是细菌分离培养最基本的要求。用于细菌分离培养的培养基种类繁多，分类方法多样。按成分及用途分为基础、营养、选择、鉴别及特殊培养基五类；按物理性状分为液体、半固体、固体培养基三类。分离待检标本中细菌最常用的接种方法是平板划线，常用的培养方法有需氧培养、二氧化碳培养、微需氧培养及厌氧培养。细菌生长现象观察最重要的是菌落观察，对细菌鉴定具有重要参考价值。

绝大多数真菌均可进行人工培养，SDA是最常用的真菌培养基，其次还有PDA、BHI等。培养方法有平板培养、斜面培养和小培养，小培养是观察丝状真菌结构的最好方法。真菌生长现象观察是鉴定真菌的重要手段之一，观察菌落时要注意大小、颜色、质地、边缘等。

病毒常用的分离培养方法有细胞培养、鸡胚培养和动物培养，细胞培养是最常用的培养方法，用于培养病毒的细胞有原代细胞、二倍体细胞系和传代细胞系。

（鞠晓红）

第五章　微生物的鉴定技术

通过本章学习,你将能回答以下问题:

1. 常用的生物化学鉴定技术有哪些?原理是什么?
2. 分子生物学鉴定技术进行微生物鉴定有哪些优缺点?
3. 常用的真菌鉴定试验有哪些?
4. 病毒在培养细胞中增殖指标是什么?
5. 早期病毒感染的实验室快速诊断方法有哪些?

微生物鉴定技术是对常见临床感染性疾病进行快速、准确的病原学诊断的重要手段之一。传统的微生物鉴定技术有涂片革兰氏染色镜检、生化试验、免疫学鉴定。物理、化学和计算机等领域技术的进展以及多学科的交叉融合,带来了染色系统、微生物鉴定系统以及全套的自动化系统,不仅缩短了微生物检验的工作时间,还提高了检验的阳性率和准确性,分子生物学技术为培养时间长、难培养或不能培养的微生物鉴定提供了一个重要手段,使感染的诊断更加早期、快速、准确。

第一节　细菌的鉴定技术

不同种类的细菌具有不同的酶系统,因而对底物的分解能力各异,其代谢产物也不尽相同。利用生物化学的方法直接或间接地测定细菌的代谢产物,从而鉴别细菌的反应称为细菌的生化反应(biochemical reaction)或生物化学试验(biochemical test)。在临床细菌检验工作中,除根据细菌的形态、染色、培养特性进行初步鉴定外,绝大多数从标本中新分离的未知细菌的属、种的鉴定都依靠生化试验、血清学试验和分子生物学试验。掌握各种生化反应的原理和应用是细菌鉴定的基础。

一、生物化学鉴定技术

(一)碳水化合物代谢试验

1. 糖(醇、苷)类发酵试验

(1)原理:由于不同细菌含有发酵不同糖(醇、苷)类的酶,故分解糖类的能力各不相同,产生的代谢产物亦随细菌种类而异,有的仅产酸,有的产酸产气。因此可利用细菌对糖类的分解特性鉴别细菌。

(2)培养基:在培养基中加入 0.5%~1% 糖类(单糖、双糖或多糖)、醇类(甘露醇、肌醇等)及苷类(水杨苷等)。培养基有液体、半固体、固体等几种类型。

(3)应用:是细菌生化试验中最主要和最基本的试验,特别是对肠杆菌目细菌的鉴定尤为重要,如大肠埃希菌可发酵葡萄糖及乳糖,沙门菌属只能发酵葡萄糖,不发酵乳糖;即使两种细菌均可发酵同一种糖类,所产生的代谢产物也不尽相同,如大肠埃希菌和志贺菌属均可发酵葡萄糖,但前者产酸、产气,而后者仅产酸。

2. 氧化 - 发酵试验（O-F 试验）

（1）原理：细菌在分解葡萄糖的过程中，必须有分子氧参加的称为氧化型。这类细菌通常是专性需氧菌，在无氧环境中不能分解葡萄糖。细菌在分解葡萄糖的过程中，可以进行无氧降解的称为发酵型，此类细菌无论在有氧或无氧的环境中都能分解葡萄糖，通常为兼性厌氧菌。不分解葡萄糖的称为产碱型。O-F 试验又称 Hugh-Leifson（HL）试验，利用此试验可区分细菌的代谢类型。

（2）培养基：Hugh-Leifson 培养基（含有酸碱指示剂）。

（3）应用：用于细菌种属间的鉴别。肠杆菌目细菌为发酵型，非发酵菌通常为氧化型或产碱型。也可用于葡萄球菌属与微球菌属间的鉴别，前者发酵葡萄糖，后者氧化葡萄糖。

3. β- 半乳糖苷酶试验（ONPG 试验）

（1）原理：有些细菌可产生 β- 半乳糖苷酶，可分解邻 - 硝基酚 -β-D- 半乳糖苷（O-nitrophenyl-β-D-galactopyranoside，ONPG）。ONPG 为无色，经 β- 半乳糖苷酶水解后，可生成黄色的邻 - 硝基酚（O-nitrophenol）。

（2）试剂：0.75mol/L ONPG 溶液，该溶液为无色，若变为黄色，应弃之。

（3）应用：主要用于迟缓发酵乳糖菌株的快速鉴定。具有半乳糖苷渗透酶（galactoside permease）和 β- 半乳糖苷酶两种酶的细菌可迅速分解乳糖。前者将乳糖送入细胞内，后者分解进入菌细胞的乳糖为葡萄糖和半乳糖。缺乏半乳糖苷渗透酶（或其活性很弱）的细菌，通常需要几天时间分解乳糖，称为迟缓分解乳糖。ONPG 与乳糖的分子结构相似且分子较小，无须半乳糖苷渗透酶的运送就可进入菌细胞内，由菌细胞内的 β- 半乳糖苷酶将其分解为半乳糖和黄色的邻 - 硝基酚。采用 ONPG 试验，可使迟缓分解乳糖的细菌迅速获得阳性结果。迅速及迟缓分解乳糖的细菌 ONPG 试验阳性，如埃希菌属、枸橼酸杆菌属、克雷伯菌属等。不发酵乳糖的细菌如沙门菌属、变形杆菌属等均为阴性。

4. 七叶苷水解试验

（1）原理：某些细菌能水解七叶苷（又称七叶灵、七叶树苷、esculin 及 aesculin）生成葡萄糖和七叶素（七叶亭，6,7- 二羟基香豆素），后者与培养基中的二价铁离子或铅离子结合形成黑色化合物，使培养基呈现黑色。

（2）培养基：七叶苷培养基、胆汁七叶苷培养基。

（3）应用：主要用于鉴别 D 群链球菌与其他链球菌，如粪肠球菌七叶苷试验阳性，肺炎链球菌阴性。亦可用于革兰氏阴性杆菌的鉴定。克雷伯菌属、肠杆菌属和沙雷菌属能水解七叶苷。

5. 甲基红（MR）**试验**

（1）原理：细菌在代谢过程中分解葡萄糖产生丙酮酸，并进一步将丙酮酸代谢为乳酸、乙酸、甲酸等，使培养基的 pH 下降至 4.5 以下，加入甲基红指示剂即显红色，为甲基红试验阳性。若细菌分解葡萄糖产酸量少，或产生的酸进一步转化为其他物质如醇、酮、醛、气体和水，则培养基的酸碱度维持在 pH 6.2 以上，加入甲基红指示剂呈黄色，为甲基红试验阴性。

（2）培养基：葡萄糖蛋白胨水培养基。

（3）应用：主要用于大肠埃希菌和产气肠杆菌的鉴别，前者为阳性，后者为阴性。此外沙门菌属、志贺菌属、变形杆菌属、枸橼酸杆菌属等为阳性，肠杆菌属、哈夫尼亚菌属等为阴性。

6. Voges-Proskauer 试验（V-P 试验）

（1）原理：细菌在代谢过程中分解葡萄糖生成丙酮酸，并将丙酮酸脱羧生成乙酰甲基甲醇，乙酰甲基甲醇在碱性溶液中，被空气中的氧氧化为二乙酰（丁二酮），二乙酰可与培养基中的精氨酸所含的胍基结合，形成红色化合物，即 V-P 试验阳性。培养基中的胍基太少时，加入少量肌酸或肌酸酐等含胍基的化合物,可加速此反应。试验时加入 α- 萘酚能加速此反应。

（2）培养基：葡萄糖蛋白胨水培养基。

（3）应用：本试验常与甲基红试验联合应用。前者为阳性的细菌,后者多为阴性,反之亦如此,如大肠埃希菌、沙门菌属及志贺菌属等甲基红试验呈阳性反应,V-P 试验则呈阴性反应。相反,如沙雷菌属、阴沟肠杆菌等,V-P 试验阳性,而甲基红试验阴性。但需要注意,某些细菌如奇异变形杆菌,35℃培养可产生甲基红试验和 V-P 试验同时阳性反应,后者常延迟出现。

（二）蛋白质和氨基酸代谢试验

细菌分解蛋白质的酶类有两类,蛋白酶和肽酶。蛋白酶是胞外酶,能分解蛋白质为多肽或二肽,有时可形成少量氨基酸。肽酶主要是胞内酶,能水解肽类为游离氨基酸。不同细菌分解蛋白质的能力不同,可用于鉴别细菌。

1. 吲哚试验

（1）原理：有些细菌具有色氨酸酶,可分解蛋白胨中的色氨酸,生成吲哚（indole）,吲哚与对二甲氨基苯甲醛作用,形成红色的玫瑰吲哚。

（2）培养基：蛋白胨水培养基。

（3）应用：主要用于肠杆菌目细菌的鉴定。有些细菌产生吲哚量少,需要用乙醚或二甲苯提取后才能与试剂起反应,如黄杆菌。

2. 硫化氢试验

（1）原理：某些细菌能分解培养基中的胱氨酸、半胱氨酸等含硫氨基酸,生成硫化氢,与铅或亚铁离子生成黑色硫化物。

（2）培养基：醋酸铅培养基或克氏双糖铁琼脂（KIA）或三糖铁琼脂（triple sugar iron agar, TSIA）培养基。

（3）应用：主要用于肠杆菌目的鉴别。肠杆菌目中沙门菌属、爱德华菌属、枸橼酸杆菌属、亚利桑那菌属和变形杆菌属细菌,绝大多数阳性,其他菌属阴性,但沙门菌属也有硫化氢阴性菌种。此外,腐败假单胞菌、口腔类杆菌和某些布鲁菌也为阳性。

3. 脲酶试验

（1）原理：某些细菌能产生脲酶,分解尿素生成大量的氨,使培养基呈碱性,酚红指示剂亦随之变红。

（2）培养基：尿素培养基。

（3）应用：主要用于肠杆菌目中的变形杆菌属、摩根菌属和普鲁威登菌属的鉴定。普通变形杆菌和奇异变形杆菌、摩氏摩根菌和雷氏普鲁威登菌阳性,斯氏和产碱普鲁威登菌阴性。此外,对于巴斯德菌属和假单胞菌属细菌的鉴定等也具有一定价值。

4. 苯丙氨酸脱氨酶试验

（1）原理：某些细菌可产生苯丙氨酸脱氨酶,使苯丙氨酸脱去氨基,形成苯丙酮酸和游离的氨,苯丙酮酸与三氯化铁试剂结合形成绿色化合物。若延长反应时间,会引起褪色。

（2）培养基：苯丙氨酸琼脂培养基。

（3）应用：本试验特异性较高,主要用于肠杆菌目细菌的鉴定。变形杆菌属、摩根菌属和普鲁威登菌属细菌均阳性,肠杆菌目其他细菌均阴性。

5. 氨基酸脱羧酶试验

（1）原理：能产生氨基酸脱羧酶的细菌,可使氨基酸脱去羧基,生成胺和 CO_2。虽然不同细菌产生的脱羧酶种类各异,但氨基酸经脱羧后所产生的胺,均可使培养基变碱,指示剂变色。最常测定的氨基酸有三种：赖氨酸、鸟氨酸和精氨酸,分别可被脱羧成尸胺、腐胺和精胺。

（2）培养基：氨基酸脱羧酶培养基和不含氨基酸的对照培养基。

（3）应用：沙门菌属中除伤寒和鸡沙门菌之外，其余沙门菌属的鸟氨酸和赖氨酸脱羧酶均阳性。志贺菌属中除宋内和鲍氏志贺菌外，其他志贺菌均阴性。对链球菌和弧菌科细菌的鉴定也有重要价值。

（三）碳源利用试验

1. 枸橼酸盐利用试验

（1）原理：某些细菌利用铵盐作为唯一氮源，并能以枸橼酸盐作为唯一碳源时，可在枸橼酸盐培养基上生长分解枸橼酸钠，生成碳酸钠，使培养基变碱。

（2）培养基：枸橼酸盐培养基。

（3）应用：有助于肠杆菌目细菌的鉴定。枸橼酸杆菌属、沙门菌属、克雷伯菌属、黏质沙雷菌和液化沙雷菌及某些变形杆菌阳性。埃希菌属、志贺菌属、爱德华菌属和耶尔森菌属均为阴性，此外，铜绿假单胞菌、洋葱伯克霍尔德菌和嗜水气单胞菌也能利用枸橼酸盐。

2. 丙二酸盐利用试验

（1）原理：细菌利用丙二酸盐作为唯一碳源时，能将丙二酸钠分解，生成碳酸钠，使培养基变碱，使指示剂由绿色变为蓝色。

（2）培养基：丙二酸盐培养基。

（3）应用：多用于肠杆菌科细菌的鉴别。克雷伯菌属和亚利桑那菌属为阳性。枸橼酸杆菌属、肠杆菌属和哈夫尼亚菌属有不同反应类型，其余菌属为阴性。

3. 醋酸盐利用试验

（1）原理：细菌可利用铵盐作为唯一氮源，同时利用醋酸盐作为唯一碳源时，可在醋酸盐培养基上生长，生成碳酸钠，使培养基变为碱性。

（2）培养基：醋酸盐培养基。

（3）应用：肠杆菌目中埃希菌属为阳性，志贺菌属为阴性。铜绿假单胞菌、荧光假单胞菌及洋葱伯克霍尔德菌等也为阳性。

4. 马尿酸盐水解试验

（1）原理：具有马尿酸水解酶的细菌，可水解马尿酸为苯甲酸和甘氨酸。前者与三氯化铁试剂结合，形成苯甲酸铁沉淀。后者在强氧化剂茚三酮的作用下，经氧化脱氨基反应，生成氨、CO_2 和相应的醛，而茚三酮生成还原型茚三酮。反应过程中形成的氨和还原型茚三酮，与残留的茚三酮起反应，形成紫色化合物。

（2）培养基：马尿酸钠培养基。

（3）应用：主要用于链球菌的鉴定，B 群链球菌分解马尿酸钠，呈阳性，其余链球菌阴性。亦可用于弯曲菌的鉴定。

5. 乙酰胺利用试验

（1）原理：许多非发酵菌产生脱酰胺酶，可使乙酰胺经脱酰胺释放氨基，使培养基变碱。如果被检菌利用乙酰胺，根据指示剂的不同培养基发生阳性改变。如不生长，或稍有生长，培养基颜色不变为阴性。

（2）培养基：乙酰胺培养基。

（3）应用：主要用于非发酵菌的鉴定。铜绿假单胞菌、去硝化产碱杆菌（包括去硝化亚种和木糖氧化亚种）、食酸假单胞菌为阳性，其他非发酵菌大都为阴性。

（四）呼吸酶类试验

1. 氧化酶试验

（1）原理：氧化酶（oxidase）也称细胞色素 C 氧化酶（cytochrome C oxidase），是细胞色素呼吸酶系统的终末呼吸酶。具有氧化酶的细菌首先氧化细胞色素 C，然后氧化型细胞色素 C 再使对苯二胺氧化,生成有颜色的醌类化合物。使用盐酸二甲基对苯二胺时,产物呈紫红色;使用盐酸四甲基对苯二胺时,产物呈蓝色。

（2）试剂:1% 盐酸二甲基对苯二胺或 1% 盐酸四甲基对苯二胺。

（3）应用:主要用于肠杆菌目和非发酵菌的鉴定,前者多为阴性,弧菌科、非发酵菌多为阳性。此外奈瑟菌属、莫拉菌属也呈阳性。

2. 触酶试验

（1）原理:有些细菌具有触酶,可把过氧化氢分解成水和新生态氧,进而形成分子氧出现气泡。

（2）试剂:3% 过氧化氢溶液。

（3）应用:主要用于革兰氏阳性球菌的初步鉴定。葡萄球菌属和微球菌属触酶试验阳性,链球菌属触酶试验阴性。金氏菌属细菌的触酶试验也阴性。

3. 硝酸盐还原试验

（1）原理:硝酸盐还原试验包括两个过程:一是在合成代谢过程中,硝酸盐还原为亚硝酸盐和氨,再由氨转化为氨基酸和细胞内其他含氮化合物;其次是在分解代谢过程中,硝酸盐或亚硝酸盐代替氧作为呼吸酶系统中的终末受氢体。硝酸盐还原的过程因细菌不同而异,大肠埃希菌等仅使硝酸盐还原为亚硝酸盐;假单胞菌等能使硝酸盐或亚硝酸盐还原为氮;有的细菌则可使其还原为亚硝酸盐和离子态的铵。硝酸盐还原试验系测定还原过程中所产生的亚硝酸。

（2）培养基:硝酸盐培养基。

（3）应用:本试验常用于细菌的鉴定。肠杆菌目细菌均能还原硝酸盐为亚硝酸盐,铜绿假单胞菌、嗜麦芽窄食单胞菌等可产生氮气。厌氧菌如韦荣球菌等也能还原硝酸盐为亚硝酸盐。

（五）其他常用生化鉴定试验

1. 凝固酶试验

（1）原理:葡萄球菌可产生两种凝固酶。一是结合在细胞壁上的结合凝固酶,使血浆中的纤维蛋白原变成纤维蛋白而附着于细菌表面,发生凝集,玻片法可检测结合凝固酶。另一种是分泌至菌体外的游离凝固酶,类似凝血酶原物质,可被血浆中的协同因子激活变成凝血酶样物质,使纤维蛋白原变为纤维蛋白,从而导致血浆凝固,游离凝固酶可用试管法检出。

（2）试剂:兔血浆。

（3）应用:作为鉴定葡萄球菌致病性的重要指标。金黄色葡萄球菌产生凝固酶,使血浆凝固。而表皮及腐生葡萄球菌的凝固酶则阴性。

2. 卵磷脂酶试验

（1）原理:在钙离子存在的情况下,有些细菌产生的卵磷脂酶,即 α- 毒素,能迅速分解卵磷脂,生成甘油酯和水溶性磷酸胆碱。产生卵磷脂酶的细菌,培养 3 小时后,即在菌落周围形成乳白色浑浊环,6 小时后可扩大至 5～6cm。

（2）培养基:1% 卵黄琼脂培养基。

（3）应用:主要用于厌氧菌的鉴定。蜡样芽胞杆菌、产气荚膜梭菌、诺维梭菌卵磷脂酶试验阳性,其他梭菌阴性。

3. DNA 酶试验

（1）原理:DNA 酶可使脱氧核糖核酸(DNA)长链水解成由几个单核苷酸组成的寡核苷酸链。DNA 长链可被酸沉淀,寡核苷酸链则可溶于酸。DNA 琼脂平板上加入盐酸后,具有 DNA 酶的菌落周围会出现透明环。

（2）培养基:0.2% DNA 酶琼脂平板。

（3）应用：在阳性球菌中金黄色葡萄球菌产生 DNA 酶，在肠杆菌目中沙雷菌和变形杆菌可产生 DNA 酶。

4. 胆汁溶菌试验

（1）原理：胆汁或胆盐可溶解肺炎链球菌，可能由于胆汁或脱氧胆酸钠降低了细菌细胞膜上的表面张力，或者是由于胆汁或脱氧胆酸钠激活了细菌体内的自溶酶，使细菌的细胞膜破损或使菌体裂解，发生自溶。

（2）培养基：10% 脱氧胆酸钠或纯牛胆汁。

（3）应用：主要用于肺炎链球菌和 α 链球菌的鉴别。前者阳性，后者阴性。

5. CAMP 试验（Christie - Atkins - Munch - Peterson test，CAMP）

（1）原理：B 群链球菌（无乳链球菌）产生一种 CAMP 因子，能促进葡萄球菌的 β- 溶素的溶血活性，在 B 群链球菌和葡萄球菌生长线交界处溶血力增加，出现箭头型透明溶血区。

（2）培养基：血琼脂平板。

（3）应用：主要用于鉴定 B 群链球菌（阳性），其他链球菌阴性。

6. 氢氧化钾拉丝试验

（1）原理：革兰氏阴性细菌的细胞壁容易在稀碱溶液中破裂，释放出未断裂的 DNA，导致菌悬液呈现黏性，用接种环搅拌后可拉出黏丝，而革兰氏阳性细菌在稀碱溶液中没有此种变化。

（2）试剂：40g/L 氢氧化钾水溶液。

（3）应用：主要用于革兰氏阴性菌与易脱色的革兰氏阳性菌的鉴别。大多数革兰氏阴性菌如假单胞菌、无色杆菌、黄杆菌、产碱杆菌在 5～10 秒内出现阳性反应，不动杆菌、莫拉菌反应较慢，多在 60 秒内出现阳性；而革兰氏阳性菌在 60 秒以后仍为阴性。

7. 杆菌肽试验

（1）原理：A 群链球菌对杆菌肽几乎 100% 敏感，而其他群链球菌绝大多数对杆菌肽耐药。

（2）培养基：血琼脂平板。

（3）应用：用于鉴别 A 群链球菌与其他链球菌。

8. 奥普托欣（Optochin）试验

（1）原理：Optochin 可能干扰肺炎链球菌的叶酸生物合成，几乎所有的肺炎链球菌都对 Optochin 敏感，而其他链球菌则耐药。

（2）培养基：血琼脂平板。

（3）应用：用于肺炎链球菌与其他链球菌的鉴别。

9. O/129 抑菌试验

（1）原理：O/129 即二氨基二异丙基蝶啶，对弧菌属、邻单胞菌属细菌有抑制作用，而对气单胞菌则无抑制作用。

（2）培养基：碱性琼脂平板。

（3）应用：主要用于弧菌科的属间鉴别，弧菌属、邻单胞菌属细菌对 O/129 敏感，而气单胞菌属耐药。此外，发光杆菌属敏感，假单胞菌属耐药。

10. 克氏双糖铁或三糖铁琼脂培养基试验

（1）原理：双糖铁（或三糖铁）培养基是以酚红做指示剂，含有葡萄糖和乳糖（蔗糖），其中葡萄糖含量仅为乳糖（蔗糖）十分之一的固体培养基。能发酵乳糖（和蔗糖）或同时发酵葡萄糖的细菌产酸量较大，使 KIA（或 TSI）的斜面和底层均呈黄色；只能发酵葡萄糖，而不发酵乳糖（和蔗糖）的细菌，产酸量较少，在最初培养的 8～10 小时也可使深层和斜面均呈黄色，连续培养 18～24 小时后，斜面部分的酸由于挥发、氧化和被细菌降解氨基酸所产生的胺类中和,斜面部分又恢复红色。底层由于处于缺氧状态,细菌分解氨基酸产生的酸一时不被氧化,依然呈黄色;如果发酵糖类产生气体,可在培养基中出现气泡或气体冲破琼脂的裂隙;有些细菌能分解培养基中的含硫氨基酸,产生的 H_2S 在酸性条件下遇铅或铁离子形成硫化铅或硫化亚铁,在底层形成黑色的沉淀物。

（2）培养基:KIA 或 TSI 琼脂培养基。

（3）应用:主要用于肠杆菌目细菌的初步鉴定。

11. 动力 - 吲哚 - 脲酶(motility-indole-urease,MIU)**试验**

（1）原理:MIU 培养基是以酚红为指示剂的含色氨酸和尿素的半固体培养基。产生色氨酸酶的细菌降解色氨酸形成吲哚,加入吲哚试剂后,培养基上层变红;产生脲酶的细菌能分解尿素产氨,使整个培养基变碱呈红色;有动力的细菌除沿穿刺线生长外,在穿刺线两侧也可见羽毛状或云雾状浑浊生长。

（2）培养基:MIU 培养基。

（3）应用:常用于肠杆菌目细菌的鉴定。

二、免疫学鉴定技术

利用免疫学技术进行细菌感染性疾病的病原学诊断,可以用已知的特异性抗体检测标本中的细菌抗原成分,或者用已知的细菌性抗原检测患者血清中相应的特异性抗体及其效价的动态变化。检测抗原、抗体的免疫技术很多,本节介绍几种主要的方法。

（一）抗原检测

1. 凝集试验 感染早期血液、脑脊液等体液标本中可能存在细菌抗原成分,可以通过凝集反应进行检测,如脑膜炎奈瑟菌乳胶凝集试验,将脑膜炎奈瑟菌某些血清型的多价抗体吸附于聚苯乙烯颗粒上,检测患者血清或脑脊液标本中的抗原,阳性结果出现肉眼可见的乳胶颗粒凝集现象,有助于流行性脑脊髓膜炎快速诊断。

2. 免疫荧光技术 免疫荧光技术(immunofluorescence assay,IFA)是利用抗原和抗体的特异性反应与荧光示踪技术相结合的显微镜检查手段。既保持了血清学反应的高特异性,又极大地提高了检测的敏感性,常用的方法有直接法和间接法。

直接法将荧光物质标记已知抗体,制成荧光抗体,以此来浸染固定在玻片上的未知细菌,若为相应细菌,则两者发生特异性结合,在荧光显微镜下出现荧光,借此鉴定细菌。间接法是以荧光物质标记抗免疫球蛋白抗体(抗 Ig 抗体),先将已知抗体与待检标本充分反应,如果标本中有相应细菌,则形成抗原 - 抗体复合物,其中的抗体与随后加入的荧光标记抗 Ig 抗体进一步结合,在荧光显微镜下观察。间接法敏感性高于直接法,常用于检测链球菌、脑膜炎奈瑟菌、致病性大肠埃希菌、痢疾志贺菌、伤寒沙门菌等。

3. 酶联免疫吸附试验(enzyme linked immunosorbent assay,ELISA) 是临床细菌检验中应用较为广泛的免疫学技术,既可用于抗原、抗体检测,也可以检测细菌代谢产物,最小可测值为 ng 甚至 pg 水平。常用 ELISA 试验有间接法、双抗夹心法、竞争法和捕获法。

4. 基于胶体金的侧流免疫层析技术(lateral flow immunochromatography assay,LFIA) 在临床用于细菌快速诊断或难培养菌的诊断。利用试纸条的层析使待测溶液向指定方向移动进而完成整个抗原抗体特异性反应,通过肉眼观察试剂条特定位置的颜色变化即可作出定性判断。具有快速、简便、特异性强的优点。常用于检测艰难拟梭菌及毒素、衣原体等。

5. γ- 干扰素释放试验(interferon-γ release assay,IGRA) 是检测结核分枝杆菌特异性抗原刺激 T 细胞产生的 γ- 干扰素,以判断是否存在结核分枝杆菌感染。可用于肺内及肺外结核感染诊断、对疑似结核病患者有辅助诊断作用。与结核菌素皮肤试验相比,具有特异度高,不受卡介苗接种及大多数非结核分枝杆菌的干扰等优势,从细胞水平检测结核分枝杆菌,检出率高,早期感染即可检出,实现早诊早治。除以上方法外,对流免疫电泳、免疫印迹试验、发光免疫技术等也用于临床标本中细菌的检验。

（二）抗体检测

病原体感染人体后可刺激机体免疫应答而产生特异性抗体,抗体产生量常随着病程延长而增多,因此可以用已知的细菌抗原成分检测患者血清中有无相应的抗体及其效价的动态变化,辅助诊断感染性疾病,一般以抗体效价明显高于正常人水平或患者恢复期抗体效价比急性期升高4倍以上才有诊断意义。由于抗体主要存在于机体血清中,体外的抗原-抗体反应也称为血清学反应,如协助诊断肠热症的肥达试验以及协助诊断斑疹伤寒的外斐反应均为细菌感染的血清学诊断方法。

（三）外毒素检验

外毒素的检验主要用于鉴定待检菌、区分产毒株与非产毒株。

1. 体内毒力试验 细菌外毒素对机体的毒性作用可被相应抗毒素中和,若先给动物注射已知的抗毒素,然后再注射相应的外毒素,则动物不产生中毒症状,据此鉴定细菌是否产生与抗毒素相对应的外毒素。例如取两只小白鼠,一只腹腔注射破伤风抗毒素,30分钟后于小白鼠后肢肌内注射破伤风外毒素;另一只直接于后肢肌内注射破伤风外毒素,仅注射外毒素的小白鼠表现出破伤风特征,而先注射抗毒素的小白鼠不出现症状。

2. 体外毒力试验 外毒素抗原性强,可刺激机体产生相应的抗体。在体外用已知的外毒素抗体与待测外毒素进行抗原-抗体反应,从而鉴定细菌是否产生该种毒素,如测定白喉毒素的Elek平板毒力测定。

除上述方法外,细菌的外毒素还可以用ELISA法测定,如葡萄球菌肠毒素、肠毒素型大肠埃希菌LT及ST等的测定。

（四）生物标志物检测

近年来,生物标志物可为诊断和治疗迅速提供比传统的临床和实验室数据更新、更有价值的信息,并且有助于诊断或预后评估以及治疗决策的取舍。

1. 降钙素原（procalcitonin, PCT）**检测** PCT是降钙素的前体肽,由微生物感染诱导产生,由甲状腺C细胞释放。在感染过程中,血清中的PCT水平迅速升高并保持高值,PCT的诊断准确率很高,是一种对细菌感染诊断实用且准确的生物标志物。

2. C-反应蛋白（C-reactive protein, CRP） CRP是钙依赖性配体结合血浆蛋白家族中的一种急性期蛋白。在初始评估过程中,其并不是一个高度敏感的感染标志物。CRP检测的优势包括其可用性、低成本和操作者易对其熟练掌握。

3. 其他新型生物标志物 其他生物标志物如血清淀粉样蛋白A（SAA）、脂多糖结合蛋白（LBP）、凝血标志物、血管生成素（angiopoietin）等在各种作用中已有研究。

三、质谱鉴定技术

质谱分析法（mass spectrometry, MS）是一种通过电场和/或磁场将质/荷比（m/z）不同的运动离子（如带电荷的核酸、蛋白质）分离后进行检测的方法。质谱分析仪器是基于基质辅助激光解吸电离/飞行时间检测技术（matrix-assisted laser desorption/ionization time of flight mass spectrometry, MALDI-TOF MS）而建立的细菌鉴定系统。其原理是微生物电离后,带电样本通过电场进入飞行时间检测器,离子依质荷比不同而分离,最终可以在飞行管的末端检测到每个离子的丰度,形成指纹图谱,通过软件对这些指纹图谱进行处理并和数据库中各种已知微生物的标准指纹图谱进行比对,从而完成对细菌的鉴定。不同的细菌具有不同的质谱图,即微生物指纹图谱。其较传统的鉴定方法具有简单、快速、高通量和高效的鉴定优势。

待鉴定的细菌样本通常需要进行前处理,常用的前处理方法为直涂法、甲酸 - 乙腈提取法。直涂法即挑取适量菌体均匀涂布靶板后,直接覆盖基质,干燥后上机,如大多数革兰氏阴性菌可采用直涂法。而部分革兰氏阳性菌需要增加 70% 甲酸处理。若蛋白质提取效果不理想,则采用甲酸 - 乙腈提取法。对于分枝杆菌使用特殊的研磨 - 超声裂解提取法才能获得较好的蛋白质提取效果。

四、分子生物学鉴定技术

(一)核酸扩增技术

DNA 两条链之间依靠氢键将互补核苷酸连接起来,当 DNA 受热时,两条链之间的氢键打开,分解成两条核苷酸单链,此过程称为变性。在适当条件下,分开的两条单链通过氢键恢复成双链,此过程称为复性。若两条不同个体的单链 DNA 相互结合成互补 DNA 双链,则称为杂交。利用这一特性,将特定序列的 DNA 片段用酶、荧光物质或放射性核素标记作为探针,在一定条件下,探针与待测细菌中的 DNA 按碱基互补原则杂交,通过检测杂交信号鉴定标本中有无相应微生物的基因。该技术特异性强,具有敏感、简便、快速的特点,已用于细菌毒素以及结核分枝杆菌、空肠弯曲菌、衣原体等检测。

聚合酶链反应(polymerase chain reaction,PCR)是一种模拟天然 DNA 复制过程的 DNA 体外扩增技术,可在数小时内将研究的基因或片段扩增百万倍。PCR 技术敏感、简便、快速、特异性高,可从微量的样品中获得足够的 DNA 供分析研究之用,已成为细菌学研究的有力工具之一。常用于传统培养方法所需时间长,敏感性太低,或者不能培养的病原体检测,如结核分枝杆菌培养需 2~5 周才出现可见菌落;麻风分枝杆菌迄今不能人工培养,麻风病的病原诊断依靠从组织活检中取材作抗酸染色镜检,阳性率很低;沙眼衣原体感染时常无特殊症状,而且常规培养颇为困难,不易得到及时诊治和预防控制。其他如军团菌、肺炎支原体、立克次体等,PCR 技术为此类病原体快速检测提供了新的手段。此外,PCR 技术在细菌的毒素基因如霍乱肠毒素、肠毒素型大肠埃希菌产生的 LT 和 ST 基因等、流行病学调查中也得到日益广泛的应用。

实时荧光定量 PCR 技术由 PCR 技术发展而来,克服了 PCR 技术易产生假阳性的不足,而且能准确定量。目前,科研人员在血流感染致病菌检测方面不断研发基于实时荧光定量 PCR 技术的新产品,有些试剂盒可在 6 小时内直接检测 25 种血流感染常见的致病菌。

巢式 PCR:巢式 PCR 使用两对扩增引物并进行两轮 PCR。巢式 PCR 虽比常规 PCR 更具敏感性和特异性,但存在高污染率的缺点,目前临床诊断应用中很少通过巢式 PCR 来提升敏感度。

多重 PCR:多重 PCR 是将 2 对或多对针对不同目标的引物用于同一个反应体系,可对临床标本中的多个目标序列在同一管中进行扩增。多重 PCR 与单重 PCR 相比反应系统更为复杂,敏感度可能较低。目前临床多用于中枢神经系统、呼吸道、血流和胃肠道感染的检测。

(二)基因芯片技术

基因芯片也称 DNA 微阵列(DNA microarray),是近年来发展起来的一项新技术,是将已知的核酸片段按特定的排列方式固定在硅片、玻片或塑料片表面,制成核酸探针,利用碱基互补原理,使其与待测 DNA 样品进行杂交反应,从而获得需要的生物学信息。一张芯片上可集成有成千上万密集排列的分子微阵列,能够在短时间内分析大量的生物分子,快速准确地获取样品中的生物信息。检测病原菌的芯片技术对靶基因的选择有两种策略:一种是选择细菌的 16S rRNA,另一种是选择细菌的"特异基因"。基因芯片也可用于病原微生物耐药基因的表达谱检测、突变分析等。目前,应用于阳性血培养物的商品化基因芯片有的可在 1 小时左右检测包括 *mecA*、*vanA*、*vanB*、bla_{KPC} 耐药基因及革兰氏阴性菌、革兰氏阳性菌和酵母菌在内的 27 种病原菌。芯片技术为临床感染疾病的实验诊断提供了一个快速、灵敏、准确、高通量的检测平台。

（三）基因测序技术

近年来，基因测序技术迅猛发展，尤其在临床微生物学领域中。下一代测序（next-generation sequencing，NGS）技术的应用是微生物学诊断新的突破。NGS 技术的应用能够使完整细菌基因组数据在几小时内生成，从而达到快速鉴定的目的。这些数据在细菌鉴定、抗菌药物耐药性分析、毒素检测、毒力评估和流行病学分型等方面具有价值。临床多基于 NGS（也称为二代测序技术）鉴定难以培养或不明病原菌。常规的 NGS 包括多个步骤：①核酸提取（DNA 或 RNA）；②文库制备；③上机测序；④数据分析。每一步使用不同的工具和算法，在不同的情况下，使用不同的优化条件。该过程耗时烦琐，因此数据分析仅限于具有生物信息学知识的专业人员。此外，细菌基因组的容量和多样性是目前基因组测序所面临的最大挑战。三代测序技术以单分子实时测序技术、单分子荧光测序技术、纳米孔单分子测序技术为代表。与二代测序相比，最大特点是单分子测序。信号检测系统可以准确捕捉识别碱基单分子信号，因此无须进行 PCR 扩增，节省了操作时间和成本，同时也可避免 PCR 扩增引入错误。

五、自动化鉴定仪

微生物自动鉴定仪随着物理、化学、分子生物学和计算机等领域先进技术的快速发展以及多学科的交叉融合不断涌现出来，缩短了微生物检验的工作时间，提高了检验的阳性率和准确性，是今后临床微生物学检验发展的方向和趋势。

（一）微生物自动化鉴定仪

细菌鉴定仪常配备有不同菌种的鉴定卡，通过接种、测定细菌生长情况、生化反应进行鉴定或者利用动态鉴定原理。如在鉴定卡上设置生长对照孔并设有卡片终点的阈值，系统每间隔一定时间对卡片的每一孔进行读数，获得当时的待检细菌的生化反应谱和生化编码，但均不能作为真正的鉴定。只有当卡片生长对照孔到达终点阈值时（即卡片已完成全部读数），系统可获得最后的鉴定结果。动态鉴定是利用细菌最佳时间段生物特性，作为鉴定依据，报告速度更加快捷。

药敏试验应用比浊原理，采用 660nm 的发射光，系统每隔 15 分钟对每张药敏卡的每一反应孔读数一次。每孔的每一次读数均重复 3 次，并在 16 个不同点读取数据。获得的抗菌药物孔的透光度值与生长对照孔进行比较，每一抗菌药物采用专门的运算公式将原始读数值替换为最低抑菌浓度。

微生物自动化鉴定系统使得细菌鉴定、耐药基因的检测、分子流行病学的调查变得更加准确和快速。各种细菌基因分型技术在判定医院内感染的暴发、寻找感染源以及识别一些特殊的致病菌等方面发挥着重要的作用。

（二）微生物自动化检测系统的进展

临床微生物检验已有全自动的分析仪器上市，自动化、机械化的操作流程能实现样本处理、接种、细菌培养以及细菌鉴定与药敏的标准化。最大程度地减少人为误差，以标准的实验流程提高检验质量，从而给临床提供准确可靠的检验报告。用机械替代人力劳动，减轻工作人员因工作强度及压力造成的伤害，合理利用人力资源，将微生物室的工作重心转移到积极与临床沟通，帮助解决临床医师在判读微生物检验和药敏结果报告单时遇到的困难。

六、即时检验技术

即时检验（point of care testing，POCT）具有快捷、简便、高效等特点，广泛应用于临床微生物领域。在细菌鉴定中，主要应用于化脓性链球菌、新型隐球菌、结核分枝杆菌等鉴定。对于化脓性链球菌、新型隐球菌，多采用侧流免疫层析法，具有快速简便、特异性较好的优点。对于结核分枝杆菌多采用基于 PCR 的分子生物学技术——Xpert 检测（Xpert MTB/RIF），直接从原始痰液、尿液、腹腔积液、胸腔积液等标本中快速、灵敏检测结核分枝杆菌，并确定感染程度和耐药性。POCT 检测有利于患者病原菌快速筛查，从而指导临床抗菌药物合理使用，降低抗菌药物的不良影响和减少耐药性的出现。

第二节 真菌的鉴定技术

真菌的鉴定方法包括标本直接镜检、染色镜检、生化反应及免疫学试验等。其中真菌的菌丝和孢子的形态学检查是真菌鉴定的重要依据，主要包括直接镜检和染色镜检。

一、形态学鉴定

各类丝状真菌长出的菌丝和孢子形态不同，是鉴别真菌的重要依据。菌丝因结构不同可分为有隔菌丝和无隔菌丝。有隔菌丝如曲霉、青霉和毛癣菌等，曲霉菌镜下可见透明二叉分支型（即分枝呈约 45°角）有隔菌丝（又称鹿角状菌丝）。无隔菌丝无隔膜，如根霉和毛霉。无性孢子根据形态分为分生孢子、叶状孢子和孢子囊孢子。分生孢子按形态和结构分为大分生孢子和小分生孢子。大分生孢子呈梭状、棍棒状或梨状，大分生孢子的大小、数量和颜色是鉴定真菌的重要依据。小分生孢子呈球形、卵形、梨形以及棍棒状等。详见第三章第二节"真菌形态学检查"。

二、生物化学鉴定技术

1. 毛发穿孔试验 某些皮肤癣菌通过特殊的菌丝附属器——穿孔器官而使毛发穿孔，而另一些菌种不见此穿孔器官，借此可鉴别某些菌种。

2. 明胶液化试验 某些真菌具有明胶酶，可将明胶蛋白分解成小分子物质而导致其在低温下也不能凝固。

3. 芽管形成试验 在动物血清中孢子伸长，能形成芽管，但并非所有的假丝酵母菌都能形成芽管，借此可鉴定酵母样真菌。

4. 厚壁孢子形成试验 玉米琼脂加吐温 -80 可以降低培养基表面张力，很适宜酵母样真菌的菌丝和芽生孢子的生长，白念珠菌在此培养基上能产生厚壁孢子，借此可鉴定白念珠菌。

5. 酚氧化酶试验 酚氧化酶能催化单酚羟基化为二酚，进一步将其氧化成醌，而醌在非酶促条件下自然氧化生成黑色素。此酶为新型隐球菌所特有，常用于新型隐球菌的鉴定。

6. 脲酶试验 某些真菌产生脲酶，可分解尿素产生大量的氨，氨可使培养基的 pH 升高，从而使酚红指示剂呈红色。

7. 糖同化或发酵试验 糖同化试验的原理是某些真菌在不含碳源而仅含氮源的合成固体培养基上不生长。当培养基中加入该菌能利用的碳水化合物时，则该菌生长。糖发酵试验是利用真菌对各种糖类、醇类及醇苷类的发酵能力，借以鉴定菌种。

此外真菌的生化鉴定试验还包括：牛乳分解试验、氮源同化试验、TZC 试验。另外，目前临床还常用商品化的显色培养基,快速鉴定白念珠菌和其他假丝酵母菌。

三、免疫学鉴定技术

真菌感染的诊断,主要取决于病原学诊断,但某些情况下不能获得病原学证据,如急性组织胞浆菌病、曲霉性支气管炎等,需要依靠免疫学手段进行辅助诊断。与其他微生物相比,真菌产生抗体的速度慢、滴度低,易引起严重变态反应。

1. 皮肤试验 提取真菌抗原,进行皮内注射或斑贴试验,观察注射或试验部位有无红肿硬结出现。

2. 血清学测定 目前临床上常用的真菌血清学方法包括 G 试验、GM 试验、隐球菌荚膜抗原检测、念珠菌甘露聚糖抗原抗体检测、曲霉抗原抗体检测等方法。

（1）G 试验:G 试验检测的是真菌的细胞壁成分(1,3)-β-D-葡聚糖。人体的吞噬细胞吞噬真菌后,能持续释放该物质,使血液及体液中含量增高。该试验可早期诊断多种临床常见的侵袭性真菌感染疾病(侵袭性念珠菌病、侵袭性曲霉菌病及肺孢子菌肺炎等),但不能用于检测隐球菌和接合菌感染。

（2）GM 试验:GM 试验检测的是半乳甘露聚糖(galactomannan,GM)。半乳甘露聚糖是广泛存在于曲霉菌细胞壁的一种多糖,细胞壁表面菌丝生长时,半乳甘露聚糖从薄弱的菌丝顶端释放。该试验能够作为侵袭性曲霉菌感染的早期依据,是目前国际公认的曲霉菌诊断方法。

（3）隐球菌荚膜抗原检测:目前市场上常见的检测隐球菌荚膜抗原技术包括乳胶凝集法、胶体金免疫层析法和 ELISA 法。

四、质谱鉴定技术

质谱鉴定技术也可用于真菌鉴定,包括酵母样真菌及丝状真菌。与细菌鉴定不同的是,需用甲酸对标本进行预处理,从而破坏真菌细胞壁,使蛋白充分裂解释放。与自动化鉴定仪相比,质谱鉴定技术不仅缩短了检出时间,同时提高了准确率,目前在临床上广泛应用。

五、分子生物学鉴定技术

目前应用于临床检测的目标片段有 18S rRNA、ITS、P450、5S rRNA、gp43 和 26S rRNA 等,由于 18S rDNA 和 28S rDNA 序列相对保守,故多用于设计真菌通用引物,而 ITS1 和 ITS2 则多用于设计种特异性引物。针对白念珠菌、热带念珠菌 rRNA 特异区段的探针用不同荧光物质标记,在玻片上杂交后可在荧光显微镜下直接观察并进行区别判定。

此外,真菌特异性代谢物的检测以及质谱分析等也应用于真菌鉴定。

第三节 病毒的鉴定技术

将含有病毒的标本经培养分离后,需要根据病毒的不同特性选择相应的鉴定方法。病毒的鉴定技术包括形态学鉴定、培养细胞中病毒增殖指标鉴定、病毒感染性测定和病毒数量测定、免疫应答产物(抗体)的免疫学检测技术,以及病毒核酸的分子生物学检测技术等。

一、病毒在培养细胞中增殖的鉴定指标

1. 细胞病变 病毒在敏感细胞内增殖时可引起特有的细胞改变,称细胞病变效应(cyto-pathic effect,CPE),用光学显微镜即可观察到(图 5-1),可作为病毒增殖的指标。常见的病

变有①细胞圆缩、分散、溶解，系肠道病毒、鼻病毒、披膜病毒、痘病毒等感染所致；②细胞融合成多核巨细胞，系疱疹病毒、副黏病毒、RSV 感染所致；③细胞肿胀、颗粒增多、病变细胞聚集成葡萄串状，提示腺病毒感染；④形成包涵体，狂犬病病毒和 CMV 可致细胞质或核内出现嗜酸性或嗜碱性包涵体。经验丰富的实验人员可通过 CPE 的特征判断病毒的种类，甚至初步分型。

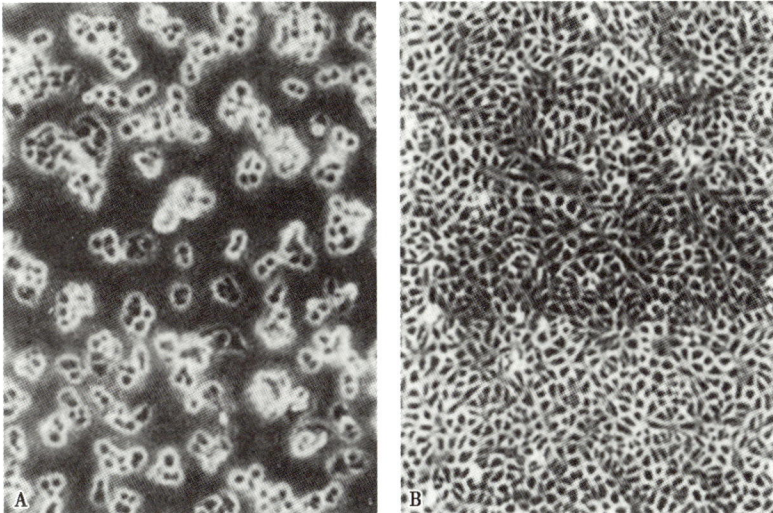

图 5-1 病毒所致细胞病变
A. 病变细胞；B. 正常细胞。

2. 红细胞吸附 带有血凝素刺突的病毒感染细胞后，细胞膜表面可出现血凝素（hemagglutinin，HA），能吸附鸡、豚鼠或猴红细胞，称红细胞吸附（hemadsorption），常用作病毒增殖的指标，如流感病毒能吸附和凝集鸡红细胞，新城疫病毒能吸附和凝集豚鼠红细胞，风疹病毒能吸附和凝集鸽子、绵羊红细胞。加入相应的血凝素抗体后，红细胞吸附现象被抑制，称为红细胞吸附抑制试验，可作为病毒鉴定的依据。

3. 干扰现象 某些病毒感染细胞后不出现 CPE，但能干扰在其后感染同一细胞的另一病毒的增殖，从而阻抑后者所特有的 CPE，称为干扰现象（interference）。因此，可用不能产生 CPE 的病毒干扰随后接种且可产生 CPE 的病毒，以检测病毒的存在。如某些型别的鼻病毒能干扰副流感病毒的感染和增殖，从而阻止后者感染的宿主细胞对红细胞的吸附现象，据此可进行初步鉴定。

4. 细胞代谢的改变 病毒感染细胞可使培养液的 pH 改变，说明细胞的代谢在病毒感染后发生了变化。这种培养环境的改变也可作为判断病毒增殖的指征。

二、病毒感染性测定和病毒数量测定

对于已增殖的病毒，必须进行感染性和数量的测定。在单位体积中测定感染性病毒的数量称为滴定。常用的方法有。

1. 半数组织培养感染量测定 将待测病毒液进行 10 倍系列稀释，分别接种于单层细胞，经培养后观察 CPE 等病毒增殖指标，以感染 50% 细胞的最高病毒稀释度为判定终点，经统计学处理计算出半数组织培养感染量（50% tissue culture infectious dose，$TCID_{50}$）。此方法是以 CPE 作指标，判断病毒的感染性和毒力。

2. 红细胞凝集试验 亦称血凝试验（hemagglutination test）。将含有血凝素的病毒接种鸡胚或感染细胞后，收集其鸡胚羊膜腔液、尿囊液或细胞培养液，加入动物红细胞后可出现红细胞凝集。如将病毒悬液做不同稀释度，以血凝反应的最高稀释度作为血凝效价，可半定量检测病毒颗粒的含量。

3. 空斑形成试验 将适当稀释浓度的病毒液定量接种于敏感的单层细胞中，经一定时间培养后，覆盖薄层未凝固的琼脂于细胞上，待其凝固后继续培养，由于病毒的增殖使感染的单层细胞病变脱落，可形成肉眼可见的空斑，即空斑形成试验（plaque formation test）。一个空斑通常由一个感染病毒增殖所致，即一个空斑形成单位（plaque forming unit，PFU），计数平板中空斑数可推算出样品中活病毒的数量，以 PFU/ml 表示。

4. 中和试验 病毒在细胞培养中被特异性抗体中和而失去感染性的一种试验。用已知的抗病毒血清与待测病毒悬液混合，在室温下作用一定时间后接种敏感细胞，经培养后观察 CPE 或红细胞吸附现象是否消失，如果特异性抗体能中和病毒，使之失去感染性，不出现 CPE 或红细胞吸附现象消失，则该病毒为特异性抗体的同型病毒，用于病毒分型鉴定具有特异性。如用不同浓度的病毒抗血清进行中和试验，还可根据抗体的效价对待测病毒液进行半定量检测。

三、免疫学鉴定技术

（一）抗原检测

可采用免疫学标记技术直接检测标本中的病毒抗原进行早期诊断。目前常用免疫荧光技术、酶免疫组化法和 ELISA，以及免疫胶体金技术等。这些技术操作简单、特异性强、敏感性高。特别是用标记质量高的单克隆抗体可检测到 ng 至 pg 水平的抗原或半抗原。

1. 免疫荧光技术 常用标本有冰冻切片、组织印片、病损部位刮片和离心沉淀的混悬细胞。以荧光显微镜观察细胞核和细胞质内的荧光，检测抗原在细胞内所处的位置，如流感病毒、腺病毒和疱疹病毒具有细胞核和细胞质内荧光，而 RSV、副流感病毒和腮腺炎病毒、肾综合征出血热病毒仅有胞质荧光，麻疹病毒为多核巨细胞内荧光。

免疫荧光技术具有快速、实用的优点，要求标本中含有足够量的疑有病毒感染的完整细胞，或在组织细胞培养出现明显 CPE 前检查病毒抗原，作为早期快速诊断。随着单克隆抗体的应用使免疫荧光技术的敏感性和特异性进一步提高，结果也更易判断。

2. 酶免疫组化技术 该法与 IFA 的原理相似，不同的是将荧光标记改为辣根过氧化物酶标记，常使用间接法。普通光学显微镜或肉眼即可观察反应，染色标本能长期保存，制剂可较长期应用，是一种较特异、快速、简便的方法，主要用于检测培养细胞中的病毒抗原和组织切片、印片细胞中的病毒抗原。由于临床标本中可能存在内源性过氧化物酶，易造成假阳性而很少用。

3. ELISA 该法将病毒特异性抗体（或抗原）吸附到固相支持物（微孔板、试管、有孔小球）上，然后加入待测标本与"固相抗体"培养，再加入酶（如辣根过氧化物酶或碱性磷酸酶）标记的病毒特异性抗体（抗原）来检测病毒抗原（抗体）。病毒学实验室用 ELISA 可发现常规细胞培养难以增殖的病毒，如甲、乙、丙型肝炎病毒和轮状病毒。

4. 免疫胶体金技术 胶体金在合适的条件下与病毒抗原或抗体形成稳定结合的标记物，但不影响其免疫活性，在临床病毒学检验中应用广泛。目前临床已有检测轮状病毒、流感病毒等病毒抗原的胶体金试剂盒。

5. 乳胶凝集试验 是常用的免疫技术，分为试管法和玻片法，前者可进行半定量测定，后者操作简单，多为定性测定。可用于测定轮状病毒、巨细胞病毒、乙肝病毒等。

6. 发光免疫技术 根据标记物的不同，主要有化学发光免疫分析和电化学发光免疫分析。检测时将化学发光物质或酶作为标记物直接标记在抗原或抗体上，经过抗原与抗体反应形成抗原 - 抗体免疫复合物，随后加入氧化剂或酶的发光底物，经反应形成激发态的中间体,发射光子释放能量,可以利用发光信号测量仪器检测发光强度。

发光免疫分析是一种灵敏度高、特异性强、检测快速及无放射危害的分析技术,临床应用已非常成熟,成为诊断市场上的主流产品。目前在病毒检测方面常用于检测甲、乙、丙型肝炎病毒,HIV,SARS 冠状病毒及肠道 RNA 病毒抗原。

(二) 抗体检测

病毒抗体检验方法与前述病毒抗原的检验方法具有通用性,但需要根据病毒种类、实验室条件进行选择。

1. IgM 特异性抗体检测 机体感染后,特异性 IgM 抗体出现早,检测病毒 IgM 抗体可早期诊断病毒感染,如孕妇羊水中检测到 CMV 或风疹病毒 IgM 特异抗体,可早期诊断胎儿的先天性 CMV 或风疹病毒感染;测定 HAV 感染后产生的抗 -HAV IgM 抗体可早期确诊甲型肝炎;抗 -HBc 出现较早,常以抗 -HBc IgM 作为 HBV 感染急性期的指标。然而,机体感染后产生 IgM 抗体有明显的个体差异。

IgM 抗体检测常用方法有 ELISA 和 IFA,ELISA 因无需荧光显微镜,操作简便快速,在临床使用更为广泛。其中 IgM 捕获法最为特异,已应用于风疹病毒、HAV、CMV、HSV、轮状病毒等多种病毒的早期诊断。IFA 常用于检测人血清中呼吸道病毒的 IgM 抗体,包括腺病毒、呼吸道合胞病毒、甲型流感病毒、乙型流感病毒和副流感病毒 1、2 和 3 型。

2. IgG 特异性抗体检测 IgG 抗体虽较 IgM 抗体出现晚,但对尚无病毒分离培养方法或难以分离培养的病毒仍具有辅助诊断价值,是病毒流行病学调查的重要指标,并有助于了解个体既往感染。目前已广泛用于肝炎病毒、风疹病毒、CMV、HSV、EBV 等 IgG 抗体或总抗体检测。

IgG 抗体检测常用 ELISA 间接法或捕获法。随着技术不断发展,集特异的抗原抗体反应和灵敏的化学发光底物检测于一体的化学发光免疫测定法(chemiluminescence immunoassay,CLIA)也逐渐应用于临床病毒学检验中,在方法上提高了病毒抗体检测的灵敏度和特异性且更快速、方便,已成为甲、乙、丙型肝炎病毒检测的临床常用方法。

四、分子生物学鉴定技术

分子生物学技术因其快速、简便、特异、敏感的特点,广泛应用于临床病毒性疾病的检测,包括感染个体的病毒载量、分析病毒感染类型、检测病毒耐药基因,如 HBV、HCV、HPV、HIV 的直接检测等。

(一) 核酸杂交技术

常用于病毒检测的核酸杂交技术有斑点杂交、原位杂交、DNA 印迹和 RNA 印迹。

1. 斑点杂交(dot hybridization) 将待测的 DNA 或 RNA 直接点样在杂交滤膜上,变性后与标记的探针核酸序列杂交,根据标记物的不同采用放射自显影或酶显色技术等检测杂交产物,可用于大多数病毒核酸和 PCR 产物的检测。

2. 原位杂交(in situ hybridization) 将病毒感染细胞固定后,在不破坏细胞结构的情况下,在细胞原位释放并暴露出病毒的 DNA 或 RNA,加入标记的病毒特异核酸探针进行杂交。通过显色技术可直接观察病毒在细胞内的位置和核酸数量。

3. DNA 印迹(Southern blotting)**和 RNA 印迹**(Northern blotting) 将标本中提取的病毒 DNA 或 RNA 用限制性内切酶切割后,在琼脂糖凝胶电泳中将病毒核酸按分子量大小分开,然后再将琼脂糖凝胶中的核酸条带电转移至硝酸纤维素膜或尼龙膜上,与标记的探针序列进行杂交,可以检测病毒的 DNA 或 RNA 中的特异序列。

(二) 聚合酶链反应技术

1. PCR 技术 扩增病毒特异序列、保守片段对病毒感染进行诊断。扩增病毒的易变区，结合限制性片段长度多态性分析、变性梯度凝胶电泳（DGGE）或测序等技术对病毒进行分型和突变的研究。对 RNA 病毒可采用逆转录 PCR（reverse transcription PCR，RT-PCR）。

2. 实时荧光定量 PCR 技术 可对感染的个体的病毒载量进行动态监测，在抗病毒疗效观察中尤为重要。

PCR 技术特别适宜难分离培养病毒的诊断，常用于各种肠道病毒、呼吸道病毒、肝炎病毒等的检测。

（三）基因芯片技术

利用基因芯片技术可一次检测出多种病毒并能鉴定出病毒的亚型。如艾滋病患者出现抗体之前检测到 HIV，对该病的早期诊断具有重大意义。采用基因芯片技术对 HIV-1B 亚型中的逆转录酶和蛋白酶基因的多态性分析，发现该亚型的病毒基因序列存在极大差异，其中蛋白酶的基因片段差异最大，在编码的 99 个氨基酸序列中，有 47.5% 存在明显突变，直接导致了病毒抗药性的不同。将 DNA 芯片技术用于 HIV-1 的测序分型及多态性分析的试剂盒也已问世。

基因芯片技术灵敏、准确，避免了烦琐费时的分离培养且无须等到抗体出现，在呼吸道病毒、人乳头瘤病毒检测方面应用广泛，尤其是在病毒分型检测，如流感病毒分型、乙型肝炎病毒基因分型、人乳头瘤病毒分型等方面具有良好的应用前景。

（四）基因测序技术

目前对已发现的病毒的全基因组测序已基本完成，因此可运用第二代或第三代测序技术将所检测的病毒进行特征性基因测序，并与基因库中预先定义的病毒标准基因序列进行比对，从而迅速识别各类病毒，使诊断更加快速、准确。

随着病毒基因结构的阐明，各种病毒特征序列谱的获得，以及测序技术的不断改进，基因测序将在临床病毒性疾病诊疗中发挥更大作用。

五、即时检验技术

在病毒鉴定中，POCT 主要应用于抗原、抗体和核酸检测等。POCT 抗原检测主要用侧流免疫层析法，如甲型/乙型流感病毒抗原检测等。POCT 抗体检测主要应用于 HIV、梅毒等疾病筛查。POCT 分子生物学检测由于具有高灵敏度，应用于呼吸道病毒、HIV、HBV、HCV、HPV 等感染性疾病核酸定量检测和基因型耐药监测等，同时也实现了多种病毒实时检测，提高了检测速度和准确度。

本章小结

微生物鉴定是诊断感染性疾病的重要手段之一，包括传统的培养生化鉴定技术和非培养鉴定技术。细菌生化鉴定技术主要有碳水化合物试验、蛋白质和氨基酸试验、碳源利用试验等，真菌生化鉴定技术主要有毛发穿孔试验、明胶液化试验、芽管形成试验、厚壁孢子形成试验等。病毒鉴定技术包括培养细胞中病毒增殖指标鉴定、病毒感染性测定和细胞病毒量测定。免疫学、分子生物学等非培养鉴定技术为培养时间长、难培养或不能培养的病原体鉴定及耐药基因等检验提供了一个重要手段，使感染的诊断更早、更快速、更准确。微生物全自动鉴定系统缩短了微生物检验的工作时间，提高了检验的阳性率和准确性，是临床微生物学检验发展的方向和趋势。

（申艳娜）

第六章 微生物的耐药性检测

通过本章学习，你将能回答以下问题：

1. 抗微生物药物的主要种类有哪些？
2. 抗微生物药物敏感试验有哪些方法？
3. 细菌的主要耐药机制有哪些？临床重要耐药细菌检测的常用方法有哪些？
4. 真菌的主要耐药机制是什么？真菌耐药性检测的常用方法是什么？
5. 病毒的主要耐药机制是什么？临床重要病毒的耐药性检测方法有哪些？

临床对微生物感染的治疗基于药物敏感性检测的结果，对特定微生物适用的抗微生物药物进行药物敏感性试验，有助于临床治疗和改善患者预后。随着抗微生物药物的使用，耐药微生物的出现不可避免，耐药微生物已成为全球关注的问题，因此对耐药微生物和耐药机制的检测有助于临床及时调整治疗方案，减缓耐药的发生和发展。

第一节 临床常用抗微生物药物

一、β- 内酰胺类

β- 内酰胺类抗菌药物包括青霉素类、头孢菌素类、碳青霉烯类、头霉素类、单环类、β- 内酰胺酶抑制剂的复合制剂等。

（一）青霉素类

青霉素类抗生素主要包括天然青霉素、耐青霉素酶青霉素、广谱青霉素、青霉素 +β- 内酰胺酶抑制剂。天然青霉素有青霉素 G、青霉素 V，作用于不产青霉素酶的革兰氏阳性菌、革兰氏阴性菌、厌氧菌。耐青霉素酶青霉素有甲氧西林、萘夫西林、苯唑西林、氯唑西林、双氯西林、氟氯西林，作用于产青霉素酶的葡萄球菌。广谱青霉素又分为氨基青霉素、羧基青霉素、脲基青霉素。氨基青霉素有氨苄西林、阿莫西林，作用于青霉素敏感的细菌、大部分大肠埃希菌、奇异变形杆菌、流感嗜血杆菌等革兰氏阴性杆菌；羧基青霉素有羧苄西林、替卡西林，作用于产 β- 内酰胺酶肠杆菌目细菌和假单胞菌，对克雷伯菌和肠球菌无效，可协同氨基糖苷类抗生素作用于肠球菌；脲基青霉素有美洛西林、阿洛西林、哌拉西林，作用于产 β- 内酰胺酶肠杆菌目细菌和假单胞菌。青霉素和 β- 内酰胺类抗菌药物与青霉素结合蛋白结合，抑制细菌细胞壁合成。

（二）头孢菌素类

头孢菌素类根据发现的先后和抗菌作用将其命名为第一代、第二代、第三代、第四代头孢菌素。第一代头孢菌素有头孢噻吩、头孢唑林、头孢拉定、头孢匹林。第二代头孢菌素有头孢孟多、头孢呋辛、头孢尼西。第三代头孢菌素有头孢噻肟、头孢曲松、头孢他啶、头孢唑肟、头孢哌酮。第四代头孢菌素有头孢匹罗和头孢吡肟。此外，还包括具有抗耐甲氧西林金黄色葡萄球菌（methicillin-resistant *Staphylococcus aureus*，MRSA）活性的头孢菌素头孢罗膦和头孢吡普，新型铁载体头孢菌素头孢地尔，有时称第五代头孢菌素。

抗菌效果：对于革兰氏阳性球菌：第一代头孢菌素＞第二代头孢菌素＞第三代头孢菌素；对于革兰氏阴性杆菌：第一代头孢菌素＜第二代头孢菌素＜第三代头孢菌素；第四代头孢菌素对于革兰氏阳性球菌和革兰氏阴性杆菌几乎相同，并具有抗假单胞菌作用。头孢罗膦对于包括 MRSA 在内的革兰氏阳性菌具有强大的抗菌作用，同时保持了与最近几代头孢菌素相当的抗革兰氏阴性菌的活性。头孢地尔对革兰氏阴性菌（包括多重耐药病原菌）具有广谱体外抗菌活性。

头孢菌素作用机制在于其能与青霉素结合蛋白结合，发挥抑菌和杀菌效果，不同的头孢菌素结合不同的青霉素结合蛋白。

（三）其他 β- 内酰胺类

1. 单环类 单环 β- 内酰胺类抗菌药物主要有氨曲南和卡芦莫南。对革兰氏阴性菌作用强，如脑膜炎奈瑟菌、淋病奈瑟菌、流感嗜血杆菌、铜绿假单胞菌。对革兰氏阳性菌和厌氧菌无作用。

2. 头霉素类 头霉素类有头孢西丁、头孢替坦、头孢美唑。对革兰氏阳性菌有较好的抗菌活性，对厌氧菌有高度抗菌活性，但对非发酵菌无效。氧头孢烯类具有第三代头孢菌素的特点，抗菌谱广，杀菌作用强，对产 β- 内酰胺酶的革兰氏阴性菌有很强的抗菌作用，对产酶的金黄色葡萄球菌也具有一定的抗菌活性。

3. 碳青霉烯类 碳青霉烯类除了对嗜麦芽窄食单胞菌、耐甲氧西林葡萄球菌（methicillin-resistant *Staphylococcus*，MRS）、屎肠球菌和某些脆弱拟杆菌无活性外，对几乎所有的由质粒或染色体介导的 β- 内酰胺酶稳定，因而是目前抗菌谱最广的 β- 内酰胺类抗菌药物，具有快速杀菌作用。碳青霉烯类包括亚胺培南、美罗培南、厄他培南、比阿培南、帕尼培南、多立培南。其作用特点和机制是①具有良好穿透性；②与 PBP1、PBP2 结合，导致细菌细胞的溶解；③对质粒和染色体介导的 β- 内酰胺酶稳定。

4. β- 内酰胺酶抑制剂的复合制剂 与 β- 内酰胺类抗菌药物联用能增强后者的抗菌活性，有克拉维酸、舒巴坦、他唑巴坦和阿维巴坦等。

（1）克拉维酸：与青霉素类的复合制剂对产 β- 内酰胺酶（2a、2b、2be、2c 型）的细菌有抑菌活性。常与青霉素类、头孢菌素类抗生素联合应用，如阿莫西林 - 克拉维酸、替卡西林 - 克拉维酸。

（2）舒巴坦：常与氨苄西林或头孢哌酮联合应用于耐药菌感染，可抑制由质粒或染色体介导的 β- 内酰胺酶的细菌。对不动杆菌属的作用强。

（3）他唑巴坦：抑制超广谱 β- 内酰胺酶，但对碳青霉烯酶无效。常与哌拉西林联合应用于治疗多种类型的细菌感染，如社区及医院获得性肺炎、尿路感染、腹腔感染等。

（4）阿维巴坦：抑制超广谱 β- 内酰胺酶、头孢菌素酶、丝氨酸型碳青霉烯酶，但对金属酶、D 类酶无效。与头孢他啶联合应用于治疗复杂腹腔感染和复杂尿路感染。阿维巴坦不能增强头孢菌素对产金属 β- 内酰胺酶细菌的活性，但与氨曲南联合使用时对许多产金属 β- 内酰胺酶菌株有效。

（5）瑞来巴坦（relebactam）：抑制酶谱同阿维巴坦，与碳青霉烯类抗生素（如亚胺培南等）联合使用。

（6）度洛巴坦（durlobactam）：联合舒巴坦，对碳青霉烯耐药鲍曼不动杆菌有强大的抑制作用。

二、喹诺酮类

第一代喹诺酮类为窄谱抗生素，主要有萘啶酸，对革兰氏阳性球菌无作用，常用于大肠埃希菌且迅速出现耐药,已较少应用于临床。第二代喹诺酮类对革兰阴性和阳性细菌均有作用。比较这类药的抗菌活性强度依次为环丙沙星、氧氟沙星、洛美沙星、氟罗沙星、培氟沙星及诺氟沙星。第三代喹诺酮类主要包括司帕沙星、妥舒沙星、左氧氟沙星、加替沙星、格帕沙星及莫西沙星,对革兰氏阳性菌作用高于第二代的4～8倍,对厌氧菌亦有作用。喹诺酮类作用机制是①通过外膜孔蛋白和磷脂渗透进入细菌细胞;②作用DNA旋转酶和拓扑异构酶,干扰细菌DNA复制、修复和重组。

三、氨基糖苷类

按其来源分为①由链霉菌属发酵滤液提取获得,有链霉素、卡那霉素、妥布霉素、核糖霉素、巴龙霉素、新霉素;②由小单胞菌属发酵滤液中提取,有庆大霉素、阿司米星;③半合成氨基糖苷类,有阿米卡星、奈替米星、地贝卡星等。氨基糖苷类抗生素对需氧革兰氏阴性杆菌有较强的抗菌活性,对阳性球菌有一定的抗菌活性。

氨基糖苷类抗菌药物作用机制为①依靠离子的吸附作用,吸附在菌体表面导致细胞膜损伤;②和细菌核糖体30S小亚基发生不可逆结合,抑制mRNA的转录和蛋白质的合成,造成遗传密码的错读,产生无意义的蛋白质。

四、大环内酯类和酮内酯类

目前国内常用的大环内酯类药物有红霉素、吉他霉素、麦迪霉素、乙酰螺旋霉素。新一代大环内酯类有克拉霉素、罗红霉素、地红霉素、氟红霉素、阿奇霉素和罗他霉素。对流感嗜血杆菌、军团菌、支原体、衣原体等具有强大抗菌作用。其作用特点和机制是①可逆结合细菌核糖体50S大亚基的23S单位,抑制细菌蛋白质合成和肽链延伸;②肺部浓度较血清浓度高;③新一代大环内酯类具有免疫调节功能,能增强单核巨噬细胞吞噬功能。

酮内酯类药物与大环内酯类相似,通过与细菌核糖体50S的23S单位结合抑制蛋白质合成。代表性药物有泰利霉素。

五、四环素类和甘氨酰环素类

四环素类药物分为短效、中效和长效,短效药物有土霉素、四环素;中效药物有地美环素、美他环素;长效药物有多西环素、米诺环素。四环素为广谱抗菌药物,包括对革兰氏阳性菌和阴性菌,如部分葡萄球菌、链球菌、肺炎链球菌、大肠埃希菌等有一定的抗菌作用,对立克次体、支原体、螺旋体、阿米巴等敏感。其作用机制主要与细菌的30S核糖体亚单位结合,阻止肽链延伸,抑制蛋白质合成。临床上四环素类常作为衣原体、立克次体感染的首选药物。

替加环素是米诺环素的衍生物,是第一个应用于临床的新型甘氨酰环素类抗菌药物。替加环素抗菌谱广泛,覆盖革兰氏阳性菌、革兰氏阴性菌、厌氧菌和快生长的分枝杆菌。奥马环素是新的氨甲基环类药物,依拉环素是新一代全合成含氟四环素类抗菌药物,对革兰氏阴性和革兰氏阳性需氧菌、兼性厌氧菌和专性厌氧菌及其耐药菌株都有高度的抗菌活性。

六、糖肽类和脂肽类

糖肽类目前有万古霉素、替考拉宁。万古霉素和替考拉宁对革兰氏阳性球菌具有强大的活性,MRS非常敏感。其作用机制是能与肽聚糖前体的D-丙氨酰-D-丙氨酸末端结合,阻断肽聚糖合成,从而阻止细胞壁合成。

达托霉素为环脂肽类抗菌药物,它通过扰乱细胞膜对氨基酸的转运,从而阻碍细菌细胞壁肽聚糖的生物合成,改变细胞质膜的性质;另外,它还能通过破坏细菌的细胞膜,使其内容物外泄而达到杀菌的目的。

七、噁唑烷酮类

噁唑烷酮类通过阻止由 tRNA、mRNA、起始因子和核糖体组成的功能性起始复合物的形成来抑制细菌蛋白质的合成。目前仅有利奈唑胺和特地唑胺可用于临床。唑烷酮类对大多数革兰氏阳性菌、分枝杆菌和诺卡菌具有抗菌活性。

八、磺胺类和甲氧苄啶

磺胺类与对氨基苯甲酸化学结构相似，对氨基苯甲酸是细菌叶酸合成所需的重要因子，磺胺类完全抑制细菌对氨基苯甲酸转变成二氢叶酸。甲氧苄啶（TMP）是抑制二氢叶酸还原酶的一种嘧啶类似物，干扰叶酸代谢及其后的嘧啶合成和细菌的一碳单位代谢。因为 TMP 和磺胺在不同位点阻断细菌叶酸代谢途径，它们相互增加抗菌活性，对大多数病原体具有协同抗菌作用。磺胺甲噁唑 - 甲氧苄啶的复合制剂，又称为复方甲噁唑，已证实治疗许多感染有效。

九、多黏菌素类

多黏菌素类通过作用于细菌细胞膜的磷脂，增加细胞渗透性，使内容物外溢导致细菌死亡。目前仅有多黏菌素 B 和 E 应用于临床，主要不良反应为神经毒性和肾毒性。

十、其他常见抗菌药物

林可霉素类包括林可霉素和克林霉素。主要作用于甲氧西林敏感的葡萄球菌属、链球菌属等革兰氏阳性球菌和白喉棒状杆菌等革兰氏阳性杆菌。其对脆弱拟杆菌、产气荚膜梭菌等多种厌氧菌具有抗菌活性。其作用机制是与细菌 50S 核蛋白体亚基结合，抑制蛋白合成，并可干扰肽酰基的转移，阻止肽链的延长。克林霉素是治疗肺部厌氧菌感染的常用药物。

氯霉素类抗菌药物包括氯霉素、甲砜霉素。其作用机制为作用于细菌 70S 核糖体的 50S 亚基，使肽链延长受阻而抑制蛋白合成。氯霉素对许多革兰氏阳性菌和革兰氏阴性菌、支原体、衣原体和立克次体有抗菌活性。

呋喃妥因属于由初级硝基基团与杂环连接而成的一类复合物，仅用于治疗尿路感染。呋喃妥因杀死细菌的能力与细菌硝基还原酶的存在有关，后者会将呋喃妥因转化为对细菌有毒的高反应性亲电子中间体，非特异性地攻击细菌核糖体蛋白，导致蛋白合成的完全抑制。呋喃妥因对革兰氏阳性菌和阴性菌有广谱的抗菌活性。

甲硝唑是 5- 硝基咪唑衍生物，甲硝唑的硝基在细胞质中可通过硝基还原酶的作用而减少，并产生某些短效而细胞毒性强的中间体化合物或自由基，从而干扰细菌 DNA 的合成。甲硝唑主要用于厌氧菌和原生动物类寄生虫感染的治疗。

十一、抗真菌药物

（一）唑类

唑类化合物能抑制真菌细胞色素 P450 依赖酶，羊毛固醇 14α- 去甲基化酶，该酶负责将羊毛固醇转化为麦角固醇，而麦角固醇是敏感真菌细胞膜的主要固醇。唑类药物会导致各种有毒的甲基固醇的蓄积和麦角固醇的缺乏，从而破坏膜结构和功能。代表性药物氟康唑、艾沙康唑、伊曲康唑、酮康唑、泊沙康唑、伏立康唑。

（二）棘白菌素类

棘白菌素通过抑制 1,3-β-D- 葡聚糖合成酶从而破坏真菌细胞壁的合成。棘白菌素对念珠菌起杀菌作用，而对曲霉菌属起抑菌作用。代表性药物阿尼芬净、卡泊芬净、米卡芬净。

（三）多烯类

多烯类药物能与敏感真菌细胞膜上主要成分麦角固醇结合，从而导致膜屏障功能受损、细胞内容物外溢、代谢紊乱和细胞死亡。除了对细胞膜通透性有影响外，两性霉素 B 还会通过一连串的氧化反应使细胞膜脂质过氧化，从而引起真菌细胞氧化性损伤。代表性药物有两性霉素 B。

（四）氟胞嘧啶

氟胞嘧啶干扰嘧啶代谢，从而影响敏感真菌细胞内 DNA、RNA 和蛋白质的合成。真菌缺乏胞嘧啶脱氨酶会导致对氟胞嘧啶天然耐药。

（五）丙烯胺类

丙烯胺类能抑制角鲨烯环氧化酶，此酶是形成麦角固醇的关键酶，麦角固醇是敏感真菌细胞膜中主要的固醇。角鲨烯的蓄积会导致细胞膜破坏及细胞死亡。代表性药物特比萘芬。

十二、抗病毒药物

目前抗病毒药物主要针对人类免疫缺陷病毒（HIV）、乙型肝炎病毒（HBV）、丙型肝炎病毒（HCV）、人类疱疹病毒、流感病毒、新型冠状病毒。

（一）抗 HIV 药物和抗乙型肝炎病毒药物

抗 HIV 药物包括五类。①核苷 / 核苷酸逆转录酶抑制剂：如阿巴卡韦、去羟肌苷、恩曲他滨、拉米夫定、司他夫定等；②非核苷逆转录酶抑制剂：如依非韦伦、依曲韦林、奈韦拉平、利匹韦林等；③蛋白酶抑制剂：阿扎那韦、考比司他、达芦那韦、福沙那韦、茚地那韦等；④穿入 / 融合抑制剂：如恩夫韦肽、马拉维诺；⑤整合酶链转移抑制剂：如拉替拉韦、埃替拉韦、多替拉韦。

因为很大比例的 HBV 患者同时合并感染 HIV，所以抗乙肝病毒药物依据是否具有抗 2 种病毒或只抗乙肝病毒的活性进行分类。在被批准的药物中，仅替比夫定只用于 HBV，而拉米夫定、富马酸替诺福韦、丙酚替诺福韦、阿德福韦酯和恩替卡韦可用于 HBV 和 HIV。抗病毒药物作用于这 2 种病毒共同的靶点是 HIV 和 HBV 复制酶的逆转录酶功能。

（二）抗丙型肝炎病毒药物

包括三类：①NS3/4A 蛋白酶抑制剂，如格拉瑞韦、帕立瑞韦、西咪匹韦、伏西拉韦、格卡瑞韦；②NS5A 抑制剂，如来迪派韦、奥比他韦、艾尔巴韦、维帕他韦、哌仑他韦、达拉他韦；③NS5B RNA 依赖性 RNA 聚合酶抑制剂，如索非布韦、达塞布韦、利巴韦林。

（三）抗疱疹病毒药物

大多数抗疱疹病毒药物是抑制 DNA 复制的核苷或核苷酸类似物。其中几种化合物需要由病毒编码酶及细胞激酶磷酸化激活。大部分这类药物的最终靶点是病毒 DNA 聚合酶，如阿昔洛韦、伐昔洛韦、西多福韦、更昔洛韦等。除了核苷和核苷酸类似物，抗疱疹病毒化合物还包括可直接针对病毒 DNA 聚合酶的焦磷酸盐类似物膦甲酸。

（四）抗流感病毒药物

包括三类：M2 蛋白抑制剂（如金刚烷胺、金刚乙胺），神经氨酸酶抑制剂（如奥司他韦、帕拉米韦、扎那米韦）和帽依赖型核酸内切酶抑制剂（玛舒拉沙韦、玛巴洛沙韦等）。

（五）抗新型冠状病毒药物

包括先诺特韦 / 利托那韦、奈玛特韦 / 利托那韦、氢瑞德西韦氢溴酸盐等，通过阻断病毒复制或阻断病毒进入细胞发挥作用。

第二节　抗微生物药物敏感性试验方法

抗微生物药物敏感性试验（antimicrobial susceptibility testing, AST）的意义在于：①可预测抗微生物治疗的效果；②指导抗微生物药物的临床应用；③发现或提示耐药机制的存在，能帮助临床医师选择合适的药物，避免产生或加重耐药；④监测耐药性，掌握耐药微生物感染的流行病学，以控制和预防耐药微生物感染的发生和流行。

一、常用抗微生物药物的选择与分组

临床微生物实验室在分离出病原体时，必须选择合适的抗微生物药物和合适的方法进行药物敏感试验，抗菌药物的选择应遵循有关指南，并与医院内感染科、药事委员会和感染控制委员会的专家共同讨论决定。可参照美国临床实验室标准化协会（CLSI）制定的抗菌药物选择原则。该标准将抗菌药物分成一级、二级、三级、四级、U组、其他组。一级指适用于常规、基本检测和报告的抗菌药物。二级指适合于常规、基本检测的抗菌药物，但可按照每个机构建立的级联报告规则进行报告。三级指适用于为多重耐药菌高危患者提供服务的机构的常规、基本检测的抗菌药物，但只能按照每个机构建立的级联报告规则进行报告。四级指如果其他级别的抗菌药物由于各种因素而不是最佳的，可能需要根据临床医师要求检测和报告的抗菌药物。U组指仅用于从尿液中分离出的微生物的抗菌药物，其结果应仅报告从泌尿道分离出的微生物。其他组指具有已确定的临床折点的抗菌药物。其他组药物仅根据临床医师的要求进行测试和报告，并且需通过咨询抗菌药物管理团队和其他相关机构的利益相关者，以确保要求的适当性。其他组的药物可能不能反映目前对特定微生物或微生物群的首选和替代药物的共识建议。

二、药物敏感性试验折点的建立

抗菌药物敏感折点包括最低抑菌浓度（minimal inhibitory concentration, MIC）的折点和抑菌圈直径（mm）的折点。基于抗菌药物对某种属野生型细菌 MIC 值的分布、PK/PD cutoff 值的计算和临床和细菌学的应答率三方面的数据设立 MIC 的敏感（S）、耐药（R）、中介（I）等折点。纸片扩散法折点的设立，一是建立抑菌圈直径和 MIC $\log_2$ 值之间的线性关系。根据耐药和敏感的 MIC 折点与回归直线的交界点，初步确定抑菌圈直径的折点；二是采用计算错误率方法，即以 MIC 方法为"金标准"，确定纸片扩散法的错误率。错误率评价包括分类一致性（categorical agreement, CA）、极重大误差（very major error, VME）、重大误差（major error, ME）。CA 指纸片扩散法与 MIC 方法药敏结果判断为耐药、中介、敏感的一致性；VME 指 MIC 检测为耐药，而纸片扩散法为敏感；ME 指 MIC 检测敏感，而纸片扩散法耐药。按照美国食品药品监督管理局（Food and Drug Administration, FDA）的标准 CA≥90%、VME≤1.5%、ME≤3% 为可接受范围。该方法需要将纸片扩散法解释标准与 MIC 标准的误差极小化，特别要控制极重大误差，从而避免对临床治疗的不良影响。

随着耐药机制、细菌菌群分布的不断变化，以及人们对临床药理学参数认识的不断加深，CLSI 每年都会依据微生物学、药理学和临床数据，修订部分抗菌药物的敏感性折点。修订后的折点能够针对不同的感染类型、人群和给药模式，更好地反映临床推荐方案的抗菌药物在治疗感染时的实际疗效，使临床治疗更加合理化。药敏试验的折点遵照每年最新公布的 CLSI 标准进行。

敏感（susceptible, S）指当使用常规推荐剂量的抗菌药物进行治疗时，该抗菌药物在患者

感染部位通常所能达到的浓度可抑制分离菌株的生长。中介（intermediate，I）有下列几种不同的含义：①抗菌药物的 MIC 接近血液和组织中通常可达到的浓度，分离株的临床应答率可能低于敏感菌株；②根据药代动力学数据分析，若药物在某些感染部位被生理性浓缩（如喹诺酮类和 β- 内酰胺类药物通常在尿中浓度较高），则中介意味着该药常规剂量治疗该部位的感染可能有效；若药物在高剂量使用时是安全的（如 β- 内酰胺类药物），则中介意味着高于常规剂量给药可能有效；③在判断药敏试验结果时，中介意味着一个缓冲区，以防止一些小的、不能控制的技术因素导致的结果解释偏差，特别对某些药物毒性限度（pharmacotoxicity margin）较窄的药物。耐药（resistant，R）指使用常规推荐剂量的抗菌药物治疗时，患者感染部位通常所能达到的药物浓度不能抑制菌株的生长；和 / 或证明 MIC 或抑菌圈直径可能处于特殊的微生物耐药机制范围（如产 β- 内酰胺酶），抗菌药物对菌株的疗效尚未得到临床治疗研究的可靠证实。2014 年，CLSI 首次在细菌药敏中提到剂量依赖性敏感（susceptible-dose dependent，SDD）这个概念。SDD 提示菌株敏感性依赖于患者使用药物的剂量。当药敏试验的结果是 SDD 时，为了达到临床疗效，采用的修正用药方案（例如高剂量、增加给药频率、两者兼有）达到的药物浓度比设定敏感折点所使用的用药方案所达到的药物浓度高。非敏感（non-susceptible，NS）指对于因未见或罕见耐药，仅具有敏感折点的抗菌药物，当该药对某分离株的 MIC 值高于（或抑菌圈直径低于）敏感折点时，此分类为非敏感。

三、常用的药敏试验方法

临床微生物实验室应选择先进、方便的方法进行常规的抗菌药物敏感试验，常用的药敏试验方法包括稀释法（dilution method）、纸片扩散法（disc diffusion method）、浓度梯度扩散法和自动化仪器法，稀释法包括宏量肉汤稀释法（broth macrodilution method）、微量肉汤稀释法（broth microdilution method）、琼脂稀释法（agar dilution method）。

常规药敏试验指用于临床常规检测的纸片扩散法、肉汤或琼脂稀释法。补充（非常规）药敏试验指通过常规纸片扩散法、肉汤或琼脂稀释法以外的方法检测某种或某类药物的敏感性或耐药性，该方法无需额外试验确证药物的敏感性或耐药性。筛选试验指提供假定结果的试验。当筛查结果阳性时，需要进行附加试验以确认。替代药物试验指当目标抗菌药物的药敏无法检测或替代药物的药敏检测性能优于目标药物时，该药物可替代目标药物进行药敏试验。等效药物试验指某药可预测与其密切相关的同类药物的药敏结果，测定该药的药敏试验可减少其他相关药物的检测数量以提高检测效率。近年来，随着分子生物学的快速发展，基于耐药基因检测的分子药敏也应用于临床。分子药敏具有时效快的优势，但由于耐药机制的复杂性也存在与常规药敏试验结果不一致的情况。实验室宜遵照卫生行业标准《抗菌药物敏感性试验的技术要求》建立药敏试验的质量管理体系，包括质控菌株、质控频率和质控范围等，同时定期参加实验室室间比对项目。

（一）稀释法

稀释法是检测抗菌药物敏感性的定量试验方法，为药敏试验的参考方法。根据稀释培养基的不同，分为肉汤稀释法和琼脂稀释法，是将药物混匀于液体或琼脂培养基中，配制含不同浓度药物培养基，经培养后观察微生物生长情况，以抑制微生物生长的培养基所含药物浓度测得 MIC。

（二）纸片扩散法

纸片扩散法又称 Kirby-Bauer（K-B）法，由于其在抗菌药物的选择上具有灵活性且花费低廉，被 WHO 推荐为定性药敏试验的基本方法，得到广泛使用。其原理是将含有定量抗菌药物的纸片贴在已接种测试菌的琼脂平板上，纸片中所含的药物吸收琼脂中水分溶解后不断向纸片周围扩散形成递减的梯度浓度，在纸片周围抑菌浓度范围内测试菌的生长被抑制，从而形成无菌生长的透明圈即为抑菌圈。抑菌圈的大小反映测试菌对测定药物的敏感程度,并与该药对测试菌的MIC呈负相关关系。

（三）浓度梯度扩散法

浓度梯度扩散法是一种结合稀释法和扩散法原理对抗菌药物敏感试验直接定量的药敏试验技术。检测试条是一条5mm×50mm的无孔试剂载体,一面固定有一系列预先制备的、浓度呈连续指数增长的抗菌药物,另一面有读数和判别刻度。抗菌药物的梯度通常覆盖有20个MIC对倍稀释浓度的宽度范围。将试条放在细菌或真菌接种过的琼脂平板上,经培养过夜,围绕试条可见椭圆形抑菌圈,其边缘与试条交点的刻度即为抗菌药物抑制微生物的MIC。

（四）自动化仪器法

自动化药敏试验检测系统的优点包括节省人力、重复性好、具备专家系统可对数据结果进行分析以及更快获得结果。缺点包括仪器和耗材成本高、检测的抗菌药物种类固定、对异质性耐药分离株和某些耐药表型的检测存在问题。

（五）联合药物敏感试验

棋盘稀释法是目前临床实验室常用的定量方法,利用肉汤稀释法原理,首先分别测定拟联合的抗菌药物对检测菌的MIC。根据所得MIC,确定药物稀释度(一般为6~8个稀释度),药物最高浓度为其MIC的2倍,依次对倍稀释。两种药物的稀释分别在方阵的纵列和横列进行,这样在每管(孔)中可得到不同浓度组合的两种药物混合液。计算部分抑菌浓度(fractional inhibitory concentration,FIC)指数。FIC指数=A药联合时的MIC/A药单测时的MIC+B药联合时的MIC/B药单测时的MIC。判断标准:FIC指数<0.5为协同作用;0.5~1为相加作用;1~2为无关作用;>2为拮抗作用。

四、药敏试验的结果解释和局限性

（一）结果解释

MIC是实验室检测抗菌药物活性的最基本指标。对于MIC检测,卫生行业标准《抗菌药物敏感性试验的技术要求》建议同时报告MIC值和药敏解释标准,而纸片扩散法仅需报告解释标准。体外药敏试验不一定能准确预测体内的治疗效果,临床用药时需要根据感染部位、给药剂量、用药方式、药物的生物利用度和PK/PD等多方面因素进行选择。另外不同类药物的MIC值不能进行横向比较,应同时结合药敏判定折点进行综合分析。当治疗多重耐药菌感染时,可以通过不同给药途径或多种药物联合治疗,以优化感染部位的药物浓度,达到治疗目的。

（二）局限性

抗菌药物的体外药敏试验存在一定的方法学局限性。稀释法的缺点在于需要大量的时间和人力。纸片扩散法的缺点在于不能定量结果。体外药敏试验结果不一定与体内治疗效果完全一致。另外,由于药敏试验敏感折点的确定是以药代动力学中的血药浓度作为依据之一,因此其他部位染时,以上述敏感折点来判断药物治疗效果可能与临床不完全相符。细菌的清除还需要免疫功能的参与,由于各个患者的免疫功能不同,治疗的结果也不同。

第三节 耐药机制及检测方法

一、细菌耐药机制

细菌耐药机制主要有以下五种:①产生药物灭活酶;②药物作用靶位的改变,包括青霉素结合蛋白位点、DNA解旋酶、DNA拓扑异构酶Ⅳ的改变等;③外膜通透性的改变,包括细菌膜的通透性下降和通道蛋白丢失等；④主动外排机制；⑤细菌生物被膜的形成。在上述耐药机制中，前两种耐药机制具有药物专一性，后三种耐药机制不具有药物专一性。

（一）产生药物灭活酶

细菌可产生许多能引起药物破坏或灭活的酶，即钝化酶或药物灭活酶，它们通过水解或修饰药物使药物灭活而失去抗菌作用。重要的药物灭活酶包括：

1. β- 内酰胺酶（β-lactamase） 细菌产生水解酶 β- 内酰胺酶引起药物灭活是细菌对青霉素类和头孢菌素类耐药的重要机制，包括广谱酶、超广谱 β- 内酰胺酶（extended spectrum β-lactamase，ESBL）、金属酶、AmpC 酶等，由细菌染色体或质粒编码。β- 内酰胺酶的 Ambler 分类法分为丝氨酸酶（A、C、D）和金属酶（B）。在临床上，最为关注的是以革兰氏阴性杆菌产生的 ESBL、碳青霉烯酶（carbapenemase）。肠杆菌目细菌产生的最常见的碳青霉烯酶为 KPC、NDM 型，鲍曼不动杆菌为 OXA 类酶，铜绿假单胞菌可产生金属碳青霉烯酶，如 IMP、VIM 等。

2. 氨基糖苷类钝化酶 氨基糖苷类钝化酶是细菌对氨基糖苷类产生耐药性的最重要原因，细菌可产生 100 多种氨基糖苷类钝化酶，包括氨基糖苷类磷酸转移酶、氨基糖苷类乙酰转移酶和氨基糖苷类核苷转移酶。当氨基糖苷类抗菌药物依赖电子转运通过细菌内膜而到达胞质中后，与核糖体 30S 亚基结合，但这种结合并不阻止起始复合物的形成，而是通过破坏控制翻译准确性的校读过程来干扰新生链的延长。而异常蛋白插入细胞膜后，又导致通透性改变，促进更多氨基糖苷类药物的转运。氨基糖苷类药物修饰酶通常由质粒和染色体所编码，同时与可移动遗传元件（整合子、转座子等）也有关，质粒的交换和转座子的转座作用都有利于耐药基因掺入到敏感菌的遗传物质中去。这类修饰酶催化氨基糖苷药物氨基或羟基的共价修饰，使得氨基糖苷类药物与核糖体的结合减少，促进药物摄取的 EDP-Ⅱ也被阻断，因而导致耐药。根据反应类型，氨基糖苷类药物修饰酶有 N- 乙酰转移酶、O- 核苷转移酶和 O- 磷酸转移酶。16S rRNA 甲基化酶是最近报道的由质粒介导的氨基糖苷类高水平耐药的又一机制。

3. 其他 除了上述钝化酶，细菌还有使氯霉素失活的氯霉素乙酰转移酶、使大环内酯类灭活的红霉素酯化酶和灭活林可霉素的核苷转移酶等。

（二）药物作用靶位的改变

β- 内酰胺类抗菌药物必须与细菌菌体膜蛋白 - 青霉素结合蛋白结合，才能发挥杀菌作用。根据细菌分子量的递减或泳动速度递增，将 PBP 分为 PBP1、PBP2、PBP3、PBP4、PBP5、PBP6 等。不同的抗菌药物和其相应的 PBP 结合，抑制细菌细胞壁生物合成，引起菌体的死亡，从而达到杀菌作用。如果某种抗菌药物作用的 PBP 发生改变，影响其结合的亲和力，就会造成耐药。比如金黄色葡萄球菌可外源性获得耐药基因 *mecA*，成为 MRSA，*mecA* 编码产生新的 PBP2a，后者对所有 β- 内酰胺类抗菌药物都具有非常低的亲和力，当细菌的其他 PBPs 被 β- 内酰胺类抗菌药物结合后，PBP2a 可独自承担起转肽酶的作用。喹诺酮类药物作用于靶位 DNA 解旋酶和拓扑异构酶Ⅳ，一方面通过对 DNA 解旋酶作用，使 DNA 断裂；另一方面形成喹诺酮类 -DNA- 拓扑异构酶三元复合物，它与复制叉碰撞转化为不可逆状态，启动了菌体的死亡。如果细菌 DNA 解旋酶和拓扑异构酶Ⅳ结构发生改变，与喹诺酮类药物不能有效结合，也会造成细菌的耐药。

（三）外膜通透性的改变

细菌细胞膜是一种具有高度选择性的渗透性屏障，它控制着细胞内外的物质交流，大多数膜的渗透性屏障具有脂质双层结构，允许亲脂性的药物通过；在脂质双层中镶嵌有通道蛋白，它是一种非特异性的跨越细胞膜的水溶性扩散通道，一些 β- 内酰胺类抗菌药物很容易通过通道蛋白进入菌体内而发挥作用。已知亚胺培南通过 OprD2 通道蛋白进入铜绿假单胞菌菌体内，如 OprD2 通道蛋白丢失或减少，会造成细菌对亚胺培南耐药。

（四）主动外排机制

主动外排（active drug efflux）又称外排泵系统（efflux pump system）。根据细菌药物主动转运系统的超分子结构、机制和顺序的同源性等，将其分为五类：耐药结节分化家族（resistance nodulation division family，RND）、小多重耐药家族（small multidrug resistance family，SMR）、主动易化子超家族（major facilitator superfamily，MFS）、多药和毒性化合物外排（multidrug and toxic compound extrusion，MATE）家族、ATP 结合盒（ATP-binding cassette，ABC）家族。

（五）细菌生物被膜的形成

细菌形成生物被膜后耐药性明显增强，原因包括：①被膜有大量胞外多糖（exopolysac-charides，EPS）等形成的分子和电荷屏障，可以有效阻止或延缓药物的渗透，对被膜内细菌产生保护作用；②被膜内微菌落数量众多，药物难以清除；③被膜内的细菌大多处于低代谢和生长缓慢的状态，对抗菌药物不敏感；④被膜内部常存在高浓度的药物灭活酶。

（六）其他

除以上机制外，细菌还可以通过改变自身代谢状态来逃避抗菌药物的杀伤作用，比如休眠状态的产芽胞菌对抗菌药物不敏感，进入低代谢状态的细菌和营养缺陷菌都可以出现对多种药物的耐受。细菌也可以通过增加产生代谢拮抗物来抑制抗菌药物的作用，比如金黄色葡萄球菌可通过增加对氨基苯甲酸（PABA）的产生，而拮抗磺胺类药物的作用。

近年来随着细菌耐药形势越来越严峻，临床上使用的"最后一线"药物也出现了耐药，特别是获得性耐药。2016 年，我国科学家首次发现了质粒介导的多黏菌素耐药基因 *mcr-1*，该基因编码一种类似 PmrC 的磷酸乙醇胺转移酶，通过添加磷酸乙醇胺基团到脂质 A 上修饰 LPS，降低脂质 A 中负电荷的含量，从而降低富含正电荷的多黏菌素与革兰氏阴性菌 LPS 的亲和力，造成多黏菌素耐药。细菌对替加环素的获得性耐药主要来源于修饰酶 Tet（X）的灭活作用，然而 2020 年，我国科学家首次发现了质粒介导的 RND 型外排泵基因簇 *tmexCD1-toprJ1*，可水平转移介导包括替加环素在内的多种药物耐药性。

二、细菌耐药性检测

（一）临床重要耐药菌的表型检测

临床重要的耐药细菌主要包括 MRSA、万古霉素耐药的肠球菌（vancomycin-resistant *Enterococcus*，VRE）、青霉素耐药的肺炎链球菌（penicillin-resistant *Streptococcus pneumoniae*，PRSP）、碳青霉烯类耐药肠杆菌目细菌（carbapenem-resistant Enterobacteriales，CRE）、产超广谱 β- 内酰胺酶的肠杆菌目细菌、碳青霉烯类耐药鲍曼不动杆菌（carbapenem-resistant *Acinetobacter baumannii*，CRAB）等。

1. 葡萄球菌耐药性检测

（1）青霉素耐药性和 β- 内酰胺酶检测：用无菌牙签挑取 16～20 小时的菌落或其细菌悬液涂抹头孢硝噻吩纸片，纸片由黄色变为红色为阳性，表示产生 β- 内酰胺酶。临床微生物需要检测 β- 内酰胺酶的菌株包括葡萄球菌、流感嗜血杆菌、卡他莫拉菌、淋病奈瑟菌、厌氧菌。

葡萄球菌可诱导 β- 内酰胺酶的检测：大部分葡萄球菌对青霉素耐药，如果青霉素对葡萄球菌的 MIC≤0.12μg/ml 或者抑菌圈直径≥29mm，应该对其进行可诱导 β- 内酰胺酶的检测。以头孢硝噻吩为基础的检测是在孵育 16～18 小时后的血琼脂平板或 MH 琼脂平板上挑取青霉素或头孢西丁纸片抑菌圈边缘的细菌，利用头孢硝噻吩检测 β- 内酰胺酶。

推荐首选采用青霉素纸片扩散法抑菌圈边缘试验检测金黄色葡萄球菌是否产生 β- 内酰胺酶。抑菌圈边缘锐利或如同"绝壁"提示菌株产生 β- 内酰胺酶，抑菌圈边缘模糊或如同"海滩"提示菌株不产生 β- 内酰胺酶。如果一些实验室基于头孢硝噻吩检测金黄色葡萄球菌 β- 内酰胺酶,结果阴性时用青霉素纸片扩散法抑菌圈边缘试验进一步确认。对于凝固酶阴性葡萄球菌,仅推荐基于头孢硝噻吩检测可诱导 β- 内酰胺酶。无须对路邓葡萄球菌做 β- 内酰胺酶试验,因为产 β- 内酰胺酶菌株会对青霉素耐药(MIC>0.12μg/ml 和抑菌圈直径<29mm)。

(2)甲氧西林 / 苯唑西林耐药性检测:MRSA 和 MRS 多由 *mecA* 基因介导,其基因产物是低亲和力的 PBP2a。检测携带 *mecA* 基因或表达 PBP2a 的菌株即报告甲氧西林耐药(表 6-1)。采用苯唑西林和头孢西丁的药敏结果检测 MRSA 和 MRS,方法选择见表 6-1。如果两个药物被同时用于检测金黄色葡萄球菌且任一药物耐药,则该菌株须报告为苯唑西林耐药。菌株一旦检测为 MRSA,应该报告其他 β- 内酰胺类(除外抗 MRSA 的头孢菌素)都耐药或者不报告这些药物的药敏试验结果。

表 6-1 苯唑西林耐药葡萄球菌表型检验方法

| 菌种 | 纸片扩散法 | | MIC | | *mecA* | PBP2a | 苯唑西林琼脂稀释法 |
	头孢西丁	苯唑西林	头孢西丁	苯唑西林			
金黄色葡萄球菌	是 16～18 小时	否	是 16～20 小时	是 24 小时	是	是	是 24 小时
路邓葡萄球菌	是 16～18 小时	否	是 16～20 小时	是 24 小时	是	是	否
表皮葡萄球菌	是 24 小时	是 16～18 小时	否	是 24 小时	是	是	否
假中间葡萄球菌	否	是 16～18 小时	否	是 24 小时	是	是	否
凝聚葡萄球菌 施氏葡萄球菌	否	是 16～18 小时	否	是 24 小时	是	是	否
葡萄球菌属 (上述未列出或未鉴定到种水平菌株)	是,部分特例[a] 24 小时	否	否	是 24 小时	是	是	否

注:表中时间指培养时间。

[a]:头孢西丁纸片扩散法可能不能可靠地检测所有属于"葡萄球菌属(上述未列出或未鉴定到种水平菌株)"类别的菌种(例如溶血葡萄球菌)。

采用含 4% NaCl 和 6μg/ml 苯唑西林的 MH 培养基可以用于筛选 MRSA。一些商品化的显色培养基也可用于 MRSA 的筛查。由于绝大多数 MRS 菌株携带 *mecA* 基因,可以采用 PCR 扩增特异的 *mecA* 基因来检测 MRS,或采用乳胶凝集法检测 PBP2a 来检测 MRS。对苯唑西林的 MIC 折点判定见表 6-2。

表 6-2 葡萄球菌属对苯唑西林的折点判定

| 菌种 | MIC/(μg·ml^{-1}) | | |
	S	I	R
金黄色葡萄球菌和路邓葡萄球菌	≤2	—	≥4
表皮葡萄球菌	≤0.5	—	≥1
假中间葡萄球菌、凝聚葡萄球菌和施氏葡萄球菌	≤0.5	—	≥1
除金黄色葡萄球菌、路邓葡萄球菌、表皮葡萄球菌、假中间葡萄球菌、凝聚葡萄球菌和施氏葡萄球菌外的葡萄球菌	≤0.5	—	≥1

注:S,敏感;I,中介;R,耐药。

（3）VISA 和 VRSA 检测：随着 MRSA 发生率的不断上升和临床上万古霉素的大量使用，万古霉素敏感性下降的金黄色葡萄球菌也开始出现，包括万古霉素中介的金黄色葡萄球菌（vancomycin-intermediate *S. aureus*，VISA）和万古霉素耐药的金黄色葡萄球菌（vancomycin-resistant *S. aureus*，VRSA）。由于多数常规试验方法如万古霉素纸片扩散法无法有效区分 VISA 和 VSSA（万古霉素敏感金黄色葡萄球菌），万古霉素纸片扩散法只能用于 VRSA 的辅助检测，任何万古霉素抑菌圈直径≥7mm 的葡萄球菌菌株，均不能报告其对万古霉素敏感，必须通过万古霉素 MIC 测定进行确认。VISA 和 VRSA 的检验方法包括 BHI 万古霉素琼脂筛选法、稀释法和浓度梯度扩散法。琼脂筛选法的具体方法及结果观察与筛查万古霉素耐药肠球菌（VRE）的方法完全一样，发现任何生长即提示中介或耐药，需要进一步做 MIC 测定以进行确证。

（4）诱导克林霉素耐药性检测：当红霉素耐药而克林霉素敏感时，需要做此试验。对大环内酯耐药的葡萄球菌可能对克林霉素耐药，由 *erm* 基因编码的 23S rRNA 甲基化所导致的耐药也称为 MLSB（大环内酯、林可霉素和 B 型链阳霉素）耐药，或只对大环内酯类耐药（由 *msrA* 基因编码的外排机制）。采用 MH 平板或血平板，纸片相邻试验，35℃，16～24 小时培养后，克林霉素抑菌环不出现"截平"现象，应报告分离株对其敏感。邻近红霉素纸片侧克林霉素抑菌环出现"截平"现象（称为"D"抑菌环），提示存在可诱导的克林霉素耐药，即使无 D 型抑菌圈出现，在克林霉素抑菌圈内出现模糊生长亦提示克林霉素耐药。诱导克林霉素耐药除了在葡萄球菌属中存在，在肺炎链球菌和乙型溶血性链球菌中也存在。检验方法除了 D 试验之外，还有微量肉汤稀释法，将红霉素和克林霉素置于同一孔中。

2. 肠球菌耐药性检测 肠球菌对万古霉素耐药性的检验方法包括纸片扩散法、BHI 琼脂筛选法、浓度梯度扩散法和显色培养基法等。用纸片扩散法检测 VRE，当万古霉素纸片抑菌圈直径小于或等于 14mm 和 / 或抑菌圈内发现任何生长均为万古霉素耐药。对于中介的结果（15～16mm），需要进一步测定 MIC，如 MIC 亦为中介（8～16μg/ml），需要观察试验菌的动力和色素产生，以区别获得性耐药肠球菌（具有耐药基因 *vanA* 和 *vanB*）和固有性中介水平耐药肠球菌（*vanC*），如鹑鸡肠球菌（动力阳性，不产色素）和铅黄肠球菌（动力阳性，产黄色素）。

3. 革兰氏阴性杆菌耐药性检测 产 β- 内酰胺酶是革兰氏阴性菌对 β- 内酰胺类最主要的耐药机制。根据 Ambler 的分子结构分类法将 β- 内酰胺酶分为 A、B、C、D 类酶，Bush-Jacoby-Medeiros 分类将 β- 内酰胺酶分为 1、2a、2b、2be、2br、2c、2d、2f、3 类酶（表 6-3）。不同 β- 内酰胺酶灭活 β- 内酰胺的速率不同。编码 β- 内酰胺酶的基因位于染色体或质粒上。

（1）超广谱 β- 内酰胺酶检测：ESBL 是指由质粒介导的能水解青霉素类、头孢菌素类和单环 β- 内酰胺类氨曲南的一类酶，主要是 A 和 D 类酶。ESBL 不能水解头霉素类和碳青霉烯类药物，能被克拉维酸、舒巴坦和他唑巴坦等 β- 内酰胺酶抑制剂所抑制。ESBL 主要见于大肠埃希菌和肺炎克雷伯菌，此外，也见于肠杆菌属、枸橼酸杆菌属、变形杆菌属、沙雷菌属等其他肠杆菌目细菌以及不动杆菌、铜绿假单胞菌等，目前临床检测的是大肠埃希菌、肺炎克雷伯菌、产酸克雷伯菌和奇异变形杆菌。

1）纸片扩散法：初筛试验按照纸片扩散法进行操作。结果判断：头孢泊肟抑菌圈直径≤17mm、头孢他啶≤22mm、氨曲南≤27mm、头孢噻肟≤27mm 和头孢曲松≤25mm，任何一种药物抑菌圈直径达到上述标准，提示菌株可能产 ESBL。奇异变形杆菌 ESBL 只使用头孢他啶、头孢噻肟和头孢泊肟 3 种药物纸片进行检测，其他 2 种药物纸片不适用。

确证试验：使用每片含 30μg 头孢他啶、头孢噻肟纸片和头孢他啶 - 克拉维酸（30μg/10μg）、头孢噻肟 - 克拉维酸（30μg/10μg）复合物纸片进行试验，当任何一种复合物纸片抑菌圈直径大于或等于其单独药敏纸片抑菌圈直径 5mm，可确证该菌株产 ESBL。

表6-3 常见的 β- 内酰胺酶

Ambler 分类	Bush-Jacoby-Medeiros 分类	底物	举例
A（丝氨酸 -β- 内酰胺酶）	2a（青霉素酶）	青霉素类	革兰氏阳性菌的青霉素酶
	2b（青霉素酶）	青霉素类，窄谱头孢菌素类	TEM-1, TEM-2, SHV-1
	2be（ESBL）	青霉素类，头孢菌素类，包括超广谱	SHV-2, TEM-10, CTX-M, GES-1
	2br（抑制剂耐药）	青霉素类	TEM-30, SHV-72
	2c（青霉素酶）	青霉素类，羧苄青霉素类	PSE（CARB）
	2f（碳青霉烯酶）	青霉素类，头孢菌素类，碳青霉烯类	KPC
B（金属 β- 内酰胺酶）	3（金属 β- 内酰胺酶）	大部分 β- 内酰胺类，包括碳青霉烯类，但不含单环酰胺类	IMP, VIM, NDM
C	1（头孢菌素酶）	青霉素，头孢菌素类	染色体 AmpC, CMY, DHA
D	2d（苯唑西林酶）	青霉素，氯唑西林；头孢菌素类，碳青霉烯类	OXA-48, OXA-23

2）肉汤稀释法：初筛试验按照常规标准肉汤稀释法进行操作。结果判断：头孢他啶、氨曲南、头孢曲松和头孢噻肟等任何一种药物对大肠埃希菌、肺炎克雷伯菌、产酸克雷伯菌的 MIC≥2μg/ml，头孢泊肟 MIC≥8μg/ml 提示菌株可能产 ESBL。奇异变形杆菌使用下列标准：头孢他啶 MIC≥2μg/ml、头孢噻肟 MIC≥2μg/ml、头孢泊肟 MIC≥2μg/ml。

确证试验：使用头孢他啶（0.25～128μg/ml）、头孢他啶 - 克拉维酸（0.25/4～128/4μg/ml）、头孢噻肟（0.25～64μg/ml）、头孢噻肟 - 克拉维酸（0.25/4～64/4μg/ml）进行试验，当与克拉维酸联合药物组的 MIC 小于或等于单独药物组 MIC 3 个倍比稀释度时（或比值≥8），可确证该菌株产 ESBL。

此外，检测 ESBL 的方法还有双纸片相邻试验（协同法）、三维试验、浓度梯度扩散法和显色培养基法等。

（2）碳青霉烯酶检测：碳青霉烯酶可以定义为具有水解碳青霉烯类抗菌药物活性的 β- 内酰胺酶，主要分布于 β- 内酰胺酶 A、B、D 类中，可在不动杆菌、铜绿假单胞菌、肠杆菌目细菌中发现。根据水解机制中作用位点的不同可以将碳青霉烯酶分为两大类，一类称为金属碳青霉烯酶，这类酶以金属锌离子为活性作用位点，可以被乙二胺四乙酸（EDTA）抑制，属于 B 类 β- 内酰胺酶；另一类以丝氨酸（Ser）为酶的活性作用位点，可以被酶抑制剂克拉维酸、阿维巴坦和他唑巴坦所抑制，属于 A、D 类 β- 内酰胺酶。碳青霉烯酶的表型检验方法主要有 EDTA 协同试验（金属酶）和改良碳青霉烯灭活试验（modified carbapenem inactivation method，mCIM）。此外，多重荧光定量 PCR 和胶体金法也已应用于临床。

mCIM 结果判读为①阳性：当美罗培南抑菌圈直径 6～15mm 或在 16～18mm 抑菌圈内存在散在菌落时，报告产碳青霉烯酶；②阴性：当抑菌圈边缘清晰可见，且其直径≥19mm 时，报告不产碳青霉烯酶；③不确定：当抑菌圈直径为 16～18mm 或抑菌圈直径在≥19mm 抑菌圈内存在散在菌落时，不能确定待测菌株是否产碳青霉烯酶，宜用分子方法确认。eCIM（EDTA 碳青霉烯灭活试验）结果判读：仅在 mCIM 阳性才解读 eCIM 结果。若抑菌圈内存在菌落，测量 eCIM 抑菌圈时可忽略不计。①阳性：eCIM 和 mCIM 抑菌圈直径的差值≥5mm，报告产金属酶；②阴性：eCIM 和 mCIM 抑菌圈直径的差值≤4mm，报告不产金属酶，产丝氨酸类碳青霉烯酶。若菌株共产丝氨酸类碳青霉烯酶和金属酶，eCIM 试验为假阴性，此时不能区分二者。

4. 青霉素耐药肺炎链球菌检测 由于青霉素的纸片扩散法不能准确测试肺炎链球菌对青霉素的敏感性,只能用含 1μg 的苯唑西林纸片进行筛查。当肺炎链球菌对苯唑西林的抑菌圈直径≤19mm 时,需要进行青霉素 MIC 值测定,确认其为青霉素不敏感株以及鉴别其为青霉素中介耐药肺炎链球菌或青霉素耐药肺炎链球菌。目前通常采用浓度梯度扩散法检测青霉素对肺炎链球菌的 MIC。脑脊液分离的肺炎链球菌需要检测青霉素、头孢噻肟、头孢曲松或美罗培南的 MIC 值,也可以用 MIC 方法或纸片扩散法检测万古霉素敏感性。对于非脑膜炎分离菌株,青霉素 MIC≤0.06μg/ml 或苯唑西林抑菌圈直径≥20mm,可推测对如下 β- 内酰胺类敏感:氨苄西林(口服或静脉)、氨苄西林 - 舒巴坦、阿莫西林、阿莫西林 - 克拉维酸、头孢克洛、头孢地尼、头孢妥仑、头孢吡肟、头孢噻肟、头孢泊肟、头孢丙烯、头孢罗膦、头孢唑肟、头孢曲松、头孢呋辛、多利培南、厄他培南、亚胺培南、美罗培南和青霉素(口服或静脉注射)。

5. 碳青霉烯类耐药鲍曼不动杆菌检测 鲍曼不动杆菌是我国院内感染的主要致病菌之一,具有强大的获得耐药性和克隆传播能力。碳青霉烯类耐药鲍曼不动杆菌主要由产生 OXA 酶和 MBL 酶介导,其中以 OXA 酶(如 OXA-23)最常见。鲍曼不动杆菌具有与 MRSA 相似的特点:多重耐药;可在物体表面长期存在,如电脑键盘、枕头、窗帘和其他干燥物体表面等,并呈现广泛传播的趋势。不动杆菌对碳青霉烯类的耐药性在全球范围内显著上升,已引起广泛关注。

6. 碳青霉烯类耐药铜绿假单胞菌检测 碳青霉烯耐药铜绿假单胞菌是一种重要的医院感染病原菌,其耐药性强,对多种抗菌药物具有抗性。近年来,碳青霉烯耐药铜绿假单胞菌的感染率逐渐升高。铜绿假单胞菌对碳青霉烯类抗菌药物的耐药机制是多因素的,包括 AmpC β- 内酰胺酶的过度产生、OprD 外膜蛋白的失活、MexAB-OprM 外排泵的过表达、碳青霉烯酶的产生等,其中金属 β- 内酰胺酶如 VIM 和 IMP 是铜绿假单胞菌产生的最常见的碳青霉烯酶。

7. MDR、XDR 和 PDR 菌检测 在建立多重耐药(multidrug-resistant,MDR)、广泛耐药(extensively drug-resistant,XDR)和泛耐药(pandrug-resistant,PDR)的定义时,只考虑获得性耐药的情况,除外固有耐药的情况。定义的适用重点菌是金黄色葡萄球菌、肠球菌属、肠杆菌科(不包括沙门菌和志贺菌)、铜绿假单胞菌和不动杆菌属。其中,MDR 的定义是对三类或三类以上抗菌药物中的每一类抗菌药物至少一种药物获得性不敏感。XDR 的定义是对除至多两类抗菌药物之外的其他类别抗菌药物中的每一类至少一种药物不敏感(即细菌分离株仅对一类或两类抗菌药物敏感)。PDR 的定义是指对所有类别抗菌药物中的任何一种药物均不敏感。为确保这些定义的准确使用,细菌分离株的药敏试验应对所有(或接近全部)抗菌药物类别中的代表性药物进行测试。

(二)细菌耐药基因型检测

耐药基因检测主要用于鉴别 MIC 处于临界点的细菌的耐药机制,早期提供临床感染和用药治疗信息,追踪病原微生物的来源,作为建立新的评价方法的可靠依据。耐药基因检测的方法包括 PCR、多重 PCR、实时荧光定量 PCR、聚合酶链反应 - 限制性片段长度多态性分析(PCR-RFLP)、聚合酶链反应 - 单链构象多态性分析(PCR-SSCP)、基因芯片等分子生物学的方法。近年来,采用全基因组测序和宏基因组测序的方法检测耐药基因已开始应用于临床。除了基于序列的宏基因组方法,还可采用功能宏基因组学的方法来检测耐药性。该方法将从样本中提取的整个种群的总 DNA 克隆到表达载体中,生成宏基因组文库,将该文库转化到敏感的宿主指示菌株中,涂到对野生型致死的选择性培养基上来检测抗菌药物的耐药性,然后对存活的重组耐药宿主细胞进行插入物测序分析。

三、真菌耐药机制及耐药性检测

（一）真菌耐药机制

临床常用的抗真菌药物按化学结构可分为唑类（氟康唑、伊曲康唑、伏立康唑等）、多烯类（两性霉素 B 等）、棘白菌素类（卡泊芬净、米卡芬净等）、氟胞嘧啶类、尼可霉素类、鞘磷脂类等。真菌的耐药机制与细菌相似，主要包括：①药物作用靶点的改变；②药物外排泵的过度表达；③生物膜的形成。此外，真菌细胞壁和细胞膜通透性的降低也可介导真菌对抗真菌药物的耐受。

（二）真菌耐药性检测

1. 药物敏感性试验 抗真菌药物敏感试验的设计和操作与细菌药物敏感试验类似，目的为①提供两种以上有相当活性的、敏感的抗真菌药物；②检测体内药物活性，预测治疗效果；③监控耐药性菌株的发生；④评估抗真菌药物的治疗效能以及为抗真菌药物新药研发提供参考。传统的药物敏感性试验包括稀释法、纸片扩散法和浓度梯度扩散法等，CLSI 和欧洲抗菌药物敏感性试验委员会（EUCAST）规定的参考方法为微量肉汤稀释法。目前，CLSI 对部分念珠菌已制定肉汤稀释法和纸片扩散法的折点。丝状真菌中除烟曲霉已制定伏立康唑的折点外，其他丝状真菌尚未建立折点，可以用流行病学界值（epidemiological cutoff value，ECV）来判读野生型菌株和非野生型（敏感性降低）菌株。

2. 真菌耐药的基因检测 真菌耐药性的基因检测可通过检测真菌的基因变异或者耐药相关基因的表达水平来进行评估。实时荧光定量 PCR 及全基因组测序近年来已经在真菌耐药的基因检测方面得到了快速发展。

四、病毒耐药机制及耐药性检测

（一）病毒耐药机制

目前用于病毒感染的特异性治疗药物相对较少，药物的开发与应用均面临较大的局限性。病毒的耐药主要发生于某些复制突变率较高的病毒，如人类免疫缺陷病毒（HIV）、甲型流感病毒、乙型肝炎病毒（HBV）、丙型肝炎病毒（HCV）等。由于病毒的 RNA 聚合酶和 / 或逆转录酶缺乏校正功能，因此病毒进行高水平复制时，在宿主免疫压力和抗病毒药物的选择压力下，其核酸在复制过程中在部分位点上容易发生和积累点突变，造成药物作用靶位的改变而产生耐药性，并可进一步引起多种药物的交叉耐药性。

（二）病毒耐药性检测

病毒耐药性的检测方法包括耐药表型的检测和耐药基因的检测。耐药表型的检测可直接观察病毒的药物敏感性，但需要进行病毒的培养，对于不可培养的病毒则无法进行。耐药基因检测通过分析病毒关键药物靶点的基因序列突变来预测病毒的耐药性，方便快捷，应用更为广泛，常用的基因序列分析法有 PCR 产物直接测序法、实时荧光定量 PCR、等位基因特异扩增 PCR（AS-PCR）、Sanger 测序法和二代测序技术（NGS）等。重要病毒的耐药性检测有助于临床治疗前选择合适的药物，治疗中观察疗效和及时调整用药。

1. HIV 的耐药性检测 HIV 易于产生自发性高频率的基因突变而产生耐药性，抗逆转录病毒治疗需要依赖耐药性检测以选择敏感药物。HIV 的耐药性检测方法有基因型检测和表型检测两种。基因型检测是从患者标本中提取 HIV 的 RNA，采用基因序列分析的方法检测 HIV 逆转录酶、蛋白酶等基因上的突变，然后通过与已有的数据库比对，预测毒株对药物的耐药性，Sanger 测序法因价格低廉、操作简单已经成为 HIV-1 耐药检测的主要技术和"金标准"。基因型检测因其方便、快速，临床更为常用，但无法了解毒株对药物的耐药程度。表型检测是将病毒接种于敏感细胞，在培养液中加入系列稀释的抗 HIV 药物，评估感染的毒株对 HIV 药物的敏感性,表型检测可直接观察病毒的药物敏感性并揭示已存在的耐药或者交叉耐药的情况,有利于指导 HIV 感染者的临床用药。但存在需要进行体外培养、检测时间长、价格较贵、技术要求高的不足。

2. HBV 耐药性检测　　HBV 耐药突变位点的基因型检测是目前 HBV 耐药性检测的主要方法,主要使用 P 基因区的 RT 区基因测序的方法,来预测核苷类药物的耐药情况,如拉米夫定、阿德福韦、恩曲他滨、恩替卡韦、替诺福韦酯和替比夫定等,HBV 各耐药突变位点的检测与核苷类药物耐药的关系见表6-4。PCR 产物直接测序法是目前最常用的 HBV 耐药基因型检测方法,一般作为基因型耐药检测的"金标准",但缺点是灵敏性较差,只有当变异株超过 HBV 准种池的 20% 时才能被发现。

3. 流感病毒的耐药性检测　　目前人群中流行的 A 型流感病毒几乎所有的 H1N1 和 H3N2 分离株均已对离子通道抑制剂烷胺类产生了耐药,而烷胺类药物本身对 B 型流感病毒无作用,临床上已建议不再使用此类药物防治流感,因此对这类药物的常规耐药监测已不建议开展。此外,部分流感病毒株对神经氨酸酶抑制剂(NAI)和聚合酶抑制剂也开始出现了耐药。目前流感病毒的耐药性检测包括表型检测和基因型检测两种方法。虽然表型检测仍然是确认病毒耐药性的"金标准",但基因型检测因其快速、简便,无须培养,近年来逐渐成为临床样本中最常用的方法。Sanger 测序是目前流感病毒常规耐药基因型检测的标准参考方法,近年来二代测序和三代测序以其更高的通量和相对较低的成本,逐渐成为耐药基因检测的发展方向。

表6-4　HBV 耐药突变位点检测与核苷类药物耐药的关系

药物名称	检测位点
拉米夫定(LAM)	L80I、L80V、V173L、L180M、M204V、M204I
阿德福韦酯(ADV)	A181T、A181V、N236T
恩曲他滨(FTC)	V173L、L180M、M204V、M204I
恩替卡韦(ETV)	I169T、L180M、M204V、S202I、S202G、T184G、T184A、T184I、T184L、T184F、M250V、M250I、M250L
富马酸替诺福韦酯(TDF)	A194T
替比夫定(LdT)	M204I

（王　辉　李荷楠　田国宝）

本章小结

抗微生物药物的药敏试验方法主要包括稀释法、纸片扩散法、浓度梯度扩散法和自动化仪器法。抗微生物药物敏感折点包括 MIC 的折点和抑菌圈直径的折点。体外药敏试验不一定能准确预测体内的治疗效果,临床用药时需要根据感染部位、给药剂量、用药方式、药物的生物利用度和 PK/PD 等多方面因素进行选择。细菌在抗菌药物的选择压力下容易产生耐药,其耐药机制主要有产生药物灭活酶;药物作用靶位的改变;外膜通透性的改变;主动外排机制以及细菌生物被膜的形成等。检测方法包括表型检测和基因型检测。真菌的耐药机制主要包括药物作用靶点的改变;药物外排泵的过度表达和生物被膜的形成等。检测方法包括传统的药物敏感性试验如微量肉汤稀释法、纸片扩散法以及基因扩增测序法等。病毒的耐药机制主要是由于病毒复制过程中积累的点突变造成药物作用靶位的改变而产生耐药性,耐药性检测主要是基因检测法,可培养的病毒也可进行耐药的表型检测。

第七章 医院感染

通过本章学习，你将能回答以下问题：

1. 何谓医院感染？如何分类？
2. 医院感染预防与控制措施包括哪些？
3. 医院感染监测包括哪些内容？
4. 什么是医院感染暴发？发现暴发之后如何处理？
5. 医院感染病原流行病学检测方法有哪些？

遏制医院感染暴发、降低医院感染发生率是医疗机构管理的重要课题。本章从医院感染的定义和分类讲起，介绍医院感染的预防控制措施、调查和处理方法以及病原学诊断方法。

第一节　医院感染定义和分类

医院感染是一种特殊的病原微生物感染形式，主要发生在医疗活动区域内。近年来，医院感染学科理念不断更新，临床实践逐步规范，已成为比较系统和完善的学科。本节主要介绍医院感染的定义和分类。

一、医院感染的定义

医院感染（nosocomial infection）是指住院患者在医院内获得的感染，包括在住院期间发生的感染和在医院内获得出院后发生的感染，但不包括入院前已开始或入院时已处于潜伏期的感染。医院工作人员在医院内获得的感染也属于医院感染。

对于潜伏期不明的患者（包括大多数细菌感染），一般以48小时作为节点。即住院48小时后出现症状的患者，属医院感染的范畴，除非流行病学和临床资料能明确此感染在院外获得。

二、医院感染的分类

根据引起医院感染病原体来源的不同，可将医院感染分为①外源性感染：微生物通过外部途径侵入人体，引起感染的过程。主要包括人与人接触的直接感染，以及通过物品、医院环境与人接触的间接感染。②内源性感染：由人体内部原有微生物引发的感染性疾病。在正常情况下患者对此类病原微生物有免疫，但在自身免疫力下降时即可导致感染。例如，晚期再生障碍性贫血、晚期白血病、晚期癌症等患者发生的感染，均属此类。

第二节　医院感染控制

医院感染有其流行病学特征。隔离、医疗物品消毒灭菌、医务人员手卫生及污水污物的消毒处理是医院感染预防与控制工作的重要组成部分。只有充分了解医院感染的自身特征，才能科学有效地制订控制计划，实施干预措施，达到不断降低医院感染率的目的。

一、医院感染概述

（一）流行病学

医院感染流行病学是研究医院人群中医院感染的分布及其决定因素，为制订医院感染预防和控制措施提供科学依据的学科。与社区感染流行病学相比，其规律性相似，但又有自身特点。

1. 医院感染的传播 医院感染的传播需要 3 个环节，即感染源、传播途径和易感人群，其中阻断任一环节，都可以避免医院感染的发生。感染源包括患者、病原携带者或环境等。传播途径包括接触、飞沫、空气、水、食物、生物媒介及医源性感染的传播。易感人群指医院内免疫防御功能减低或者受损的患者。

2. 医院感染的暴发 指在医疗机构或其科室的患者中，短时间内发生 3 例以上同种同源感染病例的现象。如果在医疗机构或其科室的患者中，短时间内出现 3 例以上临床综合征相似、怀疑有共同感染源的感染病例的现象；或者 3 例以上怀疑有共同感染源或共同感染途径的感染病例的现象，则称为疑似医院感染暴发。医院感染暴发大多为外源性感染，多数为可预防性感染。

医院感染病原体在不同医疗机构，不同病区间往往存在差异。医院感染常发部位为下呼吸道、泌尿道、手术切口和胃肠道等，手术操作及医疗器械（导尿管、机械通气患者的气管插管、中心静脉导管）的使用是医院感染重要的危险因素。常见的医院感染类型有医院获得性肺炎、中心导管相关血流感染、导尿管相关尿路感染、手术部位感染等。

（二）医院感染控制计划

医院感染控制计划应涵盖监测与预防医院感染、医务人员的继续教育、控制感染暴发、保护工作人员和探视者免遭感染，以及为工作流程提供建议等。

1. 医院感染管理与实施 医院应成立医院感染管理委员会，根据相关的法律法规及规范，制订符合本院预防和控制感染的规章制度、医院感染控制计划并监督实施。委员会应由多学科、所有部门的代表组成，包括微生物学专业人员。应每 1~3 个月召集会议，根据本院特定医院感染数据制定相关政策。

2. 医院感染监测 医院感染监测是长期、系统、连续地收集和分析医院感染在一定人群中的发生、分布及其影响因素，并将监测结果报送和反馈给有关部门和科室，为医院感染的预防、控制和管理提供科学依据。通过医院感染监测，可以了解医院感染发生的频率和类型、发现感染暴发、评估预防和控制措施的执行情况和效果，对于感染预防计划的制订和调整起决定性作用。

3. 医务人员培训 为有效控制医院感染，医院各类人员均应接受医院感染管理知识的培训，并作为在职教育的重要组成部分。

（三）预防和控制措施

1. 标准预防 当接触患者的血液、体液、分泌物、排泄物时，不论是否有明显的血迹污染或是否接触非完整的皮肤与黏膜，必须采取防护措施。标准预防包括手卫生、根据预期可能的暴露穿戴合适的防护用品、安全注射以及处理污染的物品与医疗器械等。

2. 隔离 隔离是指将处在传染期患者、可疑传染患者、病原携带者同其他患者分开，或将感染者置于不能传染给他人的条件下。因为医院感染具有感染源多样、传播途径复杂和感染人群特殊的特点，大大增加了医院感染控制的难度。这就要求根据病原体传播途径，采取相应的隔离措施来隔离感染源，切断传播途径和保护易感人群。隔离一般包括接触隔离、空气隔离和飞沫隔离。

3. 医疗物品消毒灭菌 进入人体组织或无菌器官的医疗用品必须灭菌,接触皮肤黏膜的器具和用品必须消毒。各种用于注射、穿刺、采血等有创操作的医疗器具必须一用一灭菌。用过的医疗器材和物品,应先去除污染,彻底清洗干净,再消毒或灭菌。感染患者用过的医疗器材和物品,应先消毒,彻底清洗干净,再消毒或灭菌。

耐热、耐湿的诊疗器械、器具和物品,应首选压力蒸汽灭菌。耐热的油剂类和干粉类应采用干热灭菌。不耐热、不耐湿的物品,应使用低温灭菌方法,如环氧乙烷灭菌等。使用化学消毒剂必须了解消毒剂的性能、作用、使用方法、影响消毒效果的因素等,配制时注意有效浓度,并定期监测。

4. 医务人员手卫生 手卫生是医务人员在从事职业活动过程中的洗手、卫生手消毒和外科手消毒的总称。医务人员在接触患者前后,进行清洁、无菌操作前(包括进行侵入性操作前),暴露患者体液风险后(包括接触患者黏膜、破损皮肤或伤口、血液、体液、分泌物、排泄物、伤口敷料等),接触患者周围环境后(包括接触患者周围的医疗相关器械、用具等物体表面后),应洗手和 / 或使用手消毒剂进行卫生手消毒。

5. 医院污水、污物的消毒处理

(1)医院污水的处理:医院污水是指医院医疗活动中产生的含有病原体、重金属、消毒剂、有机溶剂、酸、碱以及放射性物质等的污水。这种污水不经处理直接排入环境,可严重污染环境和水源。人们直接或间接接触这些污水,可能致病或引发传染病的暴发流行。

医院污水处理的步骤主要是净化和消毒,按照等级的不同可分为一级、二级和三级处理。一级处理为净化,改善水质、除去悬浮物和部分微生物。二级处理为消毒,以化学消毒为主,常使用生物氧化法、氯化消毒法和臭氧消毒法。三级处理是在二级基础上,进一步去除氮、磷、微细悬浮物、微量有机物和无机盐等的过程。

(2)医院污物的处理:医院污物是指诊断、治疗和卫生处理过程中产生的废弃物。可以分为一般、医疗和特殊废物三大类。①一般废物为医疗人员、患者及家属等人员的普通生活垃圾;②医疗废物包括感染性废物、损伤性废物、病理性废物、药物性废物和化学性废物;③特殊废物,指废弃的麻醉、精神、放射性、毒性等药品及其相关废物。

医疗废物和特殊废物应按照规定在医院内进行前期处理或收集,储存于固定地点,等待具备相应资质的医疗废物处置单位或者危险废物处置单位运输至指定地点进行集中处置。

二、医院感染调查和处理

1. 医院感染监测 医院应在开展全院综合性监测的基础上,有针对性地开展目标性监测,并持续开展医院感染病例监测。

(1)全院综合性监测:新建或未开展过医院感染监测的医院,应先开展全院综合性监测,监测时间应不少于 2 年。全院综合性监测针对全部住院患者、医院工作人员以及在院时间超过 48 小时的急诊患者和日间手术患者。全院综合性监测主要由院感专职人员主动、前瞻性、持续地对医院感染发生情况进行跟踪观察与记录。可以通过查阅病历和临床调查相结合的方式进行,也可以来源于临床医师的报告,以及对实验室检查结果的查询。通过计算医院感染发病(例次)率和医院感染日发病(例次)率反映医院感染的发生情况。

(2)目标性监测:已经开展 2 年以上全院综合性监测的医院应开展目标性监测。通过风险评估确定目标的启动和终止,目标性监测持续时间应连续 12 个月以上。目标性监测除了对特殊病区、特殊感染部位(包括手术部位感染)进行监测以外,还包括对医院环境卫生学、消毒灭菌效果、医务人员手卫生、职业暴露的监测,以及为了促进抗菌药物合理使用进行的抗菌药物使用监测和细菌耐药性监测等。

（3）医院感染病例监测：医院应每年至少开展一次医院感染现患率调查和漏报率调查，了解指定时间段内所有住院患者中医院感染的现患率以及医院感染漏报率。

2. 医院感染暴发的处理 医疗机构发现疑似医院感染暴发时，应遵循"边救治、边调查、边控制、妥善处置"的基本原则，分析感染源和感染途径，及时采取有效的控制措施，积极实施医疗救治，控制传染源，切断传播途径，并及时开展或协助相关部门开展现场流行病学调查、环境卫生学监测以及病原学检测等工作，按时限上报医院感染暴发情况。

当医院发现 5 例以上疑似医院感染暴发或者 3 例以上医院感染暴发时，应于 12 小时内向县级卫生健康行政部门报告，并同时向所在地疾病预防控制机构报告。县级卫生行政部门应于 24 小时内逐级上报至省级卫生健康行政部门。省级卫生健康行政部门经调查，确认发生 5 例以上医院感染暴发，或者暴发导致患者死亡，或者导致 3 人以上人身损害后果时，应当于 24 小时内上报至国家卫生健康委员会。

当医院发现 10 例以上医院感染暴发，发生特殊病原体或者新发病原体的医院感染，或者发生可能造成重大公共影响或严重后果的医院感染时，在 2 小时内向县级卫生健康行政部门报告，同时向疾病预防控制机构报告。县级卫生行政部门确认后，应在 2 小时内逐级上报至省级卫生健康行政部门。省级卫生健康行政部门调查确认后在 2 小时内上报至国家卫生健康委员会。

在积极救治感染患者和开展流行病学调查的同时，对其他可能的感染患者要做到早发现、早诊断、早隔离、早治疗，做好环境消毒和患者隔离工作。如果 1 周内不继续发生新发同类感染病例，或发病率恢复到医院感染暴发前的平均水平，说明已采取的控制措施有效。

三、医院感染病原学诊断

1. 筛查和监测 在医院感染病原体筛查与监测工作中，临床微生物实验室肩负重要责任。首先，回顾分析微生物学常规检测数据是发现医院感染最常用的方法。通过定期回顾分析不同病区、不同感染部位的培养阳性结果，可有效发现医院感染的特征。因此，微生物室应正确检测和报告病原体检测结果，定期统计细菌耐药性监测数据，密切关注医院感染流行趋势，及时发现和汇报院感暴发迹象，为医院感染提供一线预警资料。其次，微生物室还需及时检测和汇报院感目标性监测样本（卫生环境学监测、消毒灭菌效果监测、医务人员手卫生监测和职业暴露监测等）的结果。在发生院感暴发时，配合完成相关样本的检测工作。准确的实验室检测结果是确定院感暴发的性质、严重性、制订合理处置方案的依据。

多重耐药病原菌更易在医院流行，并导致患者的不良结局，因此其分离情况备受关注。全球耐药监测数据均发现，多重耐药的革兰氏阴性杆菌已成为医院感染的主要病原体，包括产超广谱 β- 内酰胺酶和产碳青霉烯酶的肠杆菌目细菌、多重耐药或泛耐药的非发酵菌等。其他经典的多重耐药菌，如耐万古霉素肠球菌、耐甲氧西林葡萄球菌，以及近年新发现的多重耐药耳念珠菌也在医院感染流行菌株中占有重要地位。这些多重耐药病原菌应成为院感筛查和监测的重要对象。

2. 病原体检测

（1）病原体微生物学检测：准确和快速提供病原体鉴定和药敏试验结果对医院感染控制至关重要。基质辅助激光解吸电离飞行时间质谱在临床的使用，从根本上解决了病原体鉴定速度和准确性问题。分子生物学或免疫学方法的快速诊断和耐药基因检测也助力医院感染病原体的确认。随着耐药菌产生、现有病原菌耐药率增加，为保证全自动药敏检测系统结果准确，实验室应采用其他方法进行药敏补充试验或确证试验。

（2）病原流行病学检测：病原体流行病学检测是为了确认菌株之间的克隆传播关系，确认传播路径和验证感染控制措施的有效性。可通过分型技术对病原体同源性进行识别，包括表型分型和分子分型。表型分型是通过分析不同菌株的抗菌谱,初步判断菌株间的差异。这种方法简单快速,但是分辨率低。分子分型则是通过分子生物学的方法,对菌株的基因型进行细分,从而进行准确分类的方法。常用方法包括脉冲场凝胶电泳、质粒指纹图谱、限制性片段长度多态性、全基因组测序等。

本章小结

医院感染作为一种特殊的感染形式,因其对感染者产生的不良影响而备受关注。医疗机构应强化医院感染意识,加强医院感染管理,努力做好医院感染预防和控制工作。医院应成立包括临床微生物专家在内的感染预防委员会,根据相关法律法规的要求以及本医院数据的特点,制订适合的医院感染控制计划并监督实施。医院感染监测是医院感染控制计划中最为重要的内容,通过进行全院综合性监测和目标性监测,每年进行医院感染现患率调查和漏报率调查等工作掌握医院感染现状,对于调整医院感染控制计划起到关键作用。

常规的医院感染预防和控制措施包括对医院工作人员的标准预防、对感染患者的隔离、医疗物品消毒灭菌、医务人员手卫生以及正确处理医院污水污物等。如果发生了医院感染的暴发,一方面立即救治感染患者,另一方面开展医院感染流行病学调查、环境卫生学监测以及病原学检测工作,分析感染源和传播途径,及时发现新感染者,并采取措施控制传染源,切断传播途径,并做好按时限上报的工作。

(秦晓松)

第八章 微生物检验的质量保证

通过本章学习,你将能回答以下问题:

1. 从事微生物检验的人员有哪些要求?
2. 培养基的验收应满足哪些要求?
3. 微生物检验不合格标本的拒收标准是什么?
4. 微生物检验室内质量控制主要内容是什么?
5. 微生物检验结果审核需要注意哪些方面?

质量保证(quality assurance,QA)是指有计划、系统地评估和监测患者整个诊疗过程的质量,以便及时发现问题,采取有效措施,提高服务质量。临床微生物学实验室(以下简称实验室)是以提供人类疾病诊断、管理、预防和治疗或健康评估的相关信息为目的,对来自人体的材料进行微生物学检验的实验室,也可提供相关的咨询性服务,包括结果解释和进一步检查的建议。影响微生物检验质量的要素包括:人、机、料、法、环。检验过程的质量保证,包括检验前、中、后三个阶段。

第一节 质量管理通用的技术要求

一、人员

(一)基本要求

1. 专业能力 具备医学检验专业或相关专业的教育背景且已取得相应的资质。具备适当的理论和实践背景,熟悉实验室操作规程,掌握消毒灭菌及生物安全等相关知识。

2. 辨色能力 有颜色视觉障碍的人员不应从事颜色相关微生物检验项目。

(二)培训与考核

1. 实验室每年应对所有工作人员进行培训、考核及评估,培训内容包括临床微生物检验相关知识技能、质量管理体系、医疗咨询及生物安全等。

2. 新进员工在最初6个月内应进行2次能力评估。当工作人员职责变更,或离岗6个月以上再上岗时应进行再培训和再考核,并记录存档。同时应制订人员能力评估的内容和方法,评估并记录工作人员进行微生物学检验的能力,评估合格后,方可上岗。

3. 实验室应每半年进行工作人员的能力比对,比对项目至少应包括显微镜检查、培养结果判读、药敏试验抑菌圈测量和结果报告等,确保检验结果判读和报告的一致性。

二、设备

1. 微生物检验的关键重大设备应独立建立档案,包括:设备的唯一性标识;验收记录;检测系统性能验证报告;制造商的说明书;预防性维护保养计划;设备损坏、故障或维修记录;设备的定期校准记录,如校准证书和验证报告等。

2．设备的使用需要制订标准化的操作程序，由经过培训、授权和有能力的人员操作。

3．正在使用的设备需要监测设备的状态，如：温度依赖性设备需要每日观察并记录温度。使用高压灭菌设备时观察并记录温度、压力，每月用嗜热芽胞杆菌或每次用化学方法监测灭菌效果。

4．设备需要定期校准，对于直接或间接影响质量的设备制订文件化程序进行定期的检定或校准，如：温度依赖性设备（培养箱、水浴箱和加热块等）；用于定量检测的移液管、移液器；CO_2 培养箱的温度及 CO_2 浓度；生物安全柜内气流、负压和高效过滤器；高压灭菌器的压力表；自动化血培养系统；自动化微生物鉴定及药敏检测系统等。

设备的检定或校准要注意设备正常使用的量程范围，如：用于监测冷藏冰箱温度的温度计，检定的温度范围为 2～8℃。对于 CO_2 培养箱的温度检定范围为 35℃左右。校准后及时更新和记录修正因子。

三、试剂和耗材

实验室应制订文件化程序用于试剂和耗材的选择、采购、接收、储存、验收和库存管理。当实验室不是接收单位时，还应核实接收点是否具备储存和处理能力，以保证试剂和耗材的质量。实验室应按制造商的说明储存试剂和耗材。

（一）常用培养基的验收

实验室使用的培养基都应具有：

1．良好的外观，即表面平滑、水分适宜、无污染、颜色和厚度适当。

2．明确的标识，包括生产日期（批号）、保质期和贮存条件等信息。

3．每批号培养基应进行无菌试验和性能验收，如生长试验和生长抑制试验等。①无菌试验：新批号培养基抽取一定数量的样品作无菌试验。抽样后放培养箱培养 24～48 小时，无细菌生长为合格。②生长试验和生长抑制试验：将已知的标准菌株或质控菌株接种在相应的培养基上。标准菌株或质控菌株分两种：一种是已知的可在某种培养基上生长并产生阳性反应的菌株，另一种是在某种培养基上不生长或产生阴性反应的菌株。孵育后根据菌落的特点判断培养基的性能验收是否符合要求。

（二）其他试剂的验收及使用要求

实验室使用的生化试剂、染色液和抗血清等都应标记名称、浓度、储存条件、制备日期和有效期。若试剂启封，记录开瓶日期。新批号和每一批次的试剂都应通过质控菌株验收，验收合格后用于临床检验。常用生化试剂性能特点见表 8-1。

表 8-1　常用生化试剂的性能特点

试剂名称	质控菌种	预期结果
血浆凝固酶	金黄色葡萄球菌（ATCC 25923）	凝集
	表皮葡萄球菌（ATCC 12228）	不凝集
触酶	金黄色葡萄球菌（ATCC 25923）	立即产生气泡
	粪肠球菌（ATCC 29212）	无气泡
氧化酶	铜绿假单胞菌（ATCC 27853）	10～30 秒变紫
	大肠埃希菌（ATCC 25922）	不变色
β- 内酰胺酶	金黄色葡萄球菌（ATCC 29213）	变红
	金黄色葡萄球菌（ATCC 25923）	1 小时内不变色

试剂名称	质控菌种	预期结果
奥普托欣	肺炎链球菌（ATCC 49619）	抑制环直径≥14mm
	粪肠球菌（ATCC 29212）	抑制环直径<14mm
杆菌肽	化脓链球菌（ATCC 19615）	有生长抑制环
	粪肠球菌（ATCC 29212）	无生长抑制环
沙门菌属多价血清	鼠伤寒沙门菌（ATCC 14028）	凝集
	大肠埃希菌（ATCC 25922）	不凝集
志贺菌属多价血清	宋氏志贺菌（ATCC 25931）	凝集
	大肠埃希菌（ATCC 25922）	不凝集
生长因子V、X和V+X	流感嗜血杆菌（ATCC 10211）	V+X因子周围生长

（三）质控物质

实验室应储存与诊断相配套的质控物质（含质控菌株），以供染色、鉴定、药敏试验，以及试剂和培养基质控使用。临床微生物学实验室的室内质控绝大部分需要用标准菌株或参考菌株来进行。国内外均有专门提供标准菌株的机构，如中国医学细菌保藏管理中心（CMCC）、美国国家典型菌种保藏中心（ATCC）和英国国家典型菌种保藏中心（NCTC）等。如无来源于上述机构的菌株，也可使用室间质评发放的可溯源的质控菌株。

（四）耗材

微生物学实验室最常用的耗材，包括一次性无菌痰杯、咽拭子管、吸痰器、离心管、棉签和培养皿等。这些影响检验质量的耗材应在使用前进行抽检验收。内容主要包括：外观评估、防渗漏测试、无菌试验、耐热试验等。

四、设施和环境

设施和环境条件应适合实验室活动，不应对结果有效性造成影响，也不能对患者、实验室用户和员工的安全产生不利影响。①微生物实验室的空间布局、设施控制等应符合实验室生物安全相关要求；②实验室应配备不间断电源（UPS）或双路电源以保证温度控制设备和连续监测的分析仪、培养箱等的正确使用；③需要足够的储存空间，确保样本、试剂、耗材、文件、记录等的保存。生物废物的储存要防止交叉污染；④根据不同空间的使用需求，制定温度、湿度的控制要求并记录，若失控应有失控处理措施并记录。

第二节　微生物检验过程的质量保证

微生物检验的全过程质量保证包括检验前过程的标本质量，检验中过程采用的方法学、室内及室间质量的评价，检验后过程的结果报告及发布。每一个环节的质量控制都影响患者最终的检测结果，影响临床医师对患者的诊断和治疗。

一、检验前质量保证

检验前过程（pre-examination processes）又称为分析前阶段（pre-analytical phase），检验前过程的质量保证包括检验申请、标本采集与运送、标本的接收。

（一）检验申请

标本采集依据检验项目的申请，实验室应建立临床微生物学检验的申请程序。检验申请单提供的信息至少包括：患者姓名、性别、患者年龄或出生日期、患者唯一性标识（如病历号）、就诊病区和病房、检验申请者姓名和科室、标本类型、标本采集部位、检验项目、标本采集日期和时间、采集标本所用的特殊方法（适用时）、临床诊断和主要临床表现、特殊培养要求或可疑病原体（适用时）、患者是否应用抗微生物药物及具体种类、患者和检验申请者的联系电话（适用时）。

（二）标本采集与运送

标本的正确采集、转运和保存是保证微生物学检验结果准确的前提条件，是全面质量管理最薄弱的环节。所以实验室应制订标本采集手册，在标本采集手册中详细说明不同检验项目的患者准备、标本采集方法、采集时间、转运方式等。

1. 标本采集 标本的采集时机、部位、方法：①应在疾病初发时采集首份标本，抗微生物药物治疗之前或起始治疗后立即采集标本；②存在多种定植菌的部位，采样时应防止非致病定植菌的污染；③采集无菌标本时，严格对局部及周围皮肤进行消毒；④采集的标本均应置于无菌容器内送检；⑤采集方法应恰当，根据标本种类和目标菌的特性，采用相应的采集方法，如真菌培养宜采集深部标本或组织标本；⑥有些标本还要注意采集时间，如怀疑伤寒沙门菌感染时；⑦特殊情况下（如厌氧菌感染）可考虑床旁采样；⑧标本采集应符合生物安全规范。

标本采集量：采集足够量的标本用于常规细菌学检验，至少送检 0.5ml 或 0.5g（特殊标本除外），如脑脊液标本通常采集 2～5ml。采集足够量的标本用于病毒学及常规真菌学检验。当标本体积不足时，与临床沟通，选择优先检验项目。

2. 标本运送 标本运送时应注意：①标本运送时应符合生物安全规范。②细菌学检验的常规标本宜在 2 小时内送到实验室。用于厌氧培养的标本或量较少的标本，采集后应在 30 分钟内送至实验室。对环境敏感的淋病奈瑟菌、脑膜炎奈瑟菌和流感嗜血杆菌等感染的标本，应保温立即送检。血液、脑脊液、生殖道、眼睛和内耳分泌物等标本不可冷藏。③用于病毒核酸检验的标本在 2～4 小时内送到实验室，病毒培养的标本宜保存在适当的病毒转运液中送检。④真菌培养的标本（除头发、指甲、皮肤）宜湿润条件下送检。

（三）样本的接收

实验室应制订不合格标本拒收标准，如：①缺乏正确标识的标本；②标本类型和申请检验项目不符的标本；③送检容器不合格、容器严重污染的标本；④质量评估不合格的标本，如痰标本涂片质量评价不合格；⑤采集部位、转运条件不符合要求的标本。

采集困难的标本（如脑脊液等），应与申请医师沟通，先进行标本处理，再对结果进行说明和记录。

二、检验中质量保证

检验中过程的质量保证包括检验方法的选择、检验方法的性能验证和检验结果的质量保证等方面。

（一）检验方法的选择与评价

微生物学检验方法必须统一，准确可靠。实验室应优先选用现行有效的国家、行业、地方和企业标准中规定的检验方法。如无标准方法，可从知名的相关技术组织或文献中选择合适的方法，并按行业标准 WS/T 807—2022《临床微生物培养、鉴定和药敏检测系统的性能验证》对该方法进行验证，从而保证得到可接受的检测结果。

1. 细菌、真菌形态学检查的性能验证

（1）染色方法的性能验证：实验室常用的染色方法包括革兰氏染色、抗酸染色（齐 - 内法、荧光法)、弱抗酸染色、墨汁染色、钙荧光白染色、乳酸酚棉蓝染色和六胺银染色等。使用新的染色方法前、更换厂家或品牌后应进行性能验证。每项染色应至少选择 5 株菌,包括不同染色性能和形态特征的菌株,若全部菌株符合预期染色性能特点,则验证通过。

(2)显微镜检查的性能验证:检验程序常规使用之前,现有的检验程序中任一要素(仪器、染液等)的变更,均应重新进行验证。每个染色项目至少选择 5 份样本,覆盖阴性及阳性结果。半定量染色的结果偏差≤±1 判断为结果一致,革兰氏染色、抗酸染色项目符合率应为 100%,其他少见染色项目符合率≥80% 即合格。

(3)自动化染片机的性能验证:自动化染片机在投入使用前应通过性能验证。仪器搬迁、仪器故障维修后、仪器更新升级、更换新品牌的染液,应重新进行验证。每个染色项目至少选择 5 份标本,覆盖阴性及阳性结果。

2. 细菌、真菌分离培养的性能验证

(1)培养基的性能验证:培养基的性能验证应在首次启用新种类培养基前和更换厂家或品牌后。对于新启用的培养基,每种类型使用 2 个培养基进行性能验证。如为选择性培养基,应覆盖不同生长特性的菌株。将不同种属的细菌或真菌接种在相应培养基上,观察细菌及真菌的生长情况及性能特点,若符合则验证通过。

(2)自动化接种仪的性能验证:自动化接种仪在正式投入使用前应进行性能验证。仪器主要部件故障、升级等情况时也应进行性能验证。以手工接种法为参照,采用模拟标本 10 个,临床标本(包括尿、痰、胸腔积液和腹腔积液等)10 个,对最终分离出的菌种数、每种菌的单个菌落数量、定量或半定量结果分别进行统计学比较。验证通过的标准:定量标本,仪器法与手工法结果在同一数量级;半定量标本,仪器法与手工法相差一个“+”。

(3)全自动血培养系统的性能验证:全自动血培养系统的性能验证应在新系统投入使用前、系统主要部件故障、系统整体更新或升级后进行,评估与全自动血培养系统配套使用的血培养瓶以及相应的自动化检测设备是否能在规定时间内检出临床常见微生物(包括需氧菌、厌氧菌、苛养菌、酵母菌等)。可采用标准菌株、质控菌株及经过明确鉴定的临床菌株进行验证,验证每类血培养瓶的菌株数均应至少有 5 株。

3. 手工、半自动、自动化鉴定系统及 MALDI-TOF MS 鉴定的性能验证 实验室引入新的商品化检测系统,使用前应进行全面验证。实验室使用中的检测系统,对样品类型、试剂、数据库、分析软件和硬件等进行升级后,在原有检测病原谱基础上增加新的病原体扩大检测范围后,均应进行部分验证,主要验证鉴定系统的准确性和精密度。

结合厂家说明书和本地区 / 实验室微生物流行病学数据,选择标准菌株、质控菌株、经质谱或分子生物学方法等确认 DNA 序列的临床常见菌(覆盖 80% 以上种类),每种鉴定板至少测试 30 株分离株,以涵盖最常分离的微生物。使用时,可增加对少见菌、厌氧菌、苛养菌等的验证。

4. 商品化药敏检测系统的性能验证 实验室引入经药监部门批准的、未经修改的商品化药敏检测系统时,使用前应进行全面验证。实验室使用中的检测系统进行修改,如:更新某组分配方,增加新的药物或设备重大维修,增加药物稀释浓度以覆盖某新折点,应进行部分验证。主要验证系统的准确度和精密度。

每种药敏板至少测试 30 株菌,性能验证菌株应适用于待验证系统且兼顾药敏板的类型(如验证葡萄球菌专用药敏板时选择葡萄球菌),每种药物的抗菌谱(如验证糖肽类时只选革兰氏阳性菌)、检测的范围(如尿液分离株)。敏感和耐药菌株的数量宜均衡。宜使用已知耐药表型的菌株,或所在地区具有特殊意义的耐药菌株(如碳青霉烯耐药肠杆菌目)。产品说明书中未列出的菌种不列入验证范围,可不验证罕见耐药菌(如万古霉素耐药的金黄色葡萄球菌)。应尽可能选择新鲜的临床菌株,为增加菌种的多样性和耐药表型的数量,也可使用冻存菌株、室间质量评价或其他来源的菌株。所选质控菌株的数量不应超过菌株数量的 50%。

参考方法可采用微量肉汤稀释法和其他已验证过的药敏系统进行比较。

（二）结果准确性评价

实验室应实施室内质量控制程序以保证检测结果的准确性和可靠性，同时参加室间质量控制评价，对实验室检验能力进行质量评价和能力验证。

1. 室内质量控制 室内质量控制是实验室检验结果持续满足预期质量标准的保证。实验室室内质量控制是指对影响检验质量的各环节、各因素制订计划和程序，并在其实施过程中进行连续评价和验证，对发现的问题及时处理。实验室制定的内部质量控制程序应包括整个实验操作过程，质量控制应满足如下要求：①使用中的染色剂，至少每周用已知阴、阳性质控菌株检测染色程序；②触酶、凝固酶、氧化酶和 β- 内酰胺酶，实验当日应做阴性和阳性质控；③诊断性抗血清试剂，实验当日至少应做多价血清阴性和阳性质控；④抗菌药物敏感性试验的质量控制，包括纸片扩散（K-B）法和稀释法室内质量控制，实验室宜遵照行业标准建立本实验室药敏试验的质量管理体系，包括质控菌株、质控频率和质控范围等。

（1）质控菌株：质控菌株可从 ATCC 或参考实验室获得。保存质控菌株来源和传代等记录，并有证据表明质控菌株性能满足要求。K-B 法采用的标准菌株推荐：①对于非苛养菌，除 β- 内酰胺复合制剂，推荐质控菌株为大肠埃希菌 ATCC 25922，铜绿假单胞菌 ATCC 27853，金黄色葡萄球菌 ATCC 25923；②非苛养菌 β- 内酰胺复合制剂推荐的质控菌株为大肠埃希菌 ATCC 35218、大肠埃希菌 NCTC 13353 和肺炎克雷伯菌 ATCC 700603；③苛养菌推荐的质控菌株为流感嗜血杆菌 ATCC 49247、流感嗜血杆菌 ATCC 49766、淋病奈瑟菌 ATCC 49226 和肺炎链球菌 ATCC 49619。MIC 法可采用的质控菌株如下：①对于非苛养菌，除 β- 内酰胺复合制剂，推荐质控菌株为大肠埃希菌 ATCC 25922，铜绿假单胞菌 ATCC 27853，金黄色葡萄球菌 ATCC 29213 和粪肠球菌 ATCC 29212；②非苛养菌的 β- 内酰胺复合制剂推荐的质控菌株为大肠埃希菌 ATCC 35218 和肺炎克雷伯菌 ATCC 700603；③苛养菌推荐的质控菌株为流感嗜血杆菌 ATCC 49247、流感嗜血杆菌 ATCC 49766 和肺炎链球菌 ATCC 49619。

（2）质控频率：包括日质控和周质控。

日质控可从 20 天或 30 天重复方案和 15- 重复方案中任选一种，连续进行药敏试验，记录药物的抑菌圈直径或 MIC 值，日质控方案成功可转周质控。①20 天或 30 天重复质控方案是采用标准菌株连续检测 20 天，每一组药物得到 20 个数据，超出参考范围的结果为失控，失控结果小于 1 个为方案成功。如果失控结果为 2～3 个，再进行另一个 10 天重复检测，累计 30 个数据后每一组药物失控结果为 2～3 个，方案成功。30 天连续检测累计的失控结果大于 3 个为方案失败，调查并采取适当纠正措施，继续日质控。②15- 重复方案是连续 5 天，每天对每一组药物重复测定 3 次，每次单独制备接种物，15 个数据失控的结果应小于 1 个，方案成功。若失控结果为 2～3 个，则如前述，再进行另一个 15- 重复方案，累计 30 个数据中失控结果为 2～3 个，方案成功。30 个数据中失控结果大于 3 个为方案失败，调查并采取适当纠正措施，继续日质控。

周质控即每周检测一次，若周质控失控，应采取适当纠正措施。失控当天重复检测相同的质控菌株 / 抗菌药物组合，若重复检测的结果在控且已找到失控原因，连续 5 天重复使用同一批号的试剂检测所有抗菌药物 / 质控菌株组合的质控结果，若①5 次检测结果均可控，可继续执行周质控；②3 次检测结果在控，继续执行连续 2 天重复检测，直至 5 次结果在控。

对于某些不稳定易降解的抗菌药物，质控频率可增加，不局限于每周一次。

（3）商品化药敏试验检测系统性能验证期间应进行质量控制。新药敏系统验证期间的每一天，应在新系统内进行质量控制。使用合适的针对药敏板的质控菌株。如将质控频率从日质控转到周质控，需要实施质量控制计划，评审质控数据是否支持这种转变。实验室改良已有的药敏检测系统时，需要对变更项目实施个性化质量控制，如：现存系统中添加新的抗菌药物，质控频率应执行 20 天或 30 天重复方案，也可执行 15- 重复方案。

2. 实验室室间质量评价 实验室应按要求参加相应的能力验证 / 室间质评，并应制订文件化程序，确保其有效实施。该程序应包括职责规定、参加说明，以及任何不同能力验证 / 室间质评活动的评价标准等。室间质评样本应与患者标本采用相同的检测方法及检测流程。

满意的能力验证 / 室间质评结果提示实验室的人员、设备、试剂和耗材、检测方法等状态良好。

缺乏能力验证 / 室间质评的检验项目，应定期进行性能评估，方法为①与参考实验室或其他实验室分割标本检测；②与本实验室建立的已获得证实的方法分割标本检测。定期评审性能评估结果，当出现"不可接受"的结果时，应尽快采取纠正措施并记录。

三、检验后质量保证

检验后过程（post-examination processes）也称为分析后阶段（post-analytical phase），包括结果的报告和审核、报告和记录的留存、检验后标本和废物的处理等。

（一）检验结果的报告和审核

微生物检验结果的质量和医学价值依赖于报告的准确性和及时性。报告结果应与申请的检验项目一致。应与临床沟通对结果报告重要的质量指标，重要指标包括"警告 / 危急"范围、标本周转时间（turn around time，TAT）等。发送患者结果前，应评估室内质控结果是否在可接受范围内，最好对检验结果进行系统性评审，评价其与已获得的患者相关临床信息的符合性。

1. 微生物检验报告单应清晰易懂，结果表述正确，内容包括：①清晰明确的报告单唯一编号；②实验室的名称；③患者的唯一性标识；④检验申请者姓名或其他唯一性标识；⑤标本采集日期和时间；⑥实验室接收标本日期和时间；⑦报告日期和时间；⑧生物参考区间（必要时）；⑨结果的正确表述及结果相关的解释；⑩检验者和审核者标识等。

当发现已发送检验报告存在错误时，应进行重审并更改，记录改动日期、时间及责任人。原报告内容应清晰可辨并与正确报告单同时留存。已用于临床决策的检验结果的修改，应及时沟通临床医师并查找原因。

2. 当某些对患者处理具有重要意义的实验结果达到危急值时，立即通知临床医师或相关人员。微生物检验的危急值包括脑脊液涂片或培养检出细菌或真菌；血液、骨髓中培养出细菌或真菌；传染性病原体（脑膜炎奈瑟菌、伤寒沙门菌、痢疾志贺菌等）的检出；临床样本抗酸染色阳性结果；新发呼吸道传染病病原体检测阳性结果等。同时对传染性病原体启动传染病上报流程。操作者应熟悉其工作范围内的危急值项目、判断标准及处理程序。

3. 微生物报告的及时性体现在对血培养和 / 或脑脊液等培养结果的分级报告，通过分级报告使临床医师及时获得患者感染相关信息并调整治疗方案。当分级报告结果不符时，及时与临床医师沟通，同时实验室分析原因并改进。

4. 微生物检验报告单中法定传染病上报资料需要保存 3 年。

（二）检验后样本的处理

微生物学实验室检测完成后的标本和培养物应密封保存在 2～8℃冰箱内，要有明确的标识，并做好记录。保存期过后的标本和培养物高压灭菌后按感染性废弃物处理。

本章小结

　　实验室质量保证是微生物学实验室准确、及时地为感染性疾病的诊断、治疗和预防提供科学依据的保障。生物安全管理和人员能力评估是微生物检验质量管理的关键。微生物检验关键设备应建立设备档案，重点关注设备的校准。试剂及耗材必须有验收标准，验收合格后方可在临床使用。实验室的设施和环境需要满足实验活动及生物安全的要求。用于检验前过程的标本采集运送及处理是质量保证的重要环节，制订不合格标本的拒收标准，保证检验前样本的质量。检验过程中应选择准确可靠的检验方法且需要通过性能验证，通过室内质量控制、室间质量评价或室间比对确保检验结果的准确可靠。检验后结果的报告与审核应准确及时，必要时沟通临床医师，确保微生物检验结果为感染性疾病的诊断治疗提供可靠依据。

（王　晶）

第九章　实验室生物安全

生物安全（biological safety）是指国家有效防范和应对危险生物因子及相关因素威胁，生物技术能够稳定健康发展，人民生命健康和生态系统相对处于没有危险和不受威胁的状态，生物领域具备维护国家安全和持续发展的能力。

在临床检验工作中，需要接触大量具有潜在生物危害的样本，存在较高的实验室感染风险。因此加强临床实验室生物安全管理、增强实验室工作人员生物安全意识十分必要。

第一节　实验室生物安全概论

生物安全是国家安全的重要组成部分，是社会利益、国家利益的重要保障。新型冠状病毒（SARS-CoV-2）的全球大流行，使生物安全再次成为焦点，随后提出"把生物安全纳入国家安全体系，系统规划国家生物安全风险防控和治理体系建设"。2020 年我国颁布首部生物安全法——《中华人民共和国生物安全法》（后简称"《生物安全法》"），作为生物安全法律规制的重要里程碑，《生物安全法》明确了生物安全的重要地位和原则，完善了生物安全风险防控基本制度。

实验室生物安全（laboratory biosafety）指实验室的生物安全条件和状态不低于容许水平，可避免实验室人员、来访人员、社区及环境受到不可接受的损害，符合相关法规、标准等对实验室生物安全责任的要求。研究显示，导致实验室相关感染的原因除少数为明确的如被锐器刺伤、感染的实验动物咬伤等，大多数情况下均为不明原因导致的实验室感染，此类感染大多由生物因子气溶胶（aerosol）所引起。气溶胶是悬浮于气体介质中的粒径一般为 0.001～100μm 的固态或液态微小粒子形成的相对稳定的分散体系。实验室生物安全是生物安全的重要内容，这不仅是疾病预防控制的基础支撑，也与社会安定息息相关。

生物安全实验室（biosafety laboratory）指通过防护屏障和管理措施，达到生物安全要求的病原微生物实验室。随着自动化、人工智能等技术的发展，未来的生物安全实验室管理将趋向形成中国特色体系，以满足国家生物安全防护和建设的需求。

第二节　病原微生物危害程度分类

依照《病原微生物实验室生物安全管理条例》相关规定,根据病原微生物的传染性、感染后对个体或群体的危害程度,将病原微生物分为四类,其中第一、二类病原微生物统称为高致病性病原微生物。危害程度标准则参照国家卫生健康委员会颁布的《人间传染的病原微生物目录》。

第一类病原微生物,是指能够引起人类或者动物非常严重疾病的微生物,以及我国尚未发现或已经宣布消灭的微生物,如天花病毒、猴痘病毒、埃博拉病毒等。

第二类病原微生物,是指能够引起人类或者动物严重疾病,比较容易直接或间接在人与人、动物与人、动物与动物间传播的微生物,如SARS冠状病毒、结核分枝杆菌、霍乱弧菌、鼠疫耶尔森菌等。

第三类病原微生物,是指能够引起人类或者动物疾病,但一般情况下对人、动物或者环境不构成严重危害,传播风险有限,实验室感染后很少引起严重疾病,并且具备有效治疗和预防措施的微生物,如诺如病毒、呼吸道合胞病毒、流感嗜血杆菌、肺炎克雷伯菌、白念珠菌等。

第四类病原微生物,是指在通常情况下不会引起人类或者动物疾病的微生物,如豚鼠疱疹病毒、金黄地鼠白血病病毒、食品制作中使用的嗜热链球菌等。

任何生物实验,均必须根据国家规定的病原微生物危害程度,在相应安全等级的实验室中开展工作。

第三节　实验室生物安全防护水平分级和防护要求

《生物安全法》第四十五条明确规定,国家根据对病原微生物的生物安全防护水平,对病原微生物实验室实行分等级管理。

一、生物安全防护水平与生物安全实验室分级

根据实验室对病原微生物的生物安全防护水平,并依照实验室生物安全国家标准的规定,将实验室生物安全防护水平(biosafety level,BSL)分为一级(BSL-1)、二级(BSL-2)、三级(BSL-3)、四级(BSL-4)。

BSL-1实验室适用于操作在通常情况下不会引起人类或者动物疾病的微生物。

BSL-2实验室适用于操作能够引起人类或者动物疾病,但一般情况下对人、动物或者环境不构成严重危害,传播风险有限,实验室感染后很少引起严重疾病,并且具备有效治疗和预防措施的微生物,临床微生物实验室属于生物安全二级实验室。按照实验室是否具备机械通风系统,将BSL-2实验室分为普通型BSL-2实验室和加强型BSL-2实验室。

BSL-3实验室适用于操作能够引起人类或者动物严重疾病,比较容易直接或者间接在人与人、动物与人、动物与动物间传播的微生物。

BSL-4实验室适用于操作能够引起人类或者动物非常严重疾病的微生物,我国尚未发现或者已经宣布消灭的微生物。

二、实验室生物安全防护

遵照《生物安全实验室建筑技术规范》,二级生物安全实验室宜实施一级屏障和二级屏

障，三级、四级生物安全实验室应实施一级屏障和二级屏障。其中，一级屏障保障了实验操作者与被操作对象之间的隔离，包括生物安全柜（biosafety cabinet，BSC）和个体防护装备（personal protective equipment，PPE）等；二级屏障则保障了生物安全实验室与外部环境的隔离，其中就包括隔离建筑物或实验室分隔的缓冲间设计、定向气流的通风系统、净化微生物的空气处理系统等。

（一）一级防护屏障

1. 个人防护装备 指防止人员个体受到生物性、化学性或物理性等危险因子伤害的器材和用品。

（1）身体防护：一般包括实验服、隔离衣和正压防护服等。实验室中的工作人员应持续穿着合适的防护服，其中正压防护服适用于 BSL-3 和 BSL-4 实验室，所有身体防护均不得穿离实验区。

（2）面部防护：使用护目镜、安全眼镜和面罩等避免因实验物品飞溅对眼睛和面部造成危害。

（3）呼吸道防护：包括口罩和防护面罩等，适宜的呼吸道防护装备可有效防护实验过程中产生的病原微生物气溶胶。当在 BSL-2 实验室中处理三类危险度病原微生物样本或未知风险样本时应佩戴生物防护口罩。而当在 BSL-3 和 BSL-4 实验室中处理二类危险度以上病原微生物样本时，应佩戴防护面罩。

（4）手部防护：选择合适、具有防护作用的手套。WS/T 311—2023《医院隔离技术标准》中指出"应根据不同操作的需要，选择合适种类和规格的手套"，此外还应正确使用手套，确保有效遮盖、无漏损，最好覆盖实验服外衣袖，完全遮住手及腕部。需要注意的是，使用个人防护装备不能代替洗手。

（5）鞋：实验室内应穿着舒适、防滑、防水、防腐蚀和不露脚趾的鞋，避免碰撞和喷溅暴露。

2. 生物安全柜 生物安全柜是具备气流控制及高效空气过滤装置的操作柜，可有效降低实验过程中产生的有害气溶胶对操作者和环境的危害。对于 BSL-2 及以上的实验室，按照规定须配备有生物安全柜，操作有危险性的病原微生物样本时均必须在柜内完成。按照《生物安全柜》相关规定，生物安全柜根据气流及隔离屏障设计结构分为三个等级（表 9-1）。

（1）Ⅰ级生物安全柜：工作窗开口向内，吸入的负压气流用以保护人员的安全；排出气流经高效过滤器过滤是为了保护环境不受污染。

表 9-1　生物安全柜的分类

级别 类型	Ⅰ级	Ⅱ级				Ⅲ级
		A1 型	A2 型	B1 型	B2 型	
是否向室内排风	是	是	是	否	否	否
循环空气比例 /%	0	70.0	70.0	30.0	0	0
柜内气流	乱流	单向流	单向流	单向流	单向流	单向流或乱流
工作窗口进风平均风速 /（m•s^{-1}）	≥0.40	≥0.40	≥0.50	≥0.50	≥0.50	无工作窗进风口，当一只手套取下时，手套口风速≥0.70
满足操作生物安全等级	Ⅰ、Ⅱ、Ⅲ级	Ⅰ、Ⅱ、Ⅲ级				Ⅰ、Ⅱ、Ⅲ、Ⅳ级
保护对象	使用者	使用者、受试样本和环境				主要是使用者和环境，有时兼顾受试样本

（2）Ⅱ级生物安全柜：工作窗开口向内，吸入的负压气流用以保护人员的安全；经高效过滤器过滤的垂直气流用以保护受试样本；排出气流经高效过滤器过滤是为了保护环境不受污染。Ⅱ级生物安全柜又可分为Ⅱ级 A1 型、Ⅱ级 A2 型、Ⅱ级 B1 型、Ⅱ级 B2 型四种类型。

（3）Ⅲ级生物安全柜：人员通过与生物安全柜连接的密闭手套实施操作。生物安全柜内对临床实验室的负压应不小于 120Pa。送风应经高效过滤器过滤后进入生物安全柜内，排风应经两道高效过滤器过滤后排至室外。当密闭手套脱落时，其与柜体连接处的洞口风速应不小于 0.70m/s。

（二）二级防护屏障

1. 物理隔离分区 实验室依据功能划分可分为几种。

（1）实验室防护区（laboratory containment area）：指生物风险相对较大的区域，对围护结构的严密性、气流流向等有要求的区域。

（2）实验室辅助工作区（non-contamination zone）：指生物风险相对较小的区域，也指生物安全实验室中防护区以外的区域。

（3）主实验室（main room）：是生物安全实验室中污染风险最高的房间，也称核心工作间。

（4）缓冲间（buffer room）：设置在被污染概率不同的实验室区域间的密闭室。需要时，可设置机械通风系统，其门具有互锁功能，不能同时处于开启状态。

2. 定向气流（directional airflow） 指从污染概率小区域流向污染概率大区域的受控制的气流。根据《病原微生物实验室生物安全通用准则》相关要求：

（1）加强型 BSL-2 实验室核心工作间气压相对于相邻区域应为负压，压差宜不低于 10Pa。在核心工作间入口的显著位置，应安装显示房间负压状况的压力显示装置。

（2）BSL-3 实验室其核心工作间的气压（负压）与室外大气压的压差值应不小于 30Pa，与相邻区域的压差（负压）应不小于 10Pa；对于可有效利用安全隔离装置操作常规量经空气传播致病性生物因子的实验室，其核心工作间的气压（负压）与室外大气压的压差值应不小于 40Pa，与相邻区域的压差（负压）应不小于 15Pa。

（3）BSL-4 实验室防护区内所有区域的室内气压应为负压，实验室核心工作间的气压（负压）与室外大气压的压差值应不小于 60Pa，与相邻区域的压差（负压）应不小于 25Pa。

3. 高效空气过滤器（high efficiency particulate air filter，HEPA） 又称 HEPA 过滤器，通常以 0.3μm 微粒为测试物，在规定的条件下滤除效率高于 99.97% 的空气过滤器。除生物安全柜外该技术主要应用于 BSL-3 及 BSL-4 实验室，在 BSL-3 实验室的送排风系统中实验室空气只能通过 HEPA 过滤器过滤后经专用的排风管道排出；在 BSL-4 实验室中实验室的排风应经过两级 HEPA 过滤器处理后排放，同时应可以在原位对送、排风 HEPA 过滤器进行消毒和检漏。

4. 污物处理及消毒灭菌系统

（1）BSL-1 实验室：按照相关规定，在必要时可配备适当的消毒、灭菌设备。

（2）BSL-2 实验室：应在实验室或其所在的建筑内配备压力蒸汽灭菌器或其他适当的消毒、灭菌设备，所配备的消毒、灭菌设备应以风险评估为依据。加强型 BSL-2 实验室则应在实验室内配置压力蒸汽灭菌器，以及其他适用的消毒设备。

（3）BSL-3 实验室：应在实验室防护区内设置符合生物安全要求的压力蒸汽灭菌器，宜安装生物安全型的双扉高压蒸汽灭菌器；实验室防护区内如果有下水系统，应与建筑物的下水系统完全隔离；下水应直接通向本实验室专用的污水处理系统。

（4）BSL-4 实验室：应在实验室的核心工作间内配备生物安全型压力蒸汽灭菌器；如果配备双扉高压蒸汽灭菌器，其主体所在房间的室内气压应为负压，并应设在实验室防护区内易更换和维护的位置。化学淋浴消毒装置应在无电力供应的情况下仍可以使用,消毒液储存器的容量应满足所有情况下对消毒使用量的需求。实验室防护区内所有需要运出实验室的物品或其包装的表面应经过可靠灭菌,符合安全要求。

三、消毒与灭菌

消毒灭菌方法根据原理可分为物理和化学两大类,依据《医疗机构消毒技术规范》相关规定,应根据导致感染的风险高低、污染微生物种类及数量、消毒物品的性质选择适合的消毒、灭菌方法。在实验室活动尤其是涉及病原微生物的操作中,消毒和灭菌是保护工作人员及环境的重要环节。实验室应提供消毒剂的配制方法,明确有效消毒剂浓度、配制日期和有效期,确保相关人员知晓。消毒剂的配制及使用均应有记录且妥善保管。

消毒灭菌的效果确认方法包括物理监测法、化学监测法、生物监测法和布维-狄克试验(B-D试验)等。监测消毒灭菌过程比从物品中分离微生物更重要。实验室必须定期检测消毒灭菌效果,监测合格率必须为100%,并保存相关记录。

第四节　实验室的风险评估

相关法律法规明确规定"当实验室活动涉及传染或潜在传染性生物因子时,应进行生物风险程度评估。"实验室应建立并维持风险评估和风险控制制度,明确实验室持续进行风险识别、风险评估和风险控制的具体要求。有效的风险评估对于实验室工作人员选择正确的防护措施,减少危险因素对人员及环境的影响尤为重要。

一、风险的识别

风险识别包括对风险源、事件及其原因和潜在后果的识别。当实验活动涉及致病性生物因子时,应识别但不限于以下风险因素:实验活动涉及致病性生物因子的已知或未知的特性;涉及致病性生物因子的实验活动;实验活动涉及遗传修饰生物体时,新的重组体可能引起的危害;涉及致病性生物因子的动物饲养与实验活动;感染性废物处置过程中的风险;实验活动安全管理的风险;涉及致病性生物因子实验活动的相关人员;设施设备相关的风险;实验室生物安保制度和安保措施,重点识别所保藏的或使用的致病性生物因子被盗、滥用和恶意释放的风险;国内外已发生的实验室感染事件的原因分析;必要时应考虑化学、物理、电气、火灾、水灾等非生物风险要素以及自然灾害等风险要素。

二、风险评估

实验室应根据风险分析结果,对照风险准则,根据自身实际情况判定风险是否可接受。当风险可接受时,应保持已有的安全措施;当风险不可接受时,应采取风险应对措施以消除、降低或控制风险。对于新识别的风险,实验室应及时修订补充相应的风险准则,以便在风险评估中适时作出风险评价。

风险评估在生物安全领域地位提升。作为全球范围内被广泛认可的实验室生物安全指南,《实验室生物安全手册》第四版将风险评估作为实验室生物安全的根基,同时取消了沿用近40年的微生物风险组和实验室生物安全分级概念,取而代之为"核心要求""加强控制措施"和"最大防护措施"三大分类,将重心转移到风险评估全过程中。这一转变避免了经验不足的工作人员误认为微生物风险组等同于其相应的生物实验室安全等级,同时可更为灵活、全面地评估实验室活动并进行风险控制。

三、风险评估报告

风险评估报告的内容至少应包括：实验活动（项目计划）简介、评估目的、评估依据、评估方法/程序、评估内容、评估结论。风险评估报告应注明评估时间及编审人员。风险评估报告应经实验室设立单位批准。

实验室应根据活动的进程或风险特征的变化适时启动风险再评估工作。正常情况下，在实验活动进行期间，每年应对风险评估报告进行一次再评估（或称复评审），以便持续识别新的风险或发生的风险改变。

四、风险控制

依据风险评估结论采取相应的风险控制措施。采取风险控制措施时宜优先考虑控制风险源，再考虑采取其他措施降低风险。实验室的风险应对措施，一般包括但不限于：停止具有风险的实验活动，以规避风险；消除具有负面影响的风险源；降低风险事件发生的可能性及其影响范围；改变风险事件发生后可能导致的后果严重程度；将风险转移到其他区域或范围；保留并承担风险。

第五节　菌种保藏技术及管理

一、菌种保藏方法

菌种保藏（culture preservation）指微生物菌种用各种适宜的方法进行妥善保藏，避免死亡、污染，保持其原有性状基本稳定，以达到便于研究、交换和使用的目的。菌种保藏常用方法如下。

（一）菌种的保藏技术

1. 定期移植保藏法　亦称传代培养保藏法，包括斜面培养、穿刺培养、液体培养等，是指将菌种接种于适宜的培养基中，最适条件下培养，待菌种生长完全后，通常置于4～6℃进行保存并间隔一定时间进行移植培养的菌种保藏方法。该方法广泛适用于细菌、放线菌、真菌等的短期保藏。

2. 液体石蜡保藏法　又名矿物油保藏法，是定期移植保藏法的改良方法，是指将菌种接种在适宜的斜面培养基或半固体培养基上，最适条件下培养至对数生长期后注入灭菌的液体石蜡，使其覆盖整个斜面或半固体，再通常直立放置于4～10℃进行保存的一种菌种保藏方法。该方法适用于不能分解液体石蜡的酵母菌、某些细菌（如乳明串珠菌等）和某些丝状真菌（如曲霉菌属等）。

3. 沙土管保藏法　属于载体保藏法的一种，是指将培养好的菌种用无菌水制成悬浮液，注入灭菌的沙土管中混合均匀，或直接将菌苔或孢子刮下接种于灭菌的沙土管中，使其吸附在载体上，将管中水分抽干后进行熔封或用石蜡封口，置干燥器中于4～10℃进行保存的一种菌种保藏方法。该方法适用于产孢类放线菌、芽胞杆菌等，不适用于病原性真菌的保藏。

4. 低温冷冻保藏法　将菌种保藏在-80～-60℃低温冰箱中以减缓其生理活动的一种菌种保藏方法。该方法适用于大多数需要长期保藏的微生物。

5. 冷冻干燥保藏法　亦称冻干法，是在无菌条件下将欲保藏的菌种制成悬浮液后冻结，在真空条件下使冰升华直至干燥，从而使微生物的生理活动趋于停止而长期维持存活状态的一种菌种保藏方法。该方法适用于大多数微生物,但不适用于不产孢子的丝状真菌。

(二)菌种保藏注意事项

严格执行无菌操作技术,避免污染;避免用含有可发酵性糖的培养基、选择性培养基和药敏试验平板保藏菌种,尽量使用对菌株生长无刺激的营养琼脂培养基;避免培养菌干枯,所有试管要保持良好的密封性;切忌反复冻融;用于抗菌药物敏感试验的标准菌株,由保藏状态取出后,不能连续使用1周以上,应定期传代,但一般不超过6次,必要时进行更换。

二、菌种保藏管理

病原微生物菌(毒)种是国家重要的生物战略资源,同时作为实验室生物安全的重点内容,只有严格规范管理才能有效预防菌(毒)种的遗失或扩散,保证人民和国家的生物安全。实验室必须严格执行《生物安全法》《病原微生物实验室生物安全管理条例》《中华人民共和国传染病防治法》《人间传染的病原微生物菌(毒)种保藏机构设置技术规范》等相关法律法规。

三、全球菌种保藏机构简介

世界菌种保藏联合会(World Federation for Culture Collections,WFCC)负责国际微生物资源的保藏、管理和交流。其宗旨是在世界范围内促进和支持各国际菌种保藏机构间的交流与合作。截至2025年3月,已有来自80个国家的870家国际菌种保藏中心(如ATCC等)注册成为WFCC附属会员。中国普通微生物菌种保藏管理中心(CGMCC)成立于1979年,中心设立在中国科学院微生物研究所,1995年获得布达佩斯条约国际保藏中心的资格。

本章小结

生物安全是国家安全的重要组成部分,实验室生物安全是生物安全的重要内容之一,在临床工作中,所有来自患者的标本都具有潜在生物危害且在检验的全过程中都有意外暴露的风险。通过制订严格的标准化操作规程、正确使用实验室仪器设备和个人防护装备、妥善处理感染性废弃物等措施可维持实验室生物安全体系正常运行,以避免实验室工作人员、来访人员、社区及环境受到不可接受的损害。

(刘 禹)

第三篇

临床细菌学检验

第十章　病原性球菌

通过本章学习，你将能回答以下问题：

1. 病原性球菌包括哪些主要的菌属？
2. 如何鉴别革兰氏阳性球菌？
3. 葡萄球菌属的主要致病菌是什么？如何鉴定？
4. 链球菌有哪些分类方法？如何鉴定？
5. 肺炎链球菌主要有哪些生物学特性？
6. 如何进行流行性脑脊髓膜炎的病原学诊断？
7. 如何鉴定淋病奈瑟菌？

病原性球菌为一类主要引起化脓性感染的球菌。其中革兰氏阳性球菌主要包括葡萄球菌属、链球菌属和肠球菌属，革兰氏阴性球菌包括奈瑟菌属和卡他莫拉菌。

第一节　葡萄球菌属

葡萄球菌属（*Staphylococcus*）细菌为革兰氏阳性球菌，常排列成不规则的葡萄串状。本属细菌常分布于自然界、人的体表及与外界相通的腔道中，多不致病。主要致病菌为金黄色葡萄球菌，可定植于正常人体皮肤和鼻咽部，其中医务人员带菌率可高达 70% 以上，是医院内交叉感染的重要来源。

一、分类

葡萄球菌属隶属于硬壁菌门，芽胞杆菌纲，芽胞杆菌目，葡萄球菌科。葡萄球菌属的菌种主要有金黄色葡萄球菌、表皮葡萄球菌、头状葡萄球菌、人葡萄球菌等。此外，从人体标本中还能分离到溶血葡萄球菌、施氏葡萄球菌、沃氏葡萄球菌等（表 10-1）。根据能否产生凝固酶，将葡萄球菌分为凝固酶阳性葡萄球菌和凝固酶阴性葡萄球菌两类。葡萄球菌属细菌 DNA 中 GC 值为 30mol%～39mol%。

二、临床意义

本属细菌以金黄色葡萄球菌致病力最强，可产生多种酶类，如血浆凝固酶、耐热核酸酶、透明质酸酶、脂酶等，还能产生多种毒素，如葡萄球菌溶素、杀白细胞素、肠毒素（enterotoxin）、表皮剥脱毒素、毒性休克综合征毒素 -1（toxic shock syndrome toxin 1，TSST-1）等。凝固酶阴性葡萄球菌为人体皮肤黏膜的正常菌群，当机体免疫力低下或细菌异位到达非正常寄居部位时可引起感染。近年来，由于抗菌药物的广泛应用，耐药菌株迅速增多，尤其是耐甲氧西林金黄色葡萄球菌（methicillin-resistant *S. aureus*，MRSA）已成为医院内感染最常见的致病菌，治疗困难，病死率高。

三、生物学特性

葡萄球菌革兰氏染色阳性,球形或椭圆形,直径 0.5～1.5μm,呈葡萄串状排列(图 10-1)。无鞭毛、无芽胞,除少数菌株外体外培养一般不形成荚膜。

需氧或兼性厌氧,营养要求不高,最适生长温度 35℃,最适 pH 7.4,多数菌株耐盐性强。在普通琼脂平板上培养 18～24 小时,形成直径 2mm 左右,凸起、表面光滑、湿润、边缘整齐的菌落。不同的菌种可产生金黄色、白色或柠檬色等不同颜色的脂溶性色素。金黄色葡萄球菌在血琼脂平板上菌落呈金黄色或黄色,菌落周围有明显的透明 β 溶血环(图 10-2)。在肉汤培养基中呈均匀浑浊生长。

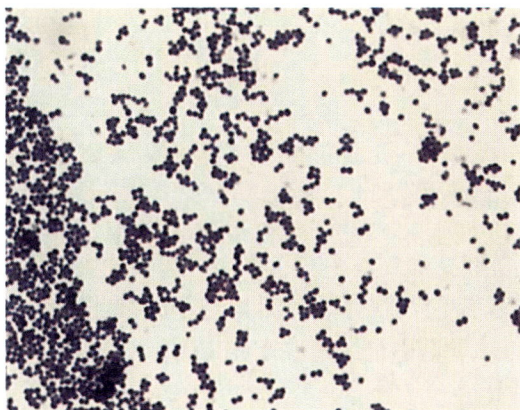

图 10-1　葡萄球菌形态(革兰氏染色,×1 000)

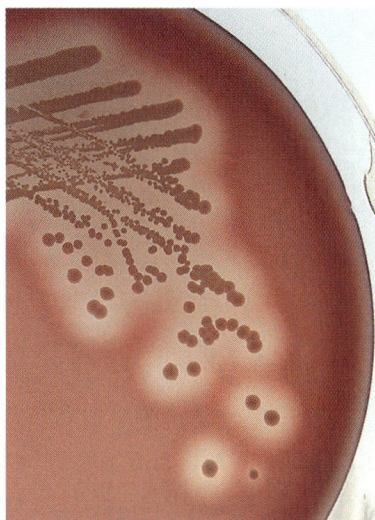

图 10-2　金黄色葡萄球菌菌落
(血琼脂平板,培养 18～24 小时)

葡萄球菌属的表面抗原主要有葡萄球菌 A 蛋白(staphylococcal protein A,SPA)和多糖抗原两种。SPA 是金黄色葡萄球菌细胞壁上的表面蛋白,具有种属特异性。SPA 有抗吞噬作用,可与人类 IgG 的可结晶片段(Fc 段)非特异性结合而不影响抗原结合片段(Fab 段)与相应抗原的特异性结合。常用含 SPA 的葡萄球菌作为载体,结合特异性抗体后,进行简易、快速的协同凝集试验,检测多种微生物抗原。

四、微生物学检验

(一)检验程序
葡萄球菌属检验程序见图 10-3。

(二)标本采集
根据感染部位不同,可采集脓液、创伤分泌物、穿刺液、血液、尿液、痰液、脑脊液及粪便等,采集标本时应避免病灶周围正常菌群的污染。

(三)标本直接检查

1. 显微镜检查　取无菌体液,如脑脊液直接涂片(也可离心取沉渣涂片),血液标本先增菌培养,报阳后涂片。革兰氏染色镜检,若发现革兰氏阳性球菌,葡萄状排列,则有重要临床价值。其他体液标本,在查见细菌的同时,还伴有炎性细胞,也有临床参考价值。应及时向临床初步报告"查见革兰氏阳性葡萄状排列球菌,疑为葡萄球菌",并进一步分离培养和鉴定。

```
脓液、咽拭子、穿刺液、尿液、痰液    脑脊液        血液          粪便、呕吐物

    ┌──────────────┴──────────┐   │            │              │
    ↓              ↓           │   │            │              │
直接涂片        分离培养      增菌培养（5%CO₂）              分离培养
染色镜检      （血琼脂平板）  （葡萄糖肉汤或其他            （高盐甘露醇培养基）
                              商品化培养基）

    ↓              ↓                                           │
  初报          可疑菌落 ←──────────────── 分离培养 ←──────────┘
                                          （高盐甘露醇培养基）
              ┌──────┴──────┐
              ↓              ↓
           鉴定试验        药敏试验

    ┌────────┬────────┼────────┬────────┐
    ↓        ↓        ↓        ↓
涂片染色镜检  血浆凝固酶  耐热核酸酶  其他鉴定法

              ↓
           结果报告
```

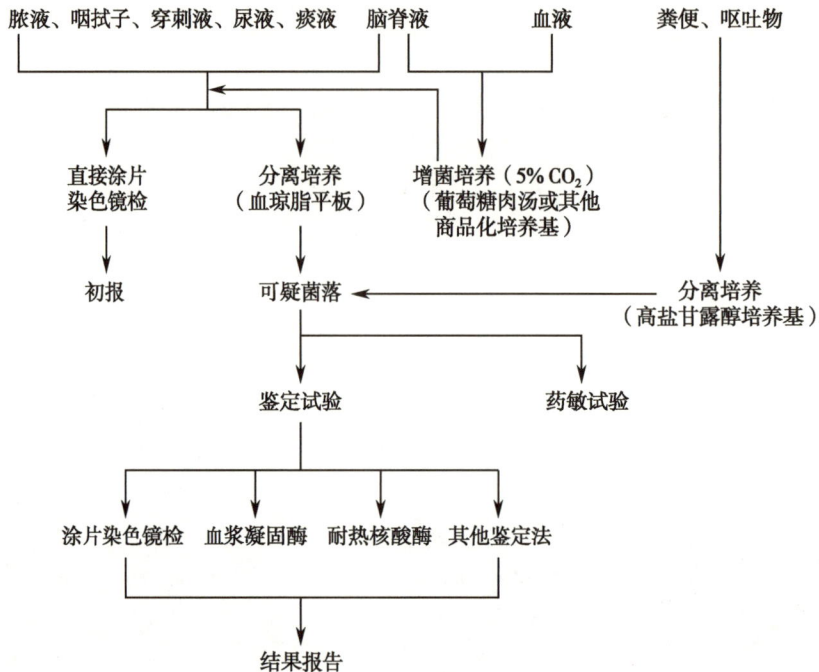

图 10-3 葡萄球菌属检验程序

2. 抗原检测 乳胶凝集试验测定 SPA 及荚膜抗原。

3. 分子生物学检测 取新鲜粪便、含漱液、痰液及脑脊液等标本，检测耐热核酸酶 *nuc* 基因和 16S rRNA 基因可鉴定葡萄球菌，检测 *mecA* 基因可快速鉴定 MRSA。

（四）分离培养和鉴定

1. 分离培养 血液标本应先增菌培养，报阳后再接种血琼脂平板进行分离培养，脑脊液标本可增菌培养或直接接种血琼脂平板，脓液、咽拭子、尿液、痰液及穿刺液可直接接种血琼脂平板，尿液标本培养时需要作细菌菌落计数，粪便、呕吐物等含杂菌的标本应接种选择性培养基，如高盐甘露醇琼脂平板。葡萄球菌在血琼脂平板培养过夜，形成直径 2mm 左右、圆形凸起、光滑，呈金黄色、白色或柠檬色的菌落，有的产生 β 溶血环。金黄色葡萄球菌的色素通常为金黄色或黄色；表皮葡萄球菌为无色或白色；腐生葡萄球菌为白色或柠檬色。

2. 鉴定 葡萄球菌为革兰氏阳性球菌，葡萄串状排列。营养要求不高，在普通琼脂平板上形成直径 2mm 左右，金黄色、白色或柠檬色、不透明的菌落。100～150g/L NaCl 培养基中能生长，触酶试验通常阳性（罕见的触酶阴性菌株也曾有报道），氧化酶试验阴性。目前临床常用的鉴定仪器有 MALDI-TOF MS 和自动化鉴定分析系统。临床常见葡萄球菌的主要鉴别特征见表 10-1。

（1）鉴定试验

1）血浆凝固酶试验：是鉴定致病性葡萄球菌的重要指标，有玻片法和试管法两种，该试验以 EDTA 抗凝兔血浆最佳。前者检测结合型凝固酶，后者检测游离型凝固酶。金黄色葡萄球菌、中间葡萄球菌为阳性。路邓葡萄球菌产生结合型凝固酶，不分泌游离型凝固酶，故玻片法凝固酶试验阳性，试管法凝固酶试验阴性。

2）耐热核酸酶试验：是测定葡萄球菌有无致病性的重要指标之一。将待检菌过夜肉汤培养物置沸水浴中 15 分钟，取数滴，滴加于含甲苯胺蓝核酸琼脂、直径为 2～5mm 的小孔内，35℃孵育，1 小时后观察结果。小孔周围蓝色琼脂变粉红色为阳性，不变色为阴性。金黄色葡萄球菌、施氏葡萄球菌、中间葡萄球菌和猪葡萄球菌阳性。

表10-1 临床常见葡萄球菌的鉴别

菌种	菌落色素	凝固酶	凝集因子	耐热核酸酶	碱性磷酸酶	吡咯烷酮芳胺酶	鸟氨酸脱羧酶	脲酶	β-半乳糖苷酶	3-羟基丁酮
金黄色葡萄球菌	+	+	+	+	+	-	-	d	-	+
表皮葡萄球菌	-	-	-	-	+	-	(d)	+	-	+
溶血葡萄球菌	d	-	-	-	+	+	-	-	-	+
路邓葡萄球菌	d	-	(+)	-	-	+	+	d	-	+
施氏葡萄球菌	d	-	+	+	+	+	+	-	-	(+)
腐生葡萄球菌	d	-	-	-	-	+	-	+	+	+
中间葡萄球菌	-	+	d	+	+	+	-	+	+	-
猪葡萄球菌	-	d	-	+	+	-	-	d	-	+
沃氏葡萄球菌	d	-	-	-	-	+	-	+	+	+

菌种	新生霉素耐药	多黏菌素耐药	蕈糖	甘露醇	甘露糖	松二糖	木糖	纤维二糖	麦芽糖	蔗糖
金黄色葡萄球菌	-	+	+	+	+	+	-	-	+	+
表皮葡萄球菌	-	+	-	-	(+)	(d)	-	-	+	+
溶血葡萄球菌	-	-	+	d	-	(d)	-	-	+	+
路邓葡萄球菌	-	d	+	-	+	(d)	-	-	+	+
施氏葡萄球菌	-	d	d	d	d	-	-	-	-	-
腐生葡萄球菌	+	-	+	d	-	+	-	-	+	+
中间葡萄球菌	-	-	+	(d)	+	d	-	-	(±)	+
猪葡萄球菌	-	+	+	+	-	-	-	-	-	+
沃氏葡萄球菌	-	-	+	d	-	(d)	-	-	(+)	+

注:+,≥90%阳性;±,≥90%弱阳性;-,≥90%阴性;d,21%～79%阳性;(),延迟反应。

3）磷酸酶试验：将待检菌点种在含有硝基酚磷酸盐、pH 5.6～6.8 的 MH 琼脂平板上，35℃过夜培养，菌落周围出现黄色为阳性。金黄色葡萄球菌、表皮葡萄球菌、施氏葡萄球菌、中间葡萄球菌和猪葡萄球菌阳性。

4）吡咯烷酮芳胺酶试验：将待检菌 24 小时斜面培养物接种于含吡咯烷酮 β- 萘基酰胺（PYR）肉汤中，35℃培养 2 小时，加入 N,N- 二甲氧基肉桂醛试剂，2 分钟内产生桃红色为阳性。溶血葡萄球菌、路邓葡萄球菌、施氏葡萄球菌和中间葡萄球菌阳性。其他鉴定试验如鸟氨酸脱羧酶试验、脲酶试验、新生霉素敏感试验和甘露醇分解试验等也可用于葡萄球菌的鉴定。

（2）肠毒素测定：经典方法是幼猫腹腔注射由食物中毒患者分离出菌株培养的高盐肉汤培养物，4 小时内动物发生呕吐、腹泻、体温升高或死亡，提示有肠毒素存在的可能。现常用 ELISA 法检测肠毒素或采用特异性核酸杂交、PCR 技术检测肠毒素相应基因。

（3）鉴别试验：葡萄球菌属与微球菌属两者触酶试验均阳性，可用呋喃唑酮纸片、氧化酶试验鉴别。葡萄球菌属对呋喃唑酮敏感、氧化酶试验阴性；微球菌属呋喃唑酮耐药、氧化酶试验阳性。

五、药敏试验的药物选择

葡萄球菌属药敏试验的药物选择分别有第 1 级：阿奇霉素、克拉霉素、红霉素、克林霉素、苯唑西林、头孢西丁、多西环素、米诺环素、四环素、磺胺甲噁唑 - 甲氧苄啶、万古霉素、呋喃妥因；第 2 级：青霉素、达托霉素、利奈唑胺；第 3 级：头孢罗膦、特地唑胺、利福平、来法莫林；第 4 级：环丙沙星、左氧氟沙星、莫西沙星、达巴万星、奥拉万星、特拉万星、庆大霉素。

第二节 链球菌属

链球菌属（*Streptococcus*）细菌为革兰氏阳性球菌，呈链状排列。本属细菌广泛分布于自然界、人及动物肠道、泌尿生殖道和健康人鼻咽部，大多数不致病，为人体正常共生菌群。

一、分类

链球菌属隶属于厚壁菌门，乳杆菌目，链球菌科。目前临床常见的分类依据主要有以下两种。

（一）血琼脂平板的溶血现象

1. 甲型溶血性链球菌（α-hemolytic streptococcus） 菌落周围有 1～2mm 宽的草绿色溶血环，其中的红细胞未完全溶解，为甲型溶血或 α 溶血，多为机会致病菌。

2. 乙型溶血性链球菌（β-hemolytic streptococcus） 菌落周围有 2～4mm 宽的透明、无色溶血环，其中的红细胞完全溶解，为乙型溶血或 β 溶血，致病性强。

3. 丙型链球菌（γ-streptococcus） 菌落周围无溶血环，该类菌又称为不溶血性链球菌或 γ 链球菌，一般不致病。

（二）抗原结构

Lancefield 根据链球菌细胞壁中多糖抗原（C 抗原）的不同，将链球菌分为 A～H、K～V 共 20 个群，血清群与溶血性无相关性。对临床分离的菌株，可根据抗原分为以下几种。

1. A 群链球菌 化脓性链球菌（*S. pyogenes*）。

2. B 群链球菌 无乳链球菌（*S. agalactiae*）。

3. D 群链球菌 牛链球菌（*S. bovis*）。

4. C 群和 G 群链球菌 停乳链球菌（*S. dysgalactiae*）和似马链球菌（*S. equisimilis*）。

二、临床意义

（一）A群链球菌

A群链球菌致病力强，其细胞壁成分，如M蛋白有致病性。M蛋白具有抗吞噬和抵抗吞噬细胞内杀菌作用；M蛋白与心肌、肾小球基底膜有共同抗原，可刺激机体产生特异性抗体，引起超敏反应性疾病。除此之外，A群链球菌还能产生多种侵袭性胞外酶和外毒素。A群链球菌引起的疾病占人类链球菌感染的90%，可引起化脓性感染，如急性呼吸道感染、产褥热、丹毒、软组织感染等；也可引起中毒性疾病，即猩红热；还与急性肾小球肾炎、风湿热等超敏反应性疾病有关。

（二）肺炎链球菌

肺炎链球菌（S. pneumoniae）的荚膜是重要致病物质，有抗吞噬作用。此外，肺炎链球菌溶素、神经氨酸酶等也与致病有关。当感染、营养不良及抵抗力下降等因素导致呼吸道异常或受损时，易引起大叶性肺炎、支气管炎、胸膜炎、中耳炎和菌血症等。

（三）其他链球菌

B群链球菌（group B streptococcus, GBS）常寄居于下呼吸道、泌尿生殖道和肠道，可经产道或呼吸道感染，引起新生儿败血症、脑膜炎及肺炎。甲型溶血性链球菌是人体口腔、消化道和女性生殖道的正常菌群，通常不致病，偶尔引起亚急性细菌性心内膜炎、龋齿。猪链球菌病则是由C、D、E、L群链球菌引起，人通过接触病死猪感染。

三、生物学特性

链球菌革兰氏染色阳性，球形或椭圆形，直径0.5～1.0μm，链状排列。链的长短与细菌的种类和生长环境有关，在液体培养基中形成的链较固体培养基上的链长（图10-4）。无芽胞，无鞭毛。多数菌株在培养早期（2～4小时）形成透明质酸荚膜。

肺炎链球菌革兰氏染色阳性，直径0.50～1.25μm，菌体呈矛头状、成双排列，宽端相对，尖端向外。在脓液、痰液及肺组织病变中亦可呈单个或短链状。无鞭毛、无芽胞，在机体内或含血清的培养基中可形成荚膜（图10-5）。

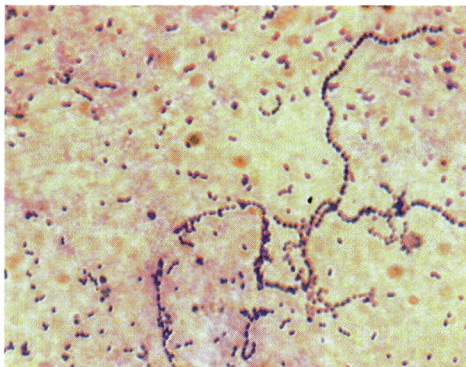

图10-4　链球菌形态（革兰氏染色, ×1 000）　　图10-5　肺炎链球菌荚膜（革兰氏染色, ×1 000）

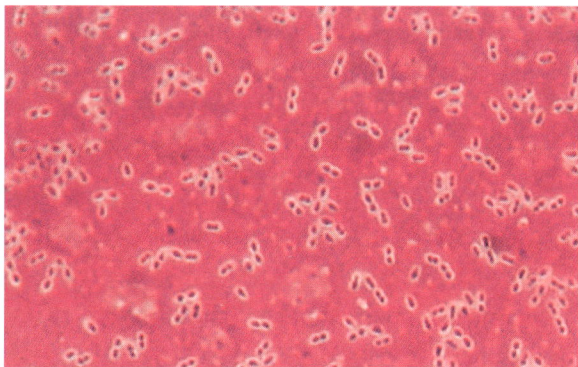

链球菌营养要求较高，培养基中需要加入血液或血清、葡萄糖、氨基酸及维生素等物质。多数菌株兼性厌氧，少数为专性厌氧，CO_2可促进肺炎链球菌生长。链球菌的最适生长温度为35℃，最适pH为7.4～7.6。在液体培养基中，链球菌株呈絮状或颗粒状沉淀生长，易形成长链。在血琼脂平板上，培养18～24小时后可形成灰白色、圆形凸起、表面光滑的细小菌落。不同菌种菌落周围呈现不同类型的溶血环，如β溶血的A、C、G群菌落较大，直

径大于 0.5mm，而米勒链球菌则小于 0.5mm；B 群链球菌菌落较大，溶血环较 A、C、G 群模糊，也有些 B 群链球菌无溶血环；D 群链球菌可呈 α 溶血或不溶血。

肺炎链球菌在血琼脂平板上形成灰白色、光滑、扁平的小菌落，菌落周围有草绿色溶血环。肺炎链球菌的荚膜多糖可使菌落呈黏液型。因产生自溶酶，48 小时后菌落中心凹陷，形成"脐窝状"（图 10-6）。

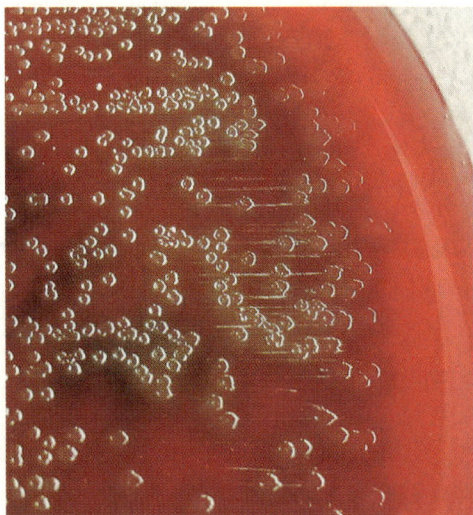

图 10-6　肺炎链球菌菌落（血琼脂平板，培养 48 小时）

链球菌主要有 3 种抗原，即多糖抗原、蛋白质抗原和核蛋白抗原。多糖抗原又称 C 抗原，位于细胞壁上，有群特异性。根据 C 抗原可将链球菌分为 20 个群；蛋白质抗原又称表面抗原，位于 C 抗原外层，具有型特异性，有 M、T、R、S 4 种。M 抗原与致病性有关，A 群链球菌根据 M 抗原的不同，分为 150 个型，B 群分为 4 个型，C 群分为 13 个型；核蛋白抗原又称 P 抗原，无特异性，为各种链球菌所共有，并与葡萄球菌有交叉。

肺炎链球菌根据荚膜多糖抗原的不同，分为 90 多个血清型，其中 20 多个型可引起疾病。肺炎链球菌的 C 多糖抗原有种特异性，为各型菌株所共有，可被宿主血清中的 C 反应蛋白（C-reactive protein，CRP）沉淀。C 反应蛋白不是抗体，正常人血清中只含微量，但急性炎症时含量增高，故测定 CRP 对活动性风湿热等疾病的诊断有一定意义。

四、微生物学检验

（一）检验程序
链球菌属检验程序见图 10-7。

（二）标本采集
采集脓液、咽拭子、痰液、脑脊液及血液等标本。检查 B 群溶血性链球菌时，在孕产妇妊娠第 35～37 周，用无菌棉签采集阴道分泌物；风湿热患者采集血清作抗链球菌溶素 O 抗体的测定。

（三）标本直接检查
1. 显微镜检查　痰、脓液、脑脊液等直接涂片，革兰氏染色镜检，见革兰氏阳性球菌、链状排列的形态特征可初报。如发现革兰氏阳性、矛头状双球菌，周围有较宽的透明区，经荚膜染色确认后可初报"疑似肺炎链球菌"。

2. 抗原检测　咽拭子标本的 A 群链球菌、阴道分泌物的 B 群链球菌可检测抗原。荚膜膨胀试验可用于肺炎链球菌的快速诊断，将待检菌的纯培养液与肺炎链球菌诊断血清置于

脓液、痰液、咽拭子、穿刺液　　　　　脑脊液　　　血液

直接涂片　直接检测抗原　　分离培养（5% CO₂）　←　增菌培养（5% CO₂）
染色镜检　　　　　　　　（血琼脂平板）　　　　　（葡萄糖肉汤或其他
　　　　　　　　　　　　　　　　　　　　　　　　商品化培养基）

初报

可疑菌落
（性状、溶血现象）

鉴定试验　　　　　　药敏试验

血清学　　　乙型溶血性　　　　非乙型溶血性　　　草绿色链球
分型鉴定　　链球菌鉴定试验　　链球菌鉴定试验　　菌鉴定试验

A、B、C、D、　杆菌肽　CAMP　PYR　　Optochin　胆汁溶　胆汁七　V-P、脲酶、精氨酸、七
F、G等群　　敏感试验　试验　VP BGUR　敏感试验　菌试验　叶苷试验　叶苷、甘露醇、山梨醇

　　　　　A群　　B群　　其他群　　肺炎链球菌　　牛链球菌　　温和链球菌群
　　　　　链球菌　链球菌　链球菌　　　　　　　　　　　　　变异链球菌群
　　　　　　　　　　　　　　　　　　　　　　　　　　　　唾液链球菌群
　　　　　　　　　　　　　　　　　　　　　　　　　　　　米勒链球菌群

结果报告

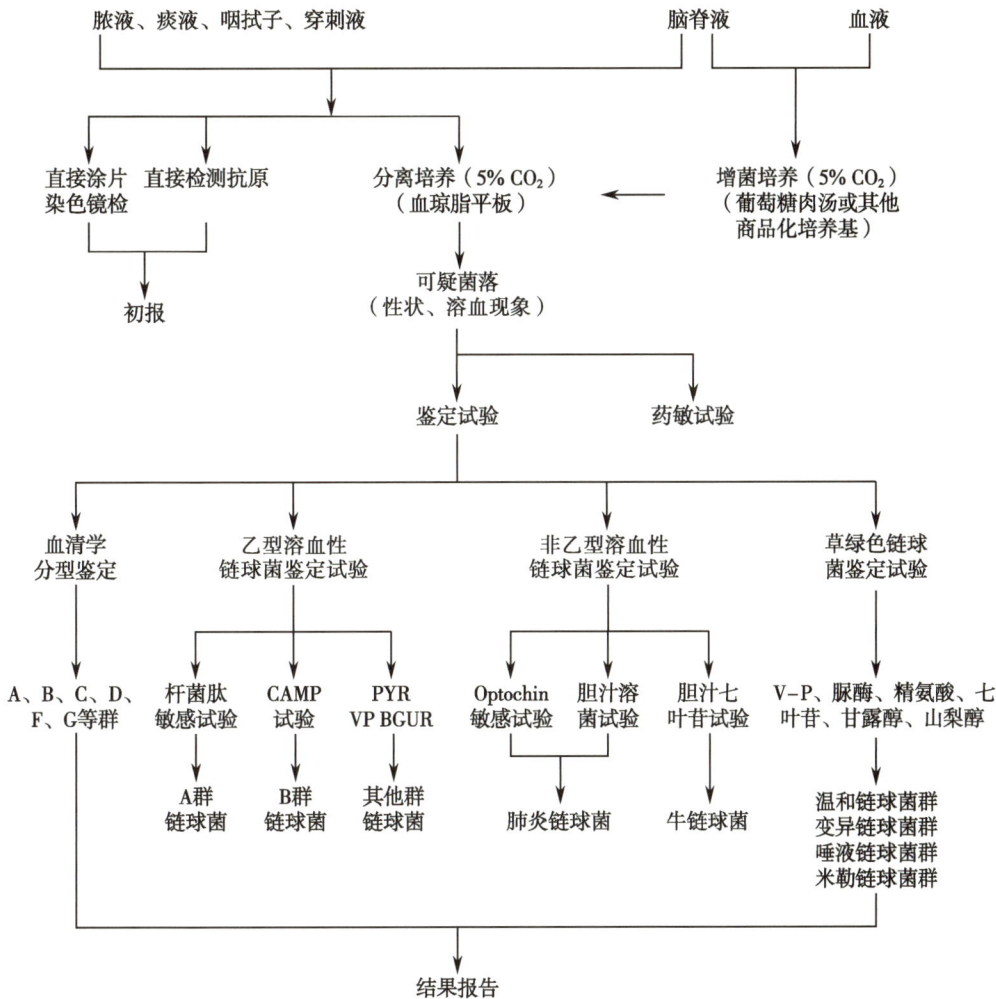

图 10-7　链球菌属检验程序

玻片上混匀，滴加碱性亚甲蓝染液，加盖玻片，油镜检查。如荚膜明显肿大，菌体周围有一无色、较宽的环状物（荚膜与抗体形成的复合物）时即为阳性。

（四）分离培养和鉴定

1. 分离培养　血液、脑脊液标本先接种肉汤培养基做增菌培养，报阳后再接种血琼脂平板进行分离培养；阴道分泌物接种含多黏菌素（10μg/ml）和萘啶酸（15μg/ml）的选择性培养肉汤，培养 18～24 小时再作分离培养；痰液、脓液及咽拭子等标本直接接种血琼脂平板。采用羊血琼脂平板培养利于识别溶血特性和进一步鉴定。初代分离需要置于 5% CO₂ 环境，35℃培养 24 小时，观察菌落性状和溶血特性。

2. 鉴定　链球菌为革兰氏阳性球菌，链状排列。营养要求较高，在血琼脂平板上形成灰白色、圆形凸起的小菌落，菌株不同可呈现 α、β、γ 不同的溶血现象。肺炎链球菌为革兰氏阳性、矛头状双球菌，有荚膜。营养要求较高，在血琼脂平板上形成灰白色、光滑、扁平的细小菌落，有草绿色溶血环；48 小时后菌落呈"脐窝状"凹陷。触酶阴性。目前临床常用的鉴定仪器有 MALDI-TOF MS 和自动化鉴定分析系统。

（1）乙型溶血性链球菌鉴定

1）Lancefield 群特异性抗原鉴定：根据 Lancefield 分群要求提取菌落抗原，用相应的分群血清做凝集试验。与 B 群抗血清凝集的菌株，可直接确定为无乳链球菌；与 F 群抗血清凝集且菌落直径小于 0.5mm，可确定为米勒链球菌；与 A、C、G 群抗血清凝集的菌株不能确

定种类,还需要根据菌落大小和生化反应进一步鉴定(表 10-2)。

2)PYR 试验:化脓性链球菌产生吡咯烷酮芳基酰胺酶,可水解吡咯烷酮 β- 萘基酰胺,加入 N,N- 二甲氧基肉桂醛试剂后产生桃红色为阳性。

表 10-2 乙型溶血性链球菌鉴定

Lancefield 抗原群	菌落大小	菌种	PYR 试验	V-P 试验	CAMP 试验	BGUR 试验
A	>0.5	化脓性链球菌	+	−	−	NA
A	<0.5	米勒链球菌	−	+	−	NA
B	>0.5	无乳链球菌	−	NA	+	NA
C	>0.5	马链球菌	−	−	−	+
C	<0.5	米勒链球菌	−	+	−	−
F	<0.5	米勒链球菌	−	+	−	NA
G	>0.5	似马链球菌	−	−	−	+
G	<0.5	米勒链球菌	−	+	−	−
未分群	<0.5	米勒链球菌	−	+	−	NA

注:NA,无研究资料。

3)杆菌肽(bacitracin)敏感试验:为 A 群链球菌的筛选试验。A 群链球菌对 0.04U 杆菌肽药敏纸片几乎全部敏感,临床分离的菌株中有 5%~15% 非 A 群链球菌(B、C、G 群链球菌等)也敏感,而其他群链球菌大多为耐药。

4)V-P 试验:可鉴别 A、C、G 群 β 溶血的大、小两种不同菌落(表 10-2)。

5)CAMP 试验:为无乳链球菌的初步鉴定试验。无乳链球菌能产生 CAMP 因子,可促进金黄色葡萄球菌的溶血能力,两菌交界处出现协同溶血作用为阳性。

6)B-D 葡萄糖醛酸酶试验(BGUR 试验):C、G 群乙型溶血性链球菌大菌落为阳性,C、G 群乙型溶血性链球菌小菌落(米勒链球菌)为阴性(表 10-2)。

(2)非乙型溶血性链球菌鉴定:部分非 β 溶血的 B 群链球菌可通过 CAMP 试验、血清学试验鉴定。α 溶血和不溶血的肺炎链球菌、甲型溶血性链球菌及牛链球菌可通过生化特征进行鉴别,见表 10-3。

表 10-3 非乙型溶血性链球菌鉴别

菌种	Optochin 敏感试验	胆汁溶菌试验	胆汁七叶苷试验
肺炎链球菌	S	+	−
甲型溶血性链球菌	R	−	−
牛链球菌	R	−	+

注:S,敏感;R,耐药。

(3)甲型溶血性链球菌鉴定:甲型溶血性链球菌属于人体正常菌群,一般不致病。目前借助常规方法鉴定到种有一定困难,通常将其鉴定到群。根据 16S rRNA 可分为温和链球菌群(*S. mitis* group)、米勒链球菌群(*S. miller* group)、变异链球菌群(*S. mutans* group)和唾液链球菌群(*S. salivarius* group),各群鉴别特征见表 10-4。

(4)鉴别试验

1)葡萄球菌属与链球菌属的鉴别:两者可用触酶试验鉴别,葡萄球菌属触酶阳性,链球菌属触酶阴性。

表 10-4　甲型溶血性链球菌鉴别

菌群	V-P 试验	脲酶	精氨酸	七叶苷	甘露醇	山梨醇
温和链球菌群	−	−	−	−	−	−
变异链球菌群	+	−	−	+	+	+
唾液链球菌群	+/−	+/−	−	+	−	−
米勒链球菌群	+	−	+	+/−	+/−	−

注：+，阳性；−，阴性。

2）肺炎链球菌与甲型溶血性链球菌的鉴别：肺炎链球菌和甲型溶血性链球菌皆为 α 溶血，肺炎链球菌 Optochin 敏感试验阳性、胆汁溶菌试验阳性、多数菌株分解菊糖；甲型溶血性链球菌 Optochin 敏感试验阴性、胆汁溶菌试验阴性、多数菌株不分解菊糖。

五、药敏试验的药物选择

乙型溶血性链球菌药敏试验的药物选择分别有第 1 级：克林霉素、红霉素、青霉素、氨苄西林；第 2 级：四环素；第 3 级：头孢噻肟、头孢曲松、万古霉素；第 4 级：头孢吡肟、头孢罗膦、利奈唑胺、特地唑胺、达托霉素、左氧氟沙星、达巴万星、奥拉万星、特拉万星。

肺炎链球菌药敏试验的药物选择分别有第 1 级：红霉素、青霉素、磺胺甲噁唑 - 甲氧苄啶、头孢噻肟、头孢曲松；第 2 级：美罗培南、克林霉素、多西环素、四环素、左氧氟沙星、莫西沙星、万古霉素；第 3 级：无；第 4 级：阿莫西林、阿莫西林 - 克拉维酸、头孢吡肟、头孢罗膦、厄他培南、亚胺培南、来法莫林、利奈唑胺、头孢呋辛、利福平。

甲型溶血性链球菌药敏试验的药物选择分别有第 1 级：氨苄西林、青霉素、头孢噻肟、头孢曲松；第 2 级：万古霉素；第 3 级：利奈唑胺、特地唑胺、达巴万星、奥拉万星、特拉万星；第 4 级：头孢吡肟、头孢洛扎 - 他唑巴坦、克林霉素、红霉素、左氧氟沙星。

第三节　肠球菌属

肠球菌属（Enterococcus）细菌是革兰氏阳性球菌，可单个存在，或成对出现，或形成短链。本属细菌广泛分布于自然界，是机会致病菌，在人体中主要位于胃肠道，而在其他部位相对较少，例如泌尿生殖道、口腔、皮肤等。

一、分类

肠球菌属隶属于厚壁菌门，芽胞杆菌纲，乳杆菌目，肠球菌科。肠球菌属的菌种主要有屎肠球菌、粪肠球菌、棉子糖肠球菌和鸟肠球菌等。肠球菌属细菌 DNA 中 GC 值为 32mol%～45mol%。

二、临床意义

肠球菌具有黏附素、溶细胞素等致病因子，可增强其在肠道外的侵袭力，引起肠道外感染，如尿路感染、腹腔感染、盆腔感染、菌血症及心内膜炎等。肠球菌是重要的医院内感染病原菌，常发生于有严重基础疾患的老年人、长期住院接受抗生素治疗的免疫功能低下患者以及接受侵入性医疗设备治疗的患者。

三、生物学特性

肠球菌为革兰氏阳性球菌,单个、成对或短链状排列,琼脂平板上生长的细菌呈球杆状,液体培养基中呈卵圆形、链状排列。无芽胞,无荚膜,个别菌种有稀疏鞭毛。兼性厌氧,最适温度35~37℃,大多数菌株在10~45℃环境均能生长。肠球菌在血琼脂平板上形成灰白色、圆形、表面光滑的菌落,α溶血或不溶血。粪肠球菌的某些菌株在马血、兔血琼脂平板上出现β溶血。耐高盐、耐高碱,在含65g/L NaCl培养基或pH 9.6肉汤中能生长,在40%胆汁培养基中能分解七叶苷。

四、微生物学检验

(一)检验程序

肠球菌属检验程序见图10-8。

(二)标本采集

采集尿液、血液、体液及脓性分泌物等。

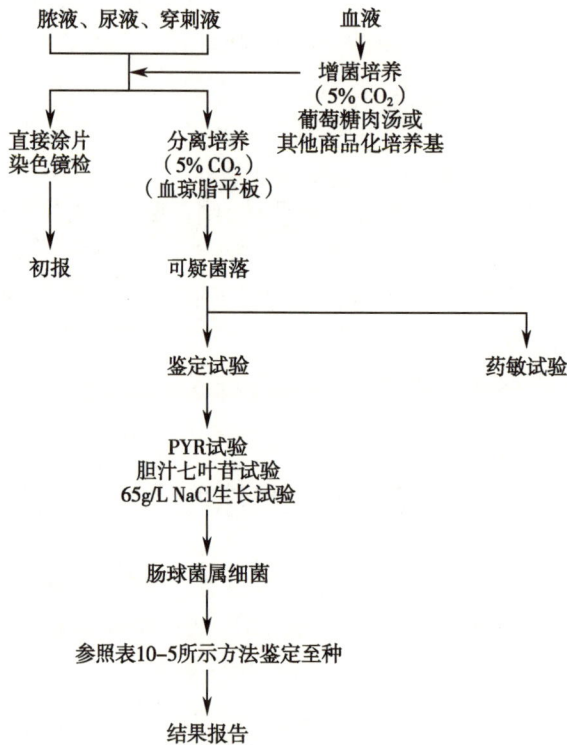

图10-8 肠球菌属检验程序

(三)直接显微镜检查

尿液及脓液等直接涂片,革兰氏染色镜检;血液标本先增菌培养,报阳后涂片,革兰氏染色镜检。可见单个、成双或短链状排列的卵圆形、革兰氏阳性球菌。

(四)分离培养和鉴定

1. 分离培养 血液标本先增菌培养,报阳后再接种血琼脂平板进行分离培养,脓汁、尿标本直接接种血琼脂平板。若标本含革兰氏阴性杆菌,可接种选择鉴别培养基,如叠氮胆汁七叶苷琼脂、哥伦比亚多黏菌素-萘啶酸(CAN)琼脂、苯乙醇(PEA)琼脂。在叠氮胆汁七叶苷琼脂上肠球菌分解七叶苷,形成黑色菌落。初始分离使用肉汤培养基增菌培养虽然会使鉴定时间延长,但能够提高肠球菌检出率。

2. 鉴定 肠球菌为革兰氏阳性球菌,成对或短链状排列。菌落光滑、灰白色、圆形凸起,可呈现不同的溶血现象。触酶阴性,PYR 阳性,胆汁七叶苷阳性,65g/L NaCl 中生长,含 D 群链球菌抗原。根据肠球菌对甘露醇、山梨醇和精氨酸的代谢不同分为 5 群,再通过其他试验进行群内种间鉴定。目前临床常用的鉴定仪器有 MALDI-TOF MS 和自动化鉴定分析系统。临床常见肠球菌的主要鉴定特征见表 10-5。肠球菌与其他兼性厌氧、触酶阴性革兰氏阳性球菌的鉴别见表 10-6。

表 10-5　肠球菌属种间鉴定

菌种	甘露醇	山梨糖	精氨酸	阿拉伯糖	山梨醇	棉子糖	亚硝酸盐	动力	色素	蔗糖	丙酮酸盐
第1群											
鸟肠球菌	+	+	−	+	+	−	−	−	−	+	+
恶臭肠球菌	+	+	−	+	+	−	−	−	−	+	+
棉子糖肠球菌	+	+	−	+	+	+	−	−	−	+	+
假鸟肠球菌	+	+	−	+	+	−	−	−	−	+	+
解糖肠球菌	+	+	−	+	+	−	−	−	−	+	+
第2群											
粪肠球菌	+*	−	+*	−	−	−	+	−	−	+*	+
屎肠球菌	+*	−	+	+	V	V	−	−	−	+*	−
铅黄肠球菌	+	−	+*	+	V	+	−*	+*	+*	+	V
孟氏肠球菌	+	−	+	V	+	+	−	−	+	+	+
鸡肠球菌	+	−	+*	+	−	+	−	+*	−	+	+
第3群											
坚韧肠球菌	−	−	+	−	−	−	−	−	−	−	−
小肠肠球菌	−	−	+	−	−	−	−	−	−	+	−
殊异肠球菌	−	−	+	−	−	+	−	−	−	+	+
第4群											
硫磺肠球菌	−	−	−	−	−	−	−	−	+	+	+
盲肠肠球菌	−	−	−	−	−	−	−	−	+	+	−
第5群											
鸽肠球菌	+	−	−	+	−	+	−	−	−	+	+
犬肠球菌	+	−	−	+	−	+	−	−	−	+	+

注:*,<3% 的菌株显示非典型性反应;V,不定;+,阳性;−,阴性。

表 10-6　肠球菌与其他触酶阴性、兼性厌氧革兰氏阳性球菌的鉴别

菌属	分解葡萄糖产气	65g/L NaCl	胆汁七叶苷	PYR	万古霉素	生长温度	
						10℃	45℃
肠球菌属	−	+	+	+	S	+	+
链球菌属	−	−	−	−*	S	−	V
乳球菌属	−	V	+	+	S	+	V
明串珠菌属	−	V	V	−	R	+	V

注:*,化脓性链球菌、海豚链球菌、猪链球菌 PYR 阳性,其余菌种为阴性;V,不定;+,阳性;−,阴性;S,敏感;R,耐药。

五、药敏试验的药物选择

肠球菌属药敏试验的药物选择分别有第 1 级：氨苄西林、青霉素、呋喃妥因；第 2 级：万古霉素、庆大霉素、达托霉素、利奈唑胺、环丙沙星、左氧氟沙星；第 3 级：链霉素、特地唑胺；第 4 级：达巴万星、奥拉万星、特拉万星。

第四节　奈瑟菌属和卡他莫拉菌

奈瑟菌属（Neisseria）细菌为革兰氏阴性球菌，以淋病奈瑟菌和脑膜炎奈瑟菌最为重要，可感染健康人体而致病。其他与人类相关的奈瑟菌是上呼吸道感染的正常菌群，可引起机会性感染。卡他莫拉菌归属于莫拉菌属，因其形态学及氧化酶反应与奈瑟菌属相似，故在此与奈瑟菌属一并介绍。

一、分类

奈瑟菌属隶属于 β- 变形菌纲，奈瑟菌目，奈瑟菌科。奈瑟菌属的菌种主要有淋病奈瑟菌、脑膜炎奈瑟菌、乳糖奈瑟菌、干燥奈瑟菌、微黄奈瑟菌、浅黄奈瑟菌、黏膜奈瑟菌、灰色奈瑟菌、延长奈瑟菌及多糖奈瑟菌等。奈瑟菌属细菌 DNA 中 GC 值为 46mol%～54mol%。卡他莫拉菌隶属于 γ- 变形菌纲，莫拉菌科，莫拉菌属。

二、临床意义

脑膜炎奈瑟菌的主要致病物质是荚膜、菌毛和脂寡糖。脂寡糖作用于小血管和毛细血管，引起坏死、出血、微循环障碍。严重败血症时造成 DIC 及中毒性休克。脑膜炎奈瑟菌主要定植在鼻咽部，经口咽分泌物和飞沫传播，可引起流行性脑脊髓膜炎。流行期间正常人群带菌率高达 70% 以上。感染者以 5 岁以下儿童为主，6 个月至 2 岁儿童发病率最高。脑膜炎奈瑟菌感染还可引起脑膜炎、菌血症、脓毒血症、肺炎、化脓性关节炎和感染性心内膜炎等。

淋病奈瑟菌的致病物质包括外膜蛋白、菌毛、IgA1 蛋白酶及脂寡糖。淋病奈瑟菌可引起淋病，主要通过性行为感染，也可经污染的毛巾、衣裤、被褥等感染。淋病初期表现为尿道炎、宫颈炎，男性患者可进展为前列腺炎、附睾炎等，女性患者可引起前庭大腺炎、盆腔炎等。新生儿经过产道时感染淋病奈瑟菌，可引起新生儿结膜炎。成人淋菌性结膜炎通常因自身、外生殖器或内生殖器暴露而感染。

卡他莫拉菌是最常见的与人类感染有关的莫拉菌，为人体呼吸道正常菌群，当机体免疫力低下时可引起与呼吸道有关的感染，如中耳炎、鼻窦炎及慢性阻塞性肺炎等。

三、生物学特性

奈瑟菌为革兰氏阴性双球菌，直径 0.6～0.8μm，呈肾形或咖啡豆形，凹面相对。人工培养后可呈卵圆形或球形，排列不规则，单个、成双或四个相连等。奈瑟菌属菌在有氧，35～37℃条件下生长最佳。脑膜炎奈瑟菌在患者脑脊液、脓液标本中常位于中性粒细胞内，急性淋病患者脓液标本也有菌体多位于中性粒细胞内的类似特点，慢性淋病患者的淋病奈瑟菌多分布于细胞外（图 10-9）。无芽胞，无鞭毛，新分离株多有荚膜和菌毛。

卡他莫拉菌为革兰氏阴性双球菌，形态似奈瑟菌，有时革兰氏染色不易脱色。无芽胞、无荚膜、无鞭毛。

脑膜炎奈瑟菌和淋病奈瑟菌营养要求高,培养基中需要添加血液或血清等才能生长。最适生长温度35℃,低于30℃不生长,最适 pH 7.4~7.6。专性需氧,初次分离需要供给 5%~7% CO_2,高湿度环境可促进生长。对冷、热、干燥及消毒剂敏感,故标本应保温、保湿、快速送检。脑膜炎奈瑟菌在血琼脂平板和巧克力琼脂平板上 35℃培养 18~24 小时,形成直径 1~2mm、圆形凸起、光滑湿润、边缘整齐、透明的露珠状菌落;血琼脂平板上不溶血。能产生自溶酶,培养 24 小时后可自溶。淋病奈瑟菌在巧克力琼脂平板上,35℃培养 18~24 小时,形成圆形凸起、灰白色、透明,直径 0.5~1.0mm 的光滑型菌落。临床标本检测时,可将淋病奈瑟菌接种于添加万古霉素、多黏菌素等抗菌药物的选择性培养基,例如 modified Thayer-Martin(MTM)。

卡他莫拉菌营养要求不高,在血琼脂平板和巧克力琼脂平板上生长良好,最适温度 35℃,22℃也能生长良好。血琼脂平板 35℃培养 24 小时,形成直径 1~3mm、凸起、光滑、灰白色、不透明的菌落。培养 48 小时,形成表面干燥、坚韧的菌落,菌落可随接种环的推动而在培养基表面整体移动。不易乳化,在生理盐水中自凝。

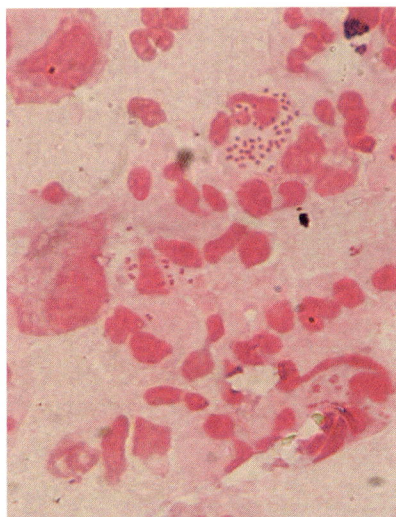

图 10-9　淋病患者标本直接染色镜检(革兰氏染色,×1 000)

根据脑膜炎奈瑟菌的荚膜多糖特异性抗原将其分为 A、B、C、E、H、I、K、L、W、X、Y、Z 和 W135 共 13 个血清群,对人致病的主要是 A、B、C 群,我国 95% 以上为 A 群,其中 C 群的致病力最强。

四、微生物学检验

(一)检验程序

脑膜炎奈瑟菌检验程序见图 10-10、淋病奈瑟菌检验程序见图 10-11。

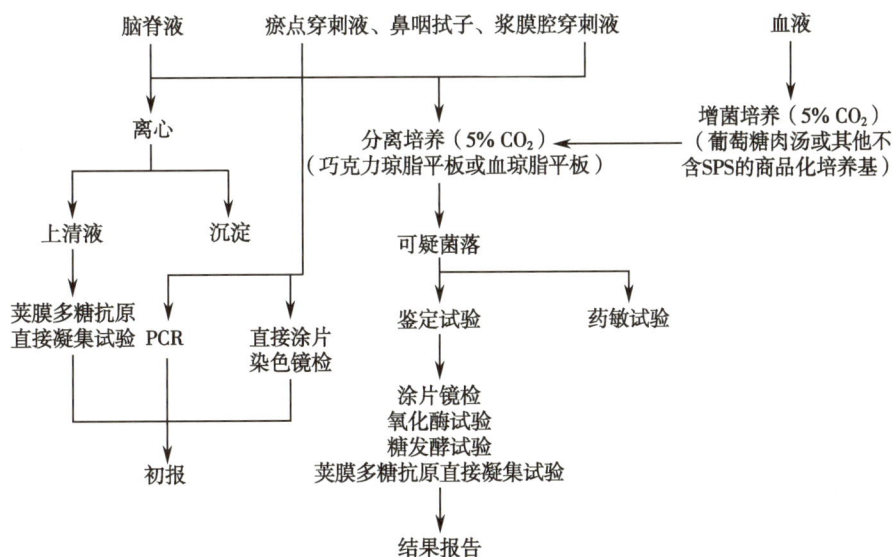

图 10-10　脑膜炎奈瑟菌检验程序

脓液、分泌物、关节液

涂片

分离培养（5% CO_2）
（巧克力琼脂平板、
MTM或NYC培养基）

革兰氏染色　免疫荧光染色　抗原检测　核酸检测

可疑菌落

药敏试验

初报

涂片染
色镜检

观察生
长特点

纯培养

生化试验

结果报告

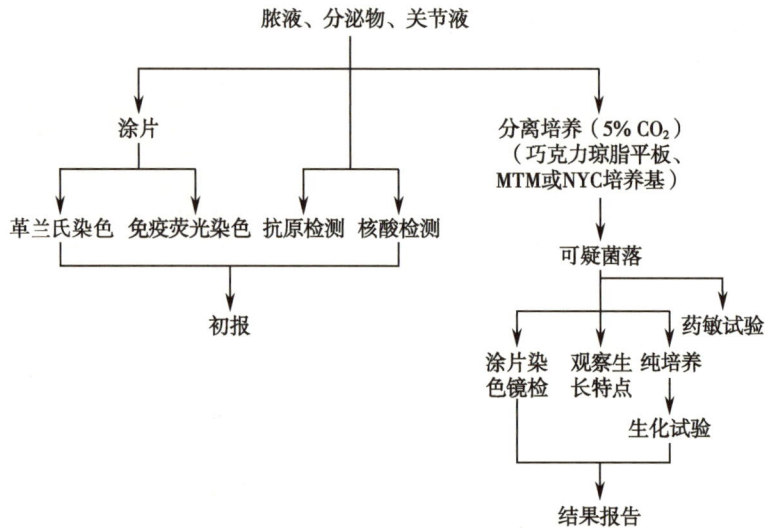

图 10-11　淋病奈瑟菌检验程序

（二）标本采集

1. 脑膜炎奈瑟菌　菌血症期取血液，有出血点或瘀斑者取瘀斑渗出液，出现脑膜刺激症状时取脑脊液，上呼吸道感染和带菌者取鼻咽分泌物等。标本采集后立即送检，或用预温培养基进行床旁接种后立即置 35℃培养。脑脊液标本接种巧克力琼脂平板和 / 或血琼脂平板；咽拭子、鼻咽拭子接种于选择性培养基，如改良的培养基 MTM；血液标本先增菌培养，再转种巧克力琼脂平板和血琼脂平板。标本运送过程中注意保温。

2. 淋病奈瑟菌　女性患者取样，用无菌拭子伸入阴道后穹隆或宫颈内 1cm 处，停留 10～15 秒，蘸取阴道、宫颈分泌物。男性患者取样，用棉签采集尿道分泌物，应弃去前段脓性分泌物，留取后段作为标本。直肠拭子标本应弃去第一根污染拭子，采用第二根拭子蘸取的分泌物作为标本。新生儿结膜炎患者应取眼结膜分泌物作为标本。标本采集后应立即送检，接种于选择性培养基，如 MTM、Martin-Lewis（ML）、New York City（NYC）。

3. 卡他莫拉菌　中耳炎、鼻窦炎患者穿刺抽取标本，呼吸道感染者采集合格痰标本或支气管灌洗液。

（三）标本直接检查

1. 显微镜检查

（1）脑膜炎奈瑟菌：脑脊液直接涂片或离心后取沉淀物涂片，皮肤瘀点取渗出液涂片，革兰氏染色镜检。如在白细胞内、外见革兰氏阴性双球菌，可报告"检出革兰氏阴性双球菌"，有助于流行性脑脊髓膜炎的早期诊断。

（2）淋病奈瑟菌：脓性分泌物直接涂片，革兰氏染色镜检。在男性尿道分泌物、新生儿眼结膜分泌物标本中见中性粒细胞内、外较多的革兰氏阴性双球菌时，可报告"检出革兰氏阴性双球菌"。女性阴道、直肠有许多正常菌群寄居，当女性宫颈或直肠拭子标本涂片，见胞内、胞外大量革兰氏阴性双球菌时，必须用培养结果加以证实。

（3）卡他莫拉菌：痰标本涂片，革兰氏染色镜检，见多个中性粒细胞、柱状上皮细胞及大量直径为 0.5～1.5μm 的革兰氏阴性双球菌，应怀疑卡他莫拉菌感染。

2. 抗原检测　疑为流行性脑脊髓膜炎患者的标本常做乳胶凝集试验，目前商品化的试剂有 A、C、Y 和 W135 型脑膜炎奈瑟菌检测试剂盒，测定结果应结合涂片及培养结果。若抗原检测阳性，则可作出快速、推测性诊断。

3. 分子生物学检测　检测淋病奈瑟菌靶片段的基因有隐蔽性质粒、染色体基因探针、抗淋病奈瑟菌胞嘧啶 DNA 甲基转移酶基因、透明蛋白（opa）基因、菌毛 DNA 探针、rRNA 基因探针和 porA 基因，可用基因探针杂交、核酸扩增等方法进行检测。

（四）分离培养和鉴定

1. 分离培养

（1）脑膜炎奈瑟菌：血液或脑脊液标本经血清肉汤培养基增菌后，报阳后再接种巧克力琼脂平板和血琼脂平板，置于 35～37℃、5%～7% 的 CO_2 及湿润环境中培养。

（2）淋病奈瑟菌：标本应接种于预温的巧克力平板，置于 35～37℃、5%～7% 的 CO_2 及湿润环境中培养。为提高阳性率，常采用含有万古霉素、多黏菌素及制霉菌素等多种抗菌药物的选择性培养基（MTM、ML）。

（3）卡他莫拉菌：痰标本接种血琼脂平板、巧克力琼脂平板，35℃培养。

2. 鉴定

（1）奈瑟菌：革兰氏阴性双球菌，肾形或咖啡豆状，常位于中性粒细胞内外。初次分离需要 5%～7% CO_2，在巧克力琼脂平板上，脑膜炎奈瑟菌和淋病奈瑟菌均呈现半透明、圆形凸起、灰白色的菌落。氧化酶试验和触酶试验均阳性。脑膜炎奈瑟菌分解葡萄糖、麦芽糖，产酸不产气，分型血清可确定血清型别；淋病奈瑟菌只分解葡萄糖，产酸不产气，其他糖类阴性。目前淋病奈瑟菌常采用核酸杂交技术或核酸扩增技术进行快速诊断和流行病学调查，也可做协同凝集试验、直接免疫荧光试验。

（2）卡他莫拉菌：革兰氏阴性双球菌，在血琼脂平板上形成圆形凸起、光滑、灰白色的菌落。继续培养形成干燥、坚韧菌落，可随接种环推动而在培养基上移动。氧化酶试验和触酶试验阳性，不分解糖类，还原硝酸盐，DNA 酶阳性。

（3）目前临床常用的鉴定仪器有 MALDI-TOF MS 和自动化鉴定分析系统。临床常见奈瑟菌及卡他莫拉菌的主要鉴别特征见表10-7。

表 10-7　临床常见奈瑟菌及卡他莫拉菌的鉴定

| 菌种 | 巧克力琼脂平板上的菌落形态 | 生长试验 | | | 氧化分解产酸 | | | | | 硝酸盐还原 | 多糖合成 | DNA酶 |
		MTM、ML、NYC培养基	巧克力琼脂平板或血琼脂平板(22℃)	营养琼脂(35℃)	葡萄糖	麦芽糖	乳糖	蔗糖	果糖			
脑膜炎奈瑟菌	灰白色，半透明，光滑，1～2mm	+	−	V	+	+	−	−	−	−	−	−
淋病奈瑟菌	灰白色，半透明，光滑，0.5～1mm	+	−	−	+	−	−	−	−	−	−	−
乳糖奈瑟菌	灰褐色，半透明，光滑，1～2mm	+	V	+	+	+	+	−	−	−	−	−
灰色奈瑟菌	灰褐色，半透明，光滑，1～2mm	V	−	+	+	−	−	−	−	−	−	−
多糖奈瑟菌	灰褐色，半透明，光滑，1～2mm	V	−	+	+	+	−	−	+	−	+	−
微黄奈瑟菌	绿黄色，不透明，光滑或粗糙，1～3mm	V	+	+	+	+	−	V	V	−	V	−
干燥奈瑟菌	白色，不透明，干燥，皱褶，1～3mm	−	+	+	+	+	−	+	+	−	+	−

续表

菌种	巧克力琼脂平板上的菌落形态	生长试验			氧化分解产酸							
		MTM、ML、NYC培养基	巧克力琼脂平板或血琼脂平板(22℃)	营养琼脂(35℃)	葡萄糖	麦芽糖	乳糖	蔗糖	果糖	硝酸盐还原	多糖合成	DNA酶
黏膜奈瑟菌	绿黄色,光滑,1～3mm	−	+	+	+	+	−	+	+	+	+	−
浅黄奈瑟菌	黄色,不透明,光滑,1～2mm	−	+	+	−	−	−	−	−	−	+	−
延长奈瑟菌	灰褐色,半透明,光滑,反光,1～2mm	−	+	+	−	−	−	−	−	−	−	−
卡他莫拉菌	浅红棕色,不透明,干燥,1～3mm	V	+	+	−	−	−	−	−	+	−	+

注: MTM, modified Thayer-Martin 培养基; ML, Martin-Lewis 培养基; NYC, New York City 培养基, 均为淋病奈瑟菌的选择性培养基; V, 不定。

五、药敏试验的药物选择

脑膜炎奈瑟菌药敏试验的药物选择:青霉素、氨苄西林、头孢噻肟、头孢曲松、美罗培南、阿奇霉素、米诺环素、环丙沙星、左氧氟沙星、氯霉素、利福平、复方磺胺甲噁唑。淋病奈瑟菌药敏试验的药物选择:阿奇霉素、头孢曲松、头孢克肟、环丙沙星和四环素。卡他莫拉菌可产生诱导型β-内酰胺酶,故实验室需要对其检测β-内酰胺酶。卡他莫拉菌通常对下列抗菌药物敏感,包括阿莫西林-克拉维酸、头孢菌素类、大环内酯类、四环素、利福平和喹诺酮类药物。

本章小结

病原性球菌为一类主要引起化脓性感染的球菌。其中革兰氏阳性球菌主要包括葡萄球菌属、链球菌属和肠球菌属,革兰氏阴性球菌包括奈瑟菌属和卡他莫拉菌等。

葡萄球菌属中引起人类疾病的重要菌种有金黄色葡萄球菌等。临床上常以是否产生凝固酶将葡萄球菌分为凝固酶阳性葡萄球菌和凝固酶阴性葡萄球菌。葡萄球菌属细菌营养要求不高,根据形态学特点、菌落特点、生化反应及相关毒素和酶的检测进行鉴定。其中耐甲氧西林葡萄球菌是医院内感染的重要病原菌,对多种抗生素耐药。链球菌属以A群链球菌致病力最强,鉴定主要依据细菌在血琼脂平板上的溶血现象、Lancefield 抗原血清分型及生化反应。肠球菌属细菌是医院内感染的重要病原菌,临床标本中以粪肠球菌分离率最高。奈瑟菌属中仅脑膜炎奈瑟菌和淋病奈瑟菌对人致病,其营养要求特殊,初次分离需要5%～7% CO_2,抵抗力弱,培养基需要保温保湿,床旁接种。脑膜炎奈瑟菌根据形态特点、生化反应和血清学凝集进行鉴定,淋病奈瑟菌可通过分离培养、形态特点和生化反应鉴定。

(周宏伟)

第十一章 肠杆菌目

1. 肠杆菌目包括哪些常见菌属，其共同的生物学特性有哪些？
2. 如何进行肠杆菌目细菌的微生物学检验和抗菌药物选择？
3. 大肠埃希菌的主要鉴定依据有哪些？
4. 肺炎克雷伯菌的主要鉴定依据有哪些？
5. 如何分离培养伤寒沙门菌，其鉴定方法有哪些？
6. 如何分离培养痢疾志贺菌，其鉴定流程和依据是什么？

肠杆菌目（Enterobacterales）隶属于细菌域，变形菌门，γ-变形菌纲，下属 7 个科，即：肠杆菌科（Enterobacteriaceae）、欧文菌科（Erwiniaceae）、溶果胶菌科（Pectobacteriaceae）、耶尔森菌科（Yersiniaceae）、哈夫尼亚菌科（Hafniaceae）、摩根菌科（Morganellaceae）和布杰约维采菌科（Budviciaceae）。目前与医学有关的肠杆菌目菌属主要有 33 个。临床常见的菌属主要包括以下 15 个：埃希菌属（Escherichia）、克雷伯菌属（Klebsiella）、肠杆菌属（Enterobacter）、枸橼酸杆菌属（Citrobacter）、沙雷菌属（Serratia）、沙门菌属（Salmonella）、志贺菌属（Shigella）、爱德华菌属（Edwardsiella）、耶尔森菌属（Yersinia）、哈夫尼亚菌属（Hafnia）、摩根菌属（Morganella）、泛菌属（Pantoea）、邻单胞菌属（Plesiomonas）、变形杆菌属（Proteus）及普鲁威登菌属（Providencia）。本目细菌 DNA 中 GC 值为 39mol%～59mol%。

肠杆菌目细菌是一大群形态、生物学特性相似，需氧或兼性厌氧的革兰氏阴性杆菌；广泛分布在自然界中，可栖居于人和动物的肠道内，多数是人和动物肠道的正常菌群，也可存在于水、土壤或腐败的物质上，多数为机会致病菌，少数为致病菌。

肠杆菌目细菌均为中等大小革兰氏阴性杆菌，无芽胞，多数有鞭毛和菌毛，少数有荚膜或包膜。兼性厌氧或需氧，营养要求不高，在普通琼脂平板上生长繁殖后形成中等大小菌落，在液体培养基中呈均匀浑浊生长。可分解多种糖类和蛋白质形成不同产物，常用于鉴别不同菌属和菌种。乳糖发酵试验可作为初步鉴别肠杆菌目中致病菌和非致病菌的指标，一般非致病菌能发酵乳糖，致病菌多数不能发酵乳糖。肠杆菌目细菌共同生化反应特性有发酵葡萄糖，氧化酶阴性（邻单胞菌属除外），触酶阳性，能还原硝酸盐为亚硝酸盐，具体见表 11-1。

肠杆菌目细菌抗原结构复杂多样，主要有菌体（O）抗原、鞭毛（H）抗原、荚膜抗原或表面抗原，与细菌致病性及分类有关，可作为鉴定细菌群、种和型的重要依据。细菌抵抗力不强，60℃ 30 分钟可被杀死，对常用消毒剂敏感。胆盐、煌绿等染料能抑制肠道非致病菌，但对肠道致病菌无抑制作用，可用于制备选择培养基，如麦康凯琼脂平板。细菌在宿主体内或自然环境中均易出现变异株。主要通过接合、转导或转化等基因转移和重组方式，引起耐药、毒力、代谢及抗原性等变异。

肠杆菌目细菌药敏试验抗菌药物的选择，可参考《国家抗微生物治疗指南》（第 3 版）的相关要求和标准。单纯性下尿路感染的治疗，首选药物为呋喃妥因、氟喹诺酮类和口服头孢类抗菌药物。复杂性尿路感染的治疗，首选药物为阿莫西林-克拉维酸、氨苄西林-舒巴坦、第二代或第三代头孢菌素、氟喹诺酮类抗菌药物。单纯性泌尿道感染治疗时，头孢唑林

表 11-1　肠杆菌目与其他科细菌的主要鉴别特征

试验	肠杆菌目	非发酵菌科	弧菌科	巴士德菌科
形态	杆状	杆状	弧状、杆状	球杆状
鞭毛	周鞭毛或无	单、丛、周鞭毛或无	单鞭毛	无鞭毛
氧化酶	−a	+b	+	+
触酶	+	+	+	+
葡萄糖 O-F	发酵	氧化或不分解	发酵	发酵
硝酸盐还原	+	+/−	+	+

注：+，90% 以上菌株阳性；−，90% 以上菌株阴性；+/−，大部分菌株阳性，少部分菌株阴性；a，邻单胞菌属除外；b，不动杆菌、嗜麦芽窄食单胞菌除外。

可预测口服药物头孢克洛、头孢地尼、头孢泊肟等头孢类药物的疗效；四环素敏感的菌株可预测其对多西环素和米诺环素也敏感。然而，某些对四环素中介或耐药的菌株可能对多西环素、米诺环素或二者同时敏感。非尿路感染的治疗，常规选用第三代、第四代头孢菌素。

第一节　埃希菌属

一、分类

埃希菌属（Escherichia）隶属肠杆菌科，目前属内有 6 个种：大肠埃希菌（E. coli）、蟑螂埃希菌（E. blattae）、弗格森埃希菌（E. fergusonii）、赫尔曼埃希菌（E. hermannii）、伤口埃希菌（E. vulneris）和艾伯特埃希菌（E. albertii）。本属细菌 DNA 中 GC 值为 48mol%～59mol%，模式菌种为大肠埃希菌。

二、临床意义

大肠埃希菌是临床最常见的病原菌，其致病因素主要与侵袭力、内毒素和肠毒素有关。大肠埃希菌的侵袭力与表面抗原（K 抗原）和菌毛有关，K 抗原能抗吞噬，并能够抵抗抗体和补体的作用；菌毛能帮助细菌黏附于黏膜表面，使细菌在肠道内定植，产生毒素而引起相应症状；有侵袭力的菌株能直接侵犯肠道黏膜上皮并引起炎症。内毒素为大肠埃希菌细胞壁上的结构成分，其毒性部位在类脂 A（lipid A），与所有革兰氏阴性杆菌产生的内毒素一样，具有相似的病理生理作用，如引起患者发热、休克、弥散性血管内凝血（disseminated intravascular coagulation，DIC）等。大肠埃希菌可产生两种肠毒素：一种是不耐热肠毒素（heat-labile toxin，LT），加热至 65℃ 30 分钟即被破坏；另一种是耐热肠毒素（heat-stable toxin，ST）。LT 可激活小肠上皮细胞的腺苷环化酶，使 ATP 转变为 cAMP，细胞内的 cAMP 升高，促进肠黏膜分泌功能，导致肠液大量分泌，从而引起腹泻；而 ST 通过激活肠道上皮细胞鸟苷酸环化酶，使肠道细胞的 cGMP 水平升高，引起肠液分泌增加而导致腹泻。

大肠埃希菌常引起各种肠内外的感染，是泌尿道、腹腔内等感染以及腹泻的常见病原菌，其引起人的肠道外感染主要是尿路感染（urinary tract infection，UTI）。引起尿路感染的菌群具有独特的毒力因子和血清 O 抗原，75% 的 UTI 由血清型 O1、2、6、7、11、25 及 75 引起。此外，大肠埃希菌还可引起胆囊炎、新生儿脑膜炎、菌血症及肺炎等。大肠埃希菌引起的感染常见于腹腔内脓肿、肠穿孔继发腹膜炎、肠道手术后继发感染或大面积灼伤创面感染等。大肠埃希菌是人和动物肠道的正常菌群,但其中有些菌株能引起人肠道内感染并致腹泻,并能引起致死性并发症如溶血性尿毒综合征(hemolytic uremic syndrome,HUS)。

根据其不同的血清型别、毒力和所致临床症状的不同,将引起人腹泻的大肠埃希菌分为5类。①肠产毒型大肠埃希菌(enterotoxigenic E. coli,ETEC):ETEC能产生两种由质粒介导的肠毒素,即耐热肠毒素(ST)和不耐热肠毒素(LT),是发展中国家引起腹泻,尤其是儿童腹泻的重要病原菌,也常引起旅行者腹泻,可导致恶心、腹痛、低热以及急性发作的类似于轻型霍乱的大量水样腹泻,由ETEC引起的旅行者腹泻有时甚为严重,但很少致死。②肠致病型大肠埃希菌(enteropathogenic E. coli,EPEC):该菌不产生肠毒素和志贺毒素,主要致病因子是黏附因子。是引起婴幼儿腹泻的主要病原菌,临床表现为腹泻,患者发热、呕吐,便中含黏液但无血液,是世界各地致婴儿腹泻的重要病原菌。③肠侵袭型大肠埃希菌(enteroinvasive E. coli,EIEC):EIEC不产生肠毒素,该菌类似于志贺菌,能直接侵犯肠黏膜,在黏膜上皮细胞内增殖,并破坏上皮细胞形成炎症或溃疡。EIEC还可像志贺菌一样引起肠炎症状如发热、腹痛、水泻或细菌性痢疾的典型症状,出现黏液脓血便,故曾称志贺样大肠埃希菌。④产志贺毒素大肠埃希菌(Shiga toxin-producing E. coli,STEC):STEC最具代表性的血清型是O157:H7,但近年发现非O157的血清型也可引起该病。STEC的主要致病因子有菌毛和毒素,可产生两种由溶源性噬菌体编码的Vero毒素(VT-1和VT-2),从而抑制蛋白质的合成并致Vero细胞产生病变。Vero毒素性质类似志贺毒素,因此VT-1和VT-2又称志贺毒素Ⅰ(Stx-Ⅰ)和志贺毒素Ⅱ(Stx-Ⅱ),可引起出血性大肠炎和HUS,故又称肠出血型大肠埃希菌(enterohemorrhagic E. coli,EHEC)或产Vero毒素大肠埃希菌(verotoxigenic E. coli,VTEC),多为水源性或食源性感染,由加热不充分的牛肉或蔬菜引起,牛肉或蔬菜在生产或流通过程中受到污染,通过口摄入或粪-口途径传播。⑤肠集聚型大肠埃希菌(enteroaggregative E. coli,EAEC):不产生LT或ST,没有侵袭力,不能用O:H血清分型。该菌与世界各地慢性腹泻有关,可致儿童肠道感染,引起水样腹泻、呕吐和脱水,偶有腹痛、发热和血便。

三、生物学特性

为革兰氏阴性直短杆状,大小为(0.4～0.7)μm×(1.0～3.0)μm,单个、成对或散在排列,多数有鞭毛,能运动,某些菌株尤其是引起肠道外感染的菌株有荚膜(微荚膜)和周身菌毛。

兼性厌氧,营养要求不高,在血琼脂平板和普通营养琼脂平板上生长良好,35℃培养24小时,可形成直径2～3mm,圆形、光滑、湿润、灰白色、不透明的菌落,某些菌株在BAP上可产生β溶血,在肠道选择培养基上可发酵乳糖,形成有色菌落,如在MAC琼脂平板上菌落呈粉红色或红色。

抗原成分主要由菌体(O)抗原、鞭毛(H)抗原和表面(K)抗原组成。①O抗原:是多糖磷脂复合物(LPS),耐热,加热100℃不能灭活,目前已知有171种,是血清学分型的基础。②H抗原:是不耐热的蛋白质,已知有56种,均为单相菌株。③K抗原:是多糖荚膜抗原,对热稳定,在K抗原存在时能阻止O抗原与相应抗体凝集,已知有100种,不是每个菌株均有K抗原。大肠埃希菌的血清型分别按O:K:H的顺序,以数字表示,如O111:K58:H2、O157:H7等。

四、微生物学检验

(一)肠道外感染标本

1. **检验程序** 大肠埃希菌检验程序见图11-1。

2. **标本采集** 主要有尿、血、脓液等临床标本,血液等细菌数量少的标本需要增菌进行培养;尿液标本要尽量采集早晨清洁中段尿进行定量培养;痰标本采集清洁口腔后从深部咳出的痰液;脓、分泌物等标本可用无菌棉拭子直接采取。

血液、脑脊液　　　　粪便、呕吐物、肛拭子　　　　尿液、体液、脓液、痰液、分泌物等

增菌培养 ⟶ 培养分离 ⟵ 直接涂片染色镜检
（BAP、SS、EMB、MAC等培养基）

35℃　18~24小时

可疑菌落涂片染色为革兰氏阴性杆菌

触酶（+）　氧化酶（-）

葡萄糖O-F或TSIA或KIA/MIU

药物敏感试验　　　　全面鉴定
　　　　　　　　（生化鉴定、血清学鉴定）

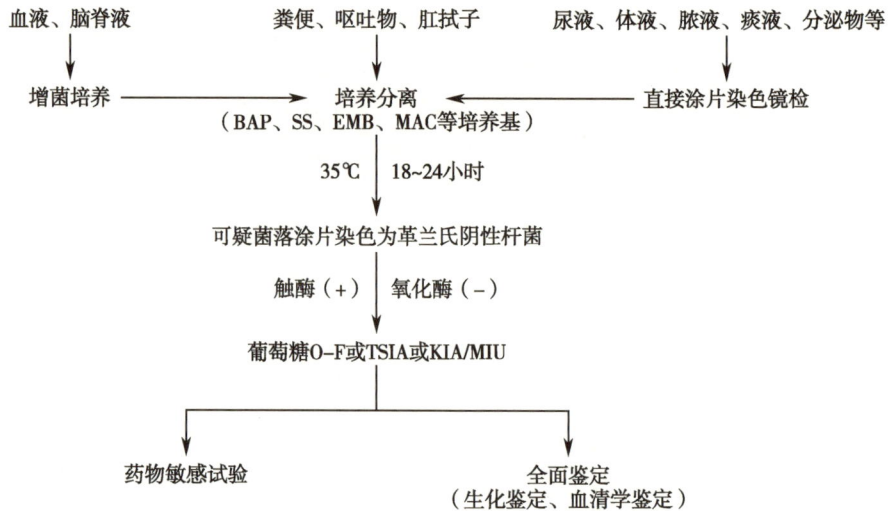

图 11-1　大肠埃希菌检验程序

BAP：血琼脂平板；SS：沙门 - 志贺菌琼脂平板；EMB：伊红亚甲蓝琼脂平板；MAC：麦康凯琼脂平板；TSIA：三糖铁琼脂；KIA：克氏双糖铁琼脂；MIU：动力 - 吲哚 - 脲酶试验管；葡萄糖 O-F：葡萄糖氧化 - 发酵管。

3. 形态学检查　除血液标本外，其他标本大多可行涂片染色检查。尿液和其他各种体液应离心后取沉淀物涂片，脓液、痰液、分泌物等可直接涂片，革兰氏染色后镜检。但肠杆菌目多数细菌的形态及染色性相似，根据形态及染色难以相互鉴别。

4. 分离培养和鉴定

（1）分离培养：血液等无菌体液标本由于细菌数量少，一般需要使用肉汤增菌培养。尿液标本常规需要使用定量接种方法，先依据临床信息选择培养类型，确定合适的培养基及定量接种的尿液量，采用 1μl 或 10μl 标准接种环接种。首先将尿液标本充分混匀，用定量接种环或无菌微量加样器取尿液 1μl 以连续密集划线方式接种于血琼脂平板和 MAC 琼脂平板，或其他类似的弱选择培养基如中国蓝琼脂平板、EMB 琼脂平板等，35～37℃培养 18～24 小时。对于导尿、耻骨上膀胱穿刺留取的尿液、已使用抗菌药物治疗患者的尿液采用 10μl 接种。经 18～24 小时培养无菌生长，需要继续培养 24 小时。脓液、痰液和分泌物标本可直接在 BAP 等琼脂平板上划线分区培养，35℃培养 18～24 小时后观察细菌生长情况及菌落形态。

（2）鉴定：在培养后的培养基上挑选疑为大肠埃希菌的菌落，如在 MAC 琼脂平板上为粉红色或红色，在 SS 琼脂平板上为红色、粉红色或中央为粉红色、周围无色的菌落；在 EMB 琼脂平板上为扁平、紫黑色有金属光泽的菌落；待涂片染色镜检后依据镜检结果，进一步进行相应生化试验、质谱分析或血清学试验，将细菌鉴定到属或种。实验室常用三糖铁琼脂（TSIA）或克氏双糖铁琼脂（KIA）、动力 - 吲哚 - 脲酶试验管（MIU）以及吲哚 - 甲基红 -VP- 枸橼酸盐（IMViC）4 个组合试验来初步鉴定。典型的大肠埃希菌的基本生化反应特征有：能发酵多种糖，产酸产气，TSIA 上为斜面产酸变黄 / 底层产酸变黄、产气有气泡，KIA 上为斜面产酸变黄 / 底层产酸变黄、产气有气泡，IMViC 为"++--"，MIU 为"++-"。埃希菌属属内各菌种可通过吲哚、甲基红、V-P、赖氨酸脱羧酶、精氨酸双水解酶、鸟氨酸脱羧酶等试验鉴别。目前，以生化反应为基础的商品化鉴定卡、全自动 / 半自动微生物鉴定系统或分析细菌成分的 MALDI-TOF MS 等均可为埃希菌属细菌提供良好的菌种鉴定。

（二）肠道内感染标本

1. 检验程序　见图 11-1。

2. 分离培养和鉴定 可采集患者粪便、食物残留和肛拭子等标本,根据需要接种相应培养基。在培养后的培养基上挑选可疑菌落进行涂片染色、生化反应鉴定或质谱分析。引起腹泻的大肠埃希菌与肠道外感染的大肠埃希菌在形态、培养及生化反应上均相似,但分别具有不同的血清型、肠毒素或毒力因子,分离培养后必须通过血清分型或特殊的毒力检测试验才能作出最终鉴定。

(1)ETEC:鉴定依靠生化反应加血清分型加肠毒素测定,生化反应符合大肠埃希菌,具备特定的血清型别。ETEC 鉴定主要依赖 ST 和 LT 肠毒素的检测,常用生物学方法或细胞培养、免疫学和分子生物学方法。

(2)EPEC:鉴定依靠生化反应加血清分型测定,用多价抗血清检测其 O 抗原。取 5~10 个乳糖阳性的大肠埃希菌菌落,与特异性抗血清进行凝集试验,血清学凝集阳性的菌株必须测定凝集滴度以排除交叉反应,同时还要做 H 抗原测定(O:H 分型),也可用 ELISA 和细胞培养的方法来检测 EPEC。

(3)EIEC:鉴定依靠生化反应加血清分型测定,本菌与志贺菌相似,多数 EIEC 为动力阴性,乳糖不发酵或迟缓发酵。可用常规的肠道培养基分离,用 O:H 血清分型。所有 EIEC 菌落均为赖氨酸脱羧酶阴性,无动力,其中最常见的血清型 O152 和 O124 为乳糖阴性,与志贺菌的抗血清有交叉反应,两菌属十分相似,主要的鉴别试验是醋酸钠、葡萄糖铵利用试验和黏液酸盐产酸试验,大肠埃希菌三者均阳性,而志贺菌三者均阴性。

(4)STEC:鉴定依靠生化反应加血清分型测定,肠道正常菌群中的大肠埃希菌约 80%在培养 <24 小时可发酵山梨醇,但 O157:H7 不发酵(或缓慢发酵)山梨醇。可用山梨醇麦康凯琼脂(SMAC)平板直接筛选不发酵山梨醇的菌落,经次代培养后用乳胶凝集试验检测 O157 抗原。在北美许多地区,大肠埃希菌 O157:H7 占肠道分离病原菌的第二或第三位,是血便中分离到的最常见病原菌且大肠埃希菌 O157:H7 是导致 4 岁以下儿童急性肾衰竭的主要病原菌,故针对血便患者,大肠埃希菌 O157:H7 需要常规检测。

(5)EAEC:采用液体培养基 - 凝集试验(liquid culture clump agglutination test),检测细菌对细胞的黏附性或用 DNA 探针技术鉴定。

(三)卫生细菌学检查

大肠埃希菌寄居于肠道并随粪便不断排出,可污染环境、水源、饮料和食品。样品中检出的大肠埃希菌越多,表示被粪便污染越严重,也提示样品可能被肠道致病菌污染。因此,卫生细菌学检查以"大肠菌群数"作为判断饮水、食品等被粪便污染的指标之一。

五、药敏试验的药物选择

目前院内感染的大肠埃希菌大多数可通过产生超广谱 β- 内酰胺酶(ESBL)而对第三、第四代头孢菌素耐药,对于产 ESBL 的大肠埃希菌可选择碳青霉烯类药物(如亚胺培南、美罗培南等)或含酶抑制剂的复合制剂(如哌拉西林 - 他唑巴坦、氨苄西林 - 舒巴坦等)或药敏试验显示其他敏感药物进行治疗。对于碳青霉烯类耐药的大肠埃希菌(CREC)可能有效的抗菌药物有替加环素或多黏菌素。

第二节 克雷伯菌属

克雷伯菌属(*Klebsiella*)为机会致病菌,临床感染中以肺炎克雷伯菌多见,也是引起医院内感染的重要病原菌。

一、分类

隶属肠杆菌科，临床常见的主要是肺炎克雷伯菌（*K. pneumoniae*）、产酸克雷伯菌（*K. oxytoca*）和产气克雷伯菌（*K. aerogenes*）3个种，肺炎克雷伯菌又分肺炎克雷伯菌肺炎亚种（*K. pneumoniae* subsp. *pneumoniae*）、肺炎克雷伯菌臭鼻亚种（*K. pneumoniae* subsp. *ozaenae*）、肺炎克雷伯菌鼻硬结亚种（*K. pneumoniae* subsp. *rhinoscleromatis*）3个亚种。原来属于克雷伯菌属的解鸟氨酸克雷伯菌（*K. ornithinolytica*）、植生克雷伯菌（*K. planticola*）和土生克雷伯菌（*K. terrigena*）2001年以后被划出，归为拉乌尔属（*Raoultella*），分别命名为解鸟氨酸拉乌尔菌（*R. ornithinolytica*）、植生拉乌尔菌（*R. planticola*）和土生拉乌尔菌（*R. terrigena*）。本属细菌 DNA 中 GC 值为 53mol%～58mol%，模式菌种为肺炎克雷伯菌。

二、临床意义

在肠杆菌目细菌中，肺炎克雷伯菌的临床分离率仅次于大肠埃希菌，也是临床检出率最高的病原菌之一，其中肺炎克雷伯菌肺炎亚种可引起原发性肺炎。肺炎克雷伯菌肺炎亚种还能引起各种肺外感染，包括肠炎和脑膜炎（婴儿），泌尿道感染及菌血症，是酒精中毒者、糖尿病和慢性阻塞性肺部疾病患者并发肺部感染的潜在危险因素。高毒力肺炎克雷伯菌（hyper-virulent *K. pneumoniae*，hvKP）可定植于人体肠道，多为感染健康人群的社区获得性感染，可引起肝脓肿、血流感染、肺脓肿、肾脓肿、肺炎等严重感染，病情进展迅速，死亡率高，引发关注。

三、生物学特性

为革兰氏阴性杆菌，菌体大小（0.3～1.0）μm×（0.6～6.0）μm，单个、成双或短链状排列，无鞭毛，无芽胞，患者标本直接涂片或营养丰富培养基上培养物涂片可见菌体外有明显的荚膜。

兼性厌氧，营养要求不高，初次分离在培养基上可形成较大、凸起、灰白色黏液型的菌落。菌落大而厚实、光亮，相邻菌落容易发生融合，用接种针蘸取时可拉出长丝状细丝（图 11-2）。在 MAC 培养基上发酵乳糖产酸，形成较大的黏液型、红色的菌落。

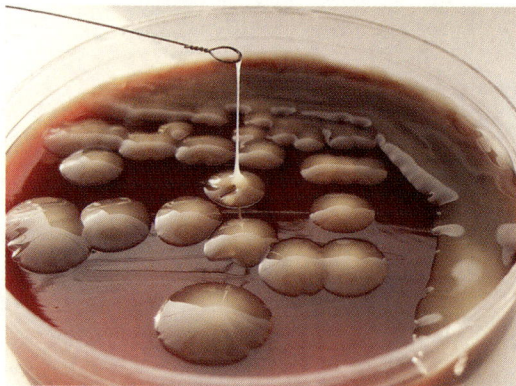

图 11-2　肺炎克雷伯菌在血琼脂平板上菌落及拉丝试验（培养 18 小时）

四、微生物学检验

（一）检验程序

同图 11-1。

（二）分离培养和鉴定

1. 分离培养 选择 BAP、MAC 等培养基接种培养，35℃培养后，挑选可疑菌落进行鉴定，本菌在 BAP 上呈大而圆、灰白色、黏稠状菌落，菌落相互融合、光亮，以接种环触之，可拉成丝状。

2. 初步鉴定 氧化酶阴性，触酶阳性，动力阴性，多数菌株可利用枸橼酸盐，分解葡萄糖产酸产气，所有菌株均可利用阿拉伯糖、侧金盏花醇及木糖，除肺炎克雷伯菌臭鼻亚种、肺炎克雷伯菌鼻硬结亚种外，所有菌种均可利用乳糖和山梨醇。克雷伯菌的基本生化反应特征是 TSIA 为斜面产酸变黄 / 底层产酸变黄、产气（有气泡）或斜面产酸变黄 / 底层产酸变黄，枸橼酸盐阳性，动力阴性，鸟氨酸脱羧酶阴性，丙二酸盐阳性，DNA 酶阴性。

3. 最后鉴定

（1）属的鉴定：动力阴性，吲哚除产酸克雷伯菌外均为阴性，ONPG 除肺炎克雷伯菌鼻硬结亚种外均为阳性，V-P 试验除肺炎克雷伯菌臭鼻亚种、肺炎克雷伯菌鼻硬结亚种外均为阳性，鸟氨酸脱羧酶除解鸟氨酸拉乌尔菌外均为阴性。克雷伯菌属与肠杆菌科中主要引发医院内感染的其他机会致病菌鉴别主要依据吲哚、动力、赖氨酸脱羧酶、精氨酸双水解酶、鸟氨酸脱羧酶、乳糖、蔗糖、山梨醇、侧金盏花醇、阿拉伯糖等试验。

（2）种的鉴定：肺炎克雷伯菌吲哚阴性，而产酸克雷伯菌吲哚阳性。本菌属与拉乌尔菌属之间的鉴别主要依据吲哚、鸟氨酸脱羧酶、V-P 试验、生长试验等。也可取疑似菌落采用 MALDI-TOF MS 或全自动微生物鉴定系统鉴定具体菌种。

五、药敏试验的药物选择

克雷伯菌属部分菌株可表现天然耐药。产气克雷伯菌（原产气肠杆菌）对氨苄西林、阿莫西林 - 克拉维酸、氨苄西林 - 舒巴坦、第一代头孢（头孢唑林、头孢噻吩）、头霉素类（头孢西丁、头孢替坦）等抗菌药物天然耐药。肺炎克雷伯菌和产酸克雷伯菌对氨苄西林、替卡西林等抗菌药物天然耐药。

目前院内获得性感染的肺炎克雷伯菌半数对第三代、第四代头孢菌素耐药，其主要耐药机制为产生超广谱 β- 内酰胺酶（ESBL），对于产 ESBL 的肺炎克雷伯菌感染可选择碳青霉烯类药物（如亚胺培南、美罗培南等）或含酶抑制剂的复合制剂（如哌拉西林 - 他唑巴坦、氨苄西林 - 舒巴坦等）或药敏试验显示其他敏感药物进行治疗。碳青霉烯耐药的肺炎克雷伯菌（CRKP）对临床常用抗生素几乎全部耐药，仅对替加环素、黏菌素和多黏菌素敏感。碳青霉烯耐药的高毒力肺炎克雷伯菌（CR-hvKP）可选用替加环素、多黏菌素、磷霉素为基础的联合治疗方案，或双碳青霉烯联合疗法，或新型 β- 内酰胺酶抑制剂（如头孢他啶 - 阿维巴坦、美罗培南 - 韦博巴坦等）治疗。

第三节　志贺菌属

志贺菌属（*Shigella*）细菌是引起人类细菌性痢疾的主要肠道病原菌之一。

一、分类

志贺菌属隶属肠杆菌科，可用特异性抗血清将其分为 4 个血清群（种）：A 群为痢疾志贺菌（*S. dysenteriae*），B 群为福氏志贺菌（*S. flexneri*），C 群为鲍氏志贺菌（*S. boydii*），D 群为宋氏志贺菌（*S. sonnei*）。1989 年 CDC 分类系统将生化反应特性相近的 A、B、C 群归为一群，统称为志贺菌 A、B、C 血清群；而将生化反应特征与之相异，鸟氨酸脱羧酶和 β- 半乳糖苷酶均阳性的宋氏志贺菌单列出来。本属细菌 DNA 中 GC 值为 49mol%～53mol%。

二、临床意义

志贺菌属细菌的致病主要与细菌的侵袭力、内毒素和外毒素有关。本属细菌因菌毛的作用，可黏附于肠黏膜表面，并侵入上皮细胞内生长繁殖，形成感染病灶，引起炎症反应。本菌属各菌株均有强烈的内毒素，内毒素的释放可造成上皮细胞死亡及黏膜下发炎，并形成毛细血管血栓，导致坏死、脱落和溃疡，患者可出现典型的脓血便；另一方面内毒素能引起全身中毒症状（内毒素血症），导致发热、意识障碍，甚至中毒性休克。A 群志贺菌 1 型和 2 型产生志贺毒素（Shiga toxin, ST），ST 对 Vero 细胞有毒性作用，也称为 Vero 毒素（verotoxin, VT），VT 对小鼠有强烈的致死毒性，有 VT1 和 VT2 两种。ST 属 VT1 型。

志贺菌属细菌主要引起人类细菌性痢疾，简称菌痢，一年四季均可发病，以夏秋季节发病率最高，典型的急性菌痢表现为腹痛、腹泻、黏液脓血便、里急后重、发热等症状。小儿可引起中毒性菌痢，患儿常无明显的消化道症状而表现为全身中毒症状，若抢救不及时，往往造成死亡。四种志贺菌中，痢疾志贺菌引起的菌痢较为严重，其他志贺菌引起的感染则相对较轻，具有自限性且很少致死。我国以福氏志贺菌和宋氏志贺菌引起的菌痢最为多见。多数菌痢为散发病例，可引起人与人之间的传播。偶可因食用了被污染的水和食物而引起暴发流行。

三、生物学特性

为革兰氏阴性短小杆菌，菌体大小（0.5～0.7）μm×（2.0～3.0）μm，无芽胞，无荚膜，无鞭毛，有菌毛。

兼性厌氧，最适生长温度为 35℃，最适 pH 为 7.2～7.4。营养要求不高，能在普通琼脂培养基上生长良好。在肠道选择培养基上可形成乳糖不发酵、中等大小、无色透明或半透明菌落，宋氏志贺菌常形成粗糙型菌落。

志贺菌属菌种有 O 抗原，无 H 抗原，部分菌种有 K 抗原。O 抗原是分类的依据，有群特异性和型特异性两种抗原，根据生化反应和 O 抗原的不同，将志贺菌属分为 4 个血清群（A、B、C、D）和 40 余个血清型。O 抗原耐热，加热 100℃ 60 分钟不被破坏。K 抗原存在时能干扰 O 抗原与相应抗血清的凝集作用。加热 100℃ 60 分钟可消除 K 抗原对 O 抗原的干扰作用。

本属细菌对理化因素的抵抗力较其他肠杆菌目细菌低。在 1% 苯酚中 15～30 分钟或加热 60℃ 10 分钟即被杀死，对酸较敏感，在运送培养时必须使用 pH 7.0 的磷酸盐甘油或转运培养基，确保检出率的提高。

四、微生物学检验

（一）检验程序
志贺菌属细菌检验程序同图 11-1。

（二）标本采集
主要检验标本为粪便、肛拭等，志贺菌在有大肠埃希菌及其他细菌繁殖并且产酸的粪便标本中，往往数小时即死亡，所有标本应及时接种，若采集黏液脓血便则应作床旁接种，如不能及时接种，可置甘油保存液或 Cary-Blair 运送培养基内送检。健康体检者可用肛拭子取样。

（三）分离培养和鉴定
1. 分离培养　分离培养基可选用 MAC 和 SS，亦可用对志贺菌分离效果较好的木糖 - 赖

氨酸 - 脱氧胆酸盐（XLD）培养基。

2. 鉴定

（1）初步鉴定：取可疑菌落（MAC 上无色不透明或半透明，SS 上不透明或透明，EMB 上为无色或不透明的琥珀色，XLD 上呈红色的菌落），经生化反应、血清学试验等进一步鉴定到属和种。志贺菌的基本生化反应特征为 TSIA 上为斜面产碱变红 / 底层产酸变黄，枸橼酸盐阴性，脲酶阴性，动力阴性，V-P 试验阴性。

（2）最终鉴定：必须作全面生化反应和血清学试验，各菌群（种）间的鉴定依据为痢疾志贺菌甘露醇阴性，宋氏志贺菌 ONPG 和鸟氨酸脱羧酶均阳性。偶尔出现生化鉴定为志贺菌但与抗志贺菌血清不凝集的现象，可制成菌悬液置 100℃水浴加热 15～30 分钟并重复凝集试验，此种菌株有可能是 EIEC，需要注意进行鉴别，各菌群的生化鉴别见表 11-2。

表 11-2 志贺菌属种间的生化反应鉴别特征

单位：%

生化试验	A 群痢疾志贺菌	B 群痢疾志贺菌	C 群痢疾志贺菌	D 群痢疾志贺菌
吲哚	45	50	25	0
D- 甘露醇	0	95	97	99
半乳糖苷酶	30	1	10	90
鸟氨酸脱羧酶	0	0	2	98

注：表中数字为出现阳性反应的百分率。

志贺菌属与大肠埃希菌的鉴别：志贺菌属无动力，赖氨酸脱羧酶阴性，发酵糖产酸、一般不产气，分解黏多糖，在醋酸盐和枸橼酸盐琼脂上产碱。

志贺菌属与伤寒沙门菌鉴别：伤寒沙门菌在 KIA 上的特性与志贺菌相似，鉴别特点是伤寒沙门菌硫化氢和动力阳性，能与沙门菌因子血清凝集而不与志贺菌属因子血清凝集。

志贺菌属与类志贺邻单胞菌鉴别：可用动力和氧化酶试验加以鉴别，志贺菌属均为阴性，而类志贺邻单胞菌为阳性。

凡生化反应符合志贺菌属者均需要作血清学鉴定，可先用志贺菌属 4 种多价血清（A 群 1、2 型、B 群 1～6 型、C 群 1～6 型及 D 群）做玻片凝集试验，凝集后进一步作定型鉴定。①A 群：痢疾志贺菌，甘露醇阴性，共有 10 个血清型（1～10），其 O 抗原从 1～X 共 10 种，均为独立的血清型，各型之间无共同抗原关系。A 群各菌型均有 K 抗原（A1～A10）。②B 群：福氏志贺菌，有 6 个血清型和 X 和 Y 2 个变型。每个菌型均有两种抗原，即型抗原与群抗原。型抗原只存在于同型的菌株中。除 2a 及 6 型外，均不具有 K 抗原。6 型菌株缺少共同的群抗原，故福氏多价血清中应包含 6 型因子血清，否则将会造成漏检。③C 群：鲍氏志贺菌，共有 15 个血清群，均有型抗原（O I～X V），尚未发现亚型。均含有 K 抗原（C1～C15）。④D 群：宋氏志贺菌，仅有一个血清型，但有光滑型（S type）和粗糙型（R type）两种菌落。R 型菌落不能被 S 型血清所凝集，因此宋氏志贺菌的诊断血清应同时含有 S 及 R 两种因子血清（I 相和 II 相）。

五、药敏试验的药物选择

对于志贺菌所有分离株均应进行药敏试验，常规选用药物为氨苄西林、氟喹诺酮类和磺胺甲噁唑 - 甲氧苄啶等。志贺菌对于氨基糖苷类、第一代和第二代头孢菌素以及头霉素类可能在体外表现活性，但在临床上无效，不应报告为敏感。当检测为志贺菌的粪便分离株时，仅应常规报告氨苄西林、氟喹诺酮类药物和磺胺甲噁唑 - 甲氧苄啶的药敏结果。肠外分离株需要增加第三代头孢菌素，氯霉素按需测试和报告。阿奇霉素仅对志贺菌属和伤寒肠炎沙门菌报告。厄他培南、亚胺培南和 / 或美罗培南可考虑用于检测和 / 或报告一级和二级中对所有药物耐药的分离株，但提示这些药物治疗志贺菌或沙门菌有效性的临床数据有限。对四环素敏感的菌株可推测对多西环素和米诺环素敏感，反之不成立。

第四节　沙门菌属

沙门菌属（*Salmonella*）可从人和动物中分离得到，根据抗原结构，有 2 500 多个血清型，其致病性具有宿主特异性，例如人是伤寒，副伤寒 A、B、C 沙门菌的天然宿主；有些菌种专对动物致病，也有些对人和动物都能致病。

一、分类

沙门菌属隶属肠杆菌科，含有肠沙门菌（*S. enterica*）和邦戈沙门菌（*S. bongori*）2 个菌种，肠沙门菌又分 6 个亚种：①亚种Ⅰ为肠沙门菌肠亚种（*S. enterica* subsp. *enterica*），临床常见的伤寒、副伤寒沙门菌均属于本亚种不同血清型；②亚种Ⅱ为肠沙门菌萨拉姆亚种（*S. enterica* subsp. *salamae*）；③亚种Ⅲa 为肠沙门菌亚利桑那亚种（*S. enterica* subsp. *arizonae*）；④亚种Ⅲb 为肠沙门菌双相亚利桑那亚种（*S. enterica* subsp. *diarizonae*）；⑤亚种Ⅳ为肠沙门菌豪顿亚种（*S. enterica* subsp. *houtenae*）；⑥亚种Ⅵ为肠沙门菌因迪卡亚种（*S. enterica* subsp. *indica*）。亚种Ⅰ常常分离自人和温血动物体内；其余的亚种通常从冷血动物和环境中分离，偶尔可引起人类致病。本属细菌 DNA 中 GC 值为 50mol%～53mol%。

二、临床意义

沙门菌主要通过污染食品和水源经口感染，引起人类和动物的沙门菌病，出现相应的临床症状或亚临床感染，主要分为伤寒 / 副伤寒和其他沙门菌感染，其中伤寒 / 副伤寒可出现血流感染，而其他伤寒沙门菌通常表现为肠道感染，引起患者腹泻、发热和腹痛。少数引起肠道外感染，可致菌血症、泌尿系统感染和中耳炎，常发生在免疫低下患者。

临床常见的伤寒和副伤寒是由伤寒沙门菌和副伤寒沙门菌引起，表现为发热、血培养或肥达试验阳性。以伤寒的发病过程为例：伤寒沙门菌随污染的食品或水经口感染，穿过小肠上皮进入黏膜下组织，被吞噬细胞吞噬，但吞噬后不被消灭反而在吞噬细胞内繁殖，并随吞噬细胞经淋巴管到达肠系膜淋巴结，在肠系膜淋巴结内大量繁殖，并经胸导管进入血流（第一次菌血症）。此时患者在临床上出现发热、不适等症状。随后，细菌随血流播散至肝、脾、胆囊、肾和骨髓等实质器官中，继续大量繁殖，再次进入血流（第二次菌血症），并随血液扩散至全身各器官，患者出现持续高热、肝脾大、皮疹和全身（内毒素）中毒症状。胆囊中的细菌随胆汁进入肠腔，可经粪便排出，肾脏中的细菌随尿液排出体外。本病潜伏期 7～20 天，典型病程 3～4 周，发病 2 周后机体可出现免疫反应，通过特异性抗体和致敏淋巴细胞消灭细菌，使疾病好转，但同时也可引起迟发性变态反应，导致肠壁孤立淋巴滤泡和集合淋巴小结的坏死和溃疡，甚至造成肠穿孔而危及生命。

伤寒沙门菌感染后约 3% 患者可成为携带者，通过粪便持续排菌长达 1 年或 1 年以上。

三、生物学特性

为革兰氏阴性直杆菌，菌体大小（0.6～1.0）μm×（2.0～4.0）μm，不产生芽胞，无荚膜，除少数菌株外，一般都有周鞭毛，能运动，有时会出现无鞭毛的突变型。

兼性厌氧，最适生长温度35℃，最适生长pH为6.8～7.8。本菌属对营养要求不高，在普通营养琼脂平板上生长的菌落为圆形、光滑、湿润、半透明、边缘整齐的菌落，有时可出现粗糙型的菌落。在肠道选择性培养基上菌落小至中等，透明或半透明，乳糖不发酵，与志贺菌的菌落相似，有些能产生硫化氢的菌株，在SS琼脂平板上可形成中心黑色的菌落（图11-3）。

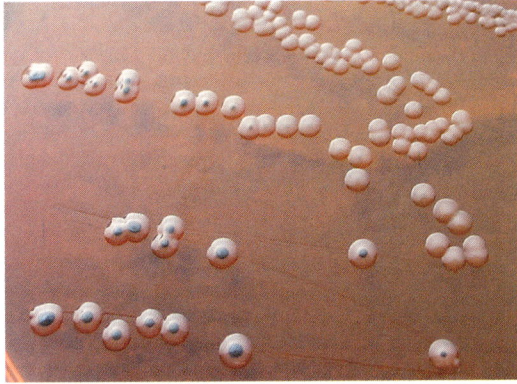

图11-3　沙门菌在SS琼脂平板上的菌落形态（培养18小时）

本菌属的抗原结构主要有3种，即菌体（O）抗原、鞭毛（H）抗原及表面抗原。①O抗原：为多糖-类脂-蛋白质复合物，多糖成分决定抗原的特异性，菌体抗原比较稳定，能耐受100℃加热，是分群的依据。目前已知有58种O抗原，分别以阿拉伯数字顺序排列，现已排至第67，其中有9种被删除，故数字是不连续的。每个沙门菌的血清型可含一种或数种O抗原。凡含共同抗原成分的血清型归为一个群，每个群以O加上阿拉伯数字及括号中大写的26个英文字母（A～Z）顺序编排，如O2群（A），O4群（B），O50群（Z）等，Z以后无英文字母标记，直接以O加数字表示，如O51～O67群，具体见表11-3。临床上引起人类感染的沙门菌绝大多数在A～F 6个菌群内。O抗原刺激机体产生的抗体以IgM为主，与相应的抗血清反应时呈颗粒状凝集。②H抗原：为不稳定的蛋白质抗原，不耐热，加热60～70℃ 15分钟便可被破坏，易被乙醇破坏，目前已知有54种H抗原。沙门菌H抗原有两个相，第一相特异性较高，称特异相，用小写英文字母a、b、c表示，直至z，z以后用z加阿拉伯数字表示，如z1、z2、z3……z65；第二相抗原为沙门菌所共有，称非特异相，直接用1、2、3表示。同时有第一相和第二相H抗原的细菌称双相菌，仅有一相者称单相菌。H抗原是定型的依据，其刺激机体产生的抗体以IgG为主，与相应的抗血清呈絮状反应。③表面抗原：包括Vi抗原、M抗原和5抗原，均为不稳定的表面抗原。其中最有意义的是Vi抗原，该抗原位于菌体的最表层，新分离的伤寒及丙型副伤寒沙门菌常带有此抗原，有抗吞噬及保护细菌免受相应抗体和补体的溶菌作用。Vi抗原存在时可干扰O抗原与相应抗体发生凝集，故在沙门菌血清学鉴定时需要事先加热破坏Vi抗原。带Vi抗原的沙门菌亦可用Vi噬菌体进行分型，有助于流行病学调查和追踪传染源。

沙门菌容易发生变异，包括①S-R变异：自临床标本初次分离的菌株一般都是光滑（S）型，经人工培养、传代后逐渐变成粗糙（R）型菌落。此时菌体表面的特异多糖抗原丧失，在生理盐水中出现自凝。②H-O变异：是指有鞭毛的沙门菌失去鞭毛的变异。③位相变异：具有双相H抗原的沙门菌变成只有其中某一相H抗原的单相菌，称位相变异。在沙门菌血清学分型时，如遇到单相菌，特别是只有第二相（非特异相）抗原时，需要反复分离和诱导出第一相（特异相）抗原方能作出鉴定。④V-W变异：是指沙门菌失去Vi抗原的变异。初次分离得到的具有Vi抗原、O不凝集的沙门菌称V型菌；Vi抗原部分丧失、既可与O抗血清发生凝集又可与Vi抗血清凝集者称VW型菌；Vi抗原完全丧失、与O抗血清发生凝集而与

Vi 抗血清不凝集者称 W 型菌。V-W 变异的过程是 V 型菌经人工培养，逐渐丧失部分 Vi 抗原而成为 VW 型菌，进而丧失全部 Vi 抗原而成为 W 型菌。

本菌属的抵抗力不强，加热 60℃ 1 小时或 65℃ 15～20 分钟即被杀死。在水中能存活 2～3 周，粪便中可存活 1～2 个月。对胆盐和煌绿等有抵抗力，因此胆盐和煌绿可用于制备沙门菌的选择培养基。

表 11-3 沙门菌属主要群的 O 抗原

O 群	O 抗原
O2（A）	1, 2, 12
O4（B）	1, 4, 4, 12
	1, 4, 12, 17
O6, 7（C1）	6, 7
O6, 8（C2）	6, 8
O8（C3）	8, 20
O6, 7, 14（C4）	6, 7, 14
O9, 12（D1）	1, 9, 12
O9, 46（D2）	9, 46
O1, 9, 12（46）, 27（D3）	1, 9, 12（46）, 27
O3, 10（E1）	3, 10
O3, 15（E2）	3, 15
O3, 15, 34（E3）	3, 15, 34
O1, 3, 19（E4）	1, 3, 19
O11（F）	11

四、微生物学检验

（一）检验程序

沙门菌检验程序见图 11-4。

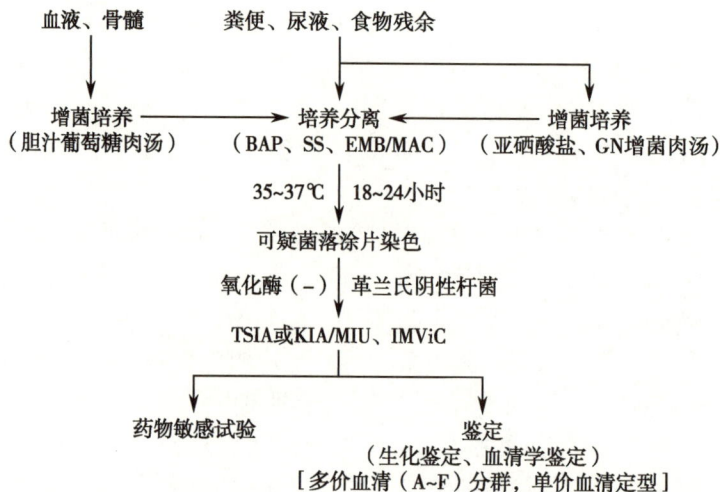

图 11-4 沙门菌检验程序

（二）标本采集

根据疾病的类型、病情和病程的不同分别采集不同的标本,如血液、骨髓、尿液及粪便等。伤寒的病原学检测原则上应于发病第1周内,在患者寒战或高热高峰前后,并尽量在未使用抗菌药物之前及早采集血液标本;必要时可同时或短时间间隔从不同部位(如双臂)采集血液。发病第2、3周取粪便做培养,第3周也可取尿液培养,全病程均可作骨髓培养。血清学诊断应在病程的不同时期分别采集2～3份血液标本。

（三）分离培养和鉴定

1. 分离培养　常规的肠道选择鉴别培养基(如MAC、SS等)能有效地分离沙门菌。此外,在暴发流行或筛选带菌者时,在粪便中沙门菌菌量较少的情况下,可在初次分离时加用亚硒酸盐或GN(Gram negative)增菌肉汤对标本进行增菌培养。

2. 鉴定

（1）生化鉴定:挑选疑为沙门菌的可疑菌落(SS培养基上不透明或透明、无色或中央为黑色的菌落,MAC培养基上较小、无色透明,EMB培养基上无色或不透明琥珀色,XLD培养基上呈红色或中央为黑色的菌落)。将可疑菌落进一步利用生化反应(表11-4)、血清学试验等鉴定到属和种。疑为沙门菌的菌株,必须经全面生化反应证实和血清学分型后才能发出报告。

表11-4　伤寒沙门菌、甲型副伤寒沙门菌和其他沙门菌的生化反应

生化试验	伤寒沙门菌	甲型副伤寒沙门菌	其他沙门菌
三糖铁	K/A	K/AG	K/AG
H_2S	$+^w$	$-/+^w$	+
吲哚	−	−	−
枸橼酸盐	−	−	+
脲酶	−	−	−
赖氨酸脱羧酶	+	+	+
精氨酸双水解酶	V	(+)	+
鸟氨酸脱羧酶	−	+	+
动力	+	+	+
黏液酸盐	−	−	+
丙二酸盐	−	−	−
酒石酸盐	+	−	+
KCN生长	−	−	−
葡萄糖	A	AG	AG
乳糖	−	−	−
水杨苷	−	−	−
卫矛醇	−	AG^{2d}	AG
山梨醇	A	AG	AG
ONPG	−	−	−

注:−,90%～100%阴性;−/+阴性或者阳性,50%以上阴性;+,90%～100%菌株阳性;(+),76%～89%阳性;V,26%～75%阳性;$+^w$,弱阳性;2d,2天后出现;K,产碱;A,产酸;AG,产酸、产气;KCN,氰化钾生长抑制试验。

沙门菌的基本生化反应特征有：乳糖阴性，TSIA 为斜面产碱变红 / 底层产酸变黄或斜面产碱变红 / 底层产酸变黄产气有气泡，H_2S 阳性，脲酶阴性，吲哚阴性，动力阳性，V-P 试验阴性，鸟氨酸脱羧酶阳性。凡临床分离菌乳糖阳性、吲哚阳性或脲酶阳性者均不考虑为沙门菌。

（2）血清学分型：用抗血清对所分离菌种的菌体按 O 抗原、Vi 抗原、第一相和第二相 H 抗原的顺序进行凝集试验。95% 以上的沙门菌临床分离株都属于 A 至 F 群，故可先用 A～F 多价 O 抗血清对沙门菌分离株进行分群。多价抗血清凝集之后再用分别代表每个 O 血清群的单价因子血清定群。O 分群后再用 H 因子血清分别检查第一相和第二相 H 抗原，综合 O、H 及 Vi 因子血清的检查结果，按表 11-5 判断沙门菌的血清型。

表 11-5　常见肠沙门菌血清型抗原成分表

群	菌名	O 抗原	H 抗原 第 1 相	H 抗原 第 2 相
A	甲型副伤寒沙门菌（*S. paratyphi A*）	1, 2, 12	a	—
B	乙型副伤寒沙门菌（*S. paratyphi B*）	1, 4, 5, 12	b	1, 2
	德尔卑沙门菌（*S. derby*）	1, 4, 5, 12	f, g	—
	海登堡沙门菌（*S. heidelberg*）	1, 4, 5, 12	r	1, 2
	鼠伤寒沙门菌（*S. typhimurium*）	1, 4, 5, 12	i	1, 2
	斯坦利沙门菌（*S. stanley*）	1, 4, 5, 12	d	1, 2
C1	丙型副伤寒沙门菌（*S. paratyphi C*）	6, 7, Vi	c	1, 5
	猪霍乱沙门菌（*S. choleraesuis*）	6, 7	c	1, 5
	孔成道夫沙门菌（*S. kunzondolf*）	6, 7	—	1, 5
	汤卜逊沙门菌（*S. thompson*）	6, 7	k	1, 5
	波茨坦沙门菌（*S. potsdam*）	6, 7	1, v	e, n, z_{15}
C2	纽波特沙门菌（*S. newpot*）	6, 8	e, h	1, 2
	病牛沙门菌（*S. bovis morbificans*）	6, 8	r	1, 5
D	伤寒沙门菌（*S. typhi*）	9, 12, Vi	d	—
	仙台沙门菌（*S. sandai*）	1, 9, 12	a	1, 5
	肠炎沙门菌（*S. enteritidis*）	1, 9, 12	g, m	—
	都柏林沙门菌（*S. dublin*）	1, 9, 12	g, p	—
	鸡沙门菌（*S. gallinarum*）	1, 9, 12		
E1	鸭沙门菌（*S. anatum*）	3, 10, (15)	e, h	1, 6
	火鸡沙门菌（*S. meleagridis*）	3, 10, (15)	e, h	1, w
E2	纽因顿沙门菌（*S. newington*）	3, 15	e, h	1, 6
E3	山夫登堡沙门菌（*S. senftonberg*）	1, 3, 19	g, s, t	—
F	阿伯丁沙门菌（*S. aberdeen*）	11	i	1, 12

五、药敏试验的药物选择

沙门菌属药敏试验常规选用药物为氨苄西林、氟喹诺酮类和磺胺甲噁唑 - 甲氧苄啶等药物。沙门菌对于氨基糖苷类、第一代和第二代头孢菌素以及头霉素类可能在体外表现活性，但在临床上无效，不应报告为敏感。对从肠道分离的其他沙门菌不适用常规药敏试验。

当检测为沙门菌的粪便分离株时，仅应常规报告氨苄西林、氟喹诺酮类药物和磺胺甲噁唑 - 甲氧苄啶的药敏结果。阿奇霉素仅对伤寒肠炎沙门菌和志贺菌属报告。此外，对于沙门菌的肠外分离株，应检测和报告第三代头孢菌素。

第五节　耶尔森菌属

耶尔森菌属（*Yersinia*）属于耶尔森菌科，可引起动物源性感染，通常先引起啮齿类小动物和鸟类感染，人类通过吸血节肢动物叮咬或食用被污染食物等途径而感染。

一、分类

耶尔森菌属包括鼠疫耶尔森菌（*Y. pestis*）、小肠结肠炎耶尔森菌（*Y. enterocolitica*）、假结核耶尔森菌（*Y. pseudotuberculosis*）、弗氏耶尔森菌（*Y. frederiksenii*）、中间耶尔森菌（*Y. intermedia*）、克氏耶尔森菌（*Y. kristensenii*）、奥氏耶尔森菌（*Y. aldovae*）、伯氏耶尔森菌（*Y. bercovieri*）、莫氏耶尔森菌（*Y. mollaretti*）、罗氏耶尔森菌（*Y. rohdei*）和鲁氏耶尔森菌（*Y. ruckeri*）11 个菌种，鼠疫耶尔森菌是引起鼠疫的高致病病原微生物，小肠结肠炎耶尔森菌、假结核耶尔森菌可因污染食物或水而引起人的获得性感染，其余 8 个菌种较少从临床标本中分离到。本属细菌 DNA 中 GC 值为 46mol%～50mol%。

二、临床意义

鼠疫耶尔森菌是引起鼠疫的病原菌。鼠疫是一种自然疫源性疾病，主要通过啮齿类动物（如病鼠）经鼠蚤作为媒介传播给人类，在我国传染病防治法中被列为甲类传染病，具有起病急、病程短、死亡率高、传染性强、传播迅速等特点，严重危害人类健康，曾在世界上造成多次大流行，引起大批患者死亡，造成人类重大灾害，由于世界上鼠疫自然疫源尚未全部消灭，至今仍有人间或鼠间流行，因此，必须予以重视。

鼠疫耶尔森菌有两种毒素：内毒素和鼠毒素。内毒素的毒力比其他革兰氏阴性菌低，但仍可引起典型的内毒素病理生理变化。鼠毒素对鼠类的毒性极高，主要作用于心血管系统引起不可逆性休克与死亡。该毒素存在于细胞内，细胞裂解或自溶后被释放。除毒素外，鼠疫耶尔森菌的 Fra1、VWa、Pst1、Pgm 等因子均与鼠疫耶尔森菌的毒力有关，称为毒力决定因子。鼠疫耶尔森菌产毒株必须具备以上因子，若缺少其中一个或数个，毒力便会下降，变成弱毒株或无毒株。

人对本菌的易感性无年龄和性别的差异，而取决于被感染的方式。人主要通过吸血节肢动物如带菌鼠蚤的叮咬或与染疫动物（或人）接触感染。细菌侵入机体后出现全身中毒症状并在心血管、淋巴系统和实质器官表现出特有的出血性炎症。常见的临床类型有腺鼠疫、败血症型鼠疫及肺鼠疫。其中肺鼠疫患者痰中带血并含有大量鼠疫耶尔森菌，死亡率极高，此型鼠疫可通过呼吸道飞沫在人与人之间直接传播，引起肺鼠疫，导致人间鼠疫大流行。

小肠结肠炎耶尔森菌是人兽共患病原菌之一，可从多种动物和家畜中分离得到。主要是通过食入被污染的食物或水源或因接触带菌动物而感染。临床表现以小肠、结肠炎为多见，亦可致菌血症。临床上可出现发热、黏液或水样便等症状，易与菌痢混淆。

假结核耶尔森菌引起的疾病（主要为 5～15 岁儿童）与小肠结肠炎耶尔森菌相似，常可从血液中分离得到。为人兽共患传染病，鼠类等野生动物和鸟类是该菌的天然宿主，人类感染较少见。大多数人类病例为肠道感染，有时可引起肠系膜淋巴结炎，症状类似于急性或亚急性阑尾炎。

三、生物学特性

(一) 鼠疫耶尔森菌

鼠疫耶尔森菌为革兰氏阴性直杆状或球杆状,菌体大小(0.5~0.8)μm×(1.0~2.0)μm,两端钝圆,两极浓染,有荚膜,无芽胞,无鞭毛。在内脏新鲜的压片标本中形态典型(图 11-5),可见到吞噬细胞内外均有本菌。在陈旧性病灶及腐败材料中可见到多形性的鼠疫耶尔森菌,该菌在陈旧培养基中或生长在高盐琼脂上也呈多形态,如球状、棒状或哑铃状等。

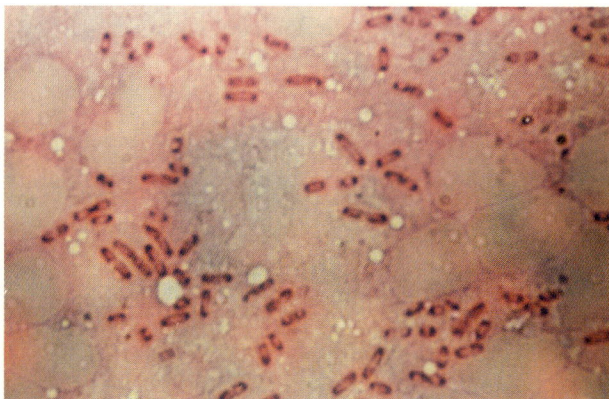

图 11-5　鼠疫耶尔森菌肝脏压片显微镜镜下形态(革兰染色,×1 000)

鼠疫耶尔森菌兼性厌氧,耐低温,在 4~43℃均能生长,最适生长温度为 25~28℃,最适 pH 为 6.9~7.2。在普通琼脂培养基上可生长,但发育缓慢。在 BAP 上培养以 37℃最好,48 小时后形成柔软、黏稠的粗糙型菌落。在肉汤培养基中开始浑浊生长,24 小时后表现为沉淀生长,48 小时后逐渐形成菌膜,稍加摇动后菌膜呈钟乳石状下垂。当穿刺培养时,培养物表面生长呈膜状,细菌沿穿刺线呈纵树状发育。

鼠疫耶尔森菌的抗原构造复杂,已证实至少有 18 种抗原,其中比较重要的有 Fra1、VWa、Pst1 和 Pgm 四种抗原。①Fra1 抗原(F1 抗原),是一种糖蛋白,为鼠疫耶尔森菌的保护性抗原,37℃时,鼠疫耶尔森菌可产生大量 F1 抗原形成封套,阻止机体的补体嵌入类脂双层,同时还可以阻止巨噬细胞对其的吞噬作用;F1 抗原不耐热,100℃ 15 分钟即失去抗原性;但其特异性高,抗原性强,刺激机体产生相应的抗体,对人和实验动物有保护作用。②VWa 抗原,是表面抗原,其中的 V 抗原是蛋白质,而 W 抗原是类脂蛋白;VW 抗原有抗吞噬作用,与本菌的毒力和侵袭力有关。③Pst1 抗原,是一种单体多肽,为可溶性蛋白抗原,对小鼠和大鼠有剧烈毒性,故称为鼠毒素(murine toxin);Pst1 抗原有良好的抗原性和免疫原性,可用 0.2% 甲醛脱毒成类毒素,免疫马制成抗毒素。④Pgm 抗原,具有聚集血红蛋白的能力。鼠疫耶尔森菌在跳蚤的消化道内通过表面多肽聚集大量含铁的血红蛋白,进入哺乳动物体内后,因其自身携带了大量生长所需的铁元素,能在感染早期迅速大量繁殖。

(二) 小肠结肠炎耶尔森菌

为革兰氏阴性球杆菌,偶有两极浓染,无芽胞,无荚膜,35℃时无动力,22~25℃有动力。兼性厌氧,耐低温,在 4~40℃均能生长,最适生长温度为 20~28℃。在普通营养琼脂平板上生长良好。某些菌株在 BAP 上还可出现溶血环,在肠道选择培养基(如 MAC)和新耶尔森菌选择培养基上形成乳糖不发酵、无色、半透明、扁平较小的菌落。根据 O 抗原可分为 50 种以上血清型,但只有几种血清型与致病性有关。致病型别各地区不同,我国主要为 O9、O8、O5、O3 等。

（三）假结核耶尔森菌

为革兰氏阴性球杆菌或杆菌。标本接种 BAP 和 / 或 MAC、EMB 等肠道选择培养基，在 BAP 上培养 24 小时后，菌落较小（直径 1mm），在 MAC 及 EMB 上为无色的小菌落。

四、微生物学检验

（一）鼠疫耶尔森菌

鼠疫耶尔森菌传染性极强，按照我国《人间传染的病原微生物目录》规定，鼠疫耶尔森菌属于危害程度第二类的病原微生物。实验室在进行检验前需要进行鼠疫耶尔森菌的危害评估以及实验室操作风险评估，明确防护要求，并严格遵守相关规定，采取严格的防护措施并严格遵守实验室对烈性传染病的操作规程方可进行操作。进行动物接种感染试验时，必须在符合生物安全要求的动物实验室进行。

1. 标本采集 根据不同临床类型分别采取淋巴结穿刺液、血液或痰标本。尸检取病变明显处组织，如心、肝、肺和淋巴结。对腐烂尸体可取骨髓或脑脊髓。

2. 形态学检查 涂片镜检为革兰氏阴性、卵圆形粗短杆菌，两端浓染，无芽胞，无鞭毛。注意本菌在慢性病灶或陈旧培养物内可呈多形态，在动物体内可形成荚膜。

3. 分离培养和鉴定

（1）分离培养：营养要求不高，在 BAP 和许多肠道培养基上生长良好，但经过 24 小时培养后仅形成针尖大的菌落，比其他肠杆菌科细菌的菌落小得多。经 48 小时培养后形成直径 1～1.5mm、灰白色、有光泽、较黏稠的粗糙型菌落。未污染标本用 BAP，污染标本可用选择培养基（如甲紫溶血亚硫酸钠琼脂）分离细菌。经 28～30℃培养 24～48 小时后，挑取可疑菌落作鉴定。在肉汤培养基中培养 48 小时后形成"钟乳石"现象，有一定鉴别意义。

（2）鉴定：鼠疫耶尔森菌株在 25℃ 及 37℃ 动力均为阴性；IMViC 试验反应模式为"-+--"；赖氨酸脱羧酶和鸟氨酸脱羧酶、苯丙氨酸脱氨酶、脲酶、硫化氢均为阴性；不液化明胶，分解葡萄糖产酸不产气，对大多数糖不分解。最后鉴定应根据初次分离时典型的形态和菌落特点以及其生化反应特征，并结合临床和流行病学资料进行综合分析。也可取疑似菌落采用 MALDI-TOF MS 或全自动微生物鉴定系统鉴定具体菌种。

（3）动物试验：用于鉴定鼠疫耶尔森菌株的致病力，或者用于培养不易获得阳性的样品（含菌量少或腐败）。常用试验动物有豚鼠和小白鼠。接种方法视被检样品而定，若检验样品新鲜、污染少可进行腹腔接种；若被检样品已被污染或腐败，多用划皮接种或皮下接种。动物感染后，一般在 3～7 天死亡，死亡后迅速进行解剖，如 7 天后仍不死亡，应处死后进行检查，取病变器官及心脏血进行培养，以肝、脾阳性检出率最高。

一旦疑为本菌，应立即向疾病预防控制中心（CDC）报告，并将菌种送专业实验室作进一步的鉴定。鼠疫的确诊需要结合流行病学资料、患者的临床症状以及病原菌的鉴定才可作出最终鉴定。诊断确立后除对患者进行隔离治疗外，对疫区及有关人员必须采取有效的预防隔离措施，防止疫情扩散。

（二）小肠结肠炎耶尔森菌

1. 标本采集 常为粪便及食物，也可取血液、尿液等，显微镜检查为革兰氏阴性球杆菌。也可使用冷增菌方法：粪便标本可按 1∶10 加入 0.15mol/L 的磷酸盐缓冲液（pH 7.4～7.8），如食物必须磨碎后同样按 1∶10 加入 0.15mol/L 的磷酸盐缓冲液，4℃增菌 2～3 周。

2. 分离培养和鉴定

（1）分离培养：MAC 琼脂、新耶尔森菌分离琼脂（NyE）或耶尔森菌专用选择培养基（cefsulodin-irgasan-novobiocin，CIN）的分离效果良好，在 CIN 中培养 48 小时后，菌落为粉红色，偶尔有一圈胆盐沉淀。

（2）鉴定：小肠结肠炎耶尔森菌的基本生化反应特征是 TSIA 为斜面产酸变黄 / 底层产酸变黄，不产气，H_2S 阴性，枸橼酸盐阴性，脲酶阳性，苯丙氨酸阴性，氧化酶阴性，吲哚阴性或阳性，鸟氨酸脱羧酶阳性；动力、V-P 试验、ONPG 三个试验结果与培养温度有关，三者均在 22～25℃阳性，35℃时阴性；绝大多数菌株不发酵乳糖和鼠李糖，能分解葡萄糖和蔗糖产酸不产气，硫化氢阴性，脲酶阳性，鸟氨酸脱羧酶阳性。

（三）假结核耶尔森菌

假结核耶尔森菌的生化反应与鼠疫耶尔森菌相似，其基本生化反应特征是 TSIA 为产碱 / 产酸，不产气，H_2S 阴性，枸橼酸盐阴性，脲酶阳性，苯丙氨酸阴性，氧化酶阴性，V-P 试验阴性，吲哚阴性，动力 22～25℃阳性，35℃阴性；此特性可与鼠疫耶尔森菌区别。

五、药敏试验的药物选择

耶尔森菌属药敏试验的药物选择同埃希菌属。小肠结肠炎耶尔森菌可能对头孢噻肟、头孢他啶和头孢曲松测试敏感，但在治疗开始后数日内，若这些药物诱导细菌产生了 AmpC 酶，则细菌对这些药物不敏感。

耶尔森菌属部分菌株可表现天然耐药。小肠结肠炎耶尔森菌对氨苄西林、阿莫西林 - 克拉维酸、替卡西林、第一代头孢（头孢唑林、头孢噻吩）等抗菌药物天然耐药。

第六节　其他菌属

肠杆菌目其他菌属细菌临床常见的还有肠杆菌属、枸橼酸杆菌属、沙雷菌属、变形杆菌属、普鲁威登菌属、摩根菌属。这些菌属细菌是医院内感染的常见病原菌，并可引起医院内感染的暴发流行，常可引起泌尿道感染、呼吸道和伤口感染、菌血症、腹泻、肠道外感染及多菌混合感染，偶可引起脑膜炎和脑脓肿，其中变形杆菌可引起食物中毒。

一、肠杆菌属

（一）分类

肠杆菌属（*Enterobacter*）隶属于肠杆菌科，原有 12 个种和 2 个生物型：产气肠杆菌（*E. aerogenes*）、阴沟肠杆菌（*E. cloacae*）、日勾维肠杆菌（*E. gergoviae*）、坂崎肠杆菌（*E. sakazakii*）、泰洛肠杆菌（*E. taylorae*）、聚团肠杆菌（*E. agglomerans*）、河生肠杆菌（*E. amnigenus*）、中间肠杆菌（*E. intermedius*）、阿氏肠杆菌（*E. asburiae*）、生癌肠杆菌（*E. cancerogenus*）、溶解肠杆菌（*E. dissolvens*）和超压肠杆菌（*E. nimipressualis*）。其中河生肠杆菌又分 2 个生物群：生物 1 群和 2 群（biogroup 1, 2）。后又增加霍氏肠杆菌（*E. hormaechei*）、神户肠杆菌（*E. kobei*）、梨树肠杆菌（*E. pyrinus*）、克沃尼肠杆菌（*E. cowanii*）4 个种。产气肠杆菌（*E. aerogenes*）后又归于克雷伯菌属，改名为产气克雷伯菌（*K. aerogenes*）。原属于本菌属的聚团肠杆菌（*E. agglomerans*）现已被划入肠杆菌科中的一个新菌属即泛菌属（*Pantoea*），改名为成团泛菌，泰洛肠杆菌（*E. taylorac*）重新命名为生癌肠杆菌（*E. cancerogenus*），目前泰洛肠杆菌和生癌肠杆菌两个名称都还在使用，因为它们可能是同一细菌的两个名称，但是它们有不同的代表株，不是真正意义上的同义词。目前肠杆菌属主要包括 14 个种和 2 个生物型。本属细菌 DNA 中 GC 值为 52mol%～60mol%。

（二）生物学特性

肠杆菌属细菌为革兰氏阴性粗短杆菌，有周身鞭毛，无芽胞，有些菌株有荚膜。兼性厌氧，营养要求不高，在普通琼脂培养基上能够生长，形成大而湿润的黏液型菌落，在 BAP 上不溶血,在肠道选择培养基上因乳糖发酵而形成红色的菌落。

(三)微生物学检验

标本接种 BAP 和 / 或 MAC 琼脂等肠道选择培养基,35℃培养。鉴定时挑选可疑菌落(EMB 及 MAC 上均为稍大而黏稠的菌落,在 EMB 上有时有金属光泽,阴沟肠杆菌在 EMB 上为较大的粉红色菌落,在 MAC 上呈粉红色或红色的菌落;SS 上如果生长,为白色或乳白色、不透明黏稠状的菌落;XLD 上呈不透明黄色的菌落)。将可疑菌落进一步鉴定到属和种。

肠杆菌属的基本生化反应特征:TSIA 为斜面产酸变黄 / 底层产酸变黄或产气(有气泡),枸橼酸盐阳性,脲酶阳性,吲哚阴性,动力阳性,鸟氨酸脱羧酶阳性,IMViC 试验为"--++"。大肠埃希菌 IMViC 试验结果为"++--";肺炎克雷伯菌 IMViC 试验结果为"--++",但肺炎克雷伯菌的动力和鸟氨酸脱羧酶均阴性。也可将疑似菌落采用 MALDI-TOF MS 或全自动微生物鉴定系统鉴定具体菌种。

二、枸橼酸杆菌属

(一)分类

枸橼酸杆菌属(Citrobacter)隶属于肠杆菌科,目前包括弗劳地枸橼酸杆菌(C. freundii)、科泽枸橼酸杆菌(C. koseri)、丙二酸盐阴性枸橼酸杆菌(C. amalonaticus)、布拉克枸橼酸杆菌(C. braakii)、雷登枸橼酸杆菌(C. rodentium)、塞德拉克枸橼酸杆菌(C. sedlakii)、沃克曼枸橼酸杆菌(C. werkmanii)、杨氏枸橼酸杆菌(C. youngae)、吉伦枸橼酸杆菌(C. gillenii)、穆利枸橼酸杆菌(C. murliniae)和法默枸橼酸杆菌(C. farmeri)等菌种。本属细菌 DNA 中 GC 值为50mol%～52mol%。

(二)生物学特性与初步鉴定

本属细菌为革兰氏阴性杆菌,有动力(具周身鞭毛)、无芽胞、无荚膜。兼性厌氧,营养要求不高,能在普通琼脂上生长良好。在 BAP 上形成灰白色、湿润、隆起、边缘整齐的、直径2～4mm 的不溶血菌落。在 MAC 上形成无色透明或红色的菌落。弗劳地枸橼酸杆菌可产生硫化氢,在 SS 和 Hektoen Enteric(HE)琼脂上形成有黑色中心的菌落。

枸橼酸杆菌的基本生化反应特征:TSIA 为斜面产酸变黄 / 底层产酸变黄产气或斜面产碱变红 / 底层产酸变黄产气、产生硫化氢,枸橼酸盐阳性,脲酶阴性 / 阳性,吲哚阳性 / 阴性,动力阳性,V-P 试验阴性,鸟氨酸脱羧酶阳性 / 阴性,精氨酸双水解酶阳性,赖氨酸脱羧酶阴性。本菌属的生化反应与沙门菌属(亚属 1 和 3)及爱德华菌属相似,应进一步鉴别。与沙门菌属及爱德华菌属的主要鉴别点是赖氨酸脱羧酶阴性,其他鉴别要点可依据吲哚、丙二酸盐、明胶液化等试验。本菌属的部分生化特性和抗原性(O 抗原)与沙门菌属相似,应注意鉴别。也可取疑似菌落采用 MALDI-TOF MS 或全自动微生物鉴定系统鉴定细菌菌种。

弗劳地枸橼酸杆菌大部分菌株吲哚阴性,硫化氢多为阳性,而其他几个菌种相反。枸橼酸杆菌属的种间鉴别可依赖于吲哚、鸟氨酸脱羧酶、丙二酸、蔗糖等试验。

三、沙雷菌属

(一)分类

沙雷菌属(Serratia)隶属于耶尔森菌科,主要包括:黏质沙雷菌(S. marcescens)、液化沙雷菌复合群(S. liquefaciens complex)、深红沙雷菌(S. rubidaea)、气味沙雷菌(S.odorifera)、普城沙雷菌(S. plymuthica)、无花果沙雷菌(S. ficaria)、居泉沙雷菌(S. fonticola)、嗜虫沙雷菌(S. entomophila)。其中从黏质沙雷菌中又分出黏质沙雷菌黏质亚种和黏质沙雷菌黏质亚种生物 1 群;气味沙雷菌又分生物 1 群和生物 2 群;从液化沙雷菌群中进一步分出变形斑病沙雷菌（*S. proteamaculans*）和格氏沙雷菌（*S. grimesii*）。本属细菌 DNA 中 GC 值为 52mol%～60mol%。

（二）生物学特性

沙雷菌属细菌为革兰氏阴性小杆菌，有周身鞭毛，能运动；气味沙雷菌有微荚膜，其余菌种无荚膜；均无芽胞。黏质沙雷菌是细菌中最小者，可用于检查除菌滤器的除菌效果。

兼性厌氧，营养要求不高，在普通琼脂平板上能生长，形成不透明，白色或红色、粉红色的菌落。色素的产生在室温中更为明显。所产生的两种不同色素是灵菌红素和吡羧酸。灵菌红素是非水溶性色素，不扩散，而吡羧酸是一种水溶性、能扩散的粉红色色素。检验程序见图 11-1。

（三）微生物学检验

标本接种 BAP 和/或 MAC 琼脂平板等肠道选择培养基，35℃培养，挑选可疑菌落（与肠杆菌属相似，即在 EMB 及 MAC 上为稍大而黏稠的菌落，在 EMB 上有时有金属光泽，在 MAC 上粉红色或红色的菌落；SS 上如果生长，为白色或乳白色、不透明黏稠状的菌落；XLD 上呈不透明黄色的菌落）。将可疑菌落进一步鉴定到属和种。

本菌属的特征是三种水解酶即脂酶、明胶酶和 DNA 酶均阳性，有些菌种产生灵菌红素。黏质沙雷菌对多黏菌素和头孢菌素 B 的固有耐药性可作为辅助鉴别特征。沙雷菌的基本生化反应特征是 TSIA 为斜面产碱变红/底层产酸变黄，或斜面产酸变黄/底层产酸变黄，枸橼酸盐阳性，脲酶阳性/弱阳性，吲哚阴性，动力阳性，鸟氨酸脱羧酶阳性（深红沙雷菌为阴性），丙二酸盐利用试验阴性（深红沙雷菌为阳性）。能产生马铃薯霉烂味的是气味沙雷菌，可进一步分为两个生物群，生物 1 群：鸟氨酸脱羧酶、蔗糖和棉子糖均阳性，可从痰液中分离；生物 2 群：上述 3 个反应均阴性，可从血液及脑脊液中分离。黏质沙雷菌、深红沙雷菌和普城沙雷菌均可产生色素。也可取疑似菌落采用 MALDI-TOF MS 或全自动微生物鉴定系统鉴定具体菌种。

四、变形杆菌属

（一）分类

变形杆菌属（*Proteus*）隶属于摩根菌科，是一群动力活泼、产硫化氢、可形成迁徙生长，苯丙氨酸脱氨酶和脲酶均阳性的细菌。目前属内有 5 个种：普通变形杆菌（*P. vulgaris*）、奇异变形杆菌（*P. mirabilis*）、产黏变形杆菌（*P. myxofaciens*）、潘氏变形杆菌（*P. penneri*）和豪氏变形杆菌（*P. hauseri*）。DNA 中 GC 值为 38mol%～41mol%。

（二）生物学特性

变形杆菌为革兰氏阴性杆菌，两端钝圆，菌体大小（0.4～0.6）μm×（1.0～3.0）μm，散在排列，有明显的多形性，呈球形或丝状，有周身鞭毛，运动活泼，无芽胞，无荚膜。兼性厌氧，对营养无特殊要求，生长温度为 10～43℃。在营养琼脂和 BAP 上均可生长。普通变形杆菌和奇异变形杆菌的大多数菌株在普通琼脂平板上可蔓延成波纹状薄膜布满整个培养基表面，称为迁徙现象（图 11-6），此现象可被苯酚或胆盐等抑制。产黏变形杆菌能形成很黏的薄膜层且能溶血。

在肠道选择鉴别培养基上形成圆形、扁平、无

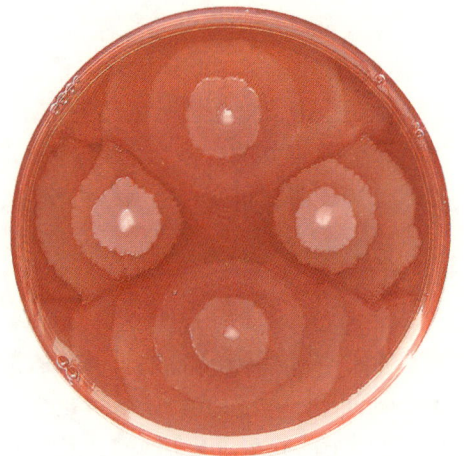

图 11-6 变形杆菌在血琼脂平板上的菌落形态（培养 18 小时）

色半透明、乳糖不发酵的菌落，产生硫化氢的菌种在 SS 培养基上菌落中心呈黑色，与沙门菌属十分相似。

（三）微生物学检验

血液标本先用肉汤增菌培养，尿液、各种体液、痰液、脓液和分泌物等标本可接种 BAP，粪便和可疑食物（磨碎后）接种 SS 或 MAC 琼脂平板，35℃ 18～24 小时后挑选可疑菌落（在肠道选择培养基上乳糖不发酵，在 SS 琼脂上产硫化氢者有黑色中心。普通变形杆菌和奇异变形杆菌在 MAC 及 EMB 琼脂上的菌落无色透明，XLD 上呈不透明黄色、中心为黑色的菌落，在 BAP 上出现迁徙现象）。

属鉴定可根据氧化酶阴性，脲酶阳性，苯丙氨酸脱氨酶阳性，在 KIA 上形成斜面产碱变红，底层产酸变黄，以及培养基变黑等现象，可初步鉴定为变形杆菌属。与普鲁威登菌属和摩根菌属的鉴别点是硫化氢阳性，与相似菌属的鉴别可依据吲哚、鸟氨酸脱羧酶、脲酶、麦芽糖、海藻糖等试验。

本属细菌种的鉴定是根据硫化氢阳性，苯丙氨酸脱氨酶阳性，脲酶阳性。普通变形杆菌和奇异变形杆菌的基本生化反应特征是 TSIA 为斜面产碱变红 / 底层产酸变黄，或者斜面产酸变黄 / 底层产酸变黄产气，或者斜面产碱变红 / 底层产酸变黄产气，均产生硫化氢使培养基变黑；枸橼酸盐阳或阴性，脲酶或动力均阳性。普通变形杆菌吲哚阳性，可与其他 3 种变形杆菌相鉴别，普通变形杆菌与豪氏变形杆菌的鉴别主要是七叶苷和水杨苷试验，普通变形杆菌两项均阳性而豪氏变形杆菌两项均阴性。奇异变形杆菌的特点是鸟氨酸脱羧酶阳性，产黏变形杆菌的特点是木糖发酵阴性，潘氏变形杆菌的特征是对氯霉素天然耐药。也可取疑似菌落采用 MALDI-TOF MS 或全自动微生物鉴定系统鉴定具体菌种。

五、普鲁威登菌属

（一）分类

普鲁威登菌属（*Providencia*）隶属于摩根菌科，包括 5 个种：产碱普鲁威登菌（*P. alcalifaciens*）、鲁氏普鲁威登菌（*P. rustigianii*）、斯氏普鲁威登菌（*P. stuartii*）、雷氏普鲁威登菌（*P. rettgeri*）和亨氏普鲁威登菌（*P. heimbachae*）。本属细菌 DNA 中 GC 值为 39mol%～42mol%。

（二）生物学特性与初步鉴定

标本接种 BAP 和 / 或 MAC 琼脂等肠道选择培养基，35℃培养，挑选可疑菌落（在 EMB 及 MAC 上为无色透明的菌落，XLD 上呈不透明黄色，培养时间久时可能呈红色的菌落）。将可疑菌落进一步鉴定到属和种。

普鲁威登菌的基本生化反应特征是 TSIA 为斜面产碱变红 / 底层产酸变黄或斜面产碱变红 / 底层产酸变黄产气，枸橼酸盐阳性，吲哚和动力阳性，鸟氨酸脱羧酶和 V-P 试验阴性。与变形杆菌属的鉴别点是硫化氢阴性，与摩根菌属的鉴别点是鸟氨酸脱羧酶阴性。普鲁威登菌形态染色、培养与生化反应特征与变形杆菌属相似，但脲酶阴性（雷氏普鲁威登菌除外），在固体琼脂平板上不出现迁徙现象，生化特征以及各菌种间的鉴别可依据硫化氢、苯丙氨酸脱氨酶、脲酶、吲哚、鸟氨酸脱羧酶、脲酶、麦芽糖、海藻糖等试验。种的鉴定可依据雷氏普鲁威登菌脲酶和阿拉伯醇阳性，斯氏普鲁威登菌海藻糖阳性，产碱普鲁威登菌半乳糖阴性，鲁氏普鲁威登菌枸橼酸盐阴性，亨氏普鲁威登菌吲哚阴性等试验鉴定。也可取疑似菌落采用 MALDI-TOF MS 或全自动微生物鉴定系统鉴定具体菌种。

六、摩根菌属

摩根菌属（*Morganella*）隶属于摩根菌科，只有一个种即摩氏摩根菌（*M. morganii*），可分为 2 个亚种，分别是摩氏摩根菌摩根亚种（*M. morganii* subsp. *morganii*）和摩氏摩根菌西伯尼亚种（*M. morganii* subsp. *sibonii*）。本属细菌 DNA 中 GC 值为 50mol%。

摩氏摩根菌为革兰氏阴性杆菌。标本接种 BAP 和／或 MAC 琼脂平板等肠道选择培养基，35℃培养，挑选可疑菌落（在 EMB 及 MAC 上的菌落为无色透明，XLD 上的菌落呈红色，在 BAP 上菌落为扁平状，无明显凸起），进一步鉴定到属和种。摩氏摩根菌摩根亚种与西伯尼亚种的区别是前者海藻糖阴性。摩氏摩根菌的基本生化反应特征是 TSIA 中产碱／产酸，枸橼酸盐利用和 V-P 试验均阴性，脲酶、吲哚、动力、鸟氨酸脱羧酶均阳性。本属细菌的形态染色和生化反应特征与变形杆菌相似，但无迁徙现象，枸橼酸盐利用试验阴性，硫化氢阴性和鸟氨酸脱羧酶阳性。

本章小结

肠杆菌目细菌中现已发现与人类感染有关的有 33 个菌属，约有 40 种以上可在临床标本中检测出，多为机会致病菌。引起感染的病原菌主要包括志贺菌属、沙门菌属、耶尔森菌属和埃希菌属部分型别。大肠埃希菌和肺炎克雷伯菌在临床标本中检出率最高。

为革兰氏阴性杆状或球杆状、无芽胞、多数有鞭毛，有致病性的菌株多数有菌毛。需氧或兼性厌氧，营养要求不高，在普通琼脂培养基和麦康凯琼脂平板上生长良好。共同生化特性为能发酵葡萄糖、触酶阳性、氧化酶阴性、硝酸盐还原阳性。检验要点包括分离培养，细菌生化反应鉴定等，必要时还要作血清学鉴定及毒素检测。目前，全自动微生物鉴定仪器、质谱和分子生物学等检测在肠杆菌目细菌鉴定中的应用已经越来越广泛。

肠杆菌目细菌药敏试验抗菌药物的选择，可参考《国家抗微生物治疗指南》（第 3 版）的相关要求和标准。单纯性泌尿道感染治疗时，头孢唑林可预测口服药物头孢克洛、头孢地尼、头孢泊肟等头孢类药物的疗效；四环素敏感的菌株可预测对多西环素和米诺环素也敏感。然而，某些对四环素中介或耐药的菌株可能对多西环素、米诺环素或二者同时敏感。肠杆菌目细菌易产生 ESBL 或碳青霉烯酶，对产 ESBL 菌株可选择碳青霉烯类药物或含酶抑制剂的复合制剂进行治疗，对碳青霉烯耐药肠杆菌（CRE）可选用替加环素、多黏菌素、磷霉素为基础的联合治疗方案，或双碳青霉烯联合疗法，或新型 β- 内酰胺酶抑制剂（如头孢他啶 - 阿维巴坦、美罗培南 - 韦博巴坦等）治疗。肠杆菌目细菌抗菌药物敏感试验结果对临床合理使用抗菌药物意义重大，同时细菌耐药谱的监测，可作为医院内感染流行病学调查的一个重要实验室依据。

（张 涛）

第十二章 弧菌属和气单胞菌属

通过本章学习，你将能回答以下问题：

1. 弧菌属包括哪些细菌及其特征是什么？
2. 霍乱弧菌的鉴定试验是什么？
3. 副溶血性弧菌具有哪些鉴定特征？
4. 致腹泻的气单胞菌致病机制是什么？

本章描述的一群细菌在分类上分属于不同科，但在形态上均为直或微弯曲、无芽胞、运动活泼的革兰氏阴性杆菌；需氧菌和兼性厌氧菌，触酶和氧化酶阳性，可将硝酸盐还原为亚硝酸盐，并可在普通培养基上生长。

第一节 弧菌属

弧菌科（Vibrionaceae）属于细菌界，变形菌门（Proteobacteria），γ-变形菌纲，弧菌目。包括弧菌属（*Vibrio*）、异单胞菌属（*Allomonas*）、肠弧菌属（*Enterovibrio*）和发光杆菌属（*Photobacterium*）等，本科细菌通常见于淡水或海水中，偶见于鱼或人体标本。原先隶属于弧菌科的气单胞菌属已独立成为气单胞菌科，邻单胞菌属已归入肠杆菌科。

弧菌属是一群直或弯曲的革兰氏阴性细菌，具有一端单一鞭毛，运动迅速。兼性厌氧，无严格的营养要求，发酵葡萄糖，氧化酶阳性。

一、霍乱弧菌

（一）分类

弧菌属至少有 136 个种，有 12 个种与人类感染有关，其中以霍乱弧菌和副溶血性弧菌最为重要，分别引起霍乱和食物中毒。与人类感染有关的弧菌属细菌有 O1 群霍乱弧菌（*V. cholerae* O1 group）、O139 群霍乱弧菌（*V. cholerae* O139 group）、非 O1 群霍乱弧菌（*V. cholerae* non-O1 group）、副溶血性弧菌（*V. parahaemolyticus*）、拟态弧菌（*V. mimicus*）、河弧菌（*V. fluvialis*）、创伤弧菌（*V. vulnificus*）、溶藻弧菌（*V. alginolyticus*）、少女弧菌（*V. damsela*）、麦氏弧菌（*V. metschnikovii*）、辛辛那提弧菌（*V. cincinnatiensis*）、弗尼斯弧菌（*V. furnissii*）。主要引起人类胃肠炎、肠道外感染、伤口感染和菌血症等。霍乱弧菌（*V. cholerae*）是烈性肠道传染病霍乱的病原体。根据 O 抗原的不同，目前至少将霍乱弧菌分成 200 个不同的血清群，按阿拉伯数字 1、2、3、4……进行编码。其中 O1 群、O139 群引起霍乱。

O1 群有古典（Classical）和埃尔托（El-Tor）两种生物型，El-Tor 生物型能产生不耐热溶血素和血凝素。不耐热溶血素具有溶血活性、细胞毒、心脏毒和致死毒性；血凝素能凝集鸡红细胞，凝集现象能被 D-甘露糖抑制。O1 群霍乱弧菌的 O 抗原由 A、B、C 三种抗原因子组成，通过不同组合可形成三个型别，由 AB 组成小川型（Ogawa），AC 组成稻叶型（Inaba），ABC 组成彦岛型（Hikojima）。彦岛型的抗原性不稳定，各型之间可以相互转换。小川型和稻叶型为常见流行型别。

O139 血清群与 O1 群抗血清无交叉反应,但可与 O22 血清群和 O155 血清群产生交叉反应,遗传学特征和毒力基因与 O1 群相似。其余非 O1/ 非 O139 血清群可引起人类的胃肠炎,不引起霍乱流行,既往也称不凝集弧菌或非霍乱弧菌。

（二）临床意义

在自然情况下,人类是霍乱弧菌的易感者。自 1817 年以来,已发生七次世界性的霍乱大流行,均由霍乱弧菌的 O1 群引起,前六次病原均为霍乱弧菌的古典生物型,第七次为埃尔托生物型。自 1992 年 10 月起分离到新的血清群 O139,现在世界各地均有其流行或散发病例报告。

霍乱在较差的卫生环境中容易暴发流行,霍乱弧菌一般通过粪 - 口途径在人群中传播。正常情况下,胃液中的胃酸可消灭食物中的霍乱弧菌。但在胃酸降低,或摄入大量的霍乱弧菌时,霍乱弧菌可以从胃进入肠道,通过鞭毛运动穿过肠黏膜表面的黏液层,由菌毛的作用定植于肠黏膜上皮细胞表面繁殖,产生由染色体介导的对热不稳定的霍乱毒素（cholera toxin,CT）。霍乱毒素是由 A 亚单位和 B 亚单位构成的多聚体蛋白,A 亚单位由两部分构成:A1 是腺苷二磷酸核糖基转移酶,可使腺苷二磷酸核糖转移到膜上的 Gs 蛋白上,Gs 蛋白激活腺苷酸环化酶,使细胞内 cAMP 水平增高,导致肠腔内离子和水过度分泌;A2 可辅助细菌进入细胞。B 亚单位是由 5 个相同的单体组成,可以和小肠黏膜上皮细胞神经节苷脂受体结合。霍乱毒素与肠黏膜上皮细胞结合,导致细胞快速向细胞外分泌水和电解质,使肠腔内水、钠潴留,导致呕吐和剧烈腹泻,出现霍乱特征性的"米泔水"样便。剧烈的腹泻可导致患者出现体液丢失,进而缺水、电解质紊乱,如果不及时进行治疗可导致患者死亡。因为这种毒素依赖性的疾病不需要细菌穿过黏膜屏障,因此,霍乱患者"米泔水"样粪便中的炎症细胞显著缺乏。霍乱弧菌的 O1 群和 O139 群的致病机制（产生毒素致病）和过程是一样的,非 O1 群 / 非 O139 群弧菌菌株不产生毒素,因此不能引起霍乱,但可引起非流行性的腹泻和肠道外感染。

（三）生物学特性

霍乱弧菌大小为（0.5～0.8）μm×（1.5～3.0）μm,从患者体内新分离出的细菌形态多呈弧形或逗点状,但经人工培养后常呈杆状;革兰氏染色阴性,菌体一端有单鞭毛,运动活泼;有菌毛、无芽胞,有些菌株（O139 群）有荚膜。兼性厌氧,营养要求不高;生长繁殖的温度范围广（18～37℃）,耐碱不耐酸,在 pH 8.8～9.0 的碱性蛋白胨水或碱性琼脂平板生长良好,初次分离霍乱弧菌常用碱性蛋白胨水增菌。霍乱弧菌可在无盐环境中生长,触酶、氧化酶均阳性,能发酵单糖、双糖和糖醇,产酸不产气;不分解阿拉伯糖,还原硝酸盐,吲哚阳性,对弧菌抑制剂 O/129 敏感。

弧菌属细菌氧化酶阳性并发酵葡萄糖。根据前一个表型特征可将各种弧菌与肠杆菌科内成员区分,依据后者可与假单胞菌属和其他非发酵糖革兰氏阴性杆菌相区别。一旦发现某菌具有发酵葡萄糖且氧化酶阳性的特性,则必须鉴别其是否属于弧菌、气单胞菌或邻单胞菌,鉴别特征见表 12-1。

（四）微生物学检验

1. 检验程序 粪便或呕吐物接种碱性蛋白胨水增菌,接种 4 号琼脂平板培养,出现黑色菌落,氧化酶阳性,进行霍乱弧菌血清学凝集试验,血清凝集试验阳性（多价与单价）上报疾病预防控制中心相关部门进行确认复核。

2. 标本采集和运送 霍乱是烈性传染病,凡在流行季节和地区有腹泻症状的患者均应快速准确作出病原学诊断。在发病早期,尽量在使用抗菌药物之前采集标本。可取患者"米泔水"样便,亦可采取呕吐物或尸体肠内容物,在腹泻的急性期也可采取直肠拭子,标本

表 12-1　对人致病的弧菌、气单胞菌和邻单胞菌的各种特征

特征	霍乱弧菌、拟态弧菌	其他弧菌种	气单胞菌	邻单胞菌
在营养肉汤或营养琼脂上生长				
0% NaCl	+	−	+	+
6% NaCl	+	+	−	−
对 O/129 的敏感性:				
10μg	+[a]	+/−	−	+/−
150μg	+[a]	+	−	+/−
氨苄西林(10μg)敏感性	+/−	+[b]	−	−
葡萄糖产气	−	−[c]	+/−	−
拉丝试验	+	+[b]	−	−
糖代谢				
m-纤维糖	−	−[d]	−	+
L-阿拉伯糖	−	−/+	+/−	−

注：+，>90% 菌株阳性；+/−，可变，>50% 菌株阳性；−/+，可变，<50% 菌株阳性；−，<10% 菌株阳性；a，目前分离自印度的大部分霍乱弧菌菌株为抗性株；b，有些副溶血性弧菌除外；c，弗尼斯弧菌除外；d，辛辛那提弧菌和某些麦氏弧菌除外。

应避免接触消毒液。采取的标本最好就地接种碱性蛋白胨水增菌，不能及时接种者(转运时间超过 1 小时)可用棉签挑取标本或将直肠拭子直接插入 Cary-Blair 运送培养基中，而甘油盐水缓冲液不适合弧菌的运送(因甘油对弧菌有毒性)。送检标本装在密封、不易破碎的容器中，置室温由专人输送。

3. 标本直接检查

(1) 涂片染色镜检：取标本直接涂片 2 张。干后用甲醇或乙醇固定，复红染色。油镜观察有无革兰氏阴性直或微弯曲的杆菌(图 12-1)。

(2) 动力和制动试验：直接取"米泔水"样便，制成悬滴(或压滴)标本后，在暗视野或相差显微镜下观察有无呈特征性快速流星样运动的细菌。同法重新制备另一标本涂片，在悬液中加入 1 滴不含防腐剂的霍乱多价诊断血清(效价≥1∶64)。若见最初呈快速流星样运动的细菌停止运动并发生凝集，则为制动试验阳性。可初步推定存在霍乱弧菌。

(3) 快速诊断：通过直接荧光抗体染色和抗 O1 群或 O139 群抗原的单克隆抗体凝集试验，能够快速诊断霍乱弧菌感染。

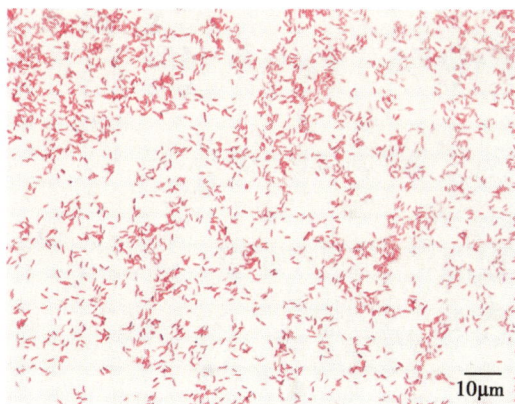

图 12-1　霍乱弧菌(×1 000)

4. 分离培养和鉴定　将标本直接接种于碱性蛋白胨水(pH 8.4)，或将运送培养基的表层接种于碱性蛋白胨水中，35℃ 5～8 小时后，转种硫代硫酸盐-枸橼酸盐-胆盐-蔗糖(thiosulfate citrate bile salts sucrose，TCBS)琼脂、4 号琼脂或庆大霉素琼脂平板，35℃ 18～24 小时观察菌落形态。在 TCBS 琼脂上形成黄色菌落(分解蔗糖产酸)，4 号琼脂或庆大霉素琼脂平板上呈灰黑色中心的菌落(还原培养基中的碲离子为灰黑色的金属碲)，均为可疑菌落。应使用 O1 群和 O139 群霍乱弧菌多价和单价抗血清进行凝集试验。结合菌落特征和菌体形态，作出初步报告。

将血清凝集确定的菌落进一步纯培养，依据全面生化反应（表 12-2），采用全自动细菌鉴定仪或 MALDI-TOF MS 进行菌种鉴定，并对菌株进行血清学分群及分型鉴定。符合霍乱弧菌的菌株尚需区分古典生物型和 El-Tor 生物型（表 12-3）。对病原性弧菌进行主要鉴定的试验包括检测赖氨酸脱羧酶、鸟氨酸脱羧酶和精氨酸双水解酶的活性。霍乱弧菌和拟态弧菌可在无盐普通肉汤和普通琼脂平板上生长，而其他弧菌不能。

表 12-2　霍乱弧菌主要生化和生理特征

生化反应	结果	生化反应	结果
氧化酶	+	乳糖	V
吲哚	+	麦芽糖	+
枸橼酸盐	+	甘露醇	+
ONPG	+	蔗糖	+
脲酶	−	水杨酸	−
明胶液化	+	纤维二糖	−
动力	+	NaCl 生长试验	
精氨酸双水解酶[a]	−	0% NaCl[b]	+
鸟氨酸脱羧酶	+	3% NaCl[b]	+
赖氨酸脱羧酶	+	6% NaCl[b]	V
葡萄糖	+	8% NaCl[b]	−
分解葡萄糖产气	−	10% NaCl[b]	−
阿拉伯糖	−	TCBS[c] 上菌落	黄色

注：V，不定；+，>90% 菌株阳性；−，<10% 菌株阳性；a，加入 1% NaCl 有助生长；b，营养肉汤中加入 0%、3%、6%、8% 或 10% NaCl；c，硫代硫酸盐 - 枸橼酸盐 - 胆盐 - 蔗糖琼脂（thiosulfate citrate bile salts sucrose agar）。

表 12-3　霍乱弧菌古典生物型和 El-Tor 生物型的区别

特征	古典生物型	El-Tor 生物型
羊红细胞溶血	−	V
鸡红细胞凝集	−	+
V-P 试验	−	+
多黏菌素 B 敏感试验	+	−
Ⅳ组噬菌体裂解	+	−
Ⅴ组噬菌体裂解	−	+

注：V，不定。

5. 霍乱弧菌的鉴定试验

（1）霍乱红试验：霍乱弧菌有色氨酸酶和硝酸盐还原能力。当将霍乱弧菌培养于含硝酸盐的蛋白胨水中时，可分解培养基中的色氨酸产生吲哚；同时，还原硝酸盐成为亚硝酸盐，两种产物结合成亚硝酸吲哚。滴加浓硫酸后呈现蔷薇色，是为霍乱红试验阳性。霍乱弧菌和其他弧菌均有此种反应。

（2）拉丝试验：将 0.5% 脱氧胆酸钠水溶液与霍乱弧菌混匀成浓悬液，1 分钟内悬液由浑浊变清，并变黏稠，以接种环挑取时有黏丝形成。弧菌属细菌除副溶血性弧菌部分菌株外，均有此反应。

（3）O/129 敏感试验：O1 群和非 O1 群霍乱弧菌对 O/129（2,4-diamino-6,7-diisopropylp-teridine，2,4- 二氨基 -6,7- 二异丙基蝶啶）10μg 及 150μg 的纸片敏感。但已有对 O/129 耐药的菌株出现，用此试验作鉴定时需要特别谨慎，应结合其他试验结果，如耐盐生长试验等综合考虑。

（4）耐盐培养试验：霍乱弧菌能在不含氯化钠和含 3% 氯化钠培养基中生长，氯化钠浓度高于 6% 则不生长。

鸡红细胞凝集试验、多黏菌素 B 敏感试验和第 Ⅳ、Ⅴ 组噬菌体裂解试验等用于区别古典和 El-Tor 生物型。

（五）药敏试验的药物选择

药物选择包括氨苄西林、阿莫西林 - 克拉维酸、氨苄西林 - 舒巴坦、哌拉西林、哌拉西林 - 他唑巴坦、头孢唑林、头孢吡肟、头孢噻肟、头孢西丁、头孢他啶、亚胺培南、美罗培南、阿奇霉素、阿米卡星、庆大霉素、多西环素、环丙沙星、左氧氟沙星、氧氟沙星、磺胺类药物、磺胺甲噁唑 - 甲氧苄啶、氯霉素。

二、副溶血性弧菌

副溶血性弧菌（*Vibrio parahaemolyticus*）具有嗜盐性（halophilic），存在于近海的海水、海底沉淀物、鱼虾类和贝壳类及盐渍加工的海产品中。主要引起食物中毒和急性腹泻，也可引起伤口感染和菌血症。该菌于 1950 年首次在日本大阪发生食物中毒的暴发流行中被发现。它是我国沿海地区及海岛食物中毒最常见病原菌。

（一）临床意义

副溶血性弧菌可引起胃肠炎，临床表现有恶心、呕吐、腹痛、低热及寒战等。腹泻呈水样便，偶尔血性，恢复较快，病程 2～3 天，通常为自限性。

副溶血性弧菌通过菌毛的黏附，产生耐热直接溶血素（thermostable direct hemolysin，TDH）而致病，该毒素能耐受 100℃ 10 分钟不被破坏。动物实验表明该毒素具有①溶血毒性，TDH 对人和兔红细胞的溶血性较高，对马红细胞不溶血；②细胞毒性，对多种培养细胞如 HeLa 细胞、FL 细胞、L 细胞及鼠心肌细胞有细胞毒性；③心脏毒性，可导致心电图异常表现如 ST-T 改变、房室传导阻滞、室颤或心搏骤停及心肌损伤；④肠毒性，使肠黏膜毛细血管通透性增高，肠液分泌亢进。另一致病因子为耐热直接溶血素相关溶血素（thermostable direct hemolysin related hemolysin，TRH），特性与 TDH 相似。

（二）生物学特性

副溶血性弧菌形态学特征与霍乱弧菌相似，培养特性的区别在于嗜盐性，该菌培养基以含 3% 氯化钠为宜，无盐不能生长。在血平板（含羊、兔、马等血液）上不溶血或只产生 α 溶血；在含高盐（7%）的人 O 型血或兔血、以 D- 甘露醇为碳源的 Wagatsuma 琼脂平板上可产生 β 溶血，称为神奈川现象（Kanagawa phenomenon，KP）。

（三）微生物学检验

1. 检验程序 粪便或呕吐物等标本接种选择培养基，取菌落进行氧化酶试验、O-F 试验（氧化 - 发酵试验），该菌氧化酶阳性、O-F 试验为发酵型，可通过全自动细菌鉴定仪或 MALDI-TOF MS 进一步鉴定。

2. 标本采集与运送 可采集患者粪便、直肠拭子或可疑食物。应及时接种，或置碱性蛋白胨水或 Cary-Blair 运送培养基中送检。

3. 分离培养和鉴定 将标本接种于含 1% 或 3% NaCl 的碱性蛋白胨水中进行选择性增菌，再转种 TCBS 平板或嗜盐菌选择平板；也可直接将标本接种 TCBS 平板或嗜盐菌选择平板培养。该菌在碱性胨水中经 6～9 小时增菌可形成菌膜，在 TCBS 琼脂平板上形成 0.5～

2.0mm 大小、蔗糖不发酵而呈蓝绿色的菌落。

在嗜盐性选择平板上,可形成较大、圆形、隆起、稍浑浊、半透明或不透明、无黏性的菌落。在 SS 平板上形成扁平、无色半透明、蜡滴状的菌落,有辛辣味,不易刮下;48 小时后菌落牢固黏着在培养基上,部分菌株不能生长。麦康凯、伊红亚甲蓝和中国蓝琼脂平板不能用于本菌的初次分离。

(1)主要生化特性:氧化酶阳性,O/129(150μg)敏感,发酵葡萄糖、麦芽糖、甘露醇产酸,不发酵蔗糖、乳糖。吲哚试验阳性,大部分菌株脲酶阴性,V-P 试验阴性。赖氨酸脱羧酶和鸟氨酸脱羧酶阳性,精氨酸双水解酶阴性。

(2)NaCl 生长试验:该菌在不含 NaCl 和含 10% NaCl 的蛋白胨水中不生长,在含 3% 和 6% NaCl 蛋白胨水中生长良好。

(3)神奈川现象阳性:从腹泻患者体内分离的副溶血性弧菌菌株 95% 以上在 Wagatsuma 琼脂(人血琼脂)上产生 β 溶血现象。在其他血琼脂平板上不溶血或只产生 α 溶血。

(4)毒素测定:可用免疫学方法测定 TDH 和 TRH。也可用基因探针和 PCR 方法直接测定毒素基因 *tdh* 或 *trh*。

(四)药敏试验的药物选择

其药敏试验的药物选择与霍乱弧菌一致。

三、其他弧菌

除霍乱弧菌和副溶血性弧菌外,拟态弧菌、创伤弧菌、溶藻弧菌、河弧菌、弗尼斯弧菌和麦氏弧菌也对人类致病,其主要生理生化特征见表 12-4。

表 12-4　其他弧菌的生理生化特征

特征	拟态弧菌	创伤弧菌	溶藻弧菌	河弧菌	弗尼斯弧菌	麦氏弧菌
氧化酶	+	+	+	+	+	−
V-P 试验	−	−	+	−	−	+
精氨酸双水解酶	−	−	−	+	+	+/−
鸟氨酸脱羧酶	+	+/−	+/−	−	−	−
赖氨酸脱羧酶	+	+	+	−	−	−/+
阿拉伯糖	−	−	−	+	+	−
乳糖	−/+	+/−	−	−	−	+/−
甘露醇	+	−/+	+	+	+	+
蔗糖	−	−/+	+	+	+	+
O/129 敏感性						
10μg	+	+	−	−	+	+
150μg	+	+	+	+	+	+
NaCl 生长试验						
0% NaCl	+	−	−	−	−	−
3% NaCl	+	+	+	+	+	+
6% NaCl	+/−	+/−	+	+/−	+/−	+
8% NaCl	−	−	+	−	−	+/−
10% NaCl	−	−	+/−	−	−	−

注:+,>90% 阳性;−,<10% 阳性;+/−,可变,>50% 阳性;−/+,可变,<50% 阳性。

从临床标本中分离到的病原性弧菌都应认为具有临床意义,特别是从粪便标本中分离到霍乱弧菌 O1 群和 O139 群弧菌时,应电话通知临床医师,根据《中华人民共和国传染病防治法》的有关规定及时作传染病报告,进行消毒处理并将菌种一起报送到各级法定部门。

第二节　气单胞菌属

气单胞菌属(*Aeromonas*)是氧化酶阳性,具有端鞭毛的革兰氏阴性短杆菌,为兼性厌氧菌。本属细菌属于气单胞菌目、气单胞菌科;可依据氧化酶阳性、对 O/129 敏感等将其与其他肠杆菌科细菌鉴别。

一、分类

气单胞菌属含有 20 多个种,与人类疾病有关的是亲水气单胞菌、豚鼠气单胞菌(*A. caviae*)、简达气单胞菌(*A. jandaei*)、舒伯特气单胞菌(*A. schubertii*)、易损气单胞菌(*A. trota*)和威隆气单胞菌(*A. veronii*)等,后者包括威隆气单胞菌威隆生物变种(*A. veronii* subsp. *veronii*)和威隆气单胞菌温和生物变种(*A. veronii* subsp. sobria)。

二、临床意义

气单胞菌为水中的常居菌。引起的感染类型与弧菌属细菌相似,气单胞菌引起的胃肠炎尤其多见于儿童,是夏季腹泻的常见病原菌。临床症状从较温和的腹泻到严重的痢疾样腹泻(血样便),在成年人中表现为慢性化。致腹泻的气单胞菌可产生肠毒素,此肠毒素不耐热,加热 60℃ 30 分钟即可失去活性。肠毒素分为细胞溶解性、细胞毒性和细胞兴奋性三种,前两种能溶解兔红细胞,后者可用中国仓鼠卵巢(CHO)细胞毒性试验检出。气单胞菌致病并非单一的致病因子,而是由多种致病因子协同作用的结果。侵袭和黏附因子是菌体进入和定植于宿主体内的前提条件;菌体表面成分保护细菌在体内增殖、扩散;多种胞外毒素因子等的协同作用使机体最终受损,导致疾病的发生。

肠道外感染主要为伤口感染和菌血症,由亲水气单胞菌和威隆气单胞菌引起。90% 以上的菌血症由亲水气单胞菌和威隆气单胞菌引起,通常发生在免疫低下的人群。

三、生物学特性

气单胞菌为革兰氏阴性直杆菌、球杆菌或丝状菌,极端单鞭毛,动力阳性,来自人类菌种(嗜温菌)在 10~42℃生长;来自鱼类或环境菌种(嗜冷菌)最适宜的生长温度是 22~25℃。氧化酶、触酶、硝酸盐还原阳性,发酵葡萄糖等糖类产酸产气,O/129 耐药。

四、微生物学检验

1. 检验程序 粪便或呕吐物等标本接种分离或鉴别培养基,取菌落做氧化酶试验、O-F 试验。若氧化酶阳性、O-F 试验为发酵型,采用弧菌科生化反应(弧菌科编码)、全自动细菌鉴定仪或 MALDI-TOF MS 等进一步鉴定。

2. 标本采集 腹泻患者采取粪便或直肠拭子,肠道外感染采集血液、脓液等。

3. 分离培养和鉴定 急性腹泻患者的粪便及脓液标本等可直接接种。气单胞菌营养要求不高,在普通培养基上可生长,但在 TCBS 上不生长。初次分离常用血琼脂平板、麦康凯琼脂平板,35℃培养。除豚鼠气单胞菌外,大多数致病性菌株在血琼脂平板中有 β 溶血现象,菌落较大(直径 2mm 左右)、圆形、凸起、不透明。也可使用 CIN(cefsulodin-irgasan-novobiocin,

149

CIN)琼脂平板分离,含菌量较少的标本可用碱性胨水进行增菌培养。

本属细菌氧化酶和触酶阳性,发酵葡萄糖和其他碳水化合物,产酸或产酸产气,还原硝酸盐,对O/129耐药。在无盐培养基上生长可与弧菌属相鉴别(表12-1),种的鉴别见表12-5。

表12-5　常见气单胞菌属内种及类志贺邻单胞菌的生化生理特征

特性	亲水气单胞菌	豚鼠气单胞菌	威隆气单胞菌温和生物变种	威隆气单胞菌威隆生物变种	简达气单胞菌	舒伯特气单胞菌	易损气单胞菌	类志贺邻单胞菌
尿素水解	−	−	−	−	−	−	−	−
吲哚	+	+	+	+	+	−	+	+
葡萄糖产气	+	−	+	+	+	−	v	−
精氨酸双水解	+	+	+	+	+	+	+	+
赖氨酸脱羧酶	+	−	+	+	+	v	+	+
鸟氨酸脱羧酶	−	−	−	−	−	−	−	−
V-P 试验	+	−	+	+	+	+	v	
产酸								
阿拉伯糖	v	+	−	−	−	−	−	−
乳糖	−	+	−	−	−	−	−	−
蔗糖	+	+	+	+	−	−	v	−
肌糖								
甘露醇	+	+	+	+	+	−	+	+
七叶苷水解	+	+	−	+	−	−	−	−
羊血平板 β- 溶血	+	−	+	+	+	v	v	−
头孢噻吩敏感	R	R	S	S	R	S	R	S
氨苄青霉素敏感	R	R	R	R	R	R	S	S
O/129,10μg /150μg	R/R	R/R	R/R	R/R	R/R	R/R	R/R	S/S

注:+,≥90% 菌株阳性;−,≤10% 的菌株阳性;v,11%～89% 菌株阳性;S,敏感;R,耐药。

临床常见的亲水气单胞菌和豚鼠气单胞菌均能发酵阿拉伯糖而其他气单胞菌均不能,前者 V-P 试验和赖氨酸脱羧酶试验阳性,而后者均为阴性。威隆气单胞菌威隆生物型的特点是鸟氨酸脱羧酶和赖氨酸脱羧酶均阳性。

五、药敏试验的药物选择

药物选择包括哌拉西林 - 他唑巴坦、头孢吡肟、头孢噻肟、头孢西丁、头孢他啶、头孢曲松、多利培南、厄他培南、亚胺培南、美罗培南、氨曲南、阿米卡星、庆大霉素、四环素、环丙沙星、左氧氟沙星、磺胺甲噁唑 - 甲氧苄啶、氯霉素。

本章小结

弧菌科细菌通常见于淡水或海水中,偶见于鱼或人体内。本科细菌是一群直或弯曲的革兰氏阴性细菌,一端有单一鞭毛,运动迅速。兼性厌氧,无严格的营养要求,一般发酵葡萄糖,氧化酶阳性。霍乱弧菌和副溶血性弧菌分别引起霍乱和食物中毒。霍乱弧菌 O1 群和 O139 群是霍乱的病原体，通过产生霍乱毒素（CT）致病，O1 群有古典和 El-Tor 两种生物型。

将标本接种于碱性胨水后，转种 TCBS 等平板观察菌落形态。可疑菌落应使用 O1 群和 O139 群霍乱弧菌多价和单价抗血清进行凝集试验。结合菌落特征和菌体形态作出初步报告。进一步纯培养，依据生化反应、血清学分群及分型进行最后鉴定。符合霍乱弧菌的菌株尚需要区分古典生物型和 El-Tor 生物型。

副溶血性弧菌具有嗜盐性，在含 NaCl 的培养基上生长。主要引起食物中毒和急性腹泻，从腹泻患者中分离到的菌株 95% 以上在 Wagatsuma 琼脂上产生 β 溶血现象。

气单胞菌是革兰氏阴性直杆菌、球杆菌或丝状菌，极端单鞭毛，动力阳性，氧化酶、触酶、硝酸盐还原阳性，发酵葡萄糖等糖类产酸产气，O/129 耐药。引起腹泻和菌血症等。与肠杆菌科和非发酵菌鉴别：本菌属氧化酶阳性，发酵葡萄糖；肠杆菌科发酵葡萄糖，氧化酶阴性；非发酵菌可能氧化酶阳性或阴性，不发酵葡萄糖。与弧菌属鉴别：本菌属在 ≥6% NaCl 培养基不生长，分解甘露醇，O/129 耐药。

（徐元宏）

第十三章 弯曲菌属和螺杆菌属

通过本章学习，你将能回答以下问题：

1. 弯曲菌属细菌的生物学特性有哪些？
2. 螺杆菌属细菌的生物学特性有哪些？
3. 空肠弯曲菌的培养特性和鉴定要点是什么？
4. 幽门螺杆菌的培养特性和鉴定要点是什么？

本章介绍变形菌门（Epsilonproteobacteria）、弯曲菌目（Campylobacterales）中两个临床相关属，弯曲菌属（*Campylobacter*）和螺杆菌属（*Helicobacter*）。弯曲菌属和螺杆菌属均为微需氧的革兰氏阴性杆菌，形态染色、培养条件、生长特征比较接近，但在人体的寄居部位和引起的疾病方面有较大差别。

第一节 弯曲菌属

弯曲菌属（*Campylobacter*）是一类弯曲呈逗点状、S 形或海鸥展翅形的微需氧革兰氏阴性细菌，广泛分布于温血动物，常定植于家禽及野鸟的肠道。该属细菌包括对人类和其他动物致病的种和非致病的种。

一、分类

弯曲菌属隶属弯曲菌目、弯曲菌科（Campylobacteraceae），包括 32 个种和 9 个亚种，常见对人致病的有空肠弯曲菌（*C. jejuni*）、大肠弯曲菌（*C. coli*）、胎儿弯曲菌（*C. fetus*）等，其中空肠弯曲菌和大肠弯曲菌是引起人类细菌性胃肠炎的重要病原。本属细菌 DNA 的 GC 值为 29mol%～46mol%。

二、临床意义

弯曲菌广泛存在于人和动物肠道内，是动物传染病病原体，主要通过污染食物和水传播，也可因与动物直接接触感染。具有黏附定植和入侵肠上皮细胞的能力，通过产生肠毒素、细胞毒素和内毒素等多种毒力因子致病；病变部位多在空肠、回肠，也可蔓延至结肠。常见引起胃肠炎，感染常呈自限性，一般不需抗菌治疗；也可引起肠外感染，如菌血症、肝炎、胆囊炎、尿路感染、腹膜炎等。

空肠弯曲菌和大肠弯曲菌感染引起的胃肠炎，潜伏期 1～7 天，症状轻重不同，有发热、腹部绞痛和腹泻等。临床症状可在 1 周内消退，少数患者可持续 1～3 周。恢复期患者粪便可带菌 2～8 周。胎儿弯曲菌多引起牛、羊生殖系统疾病和流产，偶见引起人肠道外感染。

三、生物学特性

弯曲菌属细菌为革兰氏阴性杆菌，大小为（0.5～0.9）μm×（0.5～5.0）μm，菌体呈逗点状、S 形或海鸥展翅状（图 13-1），陈旧培养物或长期暴露于空气中可形成球形菌体，菌体一端或两端各有一根鞭毛。新鲜粪便或液体培养物中弯曲菌可见"投镖样"运动。

营养要求高，需要使用含血液或血清的培养基。大多为微需氧菌，初次分离需要 5% O_2、85% N_2、10% CO_2 的气体环境，传代可置 10% CO_2 环境。所有菌株 37℃可生长，最适生长温度因菌种而异：空肠弯曲菌和大肠弯曲菌 42℃生长、25℃不生长，胎儿弯曲菌 25℃生长、42℃不生长。弯曲菌生长速度较慢，在改良弯曲菌培养基上经 48 小时培养可出现两种菌落：一种为灰白色、湿润、扁平、边缘不整齐的菌落，另一种为半透明、圆形、凸起、有光泽的黏液状小菌落，不溶血。常用含抗生素（头孢哌酮）的选择性培养基分离粪便中弯曲菌，如 Skirrow 培养基、头孢哌酮 - 万古霉素 - 两性霉素琼脂（CVA）、改良弯曲菌培养基（campylobacter blood agar plate，Campy-BAP）、活性炭 - 头孢哌酮 - 脱氧胆酸钠琼脂（charcoal-cefoperazone-deoxycholate agar，CCDA）等。本属细菌不分解糖类，氧化酶、触酶阳性，还原硝酸盐为亚硝酸盐，不分解尿素；有菌体抗原、热不稳定抗原和鞭毛抗原。对外界抵抗力弱，对消毒剂敏感，56℃ 5 分钟即被杀死，耐寒，4℃冰箱或水体中可存活 4 周。

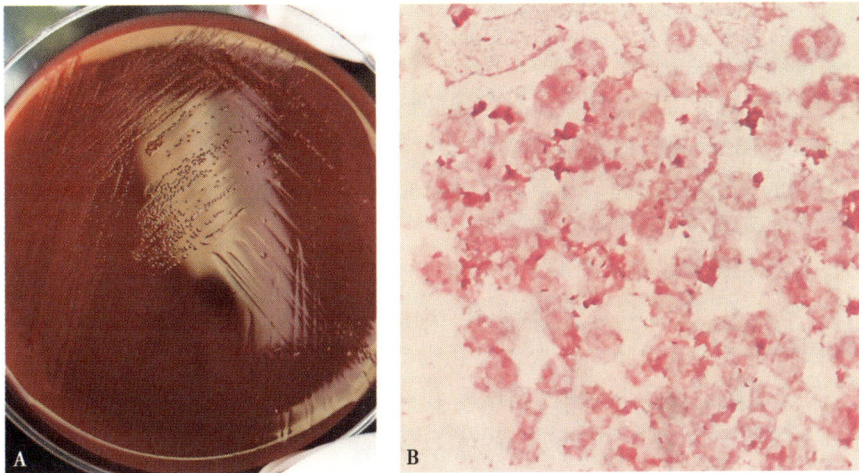

图 13-1 空肠弯曲菌
A. 菌落；B. 镜下。

四、微生物学检验

（一）检验程序
弯曲菌属检验程序见图 13-2。

（二）标本采集
胃肠炎患者采集粪便标本或直肠拭子，败血症或深部感染患者采集血液。标本采集后立即送检，粪便等有正常菌群标本可置 Cary-Blair 运送培养基中 4℃保存送检（可保存 3 周），血液标本接种血液增菌培养基送检。

（三）直接检查
1. 直接显微镜检查 取疑似弯曲菌感染患者的粪便标本，革兰氏染色镜检查找革兰氏阴性、弧形、S 形或海鸥展翅状小杆菌；或暗视野或相差显微镜检查新鲜粪便标本中有无"投镖样"运动细菌。

2. 抗原检查 应用商品化试剂盒检测粪便中弯曲菌抗原。

3. 分子生物学检测 PCR 法检测粪便中弯曲菌核酸。

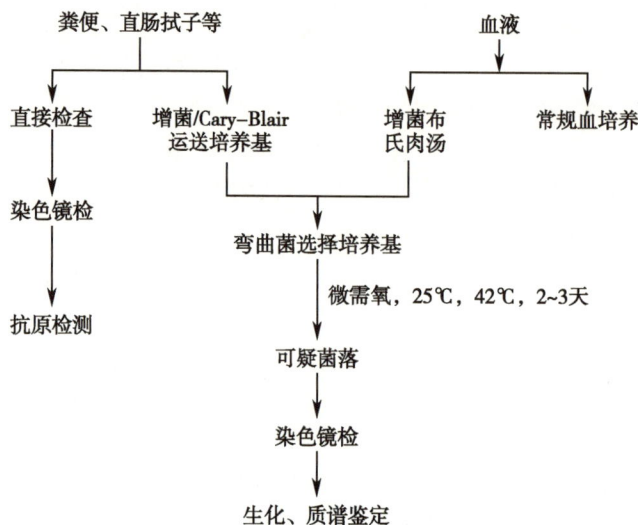

图 13-2　弯曲菌属检验程序

（四）分离培养和鉴定

1. 分离培养　粪便或直肠拭子接种弯曲菌选择平板（Skirrow、CVA、Campy-BAP、CCDA 等），血液标本接种布氏肉汤或血培养瓶 35℃ 增菌后转种分离培养基，微需氧环境培养。空肠弯曲菌和大肠弯曲菌在选择性培养基上，42℃ 培养 48～72 小时出现灰色、扁平、表面湿润、边缘不整齐的小菌落，血平板上不溶血。

2. 细菌鉴定　临床常见弯曲菌的主要鉴定特征见表 13-1。粪便标本在弯曲菌选择性培养基上微需氧培养，出现 42℃ 生长、氧化酶阳性、具有典型形态学特征的细菌，可推断为弯曲菌。马尿酸盐水解试验阳性可报告空肠弯曲菌，马尿酸盐水解试验阴性可报告大肠弯曲菌。由于弯曲菌耐药性不断增加，萘啶酸和头孢菌素只用于辅助菌种鉴定。此外，可用 MALDI-TOF MS 和 PCR 等分子生物学检测技术鉴定。

表 13-1　弯曲菌属鉴定特征

菌种	触酶	硝酸盐还原	脲酶	硫化氢	马尿酸盐	醋酸吲哚酚	生长					敏感	
							25℃	42℃	3.5%氯化钠	1%甘氨酸	麦康凯琼脂平板	萘啶酸	头孢菌素
空肠弯曲菌空肠亚种	+	+	-	-	+	+	-	+	-	+	-	V	R
空肠弯曲菌多伊尔亚种	V	-	-	-	V	+	-	V	+	-	-	S	S
大肠弯曲菌	+	+	-	V	-	+	-	+	-	-	+	V	R
胎儿弯曲菌胎儿亚种	+	+	-	-	-	-	+	V	-	+	V	V	S
胎儿弯曲菌性病亚种	V	+	-	-	-	-	+	-	-	-	-	V	S

注：+，大部分菌株阳性；-，大部分菌株阴性；V，不定；S，敏感；R，耐药。

（五）其他检验方法

1. 免疫学方法 可用乳胶凝集试验检测粪便中空肠弯曲菌和大肠弯曲菌抗原,也可用酶免疫方法测定血清中弯曲菌抗体。抗原检测常用于临床诊断,抗体检测多用于流行病学调查。

2. 分子生物学方法 DNA探针杂交和测序技术可用于弯曲菌的分类和鉴定。

五、药敏试验的药物选择

弯曲菌对氟喹诺酮有明显的耐药性,大多对亚胺培南敏感。空肠弯曲菌和大肠弯曲菌对β-内酰胺类抗生素、青霉素和窄谱头孢菌素耐药。空肠弯曲菌一般对红霉素敏感,胎儿弯曲菌对氨苄西林、氨基糖苷类、亚胺培南和氯霉素敏感。

第二节 螺杆菌属

螺杆菌属（*Helicobacter*）是一类菌体弯曲呈逗点状、S形、螺旋形的微需氧革兰氏阴性菌。本属细菌大部分定植于哺乳动物的胃或肠道。

一、分类

螺杆菌属隶属于弯曲菌目、螺杆菌科（Helicobacteraceae）,包括40多个种,对人致病的主要是幽门螺杆菌（*Helicobacter pylori*, *H. pylori*）。本属细菌DNA的GC值为30mol%～48mol%。

二、临床意义

本属细菌大部分定植于哺乳动物的胃或肠道。幽门螺杆菌是人类胃部疾病的重要致病菌之一,1994年世界卫生组织国际癌症研究机构将其列为Ⅰ类致癌物。幽门螺杆菌感染可引起功能性消化不良、慢性胃炎、消化性溃疡、胃淋巴瘤及胃癌等。此外,幽门螺杆菌感染还与血管性疾病、自身免疫性疾病及皮肤病等发生有关。

人与人之间幽门螺杆菌的传播方式与途径尚未明确,流行病学证据表明存在口-口与粪-口传播途径。幽门螺杆菌的致病机制尚未完全阐明,其毒力因子包括鞭毛、脲酶、黏附素、细胞空泡毒素（VacA）、细胞毒素相关基因A蛋白（CagA）等。

三、生物学特性

幽门螺杆菌为革兰氏阴性杆菌,大小为(0.2～0.5)μm×(0.5～5.0)μm。菌体呈逗点状、S形、螺旋形(图13-3)。陈旧培养物涂片可呈球杆状,通常表明细菌处于活的不可培养(viable but nonculturable, VBNC)状态,体外难以传代培养,但在体内可转化为螺旋形的繁殖体。无芽胞,一端有多根带鞘鞭毛。

为微需氧菌,分离时需要在含5% O_2、85% N_2、10% CO_2 的湿润环境、35～37℃培养。营养要求高,缺乏葡萄糖时不能生长。需要使用含马、羊等全血或胎牛血清的培养基。分离幽门螺杆菌常用含有抗生素(万古霉素、多黏菌素、两性霉素B)培养基,常用脑心浸液琼脂、哥伦比亚血琼脂等。幽门螺杆菌生长较慢,在哥伦比亚血琼脂培养基上经48～72小时培养后,可出现透明或半透明、露滴样小菌落(图13-3)。生化反应不活泼,不分解糖类,氧化酶阳性,触酶阳性,大多数菌株有很强的脲酶活性,是本菌鉴定的主要依据之一。

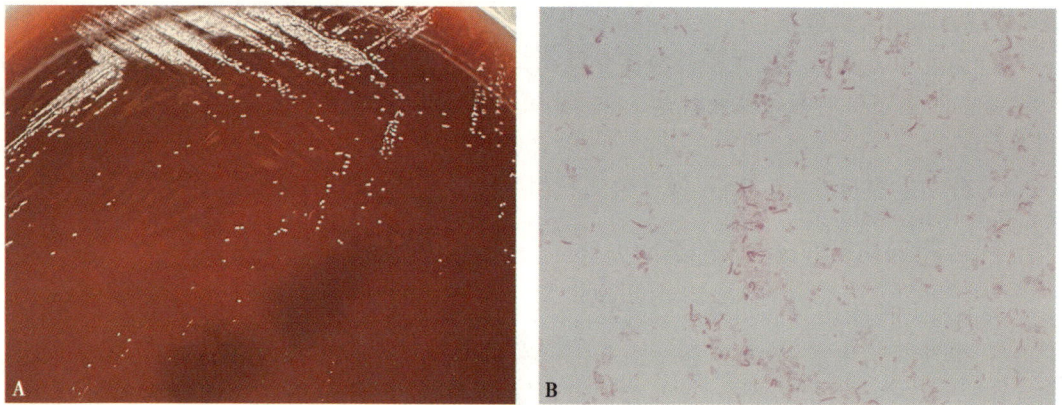

图 13-3　幽门螺杆菌的形态
A. 镜下革兰染色形态；B. 血琼脂平板培养 72 小时的菌落形态。

四、微生物学检验

（一）检验程序

螺杆菌的检验程序见图 13-4。

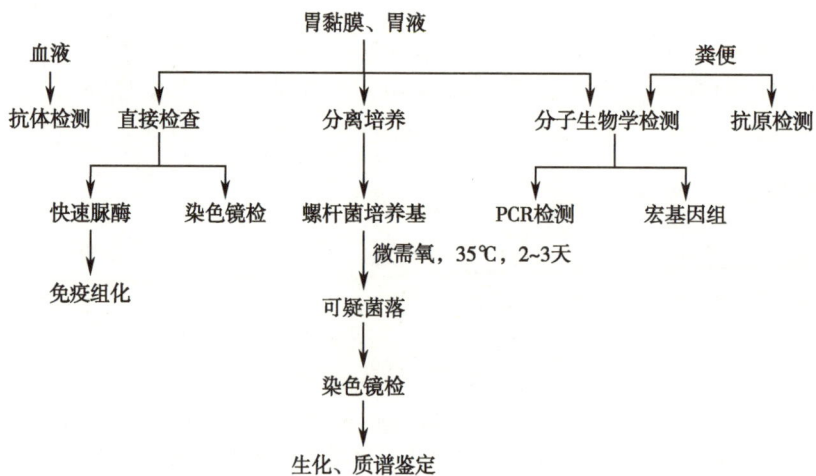

图 13-4　螺杆菌属检验程序

（二）标本采集

经胃镜用活检钳于近幽门部、胃窦部或病变邻近处采集胃黏膜标本，立即送实验室或放入转运培养基（Stuart 转运培养基），4℃保存不超过 24 小时。

不能进行胃镜检查的患者可采集血液、粪便等标本进行检验。受检者取样前应停服铋剂和抗菌药物一周。

（三）标本直接检查

1. 快速脲酶试验　将活检组织放入快速脲酶检测纸片，或放入装有尿素培养基的瓶内 35℃培养 2 小时，幽门螺杆菌的高活性脲酶可将尿素分解使纸片或培养基由黄色变为红色。

2. 显微镜检查　将活检组织剪碎、磨匀后，暗视野显微镜下观察，幽门螺杆菌呈典型的"投镖样"运动；或将活检组织在玻片上涂抹后，革兰氏染色或单染色后镜检，如发现典型形态细菌可初步诊断。还可将组织块固定、切片后，经 Warthin-Starry（W-S）银染色、Giemsa 染色、免疫组化染色等查找幽门螺杆菌。

3. 分子生物学检测 用 PCR 法检测幽门螺杆菌核酸。

4. 免疫学检测 采用酶联免疫或化学发光法检测幽门螺杆菌抗体,多用于流行病学调查。对不能进行 ^{13}C 或 ^{14}C 标记尿素呼气试验或胃镜检查的患者,可用酶联免疫吸附试验检测粪便标本中的幽门螺杆菌抗原。

(四)分离培养和鉴定

1. 分离培养 常用含 5%~10% 去纤维羊血或胎牛血清的哥伦比亚琼脂培养基,微需氧(5% O_2、10% CO_2、85% N_2)、湿润的环境,35℃培养 48~72 小时可见圆形、透明或半透明的小菌落,无溶血。

2. 鉴定 根据培养特点、菌落特征、菌体形态和染色性可初步推断。根据氧化酶和触酶均阳性,脲酶强阳性,对萘啶酸耐药、头孢噻吩敏感;1% 甘油和 1% 胆盐不生长等进行鉴定;也可用 MALDI-TOF MS 鉴定。幽门螺杆菌的主要鉴定特征见表 13-2。

表 13-2 幽门螺杆菌的生物学特征

鉴定试验	结果	鉴定试验	结果
脲酶(快速)	+	头孢噻吩敏感	+
氧化酶	+	萘啶酸敏感	−
触酶	+	42℃生长	V
硫化氢	−	37℃生长	+
GC 值 /mol%	37	25℃生长	
形态	弧形或螺形	醋酸吲哚酚水解	
硝酸盐还原	V	马尿酸水解	−

注:+,阳性结果;−,阴性结果;V,不定。

五、药敏试验的药物选择

幽门螺杆菌培养要求高,生长速度慢,一般不做药物敏感试验。克拉霉素、阿奇霉素或甲硝唑是根治幽门螺杆菌三联疗法的抗生素,条件允许时对分离菌做克拉霉素、阿奇霉素、甲硝唑、阿莫西林、四环素、左氧氟沙星等药物的药敏试验。

本章小结

弯曲菌和螺杆菌形态和培养条件相似,二者均为弯曲呈逗点状、S 形、螺旋形或海鸥展翅状的革兰氏阴性菌,营养要求较高,需要在微需氧、高湿度环境生长。

弯曲菌感染动物与人类引起胃肠炎和肠道外感染等疾病,对人致病的主要有空肠弯曲菌、大肠弯曲菌等,可根据生长温度、生化反应进行鉴定。

幽门螺杆菌可定植在低 pH、多消化酶的胃部环境中,是引起胃部疾病的重要病原体,具有高活性的脲酶。通过测定脲酶活性或代谢产物可快速诊断幽门螺杆菌感染。

(杜季梅)

第十四章　非发酵糖菌

通过本章学习，你将能回答以下问题：

　　1. 非发酵糖菌的共同特点是什么？包括哪些常见菌属？与临床相关的常见病原菌主要有哪些？

　　2. 铜绿假单胞菌、鲍曼不动杆菌、嗜麦芽窄食单胞菌的微生物诊断要点是什么？

　　3. 铜绿假单胞菌的常用分型方法和优缺点是什么？

　　4. 嗜麦芽窄食单胞菌和洋葱伯克霍尔德菌的耐药性特征是什么？其药敏试验可选择的药物主要包括哪些？

　　5. 伊丽莎白菌属和金黄杆菌属耐药性特征是什么？

　　非发酵糖菌（non-fermenting bacteria）是一大群需氧或兼性厌氧、无芽胞、不发酵葡萄糖或仅以氧化形式利用葡萄糖的革兰氏阴性杆菌或球杆菌。广泛存在于人体体表、开放体腔以及医院相关的外环境中，多为机会致病菌。除不动杆菌属和嗜麦芽窄食单胞菌等少数菌种外，其他菌种氧化酶均为阳性。近年来，由非发酵糖菌引起的临床感染日益增多，部分菌株呈现多重耐药和泛耐药，引起临床医学及检验医学的重视。

　　分类学上，非发酵糖菌分别属于不同的科、属和种。与人类疾病相关的非发酵糖菌主要包括以下菌属：不动杆菌属（*Acinetobacter*）、假单胞菌属（*Pseudomonas*）、窄食单胞菌属（*Stenotrophomonas*）、伯克霍尔德菌属（*Burkholderia*）、产碱杆菌属（*Alcaligenes*）、无色杆菌属（*Achromobacter*）、伊丽莎白菌属（*Elizabethkingia*）和金黄杆菌属（*Chryseobacterium*）等。

第一节　不动杆菌属

一、分类

　　不动杆菌属隶属于变形菌门（Proteobacteria）、γ-变形菌纲（Gammaproteobacteria）、假单胞菌目（Pseudomonadales）、莫拉菌科（Moraxellaceae）。临床常见菌种有：醋酸钙不动杆菌（*A. calcoaceticus*）、鲍曼不动杆菌（*A. baumannii*）、医院不动杆菌（*A.nosocomialis*）、皮特不动杆菌（*A.pittii*）、洛菲不动杆菌（*A. lwoffii*）、溶血不动杆菌（*A. haemolyticus*）、琼氏不动杆菌（*A. junii*）和约翰逊不动杆菌（*A. johnsonii*）等。其中，醋酸钙不动杆菌、鲍曼不动杆菌、医院不动杆菌和皮特（皮氏）不动杆菌因生化表型十分接近，又统称为鲍曼/醋酸钙不动杆菌复合群，目前该群还包括赛弗特不动杆菌和戴克肖不动杆菌。模式菌种为醋酸钙不动杆菌，DNA中GC值为38mol%～47mol%。

二、临床意义

　　不动杆菌属细菌广泛存在于自然界和医院环境，并能够在人体皮肤表面、潮湿的环境中，甚至干燥的物体表面上生存。该菌可分离于血液、尿液、脓液、呼吸道分泌物及脑脊液等标本中,其临床分离率高,是临床主要分离菌的前 5 位之一。近年来,多重耐药(MDR)和广泛耐药(XDR)鲍曼不动杆菌的检出率居高不下,2017 年 2 月,世界卫生组织(WHO)首次发布了对人类健康构成最大威胁的 12 种耐药菌清单,耐碳青霉烯酶鲍曼不动杆菌(CRAB)属于其中之一。因此,耐药鲍曼不动杆菌感染的治疗是全世界医师面临的重大挑战。

三、生物学特性

不动杆菌属细菌为革兰氏阴性球杆菌,常成双排列,菌体大小 2.0μm×1.2μm,无鞭毛,无动力,无芽胞(图 14-1)。专性需氧菌,对营养要求一般,在普通琼脂平板上生长良好,最适生长温度为 35℃,部分菌株可在 42℃生长。能在麦康凯琼脂平板上生长,但在 SS 琼脂平板上只有部分菌株生长。在血琼脂平板上 35℃培养 18～24 小时,大多数可形成灰白色、圆形、光滑、边缘整齐、直径 2～3mm 的菌落(图 14-2)。洛菲不动杆菌菌落小,直径为 1～1.5mm。溶血不动杆菌在血琼脂平板上可呈 β 溶血。

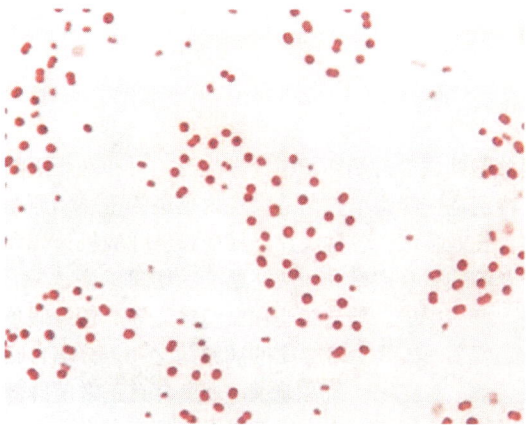

图 14-1 鲍曼不动杆菌(革兰氏染色,×1 000) 　图 14-2 鲍曼不动杆菌培养 18～24 小时菌落形态

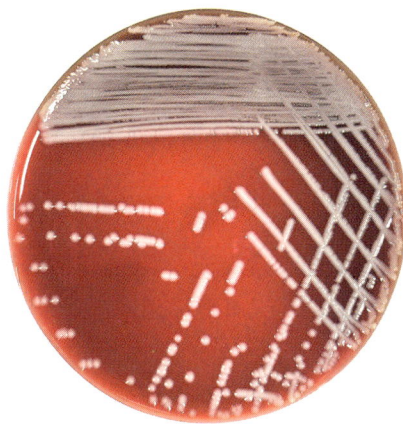

四、微生物学检验

(一)检验程序
不动杆菌属检验程序见图 14-3。

(二)标本采集
按疾病和检验目的,可分别采取不同类型的标本。对疑为菌血症或脑膜炎的患者可采集血液、脑脊液进行增菌培养。医院内感染监测可采集医院病区或手术室的空气、水、地面、门把手、诊疗器械、被单及日常生活用品等标本。

(三)标本直接检查
脑脊液、痰液、脓液等标本涂片染色镜检,不动杆菌为革兰氏阴性球杆菌,常成双排列,黏液型菌株有荚膜。革兰氏染色不易脱色,易染成革兰氏阳性球杆菌。

(四)分离培养和鉴定
不动杆菌属对营养要求不高,在血琼脂平板和麦康凯琼脂平板上生长良好。麦康凯琼脂平板上为无色菌落或浅粉红色菌落。大部分菌种能够在 37℃生长良好,部分菌株在 37℃生长不良或不生长,如吉洛不动杆菌和约翰逊不动杆菌。

不动杆菌属细菌的鉴定特征是革兰氏阴性球杆菌,动力阴性,氧化酶阴性,触酶阳性。临床可根据革兰氏染色、菌落形态、手工生化反应试验将待测细菌初步分类,可通过自动化微生物鉴定仪、质谱仪以及分子生物学技术将待测细菌鉴定到菌种。8 个常见种的鉴别见表 14-1。

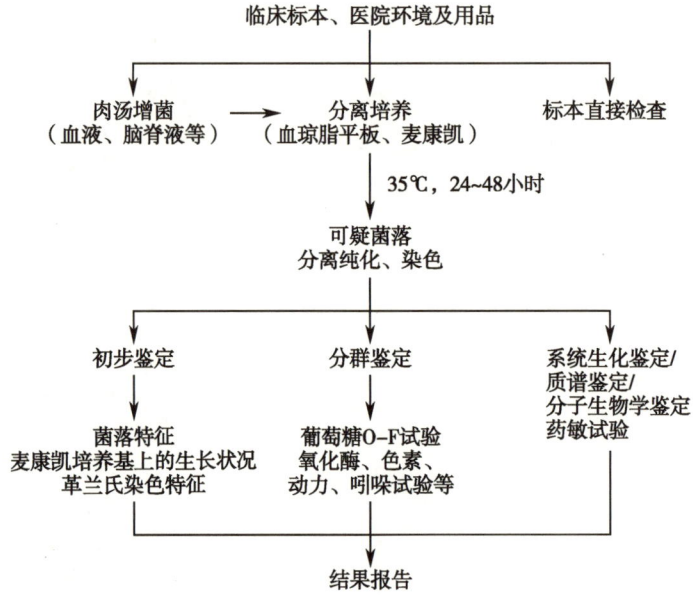

图 14-3 临床常见非发酵糖菌检验程序

表 14-1 不动杆菌属常见菌种的鉴别

单位：%

试验	鲍曼不动杆菌/株（25）	醋酸钙不动杆菌/株（11）	医院不动杆菌/株（20）	皮特不动杆菌/株（20）	约翰逊不动杆菌/株（30）	琼氏不动杆菌/株（14）	溶血不动杆菌/株（16）	洛菲不动杆菌/株（16）
生长								
44℃	+	−	95	10	−	−	−	−
41℃	+	9	+	+	−	93	94	6
37℃	+	91	+	+	10	+	+	+
D- 葡萄糖产酸	+	91	+	95	−	−	75	19
同化作用								
反 -Aconitate	92	+	60	+	−	−	63	6
己二酸盐	88	+	95	+	−	−	−	81
β- 丙氨酸	+	91	85	90	−	−	−	−
4- 氨基丁酸盐	+	+	+	+	83	86	+	88
L- 精氨酸	+	+	+	+	83	93	94	−
L- 天冬氨酸	+	+	+	+	83	21	31	−
壬二酸盐	88	+	95	+	−	−	−	+
枸橼酸盐	+	+	+	+	90	79	75	13
乙醇	96	91	+	+	+	93	94	+
D- 葡萄糖	−	−	−	−	−	−	−	−
谷氨酸盐	96	91	95	90				
L- 组氨酸	96	+	+	+		93	+	+

续表

试验	鲍曼不动杆菌/株(25)	醋酸钙不动杆菌/株(11)	医院不动杆菌/株(20)	皮特不动杆菌/株(20)	约翰逊不动杆菌/株(30)	琼氏不动杆菌/株(14)	溶血不动杆菌/株(16)	洛菲不动杆菌/株(16)
DL-乳酸盐	+	+	+	+	+	93	−	89
丙二酸盐	88	+	20	95	73	−	−	6
苯乙酸盐	84	+	85	75		−		69
腐胺	96	+	95	+		−	−	−
明胶酶	−	−	−	−	−		94	−
溶血	−	−	−	−	60	50	+	−

注：菌名后面括号内数字是测试的菌株数；表格中数值是指定试验中阳性菌株的百分率；+，全部菌株阳性；−，全部菌株阴性。

五、药敏试验的药物选择

不动杆菌属对氨苄西林、阿莫西林、阿莫西林-克拉维酸、氨曲南、厄他培南、甲氧苄啶、氯霉素和磷霉素固有耐药。

不动杆菌属药敏试验的药物选择包括氨苄西林-舒巴坦、头孢他啶、头孢吡肟、环丙沙星、左氧氟沙星、庆大霉素、妥布霉素、亚胺培南、美罗培南、阿米卡星、哌拉西林-他唑巴坦、磺胺甲噁唑-甲氧苄啶、米诺环素和四环素等。

根据国内外相关指南推荐，对于CRAB感染的治疗，建议选择以舒巴坦或多黏菌素为基础的联合治疗，其他药物可根据药敏结果选择米诺环素、替加环素或头孢地尔等。

第二节 假单胞菌属

一、分类

假单胞菌属（Pseudomonas）隶属于变形菌门（Proteobacteria）、γ-变形菌纲（Gammaproteobacteria）、假单胞菌目（Pseudomonadales）、假单胞菌科（Pseudomonadaceae）。为严格需氧、无芽胞、无荚膜、有鞭毛的革兰氏阴性直或微弯曲杆菌，模式菌种为铜绿假单胞菌，DNA中GC值为58mol%～70mol%。

根据rRNA-DNA同源性，假单胞菌属最初被划分为rRNAⅠ-rRNAⅤ 5个群。目前，假单胞菌属仅包含rRNAⅠ群，临床常见菌种主要包括：铜绿假单胞菌（P. aeruginosa）、荧光假单胞菌（P. fluorescens）、恶臭假单胞菌（P. putida）、施氏假单胞菌（P. stutzeri）、门多萨假单胞菌（P. mendocina）、产碱假单胞菌（P. alcaligenes）和假产碱假单胞菌（P. pseudoalcaligenes）等。

假单胞菌属的分类和命名变化主要包括：①浅黄假单胞菌（P. luteola）和栖稻假单胞菌（P. oryzihabitans）最初分类分别属于金色单胞菌属（Chryseomonas）和黄色单胞菌属（Flavimonas），后经16S rRNA序列分析划归到假单胞菌属。②rRNAⅡ-rRNAⅤ群重新分类为新的菌属，主要包括：伯克霍尔德菌属（Burkholderia）、窄食单胞菌属（Stenotrophomonas）、罗尔斯通菌属（Ralstonia）、食酸菌属（Acidovorax）、短波单胞菌属（Brevundimonas）、代夫特菌属（Delftia）和丛毛单胞菌属（Comamonas）等（表14-2）。

161

表14-2　常见假单胞菌的分类和命名变化

假单胞菌群	从前命名的种名	目前命名的种名
rRNA Ⅰ群	浅黄金色单胞菌（C. luteola）	浅黄假单胞菌（P. luteola）
	栖稻黄色单胞菌（F. oryzihabitans）	栖稻假单胞菌（P. oryzihabitans）
rRNA Ⅱ群	洋葱假单胞菌（P. cepacia）	洋葱伯克霍尔德菌（B. cepacia）
	唐菖蒲假单胞菌（P. gladioli）	唐菖蒲伯克霍尔德菌（B. gladioli）
	鼻疽假单胞菌（P. mallei）	鼻疽伯克霍尔德菌（B. mallei）
	假鼻疽假单胞菌（P. peseudomallei）	假鼻疽伯克霍尔德菌（B. peseudomallei）
	皮氏假单胞菌（P. pickettii）	皮氏罗尔斯通菌（R. pickettii）
rRNA Ⅲ群	敏捷假单胞菌（P. facilis）	敏捷食酸菌（A. facilis）
	德氏假单胞菌（P. delafieldii）	德氏食酸菌（A. delafieldii）
	食酸假单胞菌（P. acidovorans）	食酸代夫特菌（D. acidovorans）
	土生假单胞菌（P. terrigena）	土生丛毛单胞菌（C. terrigena）
rRNA Ⅳ群	缺陷假单胞菌（P. diminuta）	缺陷短波单胞菌（B. diminuta）
	泡囊假单胞菌（P. vesicularis）	泡囊短波单胞菌（P. vesicularis）
rRNA Ⅴ群	嗜麦芽假单胞菌（P. maltophilia）	嗜麦芽窄食单胞菌（S. maltophilia）

二、临床意义

假单胞菌属分布广泛，土壤、水和空气中均有存在，大多为机会致病菌，以铜绿假单胞菌感染最为常见。

铜绿假单胞菌含有多种毒力因子，包括黏附素、内毒素、外毒素、多糖荚膜样物质、铜绿假单胞菌素（pyocyanin）及侵袭性酶类等，这些毒力因子在细菌的侵入、扩散和感染中发挥重要作用。临床上，铜绿假单胞菌可引起伤口和创面感染、呼吸道感染、泌尿道感染及脓毒症等。重度感染可发生在局部组织损伤或抵抗力下降的人群中，如烧伤患者，长期卧床者，呼吸机使用者，应用广谱抗菌药物、激素、抗肿瘤药物及免疫抑制剂等药物的患者，以及早产儿、囊性纤维化患者、艾滋病和老年患者等。对于烧伤患者的伤口感染，应特别注意防范脓毒症的发生，以降低感染后的死亡率。

除铜绿假单胞菌外，其他假单胞菌导致感染的情况不多见。但需要注意荧光假单胞菌的血流感染，特别是近期输注过血液制品后出现的血流感染，因该菌能在4℃生长，与血液制品的污染关系密切。

近年来铜绿假单胞菌的分离率有所下降，但仍是临床主要分离菌的前5位之一。铜绿假单胞菌的耐药问题值得关注，特别是耐碳青霉烯酶铜绿假单胞菌（CRPA）仍然是临床抗感染治疗的难题。CRPA和CRAB一样同属于WHO公布的对人类健康构成最大威胁的耐药菌之一。

三、生物学特性

假单胞菌属的细菌为革兰氏阴性、直或微弯曲杆菌，菌体大小为（0.5～1.0）μm×（1.5～5.0）μm，两端钝圆，散在排列（图14-4）。无芽胞，无荚膜，有端鞭毛或丛鞭毛，在暗视野显微镜或相差显微镜下观察可见运动活泼，大多数菌株有菌毛，黏液型细菌有由藻酸盐组成的类似荚膜的外膜结构。

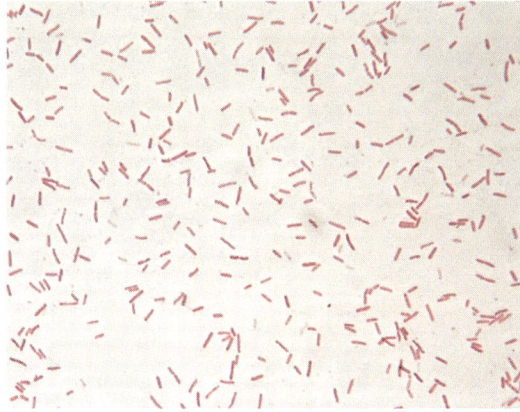

图 14-4 铜绿假单胞菌(革兰氏染色,×1 000)

　　绝大多数细菌为严格需氧代谢,生长温度范围广,最适生长温度 30~37℃,少数细菌能在 4℃ 或 42℃ 生长,其中在 4℃ 不生长而在 42℃ 生长是铜绿假单胞菌的一个特点。在血琼脂平板上不同的菌株可形成灰白色至灰绿色、大小不一、扁平或凸起、光滑或粗糙、边缘规则或不规则的多种形态的菌落,常有 β 溶血环。在普通琼脂平板和麦康凯琼脂平板上均能生长,其中在麦康凯琼脂平板上为乳糖不发酵菌落。生长中可产生各种水溶性色素:铜绿假单胞菌产生大量水溶性绿脓菌荧光素和绿脓素,两者结合后会产生一种亮绿色,弥散于整个培养基中;除此两种色素外还可产生水溶性的红脓素或褐色至黑褐色的黑脓素(图 14-5)。其他常见假单胞菌产生的色素见表 14-3。

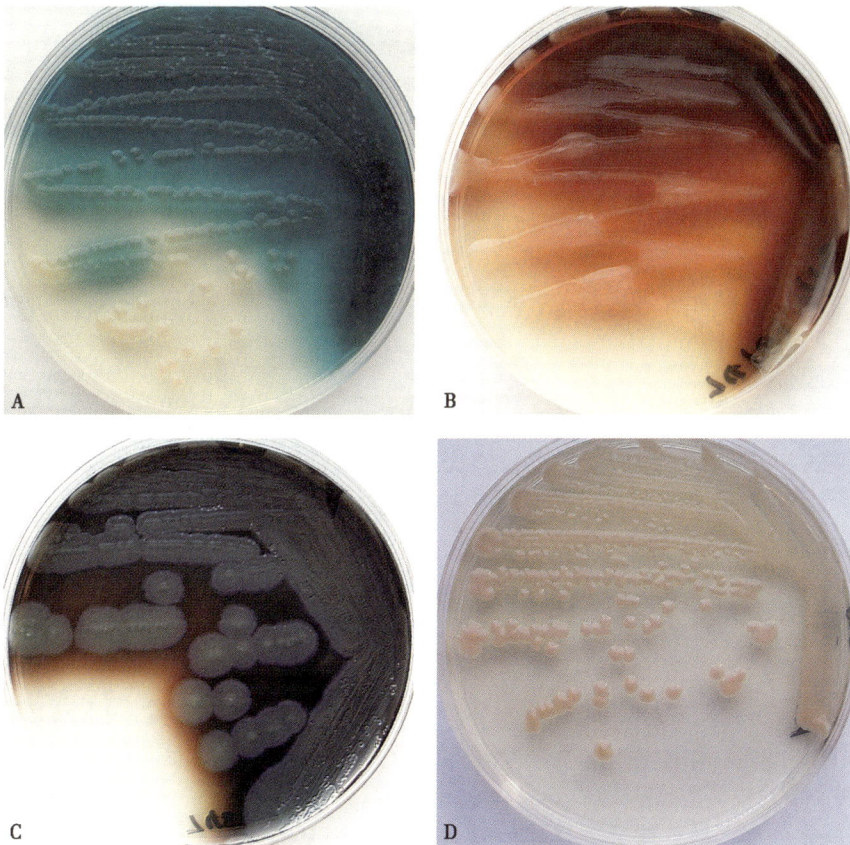

图 14-5 铜绿假单胞菌产生的系列色素
A. 绿脓素;B. 红脓素;C. 黑脓素;D. 无色素。

表 14-3　其他常见假单胞菌及相关菌种的菌落颜色和色素

细菌	颜色	色素
恶臭假单胞菌	黄绿色	荧光素
荧光假单胞菌	黄绿色	荧光素
施氏假单胞菌	浅褐色、棕色	未定名黄色素
洋葱伯克霍尔德菌	黄色、紫色	未定名黄色素、紫色素
腐败希瓦菌	淡红褐色	未定名色素
浅黄假单胞菌	深黄色	黄色素

四、微生物学检验

（一）检验程序

假单胞菌属细菌检验程序见图 14-3。

（二）标本采集

假单胞菌属对外界环境的抵抗力较强，对标本的采集、运送和储存无特殊要求。按疾病和检验目的，可分别采取不同类型的标本，如血液、脑脊液、胸（腹）腔积液、脓液、分泌物、痰液、肺泡灌洗液、尿液、十二指肠引流液及粪便等。医院内感染监测可采集医院病区或手术室的空气、水、地面、门把手、诊疗器械、日常生活用品等标本。

（三）分离培养和鉴定

假单胞菌属细菌对营养要求不高，能在血琼脂平板和普通琼脂平板上生长良好。对于有混合菌群的标本，可接种弱选择培养基，如麦康凯琼脂平板。典型的铜绿假单胞菌具有特殊气味（生姜味）和菌落特征（金属或珍珠般光泽、粗糙、产色、有时极其黏稠）。

假单胞菌属细菌的鉴定特征是革兰氏阴性杆菌，动力阳性，氧化酶阳性（浅黄假单胞菌和栖稻假单胞菌除外），触酶阳性，葡萄糖 O-F 试验为氧化型，可将硝酸盐转化为亚硝酸盐或氮气，某些菌株具有特征明显的菌落形态或色素。临床可根据革兰氏染色、菌落形态、手工生化反应试验将待测细菌初步分类，可通过自动化微生物鉴定仪、质谱仪以及分子生物学技术将待测细菌鉴定到菌种。铜绿假单胞菌与属内其他临床常见菌种的鉴别特征见表 14-4。

（四）分型

细菌分型是区分菌株之间关系的手段，是流行病学研究的重要工具。细菌分型方法包括表型分型法和基因型分型法。表型分型法是早期基于细菌表型的分型技术，如噬菌体分型、血清分型、耐药谱分型等。随着分子生物学的进步，基因型分型法因具有稳定性好、重复性高等优势，很大程度上已经替代表型分型法。这里简要介绍几种基因型分型法。

1. 限制性片段长度多态性（restriction fragment length polymorphism，RFLP）　RFLP 基于细菌基因组特定部位的多态性，使限制性内切酶的酶切位点发生变化，用该限制性内切酶进行酶切就会产生与正常序列不同的限制性片段，在不同菌株之间呈现不同长度的限制性片段。铜绿假单胞菌的外毒素 A 基因（*exoA*）上游以及菌毛基因等可用 RFLP 进行分型，用于囊性纤维化患者中铜绿假单胞菌分离株的分型。该方法分型能力相对较弱，操作较烦琐，大多数时候需要使用放射性探针。

2. 核糖体分型　核糖体分型是一种以 PCR 技术为基础的、针对细菌核糖体 rRNA 基因进行分型的技术，其方法相对简单、操作快速，可用于铜绿假单胞菌的分型，但分型能力相对较差。

表 14-4 临床常见假单胞菌的鉴别

单位：%

试验	铜绿假单胞菌（201）	荧光假单胞菌（155）	恶臭假单胞菌（16）	施氏假单胞菌（28）	门多萨假单胞菌（4）	假产碱假单胞菌（34）	产碱假单胞菌（26）
氧化酶	99	97	+	+	+	+	96
生长：							
麦康凯琼脂平板	+	+	+	+	+	+	96
6% NaCl	65	43	+	80	+	62	41
42℃	+	−	−	69	+	94	V
硝酸盐还原	98	19	−	+	+	+	54
硝酸盐产气	93	3	−	+	+	−	−
黄脓菌素	65	96	93				
绿脓菌素	97						
精氨酸双水解酶	+	97	+	−	+	78	12
赖氨酸脱羧酶	−	−	−	−	−	−	−
鸟氨酸脱羧酶	−	−	−	−	−	−	−
水解：							
尿素	48	21	31	33	50	3	−
明胶	82	+	−	−	−	−	−
乙酰胺	+	6	−	−	−	ND	ND
七叶苷	−	−	−	−	−	−	−
淀粉	−	−	−	+	−	−	−
分解糖类：							
葡萄糖	97	+	+	96	+	9	−
果糖	ND	ND	ND	ND	ND	79	−
木糖	90	+	+	93	75	18	−
乳糖	<1	24	25	−	−	−	−
蔗糖	−	48	−	−	−	−	−
麦芽糖	<1	2	31	+	−	−	−
甘露醇	70	53	25	89	−	−	−
西蒙枸橼酸	95	93	94	82	+	26	57
鞭毛数量	1	>1	>1	1	1	1	1

注：菌名后面括号内数字是测试的菌株数；表格中数值是指定试验中阳性菌株的百分率；+，全部菌株阳性；−，全部菌株阴性；ND，无资料；V，不定。

3. 脉冲场凝胶电泳（pulsed field gel electrophoresis，PFGE） PFGE 是一种针对细菌基因组进行酶切和片段分析的指纹图谱技术。其原理是将细菌的基因组序列用适当的核酸内切酶进行酶切，产生数条限制性片段，在脉冲电场中将大小片段分离，从而获得电泳指纹图谱。该方法分辨率高，一直被认为是细菌分型的"金标准"，适用于铜绿假单胞菌感染的分子流行病学溯源研究，但操作较为复杂且实验室间的分型结果比对困难，很可能被全基因组测序所取代。

4. 多位点序列分型（multiple-locus sequence typing，MLST） MLST 分型是一种基于管家基因的基因型进行的分型方法。该技术通过 PCR 扩增多个管家基因的内部片段并测定其序列，使得全球不同实验室之间能够分析和比较不同菌株的差异。其显著优点在于快速、准确，适用于流行病学调查。根据 PubMLST 数据库，铜绿假单胞菌中使用 7 个管家基因（*acsA*、*aroE*、*guaA*、*mutL*、*nuoD*、*ppsA* 和 *trpE*）用于 MLST 分型。

5. 核心基因组多位点序列分型（core genome multi-locus sequence typing，cgMLST 分型） 随着全基因组测序技术的发展，cgMLST 技术作为一种可扩展、高精度的基因分型方法被广泛采用。cgMLST 通过纳入细菌基因组中保守的一部分等位基因（通常为 1 500～4 000 个）进行分型，其分辨率比传统的 MLST 更高，更适用于单一物种或相近物种的分型。铜绿假单胞菌的 cgMLST 分型有多种方案，目前常用的分型方案纳入了 2 653 个保守基因，该方案能够覆盖超过 99% 的铜绿假单胞菌。

6. 单核苷酸多态性（single nucleotide polymorphism，SNP） 分析 SNP 是一种细菌溯源及进化分析的重要手段。这是一种基于核心基因组 SNP 构建系统发育关系的方法，比 cgMLST 分型具有更高分辨率，适用于研究亲缘关系较近的同一谱系病原菌的系统发育关系。

五、药敏试验的药物选择

铜绿假单胞菌对氨苄西林、阿莫西林、氨苄西林 - 舒巴坦、阿莫西林 - 克拉维酸、头孢他啶、头孢曲松、厄他培南、四环素类药物、替加环素、甲氧苄啶、磺胺甲噁唑 - 甲氧苄啶和氯霉素固有耐药。

铜绿假单胞菌药敏试验的药物包括头孢他啶、头孢吡肟、哌拉西林 - 他唑巴坦、妥布霉素、环丙沙星、左氧氟沙星、亚胺培南、美罗培南和阿米卡星等。其他假单胞菌药敏试验的药物包括头孢他啶、庆大霉素、妥布霉素、哌拉西林 - 他唑巴坦、磺胺甲噁唑 - 甲氧苄啶、头孢吡肟、亚胺培南、美罗培南、阿米卡星、氨曲南、环丙沙星、左氧氟沙星、米诺环素和四环素等。

近年来，铜绿假单胞菌对亚胺培南和美罗培南的耐药率总体呈下降趋势，对多黏菌素、氨基糖苷类、头孢吡肟和头孢他啶 - 阿维巴坦的敏感性高。该菌在抗菌药物治疗的过程中可产生诱导性耐药，因此，对于初代敏感的菌株，在治疗 3～4 天后有必要重复进行药敏试验，临床用药需要参考药敏试验的结果。

根据国内外相关指南推荐，当铜绿假单胞菌分离株对传统非碳青霉烯类 β- 内酰胺类药物和碳青霉烯类药物敏感时，应优先选择传统非碳青霉烯类 β- 内酰胺类药物；当铜绿假单胞菌分离株对碳青霉烯类药物不敏感，但对传统 β- 内酰胺类药物敏感时，建议选择传统 β- 内酰胺类药物大剂量延长输注疗法；对重症患者或对碳青霉烯类耐药，但对传统 β- 内酰胺类药物敏感但临床控制效果不佳的患者，建议使用敏感的 β- 内酰胺类抗生素 /β- 内酰胺酶抑制剂复方制剂（如头孢他啶 - 阿维巴坦）进行治疗。

第三节 窄食单胞菌属

一、分类

窄食单胞菌属（*Stenotrophomonas*）隶属于变形菌门（Proteobacteria）、γ- 变形菌纲（Gamma-proteobacteria）、黄单胞菌目（Xanthomonadales）、黄单胞菌科（Xanthomonadaceae），模式菌种是嗜麦芽窄食单胞菌（*S. maltophilia*），DNA 中 GC 值为 66.1mol%～67.7mol%。

二、临床意义

嗜麦芽窄食单胞菌是机会致病菌，广泛分布于自然界的水、土壤和植物中，也是医院环境中的常见微生物。在非发酵糖菌引起的感染中，嗜麦芽窄食单胞菌的检出率仅次于铜绿假单胞菌和鲍曼不动杆菌，可引起的感染包括：菌血症、脑膜炎、附睾炎、尿道炎、关节炎、心脏内膜炎、滑膜炎、胆管炎、眼内膜炎、角膜炎、腹膜炎、软组织感染及皮肤黏膜感染等。嗜麦芽窄食单胞菌常从呼吸道标本中分离，但通常为定植，其引起的肺炎并不多见。临床上该菌定植和感染的危险因素主要有：广谱抗菌药物治疗、化疗、机械呼吸、导管插入及粒细胞减少等。

三、生物学特性

嗜麦芽窄食单胞菌是革兰氏阴性、直或微弯曲杆菌，菌体大小（0.7～1.8）μm ×（0.4～0.7）μm，单个或成对排列（图 14-6），有 2 根或多根极端丛鞭毛，有动力，无芽胞。

该菌为专性需氧，营养要求不高，可在普通琼脂平板、血琼脂平板和麦康凯琼脂平板上生长，最适生长温度 30～37℃，4℃不生长，近半数菌株 42℃生长。细菌在血琼脂平板上 35℃培养 18～24 小时，形成圆形、光滑、湿润、浅黄色菌落；培养 48 小时菌落增大，可呈黄色、绿色或灰白色，菌落中心可有变透明的趋势，称为"猫眼"现象（图 14-7）。

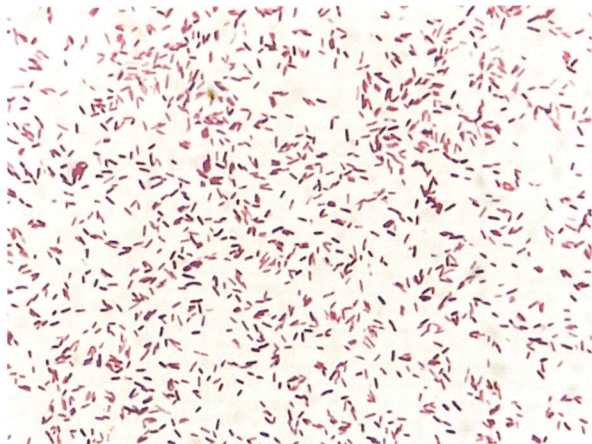

图 14-6　嗜麦芽窄食单胞菌（革兰氏染色，×1 000）

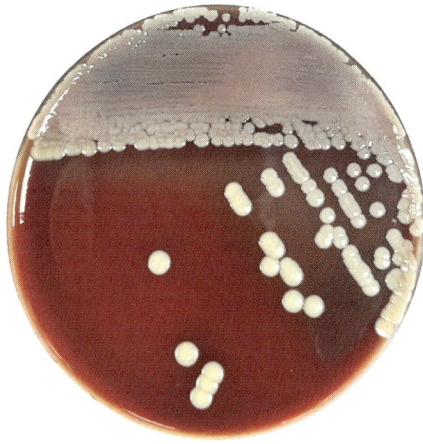

图 14-7　嗜麦芽窄食单胞菌血琼脂平板上 72 小时的菌落形态特征

四、微生物学检验

（一）检验程序
嗜麦芽窄食单胞菌检验程序见图 14-3。

（二）标本采集
可按疾病和检验目的，分别采取不同类型的标本。

（三）分离培养和鉴定
嗜麦芽窄食单胞菌对营养要求不高。除血液标本应先增菌外，其他标本可直接接种于血琼脂平板及麦康凯琼脂平板，麦康凯琼脂平板上为无色菌落。

嗜麦芽窄食单胞菌的鉴定特征是革兰氏阴性杆菌，动力阳性，氧化酶阴性（部分菌株可能氧化酶阳性），葡萄糖 O-F 试验为氧化型，可利用葡萄糖和麦芽糖，氧化分解麦芽糖较为迅速。液化明胶，赖氨酸脱羧酶和硝酸盐还原试验阳性，精氨酸双水解酶、鸟氨酸脱羧酶、枸橼酸盐和尿素试验均为阴性。临床可根据革兰氏染色、菌落形态、手工生化反应试验将待测细菌初步分类，可通过自动化微生物鉴定仪、质谱仪以及分子生物学技术将待测细菌鉴定到菌种。

五、药敏试验的药物选择

嗜麦芽窄食单胞菌对氨苄西林、阿莫西林、哌拉西林、替卡西林、氨苄西林 - 舒巴坦、阿莫西林 - 克拉维酸、哌拉西林 - 他唑巴坦、头孢他啶、头孢曲松、氨曲南、亚胺培南、美罗培南、厄他培南、氨基糖苷类抗菌药物、四环素、甲氧苄啶和磷霉素固有耐药。

嗜麦芽窄食单胞菌药敏试验的药物包括左氧氟沙星、米诺环素和磺胺甲噁唑 - 甲氧苄啶等。其中，左氧氟沙星和磺胺甲噁唑 - 甲氧苄啶不应单独用于抗菌药物治疗。

根据国内外相关指南推荐，可选择使用以下两种药物治疗嗜麦芽窄食单胞菌感染：磺胺甲噁唑 - 甲氧苄啶、米诺环素 / 替加环素、头孢地尔或左氧氟沙星；当临床疗效不明显时，建议选用头孢他啶 - 阿维巴坦和氨曲南进行联合治疗。

第四节 伯克霍尔德菌属

一、分类

伯克霍尔德菌属（*Burkholderia*）隶属于变形菌门（Proteobacteria）、β- 变形菌纲（Betaproteobacteria）、伯克霍尔德菌目（Burkholderiales）、伯克霍尔德菌科（Burkholderiaceae）。与人类或动物疾病有关的主要包括洋葱伯克霍尔德菌（*B. cepacia*）、唐菖蒲伯克霍尔德菌（*B. gladioli*）、鼻疽伯克霍尔德菌（*B. mallei*）和类鼻疽伯克霍尔德菌（*B. pseudomallei*）四个种。模式菌种为洋葱伯克霍尔德菌，DNA 中 GC 值为 59mol%～69.5mol%。

二、临床意义

伯克霍尔德菌属广泛分布于自然界的水、土壤和植物中，是医院内感染的常见病原菌之一。洋葱伯克霍尔德菌常存在于医院的自来水、体温计、喷雾器和导尿管中，可引起菌血症、尿路感染、化脓性关节炎、脑膜炎和呼吸道感染，也是囊性纤维化和慢性肉芽肿患者呼吸道感染的机会致病菌。唐菖蒲伯克霍尔德菌可引起慢性肉芽肿患者和免疫损伤患者的感染，是肺泡纤维化患者肺病加重的因素。

鼻疽伯克霍尔德菌和类鼻疽伯克霍尔德菌被认为是潜在的生物恐怖性细菌，可引起马、驴、骡、猫等动物的鼻疽（glanders）和类鼻疽病（melioidosis）。人可通过伤口、损伤的皮肤、黏膜和呼吸道感染，临床感染包括脓毒症、网状内皮组织脓肿以及皮肤、软组织、关节和骨的脓肿等。由于该菌能在吞噬细胞内存活，故引起的慢性感染症状与结核分枝杆菌感染相似。急性患者有高热、多器官衰竭等全身症状，细菌入血，可形成菌血症及内脏脓肿。有文献显示，对于高浓度菌血症（血液中菌量大于 100CFU/ml）的急性脓毒症患者，其病死率可达 90%。目前，由鼻疽伯克霍尔德菌引起人的鼻疽病已较少见。类鼻疽伯克霍尔德菌引起的类鼻疽病多发于东南亚和澳大利亚北部，亦可见于其他热带和亚热带地区，我国以海南省较为常见。近年来，我国公民前往东南亚的旅行者增多，需要警惕输入性的旅行者感染。

三、生物学特性

伯克霍尔德菌为革兰氏阴性、直或微弯曲杆菌，大小（1～5）μm×（0.5～1.0）μm，无芽胞和荚膜(图 14-8)。除鼻疽伯克霍尔德菌外,均有一个或多个极端鞭毛,有动力。

洋葱伯克霍尔德菌对营养要求不高,在血琼脂平板 35℃ 培养 24~48 小时,可形成中等大小、不透明、湿润、凸起的菌落。部分菌株(特别是肺泡纤维化患者的呼吸道分离株)生长缓慢,需要培养 3 天才能在选择培养基上出现可见菌落。部分菌株可产生黄色色素(图 14-9)。

鼻疽伯克霍尔德菌对营养要求相对较高,在普通琼脂平板上发育不良且生长缓慢,但能在血琼脂平板上生长良好。

类鼻疽伯克霍尔德菌对营养要求不高,在血琼脂平板上菌落可呈平滑、黏液状、干燥、皱褶状。培养 1~2 天,呈小而光滑的菌落,随着培养时间的延长,菌落变干燥、发皱,形成类似于"车轮胎样"菌落(图 14-10),有强烈的土腥味。在 Ashdown 琼脂平板上生长 18 小时,菌落呈针尖状,培养 48 小时后,菌落呈紫色,变扁平、干燥、皱褶状。

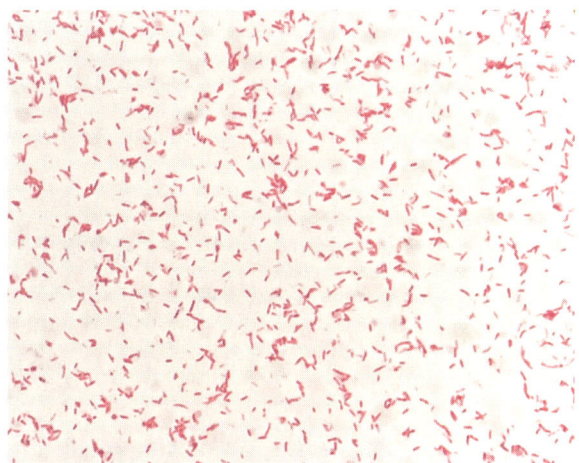

图 14-8　洋葱伯克霍尔德菌(革兰氏染色,×1 000)

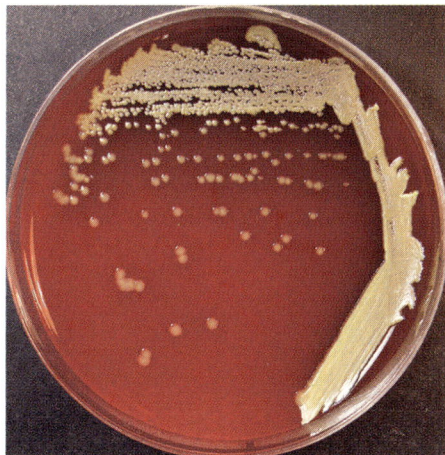

图 14-9　洋葱伯克霍尔德菌血琼脂平板 48 小时菌落形态

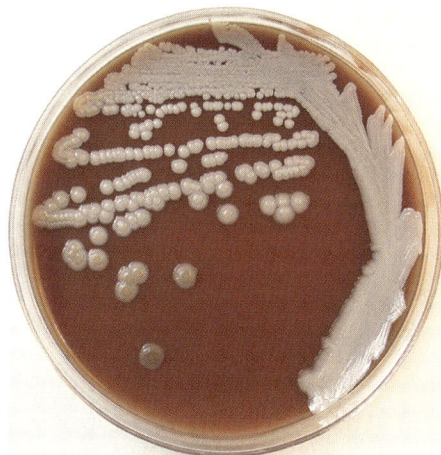

图 14-10　类鼻疽伯克霍尔德菌血琼脂平板培养 5 天的菌落形态

四、微生物学检验

(一)检验程序

伯克霍尔德菌属检验程序见图 14-3。鼻疽伯克霍尔德菌和类鼻疽伯克霍尔德菌在 2023 年 8 月发布的《人间传染的病原微生物目录》中属于第二类微生物,可在 BSL-2 实验室中进行标本检测,如需要进行活菌操作或动物试验,应在更高级别的生物安全实验室中进行,并采取严格的防护措施。

(二)标本采集

按疾病和检验目的,可分别采取不同类型的标本,菌血症取血液标本进行增菌培养。对于可疑的鼻疽病或类鼻疽病,可根据实际情况,分别采取皮肤溃疡部位的脓液、鼻液和支气管肺泡灌洗液。

(三)分离培养和鉴定

伯克霍尔德菌属细菌最适生长温度为 30～37℃,营养要求不高,在普通琼脂平板和麦康凯琼脂平板上生长良好。

伯克霍尔德菌属的鉴定特征是革兰氏阴性杆菌,大部分菌株氧化酶阳性或弱阳性,触酶阳性,可利用葡萄糖(非发酵型),分解硝酸盐产亚硝酸盐或氮气。临床可根据革兰氏染色、菌落形态、手工生化反应试验将待测细菌初步分类,可通过自动化微生物鉴定仪、质谱仪以及分子生物学技术将待测细菌鉴定到菌种。

五、药敏试验的药物选择

洋葱伯克霍尔德菌复合群对氨苄西林、阿莫西林、哌拉西林、替卡西林、氨苄西林 - 舒巴坦、阿莫西林 - 克拉维酸、厄他培南、多黏菌素 B、黏菌素和磷霉素固有耐药。

洋葱伯克霍尔德菌复合群药敏试验的药物包括头孢他啶、美罗培南、左氧氟沙星、米诺环素和磺胺甲噁唑 - 甲氧苄啶。

第五节　其他常见非发酵糖菌

一、产碱杆菌属和无色杆菌属

(一)分类

产碱杆菌属(*Alcaligenes*)和无色杆菌属(*Achromobacter*)均属于产碱杆菌科(Alcaligenaceae),二者亲缘关系密切,生物学特性相似。与临床相关的主要有:粪产碱杆菌(*A. faecalis*)、脱硝化无色杆菌(*A. denitrificans*)、皮乔特无色杆菌(*A. piechaudii*)和木糖氧化无色杆菌(*A. xylosoxidans*),其中粪产碱杆菌是临床常见的分离菌种。模式菌种分别是粪产碱杆菌和木糖氧化无色杆菌。产碱杆菌属 DNA 中 GC 值为 57.9mol%～70.0mol%,无色杆菌属 DNA 中 GC 值为 65mol%～68mol%。

(二)临床意义

产碱杆菌属和无色杆菌属在自然界分布广泛,可在水、土壤、人体及动物肠道中分离到,是人体的正常菌群,也是医院内感染的病原菌之一。其中粪产碱杆菌最为常见,多发于抵抗力低下患者,呼吸道、尿液、血液及脑脊液中均能分离出。脱硝化无色杆菌有从尿液、血液及脑脊液中分离的报道。木糖氧化无色杆菌可在呼吸道插管儿童和囊性纤维化患者的呼吸道定植,引起患者肺部症状的加重和恶化。

(三)生物学特性

产碱杆菌属和无色杆菌属为革兰氏阴性杆菌,大小为(0.5～1.0)μm×(1.0～2.5)μm,常单个散在,周鞭毛、有动力,无芽胞,多数菌株无荚膜。

产碱杆菌属和无色杆菌属细菌多为专性需氧菌,少数菌株能以硝酸盐或亚硝酸盐作为电子受氢体进行厌氧呼吸。血琼脂平板上不溶血、不产生色素,菌落为浅灰色、扁平、凸起。

大多数粪产碱杆菌可形成薄的、边缘不规则、扩散性菌落（图14-11）。

由于不发酵糖类，产碱杆菌属和无色杆菌属在麦康凯琼脂平板、中国蓝琼脂平板及SS琼脂平板上均为无色透明菌落（图14-12）。肉汤中培养24小时呈均匀浑浊，表面可形成菌膜，管底可形成沉淀，在含蛋白胨的肉汤中产氨，使溶液呈碱性。

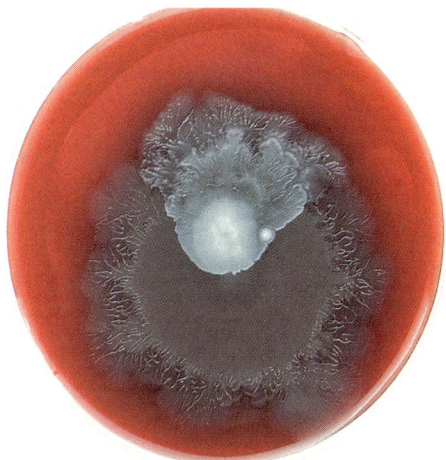

图14-11　粪产碱杆菌在血琼脂平板48小时的扩展型菌落

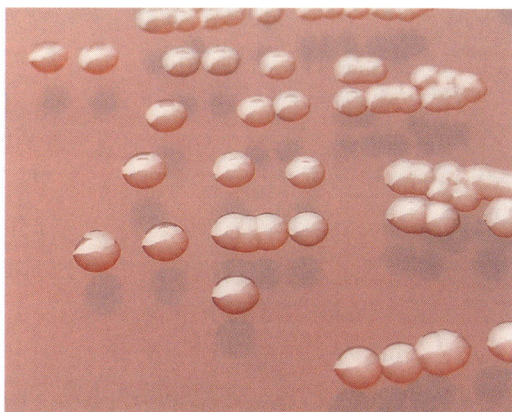

图14-12　木糖氧化无色杆菌在中国蓝琼脂平板上72小时的菌落形态

（四）微生物学检验

1. 检验程序　产碱杆菌属和无色杆菌属检验程序见图14-3。

2. 标本采集　按疾病和检验目的，可分别采集不同类型的标本，菌血症取血液标本进行增菌培养。

3. 分离培养和鉴定　产碱杆菌属和无色杆菌属对营养要求不高，对于血液增菌培养阳性和其他感染采集的标本，可接种血琼脂平板和麦康凯琼脂平板。麦康凯琼脂平板为无色菌落。产碱杆菌属和无色杆菌属的鉴定特征是革兰氏阴性杆菌，氧化酶阳性，触酶阳性，葡萄糖O-F为产碱型，吲哚阴性，脲酶阴性，不液化明胶。临床可根据革兰氏染色、菌落形态、手工生化反应试验将待测细菌初步分类，可通过自动化微生物鉴定仪、质谱仪以及分子生物学技术将待测细菌鉴定到菌种。

（五）药敏试验的药物选择

产碱杆菌和无色杆菌的药敏用药可参考其他假单胞菌药敏试验的药物。

二、伊丽莎白菌属和金黄杆菌属

（一）分类

伊丽莎白菌属（*Elizabethkingia*）和金黄杆菌属（*Chryseobacterium*）为氧化酶阳性、吲哚阳性的非发酵糖菌，两者均属于黄杆菌科（Flavobacteriaceae），均由黄杆菌属（*Flavobacterium*）重新分类而来，模式菌株分别为脑膜脓毒伊丽莎白菌和黏金黄杆菌。伊丽莎白菌属DNA中GC值为35.0mol%～38.2mol%，金黄杆菌属DNA中GC值为29.0mol%～39.0mol%。

伊丽莎白菌属和金黄杆菌属的分类和命名变化如下：①黏黄杆菌（*F. gleum*）、产吲哚金黄杆菌（*F. indologenes*）、吲哚黄杆菌（*F. indoltheticum*）、大比目鱼黄杆菌（*F. balustinum*）和大菱鲆金黄杆菌（*F. scopthalmum*）重新分类为金黄杆菌属（*Chryseobacterium*），黏金黄杆菌（*C. gleum*）被指定为该属的模式菌种。②脑膜脓毒黄杆菌（*F. meningosepticum*）经两次重新分类，先分类为金黄杆菌属，后又分类为伊丽莎白菌属，更名为脑膜脓毒伊丽莎白菌

（*E. meningosepticum*）。③2007 年，CDC Ⅱ2-e 和 CDC Ⅱ2-h 群的部分菌株分类为人型金黄杆菌（*C. hominis*）；2009 年，新发现并命名人金黄杆菌（*C. anthropi*）。

（二）临床意义

伊丽莎白菌属和金黄杆菌属细菌存在于水、土壤、植物中，也发现于食品、牛奶和蔬菜中，健康人的口腔黏膜、上呼吸道和皮肤中亦有检出，为机会致病菌。脑膜脓毒伊丽莎白菌和产吲哚金黄杆菌是医院内感染的常见菌。脑膜脓毒伊丽莎白菌可引起新生儿脑膜炎、成人肺炎和脓毒症等。产吲哚金黄杆菌可在有严重基础疾病的住院患者中引起脓毒症，可能与留置导管、插管以及住院期间的居住设施等有关。

（三）生物学特性

伊丽莎白菌属和金黄杆菌属细菌为革兰氏阴性杆菌，无鞭毛、无荚膜、无芽胞、菌体细长。

伊丽莎白菌属和金黄杆菌属细菌为需氧菌，对营养要求较低，能在普通琼脂和血琼脂平板上生长良好，最适生长温度为 35℃。部分菌株能在麦康凯琼脂平板上生长，但在 SS 琼脂平板上不生长。在血琼脂平板上培养 24 小时，脑膜脓毒伊丽莎白菌形成直径 1.0～1.5mm，光滑、圆形、凸起、边缘整齐的菌落，菌落色素可变，呈灰白色、淡黄色或深黄色（图 14-13）。产吲哚金黄杆菌形成直径 1.0～1.5mm，光滑、圆形、凸起、边缘整齐、有光泽的黄色菌落（图 14-14），某些菌株在血琼脂平板上有 β 溶血。

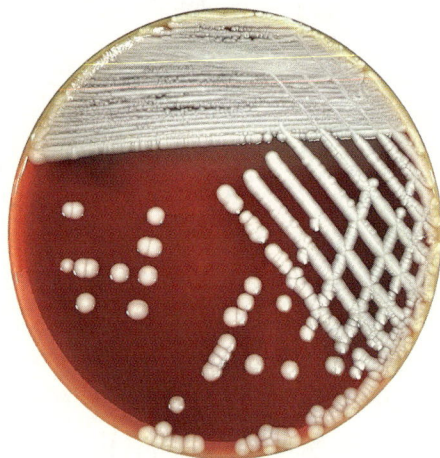

图 14-13　脑膜脓毒伊丽莎白菌血琼脂平板 48 小时的菌落形态

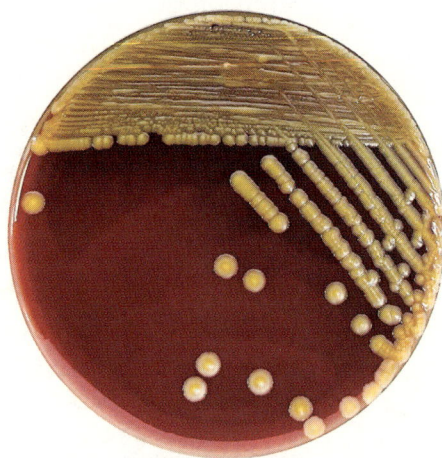

图 14-14　产吲哚金黄杆菌血琼脂平板 48 小时的菌落形态

（四）微生物学检验

1. 检验程序　伊丽莎白菌属和金黄杆菌属检验程序见图 14-3。

2. 标本采集　按疾病和检验目的，可分别采集不同类型的标本，如血液、脑脊液、痰液、分泌物等。

3. 分离培养和鉴定　除血液标本应先增菌外，其他标本可直接接种血琼脂平板及麦康凯琼脂平板。伊丽莎白菌属和金黄杆菌属的鉴定特征是革兰氏阴性杆菌，氧化酶阳性、吲哚阳性。临床可根据革兰氏染色、菌落形态、手工生化反应试验将待测细菌初步分类，可通过自动化微生物鉴定仪、质谱仪以及分子生物学技术将待测细菌鉴定到菌种。

（五）药敏试验的药物选择

伊丽莎白菌属具有多重耐药性，对头孢菌素类、碳青霉烯类、氨基糖苷类抗生素表现出极高的耐药率，对 β- 内酰胺类抗生素 /β- 内酰胺酶抑制剂复方制剂、喹诺酮类药物敏感性报道不一，对米诺环素的敏感性高。金黄杆菌属和伊丽莎白菌属类似，对 β- 内酰胺类和氨基糖苷类抗生素耐药率高。因此,临床应根据药敏试验的结果选择用药,以降低治疗中不合理应用抗菌药物的比例。

伊丽莎白菌属和金黄杆菌属细菌的药敏试验用药选择可参考其他假单胞菌药敏试验的药物选择。

本章小结

非发酵糖菌是一大类不能以发酵形式利用葡萄糖或仅以氧化形式利用葡萄糖、需氧或兼性厌氧、无芽胞革兰氏阴性杆菌的统称,在分类学上分属于不同的科、属、种。广泛存在于人体体表、开放体腔及医院相关的外环境中,为机会致病菌。临床检出率排在前三位的非发酵糖菌分别为铜绿假单胞菌、鲍曼不动杆菌和嗜麦芽窄食单胞菌。临床上可引起伤口和创面感染、呼吸道感染、泌尿生殖道感染、关节炎、脑膜炎、腹膜炎、心内膜炎及脓毒症等。其他非发酵糖菌也具有重要临床意义,如洋葱伯克霍尔德菌可引起肺组织的慢性纤维化病变;荧光假单胞菌可污染血液并引起输血后的血流感染;脑膜脓毒伊丽莎白菌可引起婴幼儿的脑膜炎及菌血症等。鼻疽伯克霍尔德菌和类鼻疽伯克霍尔德菌被认为是潜在生物恐怖菌。近年来,我国前往东南亚的旅行者增多,需要警惕输入性的类鼻疽病。

根据国内外相关指南推荐,对于铜绿假单胞菌、不动杆菌、嗜麦芽窄食单胞菌和洋葱伯克霍尔德菌,其药敏试验的药物选择可参考相应药敏试验标准。其他假单胞菌和非苛养的非发酵糖菌,可参考非肠杆菌科细菌的药敏标准。需要注意的是,铜绿假单胞菌和鲍曼/醋酸钙不动杆菌复合群对多种抗菌药物表现为固有耐药,结果报告时应注意其药敏试验结果是否与固有耐药谱相符,并根据情况对体外药敏试验结果进行修正。

近年来,非发酵糖菌在临床标本中的检出率总体较高,多重耐药和泛耐药非发酵糖菌的治疗给临床带来了巨大的挑战。广谱抗菌药物的过度使用是临床多重耐药和泛耐药非发酵糖菌产生的一个重要原因。因此,需要进一步加强临床的细菌分离培养和抗菌药物监管,充分发挥临床微生物检验在临床抗感染治疗中的指导作用,引导临床合理使用抗菌药物,减少和避免抗菌药物诱导性耐药的发生,从而降低多重耐药和泛耐药菌的发生率。

(陈 茶)

第十五章　其他革兰氏阴性杆菌

1. 流感嗜血杆菌、百日咳鲍特菌、嗜肺军团菌和布鲁菌的形态、培养特征及鉴别要点是什么？
2. 本章中哪些细菌的临床标本送检时间要求最为严格？
3. 什么是"卫星现象"？其临床检测意义是什么？
4. 何谓百日咳鲍特菌 I 相菌？

临床常见的革兰氏阴性杆菌主要是肠杆菌科细菌和非发酵糖菌。此外，还有一些对营养要求苛刻的革兰氏阴性杆菌，如嗜血杆菌属、鲍特菌属及军团菌属；引起人兽共患病的革兰氏阴性杆菌，如布鲁菌等。

第一节　嗜血杆菌属

嗜血杆菌属（*Haemophilus*）细菌对营养要求高，人工培养时必须提供新鲜血液或血液成分才能生长，故名。该属中最常见的细菌是流感嗜血杆菌（*H. influenzae*），俗称流感杆菌，于 1892 年流行性感冒世界大流行时从流感患者鼻咽部分离获得，当时被误认为是流行性感冒的病原体，因此得名。

一、分类

嗜血杆菌属隶属于变形菌门（Proteobacteria），γ- 变形菌纲（Gammaproteobacteria），巴斯德菌目（Pasteurellales），巴斯德菌科（Pasteurellaceae），有 14 个种，与临床有关的主要有流感嗜血杆菌（*H. influenzae*）、副流感嗜血杆菌（*H. parainfluenzae*）、溶血性嗜血杆菌（*H. haemolyticus*）、副溶血性嗜血杆菌（*H. parahaemolyticus*）、杜克雷嗜血杆菌（*H. ducreyi*）、埃及嗜血杆菌（*H. aegyptius*）。本菌属细菌 DNA 中 GC 值为 37mol%～45mol%。

依据对吲哚、脲酶、鸟氨酸脱羧酶的反应不同，将流感嗜血杆菌和副流感嗜血杆菌各分为 8 个生物型。有荚膜的流感嗜血杆菌根据荚膜多糖抗原的不同分为 a、b、c、d、e、f 6 个血清型，其中 b 型常引起侵袭性感染。

二、临床意义

大多数嗜血杆菌寄居于正常人上呼吸道，少数寄居于胃肠道和泌尿生殖道。流感嗜血杆菌在人群上呼吸道的定植率为 50%，多为无荚膜株，对于免疫力低下者可引起继发性感染；从 3%～5% 的儿童体内可分离出有荚膜株（b 型）。b 型株可引起原发性化脓性感染（外源性）。几种主要嗜血杆菌在人体的寄居部位及所致疾病见表 15-1。

表 15-1　几种主要嗜血杆菌在人体的寄居部位及所致疾病

菌名	寄居部位及所致疾病
流感嗜血杆菌	上呼吸道菌群，引起原发性感染及继发性感染，如脑膜炎、鼻咽炎、心包炎、关节炎及鼻窦炎等
副流感嗜血杆菌	口腔、阴道正常菌群，偶可引起菌血症、心内膜炎及尿道炎
溶血性嗜血杆菌	鼻咽部正常菌群，常引起儿童上呼吸道感染
副溶血性嗜血杆菌	口腔、咽部正常菌群，偶可引起咽炎、化脓性口腔炎及心内膜炎
杜克雷嗜血杆菌	性传播病菌，可引起外阴脓肿、溃疡及软下疳等
埃及嗜血杆菌	黏液脓性结膜炎和菌血症性巴西紫癜热

三、生物学特性

本菌为革兰氏阴性球杆菌，大小 $(0.3\sim0.4)\,\mu m \times (1.0\sim1.5)\,\mu m$。在感染早期病灶标本中，呈一致的球杆状；在恢复期病灶或长期人工培养物中可呈球杆状、长杆状或丝状等多种形态。无芽胞，无鞭毛，多数菌株有菌毛，有毒菌株有荚膜，在陈旧培养物中荚膜易消失。

需氧或兼性厌氧，$5\%\sim10\%$ CO_2 可促进其生长。营养要求高，有些菌株因氧化还原系统不完善，需要 X 因子（正铁血红素）和 / 或 V 因子（烟酰胺腺嘌呤二核苷酸）。X 因子为存在于血红蛋白中的一种血红素，耐高温，是细菌合成过氧化物酶、触酶和细胞色素氧化酶的辅基，这些酶类是氧化还原反应传递电子的重要物质。V 因子为维生素 B 类物质，血液中所含的 V 因子通常处于抑制状态，将血液加热至 $80\sim90\,℃$ 10 分钟才能释放出来，血液加热后成为巧克力色。因此，有的菌株在血琼脂平板上不能生长，但大多数菌株能在巧克力琼脂平板上生长，最适生长温度为 $35\,℃$，pH 以 $7.6\sim7.8$ 为最佳。菌落小而透明，有荚膜的流感嗜血杆菌形成光滑型菌落（图 15-1）。在液体培养基中，有荚膜的菌株呈均匀浑浊生长，无荚膜菌株呈颗粒状沉淀生长。

当流感嗜血杆菌与金黄色葡萄球菌共同培养于血琼脂平板时，由于金黄色葡萄球菌能合成 V 因子并释放于培养基中，在金黄色葡萄球菌菌落周围的流感嗜血杆菌菌落较大，远离者则较小，此现象称为"卫星现象"（satellitism）（图 15-2）。

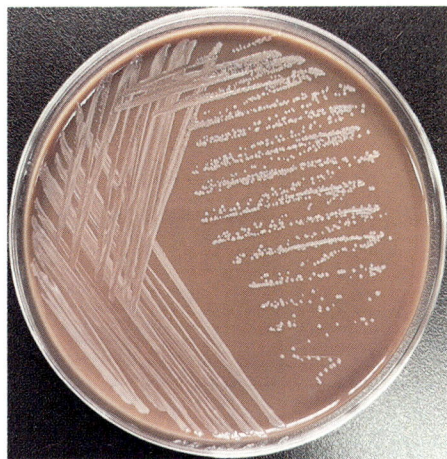

图 15-1　流感嗜血杆菌在巧克力琼脂平板上24 小时的菌落形态

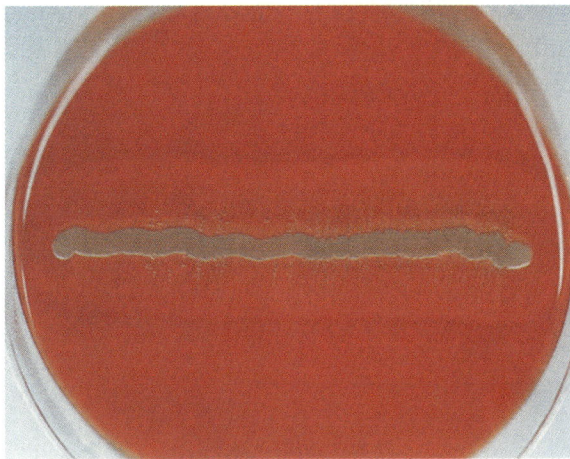

图 15-2　流感嗜血杆菌的"卫星现象"24 小时的菌落形态

本菌抵抗力较弱,加热至 56℃维持 30 分钟可被杀死,对常用消毒剂敏感,在干燥的痰中 48 小时即死亡,在人工培养基上也易死亡,应每隔 4~5 天转种一次。短期保存时,室温保存时间比在 4℃或 35℃下更长。

四、微生物学检验

(一)检验程序

流感嗜血杆菌检验程序见图 15-3。

(二)标本采集

根据感染部位采集血液、脑脊液、脓液、痰液、尿液、鼻咽分泌物及生殖道分泌物等标本。本菌不耐干燥,不易存活,标本采集后应注意保湿并及时送检。如鼻咽拭子标本可用肉汤湿润,防止干燥。

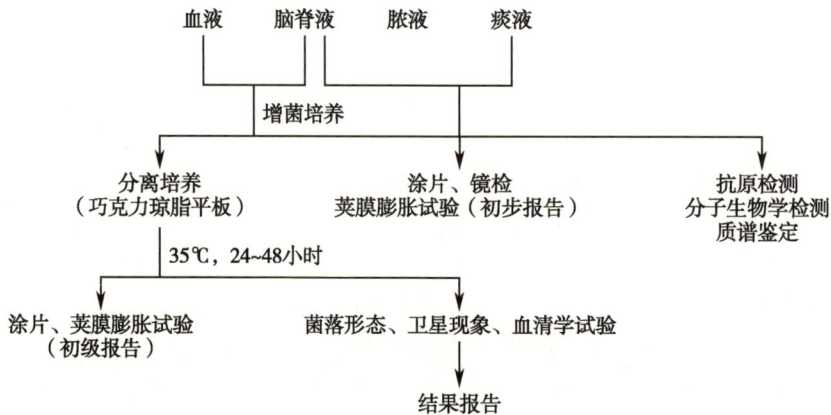

图 15-3 流感嗜血杆菌检验程序

(三)标本直接检查

1. 显微镜检查 痰液、脑脊液、脓性分泌物标本均可直接涂片染色检查,如发现革兰氏阴性球杆菌有助于诊断。

2. 抗原检测 当在脑脊液标本中发现可疑菌时,可用流感嗜血杆菌荚膜多糖多价抗体做荚膜膨胀试验快速鉴定。采用乳胶凝集试验,即用荚膜多糖的特异性抗体,检测流感嗜血杆菌荚膜多糖抗原,可对其进行分型鉴定。

3. 分子生物学检测 包括 PCR 技术和高通量测序等,可用 PCR 技术检测痰液、脓液等标本中的流感嗜血杆菌,也可采用高通量测序技术来检测流感嗜血杆菌。

(四)分离培养和鉴定

因嗜血杆菌对 X 因子和 / 或 V 因子的需要不同,可将标本接种于血琼脂平板和巧克力琼脂平板,在 5%~10% CO_2 环境下培养。痰液、鼻咽分泌物及脓液标本中杂菌较多,可在培养基中加入万古霉素、杆菌肽等抗菌药物抑制革兰氏阳性菌生长,提高检出率。

对于属内种间的鉴别,可利用其对 X 因子和 V 因子的需要不同初步区别。进一步鉴别可通过生化试验(表 15-2)。该属细菌大多数能发酵葡萄糖、不发酵乳糖、触酶阳性。

表 15-2 几种嗜血杆菌的鉴别试验

菌种	需要 X 因子	需要 V 因子	溶解马血	葡萄糖发酵	乳糖发酵	甘露糖发酵	蔗糖发酵	触酶	脲酶
流感嗜血杆菌	+	+	−	+	−	−	−	+	−
埃及嗜血杆菌	+	+	−	+	−	−	−	+	−

续表

菌种	需要X因子	需要V因子	溶解马血	葡萄糖发酵	乳糖发酵	甘露糖发酵	蔗糖发酵	触酶	脲酶
溶血性嗜血杆菌	+	+	+	+	−	−	−	+	+
杜克雷嗜血杆菌	+	−	−	V	−	−	−	−	−
副流感嗜血杆菌	−	+	−	+	−	+	+	V	−
副溶血性嗜血杆菌	−	+	+	+	−	−	+	+	+

注：+，≥90% 阳性；−，≥90% 阴性；V，不定。

五、药敏试验的药物选择

参照 CLSI 标准，对流感嗜血杆菌和副流感嗜血杆菌，纸片扩散法药敏试验需要使用含 X 因子和 V 因子的嗜血杆菌专用药敏培养基（*Haemophilus* test medium，HTM）或者加有 5% 去纤维马血和 20μg/ml NAD 的 MH 培养基（适用于测试部分药物）。杜克雷嗜血杆菌在菌悬液中有自凝集，导致接种密度的标准化难以实现，浓度梯度扩散法可能更适合。

目前，流感嗜血杆菌对氨苄西林、氯霉素普遍耐药，其耐药机制主要是产生 β- 内酰胺酶及氯霉素乙酰转移酶。β- 内酰胺酶检测通常采用头孢硝噻吩法，若为阳性，提示对氨苄西林、阿莫西林耐药；若为阴性，药敏试验首选氨苄西林、阿莫西林，次选磺胺及增效剂、第二代、第三代头孢菌素、红霉素及氨曲南。对脑膜炎、菌血症等危及生命的感染常规报告氨苄西林、第三代头孢、氯霉素及美罗培南的测试结果。

第二节 鲍特菌属

鲍特菌属（*Bordetella*）是一类革兰氏阴性球杆菌，其中百日咳鲍特菌主要感染未进行免疫接种的幼儿，疾病全程常为 3 个月，故名百日咳。我国儿童普遍接种百日咳菌苗，取得了良好的预防效果。近年来发现许多 AIDS 患者感染此菌，引起严重上呼吸道疾病。

一、分类

鲍特菌属隶属于产碱杆菌科（Alcaligenaceae），该属至少有 15 个种，其中百日咳鲍特菌（*B. pertussis*）、副百日咳鲍特菌（*B. parapertussis*）、支气管败血鲍特菌（*B. bronchiseptica*）与人类关系密切，前两者的唯一宿主是人，后者可存在于多种动物体内，偶尔与人类感染有关。本菌属细菌 DNA 中 GC 值为 66mol%～70mol%。

二、临床意义

百日咳鲍特菌是百日咳的主要致病菌，百日咳属于呼吸道传染病，传染性强，在婴幼儿中病死率高。临床表现以阵发性痉挛性咳嗽和痉咳终止时出现鸡鸣样吸气吼声为特征，病程达 2～3 个月，分为卡他期、痉挛期及恢复期，其中卡他期传染性强。主要致病物质是菌毛和外毒素。细菌通过呼吸道侵入机体，以菌毛黏附于气管和支气管上皮细胞，迅速繁殖并释放外毒素。毒素主要有①百日咳毒素（pertussis toxin，PT）是主要的毒力因子，可增强菌体的黏附作用，干扰宿主的免疫效应细胞活性，与阵发性咳嗽、支气管痉挛有关；②丝状血细胞凝集素（filamentous hemagglutinin，FHA）使菌体与上皮细胞的黏附更牢；③气管细胞毒素引起纤毛损伤，抑制细胞 DNA 合成，导致细胞脱落；④腺苷酸环化酶毒素使细胞内环磷酸腺苷含量增多而抑制宿主细胞功能；⑤皮肤坏死毒素能引起外周血管收缩、白细胞渗出或出血，导致局部组织缺血坏死。

副百日咳鲍特菌也可引起百日咳及急性呼吸道感染，但症状轻。支气管败血鲍特菌主要感染猪，偶尔感染人体，引起轻度百日咳。

机体隐性感染、病后及预防接种可获得一定的免疫力。

三、生物学特性

本属细菌为革兰氏阴性球杆菌，两端浓染，大小（0.2～0.5）μm×（0.5～2.0）μm，单个或成双排列，陈旧培养物可呈多形性。有菌毛，无芽胞，光滑型菌株有荚膜，支气管败血鲍特菌和鸟鲍特菌有鞭毛。

专性需氧，营养要求高。副百日咳鲍特菌需要血琼脂平板和巧克力琼脂平板。百日咳鲍特菌对营养要求最复杂，血琼脂平板和巧克力琼脂平板上均不能生长，常用含有血液、甘油、马铃薯等成分的鲍-金（Bordet-Gengou，B-G）培养基以及添加10%去纤维马血的木炭-头孢氨苄血琼脂（CCBA）培养基。最适生长温度为35℃，最适pH 6.8～7.0。生长缓慢，平均代时2.3～5小时，培养3～4天形成菌落。在CCBA琼脂平板上形成光滑、有光泽、水银滴样菌落（图15-4）。在B-G培养基平板上菌落细小、稍凸起，有光泽，半透明，出现不明显溶血环。新分离菌株有荚膜，毒力强，形成光滑型菌落，称为Ⅰ相菌。人工培养后，荚膜和菌毛消失，菌落粗糙，成为无毒株，称为Ⅳ相菌，Ⅱ相、Ⅲ相为过渡相。

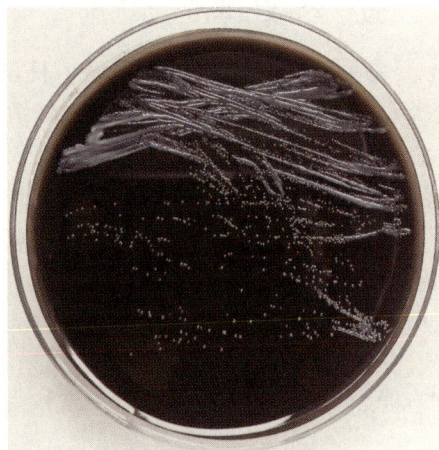

图15-4　百日咳鲍特菌在CCBA琼脂平板上72小时的菌落形态

菌体抗原（O抗原）为本菌属的共同抗原，荚膜表面抗原（K抗原）由多种凝集因子组成，其中因子7为百日咳鲍特菌、副百日咳鲍特菌及支气管败血鲍特菌共有，某些因子具有种特异性（表15-3），可用于种间鉴定。抵抗力弱，对紫外线敏感，日光照射1小时可死亡，但在0～10℃的低温下仍可存活。

表15-3　三种鲍特菌K抗原的凝集因子

菌种	种特异性凝集因子	凝集因子组成
百日咳鲍特菌	1	1, 2, 3, 4, 5, 6, 7
副百日咳鲍特菌	14	7, 8, 9, 11, 14
支气管败血鲍特菌	12	7, 8, 9, 10, 11, 12

四、微生物学检验

（一）检验程序

鲍特菌检验程序见图15-5。

（二）标本采集

发病早期采集患者的鼻咽拭子、鼻咽抽吸物及痰液。百日咳鲍特菌及副百日咳鲍特菌较脆弱，故标本应于采集后4小时内室温运送至实验室进行分离培养。鼻咽拭子标本需要用酪蛋白水解物肉汤转运培养基。

鼻咽拭子、鼻咽抽吸物、痰液

直接革兰氏染色镜检　　分离培养　　抗原检测 分子生物学检测 质谱鉴定

可疑菌落

菌落观察　　镜检　　生化反应　　核酸检测　　凝集试验

结果报告

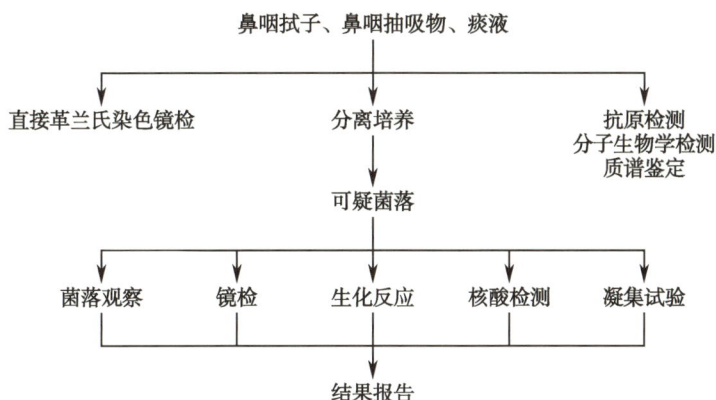

图 15-5　鲍特菌检验程序

（三）标本直接检查

1. 显微镜检查　标本直接涂片革兰氏染色镜检的阳性率较低,仅供参考。

2. 抗原检测　采用直接荧光抗体试验,用荧光素标记的多克隆种特异性抗百日咳鲍特菌和副百日咳鲍特菌抗体直接检测标本,可快速诊断。但鲍特菌与其他细菌之间存在交叉反应,假阳性率较高。

3. 分子生物学检测　采用 PCR 技术检测百日咳鲍特菌重复插入序列 IS481 等可对其进行快速鉴定。也可采用高通量测序技术来检测百日咳鲍特菌,但检测成本较 PCR 技术高,所需时间长。

（四）分离培养和鉴定

常用 B-G 培养基和 CCBA 培养基进行鲍特菌的分离培养。B-G 琼脂平板最好在使用前新鲜配制。鲍特菌生长缓慢,应在培养基中加入抗菌药物(如头孢氨苄)抑制非病原菌的过度生长。该菌生长要有足够的湿度,可用允许气体交换的封口膜封住平板。副百日咳鲍特菌培养 2～3 天形成菌落,百日咳鲍特菌 3～4 天形成菌落。无菌落生长的标本至少要培养7 天,方可判定为阴性。对可疑菌落通过氧化酶试验初步鉴别,阳性者疑为百日咳鲍特菌或支气管败血鲍特菌,阴性者疑为副百日咳鲍特菌,可用其他生化反应进一步鉴定(表 15-4)。

表 15-4　几种鲍特菌的鉴别特性

菌种	血琼脂平板生长	氧化酶	脲酶	枸橼酸盐利用	硝酸盐还原
百日咳鲍特菌	-	+	-	-	-
副百日咳鲍特菌	+	-	+	+	-
支气管败血鲍特菌	+	+	+	+	+
鸟鲍特菌	+	+	-	-	-
欣氏鲍特菌	+	+	+	+	-
霍氏鲍特菌	+	-	-	-	-

注: +,≥90% 阳性;-,≥90% 阴性。

（五）血清学检测

可采用 ELISA 法检测百日咳患者血清中的 FHA 抗体和 PT 抗体(IgG、IgA),IgA 不受疫苗接种的影响,主要出现在感染后的免疫应答中,但 IgA 抗体检测在敏感性、特异性及可重复性方面不及 IgG 抗体,因此目前临床上常将 PT-IgG 抗体检测作为诊断的参考。

五、药敏试验的药物选择

鲍特菌对营养要求高、生长缓慢，目前体外药敏试验尚无统一标准。百日咳鲍特菌感染首选相对耐药率较低的大环内酯类抗菌药物（如阿奇霉素、克拉霉素等），无须常规进行药敏试验；磺胺类药物作为次选。对大环内酯类药物耐药的百日咳患者，或者大环内酯类药物经验性治疗无效的患者，2月龄以上儿童和成人首选复方磺胺甲噁唑（磺胺甲噁唑 - 甲氧苄啶）治疗。

第三节　军团菌属

军团菌属（*Legionella*）是一类革兰氏阴性杆菌。1976年在美国费城召开退伍军人大会期间，暴发了一种不明原因的肺炎，称军团病，次年分离出该病的病原菌，故由此得名。近年来，军团菌导致医院内感染的报道增多。

一、分类

军团菌属隶属于军团菌科，该科仅有一个属。该属不断有新种发现，现已命名的有65种，从人体标本中已分离出20多种，对人致病的主要是嗜肺军团菌（*L. pneumophila*）。本菌属细菌DNA中GC值为39mol%～43mol%。

二、临床意义

军团菌引起以肺为主的全身感染，统称军团病，85%以上由嗜肺军团菌引起，多发于免疫力低下人群。嗜肺军团菌为胞内寄生菌，主要致病物质包括菌毛、侵袭性酶类和内毒素。该菌主要污染供水系统、空调冷却水、呼吸机等，形成带菌气溶胶，通过空气传播，自呼吸道侵入机体，到肺泡或终末细支气管部位，通过菌毛黏附于上皮细胞，侵入巨噬细胞和中性粒细胞中繁殖，产生蛋白酶、磷酸酯酶、脱氧核糖核酸酶等，导致炎症反应，引起军团病，可分为肺炎型、肺外感染型或流感样型。

细胞免疫在机体抗感染免疫中起主要作用。

至今尚无有效的军团菌疫苗。加强水源的管理，尤其是医院人工输水管道系统和设施的消毒处理，是预防军团菌传播的重要措施。

三、生物学特性

本菌为革兰氏阴性杆菌，着色淡。用Giemsa染色，菌体呈红色；用镀银染色法，菌体呈黑褐色。菌体大小为$(0.3\sim0.4)\mu m \times (2.0\sim3.0)\mu m$，形态易变，在肺组织中为两端钝圆或圆锥状，在人工培养物中呈长丝状或多形性。有端鞭毛，有菌毛，无荚膜，无芽胞。

专性需氧，2.5%～5% CO_2可促进其生长（但高浓度CO_2有抑制作用）。营养要求苛刻，在普通培养基、血琼脂平板、巧克力琼脂平板均不生长。初次分离时需要L-胱氨酸、铁离子等，常用活性炭-酵母浸出液琼脂（buffered charcoal yeast extract agar，BCYE）培养基。最适生长温度35℃，最适pH 6.9～7.0。生长缓慢，培养3～5天可见菌落（初次分离时需要4～10天）（图15-6），继续培养，菌落直径可增大到4～5mm。菌落圆形、凸起、灰白色、有光泽，某些菌株在紫外线照射下可发出荧光，在富含L-酪氨酸-苯丙氨酸琼脂平板上产生棕色水溶性色素。

有O抗原和H抗原。H抗原无特异性，O抗原有特异性，嗜肺军团菌根据O抗原的不同分为 15 个血清型,我国常见的是 1 型和 6 型。

嗜肺军团菌生存能力强,在蒸馏水中可生存 100 天以上,在自来水中可存活 1 年左右。对紫外线敏感。对大多数消毒剂敏感,在 1% 甲醛溶液、70% 乙醇或 0.125% 戊二醛溶液中 1 分钟死亡;但对氯和酸有一定抵抗力,如在有游离氯的水中,大肠埃希菌不到 1 分钟可被杀死,而杀死 90% 嗜肺军团菌则需要 40 分钟,依此特点处理标本可去除标本中的杂菌。

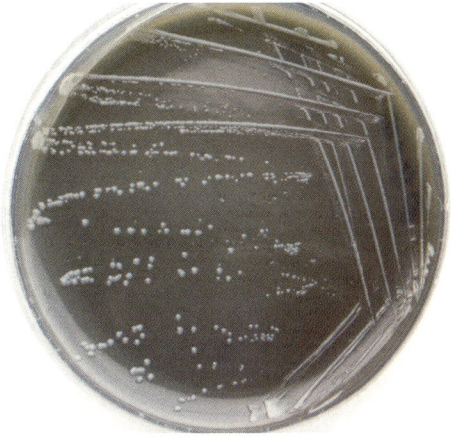

图 15-6 嗜肺军团菌在 BCYE 平板上的菌落（培养 72 小时）

四、微生物学检验

军团菌以气溶胶播散为主,操作时注意做好生物安全防护。

（一）检验程序

军团菌检验程序见图 15-7。

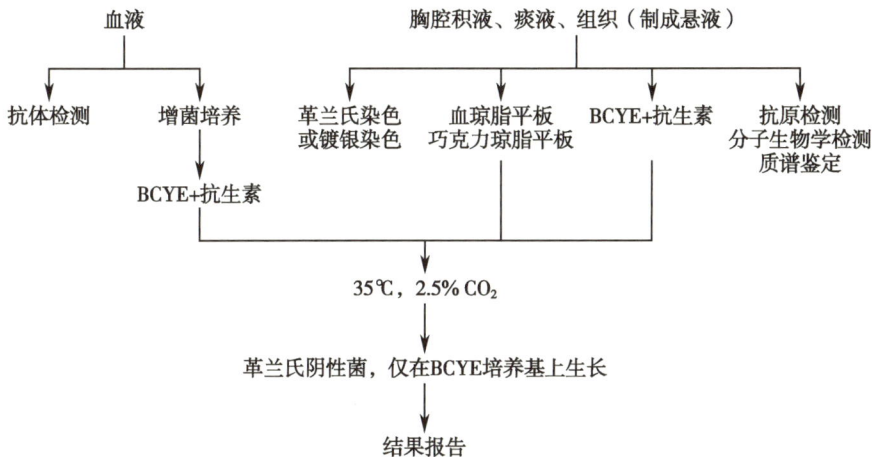

图 15-7 军团菌检验程序

（二）标本采集

可采集痰液、下呼吸道分泌物、支气管灌洗液、胸腔积液、血液等标本。病理组织标本,如肺活检材料、尸体标本及实验动物的肝、脾等标本需要制成悬液,再进行涂片和分离培养。采集标本时注意避免气溶胶形成,使用无菌防漏容器收集,并及时送检。

（三）标本直接检查

1. 显微镜检查 标本直接涂片革兰氏染色镜检的意义不大。活检组织标本可用镀银染色法。

2. 抗原检测 嗜肺军团菌种特异性 O 抗原的单克隆抗体与其他军团菌及非军团菌无交叉反应,对可疑菌株可用荧光标记抗体进行鉴定。

3. 分子生物学检测 用 PCR 技术检测军团菌 rRNA 可快速鉴定,也可采用高通量测序技术对其检测。

（四）分离培养和鉴定

痰标本接种前可加热处理(60℃ 2 分钟)或酸处理,如用 pH 2.2 的 0.2mol/L KCl-HCl 缓冲液制成 10% 的痰溶液,室温放置 5 分钟,可减少杂菌污染。胸腔积液需要离心后再接种。

标本接种选择性 BCYE 培养基（头孢菌素、多黏菌素 B、万古霉素等对军团菌无抑制作用），置 35℃、2.5% CO_2 培养箱中培养 24 小时后，用显微镜观察可提早发现菌落，3～5 天后见典型菌落。有的菌种生长较慢，需要观察 7～14 天。可疑菌落革兰氏染色镜检，若为革兰氏阴性杆菌，着色浅，形态有显著多形性者，可怀疑为军团菌。

军团菌生化反应不活泼，不发酵糖类，硝酸盐还原、脲酶试验均阴性，多数菌种能产生 β- 内酰胺酶和液化明胶。生化试验一般很少用于该属细菌的鉴定。嗜肺军团菌除血清型 4 和 15 外均具有极强的马尿酸盐水解能力，其他军团菌则为阴性，故马尿酸水解试验可用于致病性嗜肺军团菌的鉴定。

（五）血清学检测

军团菌抗体检测对可疑病例的诊断有意义，因某些可疑患者无肺部感染症状，或下呼吸道未产生足量分泌物。常用直接荧光抗体试验或 ELISA 技术检测患者血清中军团菌 IgM 和 IgG 抗体。军团菌属细菌之间、军团菌与其他属细菌之间有交叉抗原，军团菌多克隆抗体与某些细菌（如荧光假单胞菌、铜绿假单胞菌、脆弱拟杆菌、百日咳鲍特菌等）可产生交叉反应，故血清学检测只作为辅助性、回顾性诊断。

五、药敏试验的药物选择

左氧氟沙星和阿奇霉素能有效地对抗人类感染的各种军团菌，现为军团病的首选用药。还可选用其他氟喹诺酮类（如莫西沙星或环丙沙星）和其他大环内酯类（如克拉霉素或罗红霉素）。

第四节 布鲁菌属

布鲁菌属（*Brucella*），由美国医师 David Bruce 首先分离，故由此得名。该属细菌易感染家畜和动物，人类接触带菌动物或食用病畜及其制品而感染，为人兽共患病原菌。

一、分类

布鲁菌属隶属于布鲁菌科（Brucellaceae），目前已确认 25 个种，常见种有马耳他布鲁菌（*B. melitensis*，又称羊种布鲁菌）、流产布鲁菌（*B. abortus*，又称牛种布鲁菌）、猪种布鲁菌（*B. suis*）、犬种布鲁菌（*B. canis*）、绵羊附睾种布鲁菌（*B. ovis*）、沙林鼠布鲁菌（*B. neotomae*）。每个生物种都有其最适动物宿主，其中前 4 个种可引起人感染。在我国流行的主要是马耳他布鲁菌、流产布鲁菌和猪种布鲁菌，以马耳他布鲁菌最常见。本菌属细菌 DNA 中 GC 值为 56mol%～58mol%。

二、临床意义

布鲁菌可引起家畜睾丸炎、乳腺炎以及母畜死胎和流产。人类主要通过接触病畜或接触被污染的畜产品，经皮肤、消化道、呼吸道或眼结膜感染，引起以长期发热、多汗、关节痛及全身乏力、疼痛为主要症状的布鲁菌病。布鲁菌是兼性胞内寄生菌，主要致病物质有荚膜、侵袭性酶和内毒素。侵袭力强，细菌产生的透明质酸酶和触酶，使菌体易于通过完整皮肤、黏膜进入宿主体内并易扩散；菌体被吞噬细胞吞噬，荚膜保护菌体不被消化，成为胞内寄生菌。感染后菌体首先在淋巴结中增殖，进入血液形成菌血症；随后细菌进入肝脏、脾、骨髓和淋巴结等脏器细胞内增殖，再次入血，如此反复形成菌血症，内毒素发挥毒性作用，使患者的热型呈波浪形，临床上称之为波浪热。除上述症状外，布鲁菌病还包括肝损伤、骨关节损伤、睾丸炎、流产、中枢神经系统受损等。本病较难根治,易转为慢性。感染布鲁菌后,患者布鲁菌素皮肤试验常呈阳性,因此认为布鲁菌的致病与迟发型超敏反应有关。机体抗感染免疫一般认为属于有菌免疫,以细胞免疫为主,抗体发挥调理作用。免疫接种和切断传播途径是控制和消灭家畜布鲁菌病的主要预防措施。免疫接种以畜群为主,牧场、屠宰场工作人员及相关职业的人群也应接种。用冻干减毒活疫苗进行皮上划痕法接种,免疫有效期约1年。

三、生物学特性

本菌为革兰氏阴性球杆菌,菌体大小(0.4~0.8)μm×(0.5~1.5)μm,分散存在,呈细沙状,偶见聚集成小团状。革兰氏染色时碱性复红着色弱,可延长染色时间至3分钟。也可采用改良 Ziehl-Neelsen 染色法(菌体红色,背景蓝色)或柯兹洛夫斯基染色法(菌体鲜红色,背景绿色)。无鞭毛、无芽胞,有毒株有微荚膜。

专性需氧,营养要求高,多数菌株培养时需要多种氨基酸、维生素 B_1、烟酸和生物素等,可在普通培养基中加入血清或肝浸液进行培养;某些菌株初次分离培养需要5%~10%的 CO_2。最适生长温度为35℃。最适 pH 6.6~6.8。本菌生长缓慢,培养2~3天出现菌落,4~5天后菌落直径达2~3mm,菌落无色、半透明、圆形、表面光滑、边缘整齐、中央稍凸起、无溶血(图15-8),人工传代后可变为粗糙型。

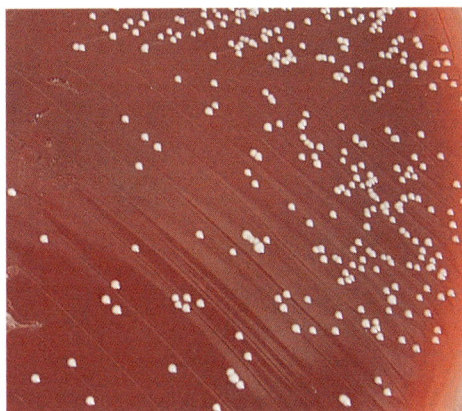
图 15-8 马耳他布鲁菌在血琼脂上 96 小时的菌落形态

抗原结构复杂,主要有流产布鲁菌抗原(*B.abortus* antigen,A 抗原)和马耳他布鲁菌抗原(*B. melitensis* antigen,M 抗原),两者在不同生物变种中的比例不同,如流产布鲁菌 A:M 约为 20:1、马耳他布鲁菌 A:M 约为 1:20、猪种布鲁菌 A:M 为 2:1。可利用抗 A 或抗 M 血清做凝集试验进行鉴别。

布鲁菌抵抗力弱,对日光、热、常用消毒剂等均敏感。湿热60℃20分钟、日光直接照射20分钟死亡,在常用浓度的甲酚皂溶液中数分钟即死亡。在自然界环境中的存活能力强,如在病畜脏器、分泌物及食物中能存活数周至数月,在水中可存活4个月,在土壤、皮毛和乳制品中可存活数周至数月。

四、微生物学检验

(一)检验程序
布鲁菌检验程序见图15-9。

(二)标本采集
采集患者血液、骨髓、乳汁、尿液等标本。流产动物可取子宫分泌物、羊水,病畜取肝、脾、骨髓等标本。

(三)分离培养和鉴定
将标本接种于双相肝浸液培养基,初次分离需要提供5%~10% CO_2,约在4天后形成菌落;布鲁菌在普通培养基上生长不良,需要使用肝汤、胰蛋白胨肉汤、马铃薯培养基或特制的布氏菌肉汤等特殊培养基。若标本培养30天时仍无菌落形成,可报告为阴性。依据菌落特征、革兰氏染色特性、对 CO_2 的需求及生化特征对其进行鉴别。

血液、骨髓、羊水、子宫分泌物等

血清学诊断：
急性期检测IgM效价
恢复期检测IgG效价

分离培养（5%~10% CO_2）
血琼脂、双向培养基

核酸检测

菌落观察　革兰氏染色镜检　生化反应

结果报告

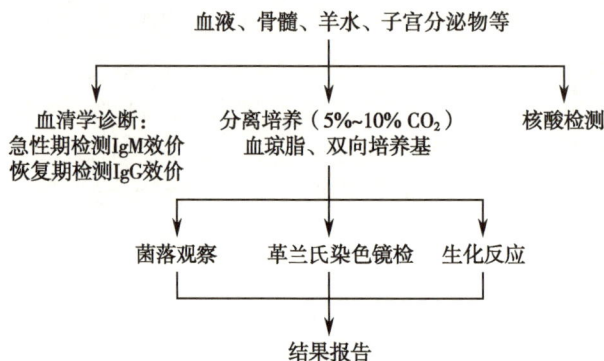

图 15-9　布鲁菌检验程序

（四）血清学检测

感染 1 周后，患者血清中出现布鲁菌 IgM 抗体，可用标准试管凝集试验检测布鲁菌 IgM 抗体效价，效价≥1∶100 为阳性。感染 2~3 周后，患者血清中出现 IgG 抗体，可用补体结合试验检测，一般以效价≥1∶10 为阳性诊断标准。此外，布鲁菌 IgG 抗体效价检测对诊断慢性布鲁菌病意义较大。

五、药敏试验的药物选择

布鲁菌营养条件苛刻、培养时间长，药敏试验一般不作为临床常规检测，需要时应采用稀释法。布鲁菌是兼性胞内寄生菌，临床治疗需要用渗透力强的药物，常用四环素类、利福霉素类药物，亦可使用氟喹诺酮类、磺胺类、氨基糖苷类及第三代头孢菌素类药物。在结核病高负担地区，如不能排除结核分枝杆菌感染，不建议使用利福平治疗。

本章小结

本章细菌为革兰氏阴性杆菌，除军团菌属外，嗜血杆菌属、鲍特菌属和布鲁菌属细菌均为短杆菌（或球杆菌），营养要求高。流感嗜血杆菌大多为正常菌群，可引起免疫力低下者的继发感染；常用巧克力琼脂平板培养，与金黄色葡萄球菌于血琼脂平板共同培养时可见"卫星现象"；可用荚膜膨胀试验快速鉴定有荚膜的流感嗜血杆菌。百日咳鲍特菌是百日咳的主要致病菌，常用 B-G 培养基和 CCBA 培养基；鲍特菌属荚膜抗原由多种凝集因子组成，某些因子具有种特异性，可用于属内种间鉴定。嗜肺军团菌可引起以肺为主的全身感染，常用 BCYE 培养基，生化反应不活泼，一般不用生化反应进行鉴定，可用嗜肺军团菌种特异性 O 抗原的单克隆抗体对可疑菌株进行鉴定。布鲁菌为人兽共患病原菌，引起以长期发热、多汗、关节痛及全身乏力、疼痛为主要症状的布鲁菌病，多数菌株培养时需要在普通培养基中加入血清或肝浸液。流产布鲁菌抗原（A 抗原）和马耳他布鲁菌抗原（M 抗原）在布鲁菌不同生物变种中的比例不同，可用抗 A 或抗 M 血清做凝集试验进行鉴别。

（聂新民）

第十六章　需氧革兰氏阳性杆菌

16章

通过本章学习，你将能回答以下问题：

1. 分离白喉棒状杆菌常用哪些培养基？其形态和菌落有何特点？
2. 对疑似白喉病患者，应怎样进行微生物学检验与鉴定？
3. 炭疽芽胞杆菌的生物学特性如何，怎样进行鉴定？
4. 炭疽芽胞杆菌有哪些主要致病物质？引起的疾病有何特点？
5. 蜡样芽胞杆菌有哪些重要的生物学特性？如何确定其引起的食物中毒？
6. 单核细胞性李斯特菌有哪些主要生物学特性和鉴别要点？
7. 红斑丹毒丝菌主要引起何种疾病？其形态、培养特性和鉴定要点如何？
8. 何谓细菌性阴道病？线索细胞检查在诊断该病时有何意义？

需氧革兰氏阳性杆菌种类繁多，本章主要阐述产生芽胞的炭疽芽胞杆菌、蜡样芽胞杆菌和不产生芽胞的棒状杆菌、单核细胞性李斯特菌、红斑丹毒丝菌及阴道加德纳菌等。这类细菌广泛存在于自然界的水和土壤中，多为人或动物的正常菌群，少数具有致病性。

第一节　棒状杆菌属

棒状杆菌属（*Corynebacterium*）隶属于放线菌门（Actinobacteria），放线菌纲（Actinobacteria），分枝杆菌目（Mycobacteriales），棒状杆菌科（Corynebacteriaceae）。棒状杆菌属是一群革兰阳性杆菌，其菌体一端或两端常呈棒状膨大，故名棒状杆菌。白喉棒状杆菌（*C. diphtheriae*）作为白喉的主要病原体，是本属中的主要致病菌，为本节重点介绍内容。

一、分类

目前棒状杆菌属分为 168 个种、15 个亚种，主要有白喉棒状杆菌、假白喉棒状杆菌（*C. pseudodiphtheriticum*）、干燥棒状杆菌（*C. xerosis*）、化脓棒状杆菌（*C. pyogenes*）、溃疡棒状杆菌（*C. ulcerans*）、假结核棒状杆菌（*C. pseudotuberculosis*）及类真菌棒状杆菌（*C. mycetoides*）等。导致人类疾病的主要是白喉棒状杆菌，其他多为机会致病菌。棒状杆菌属 DNA 中 GC 值为 52mol%～68mol%，白喉棒状杆菌 DNA 中 GC 值为 57mol%～60mol%。

二、临床意义

白喉棒状杆菌是引发白喉的主要病原菌，主要存在于患者及带菌者的鼻腔、咽喉部及气管黏膜，几乎呈纯培养状态。传染源为患者及带菌者，细菌随飞沫或污染的物品传播，人群普遍易感，不同地区有明显的年龄差异。

白喉毒素具有强烈细胞毒作用，由 β- 棒状杆菌噬菌体携带的毒素基因编码，对组织有选择性亲和力，能迅速与易感靶细胞结合。目前已知携带毒素基因的白喉棒状杆菌、溃疡棒状杆菌和假结核棒状杆菌均可产生白喉毒素。完整的白喉毒素是一种酶原，经蛋白酶降解成 A、B 两个多肽片段，A 片段为毒性中心，B 片段是与细胞表面受体结合的部位，白喉毒素的细胞毒作用依赖于其结构完整性，即 A、B 片段同时存在。

白喉棒状杆菌在鼻咽黏膜处生长繁殖，会产生白喉毒素，细菌和毒素可使局部黏膜上皮细胞产生炎性渗出和坏死，渗出液中纤维蛋白将炎性细胞、黏膜坏死组织及菌体凝结形成灰白色膜状物，称为假膜。假膜延伸至喉内或脱落于气管内，可致呼吸道阻塞、呼吸困难甚至窒息，成为白喉早期致死的主要原因。白喉患者病后可获终身免疫，以体液免疫为主。

三、生物学特性

白喉棒状杆菌呈革兰氏染色阳性，菌体大小长短不一，一端或两端膨大呈棒状，常排列呈 V、L 等字母形，无荚膜、鞭毛及芽胞。亚甲蓝短时间染色菌体着色不均匀，出现深染颗粒；Neisser 或 Albert 等法染色时，这些颗粒与菌体颜色不同，称为异染颗粒（metachromatic granule），在鉴定时有重要意义（图 16-1）。

本菌为需氧或兼性厌氧菌，最适生长温度为 37℃，最适 pH 为 7.2～7.8，在含血液、血清或鸡蛋培养基上生长良好。血琼脂平板上形成直径 1～2mm、灰白色、不透明 S 型菌落。吕氏血清斜面上生长迅速，形成细小、灰白色、有光泽圆形菌落，涂片染色异染颗粒明显。分离培养时采用含 0.03%～0.04% 亚碲酸钾的血琼脂平板，亚碲酸钾能抑制杂菌，而白喉棒状杆菌能吸收亚碲酸钾使其还原为有色的碲，使菌落呈黑色或灰黑色（图 16-2）。根据菌落形态和生化反应，白喉棒状杆菌可分为四型：Belfanti 型、轻型、中间型和重型。其中轻型、中间型和重型根据疾病严重程度命名，主要区别见表 16-1。区分 Belfanti 型与其他类型白喉棒状杆菌的生化特征是不能还原硝酸盐。

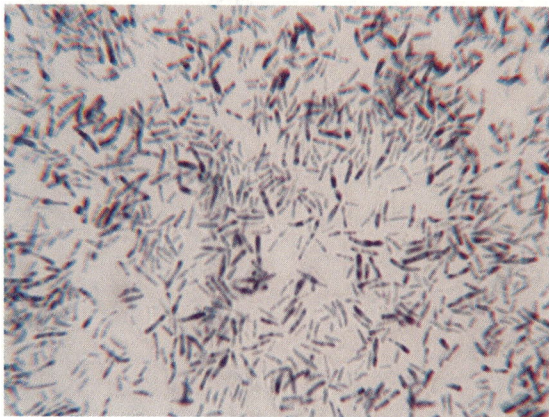

图 16-1 白喉棒状杆菌形态及异染颗粒（Albert 染色，×1 000）

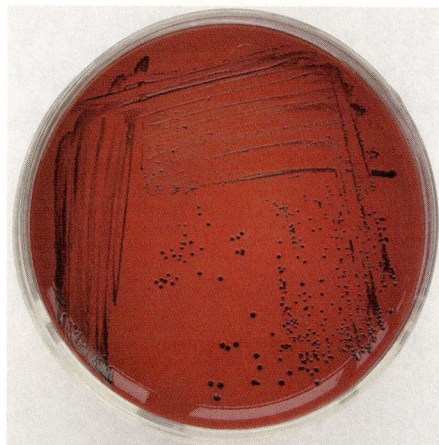

图 16-2 白喉棒状杆菌在亚碲酸钾血琼脂平板上的菌落

表 16-1 轻型、中间型、重型白喉棒状杆菌的区别

特性	轻型	中间型	重型
亚碲酸钾血平板上菌落形态	黑色，表面光滑，有光泽，边缘整齐，菌落较小	灰黑，表面光滑或微细颗粒状，边缘较整齐	灰色，表面有条纹，边缘不整齐，无光泽
菌落周围溶血圈	有狭窄溶血环	不溶血	不溶血
液体培养	均匀浑浊，有沉淀	微细颗粒状，浑浊，沉淀少或无	有菌膜及粗大颗粒沉淀，液体澄清
淀粉及糖原发酵	-	-	+

续表

特性	轻型	中间型	重型
血清型	≥40 型	可能有 4 型	≥13 型
动物致病性	对豚鼠有毒力,但从带菌者分离的菌株常无毒力	对豚鼠有毒力	对豚鼠有毒力

注:+,90% 以上的菌株阳性;-,90% 以上的菌株阴性。

四、微生物学检验

(一)检验程序

白喉的临床诊断必须通过分离培养和鉴定产白喉毒素的棒状杆菌来确认。白喉棒状杆菌检验程序见图 16-3。

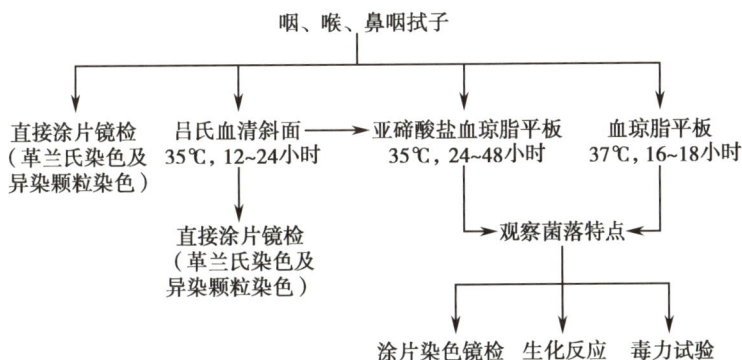

图 16-3 白喉棒状杆菌检验程序

(二)标本采集

从疑似患者感染部位采集分泌物,存在假膜者,应从膜下方采集或直接采集一块假膜。如不能立即送检,应将标本浸于无菌生理盐水或 15% 甘油盐水中保存。

(三)标本直接检查

标本直接涂片进行革兰氏染色和异染颗粒染色。如发现革兰氏阳性棒状杆菌,形态典型且有明显异染颗粒,出具"直接涂片检出形似白喉棒状杆菌"初步报告。

(四)分离培养和鉴定

1. 分离培养 将标本接种于吕氏血清斜面、血琼脂平板及亚碲酸钾血琼脂平板,置 35℃ 培养。如不能及时接种,应将标本用灭菌马血清保存。

2. 生化试验 棒状杆菌属内菌种鉴定的主要生化反应见表 16-2。

表 16-2 棒状杆菌属的主要生化反应

菌种	葡萄糖	半乳糖	甘露糖	麦芽糖	蔗糖	水杨素	七叶苷	尿素	甲基红	硝酸盐
白喉棒状杆菌	+	+	+	+	−	+	−	−	+	+
假结核棒状杆菌	+	+	+	+	d	−	−	+	+	d
干燥棒状杆菌	+	+	+	−	+	+	−	−	−	+
假白喉棒状杆菌	+	+	+	−	−	−	−	+	−	+
微小棒状杆菌	+	−	−	+	+	−	−	−	−	−
类真菌棒状杆菌	+	−	d	−	−	−	−	−	−	−
马氏棒状杆菌	+	−	+	+	+	−	+	−	−	+

注:+,90% 以上的菌株阳性;-,90% 以上的菌株阴性;d,11%~89% 菌株阳性;—,资料未提供。

3. 质谱鉴定 MALDI-TOF MS 对白喉棒状杆菌、假结核棒状杆菌和溃疡棒状杆菌的鉴定准确率高(97%～100%),速度快。在分离出潜在产毒菌株后,需要进行毒力试验确定是否产白喉毒素。

4. 商品化系统鉴定 已有多种商品化试剂可用于棒状杆菌属鉴定。

5. 毒力试验 在出具实验室诊断报告之前,必须确定是否产白喉毒素。用 PCR 法对 *tox* 和 *rpoB* 基因同时进行检测,可快速鉴定产毒菌株。*tox* 阳性时必须进行毒力试验,以确定是否产白喉毒素。采用琼脂平板毒力试验(Elek 平板)、SPA 协同凝集试验、对流电泳等进行体外毒力检测,目前不建议进行豚鼠体内毒素中和试验。

6. 免疫学检测 锡克试验(Schick test)是用于调查人群对白喉棒状杆菌是否有免疫力的皮肤试验,用于流行病学调查及疫苗接种后免疫效果的观察,目前临床上使用较少。

五、药敏试验的药物选择

白喉治疗主要是及时注射抗毒素,同时建议进行至少两周抗菌药物治疗,以确保消除病原体。药敏试验首选抗菌药物为青霉素、万古霉素、庆大霉素、红霉素。对于疑似或确诊的白喉患者,WHO 建议优先使用大环内酯类抗菌药物(阿奇霉素、红霉素)进行治疗。棒状杆菌属菌株对糖肽类抗菌药物有较高敏感性,如万古霉素、替考拉宁。多数菌株对 β- 内酰胺类抗菌药物、氨基糖苷类、大环内酯类、喹诺酮类及四环素类高度耐药。对红霉素敏感性低,可能与携带 *ermCd* 基因有关;对喹诺酮类抗菌药物高耐药性可能与 *gyrA* 基因突变有关。

第二节　炭疽芽胞杆菌

炭疽芽胞杆菌(*B. anthracis*)隶属于厚壁菌门(Firmicutes),芽胞杆菌纲(Bacilli),显核菌目(Caryophanales),芽胞杆菌科(Bacillaceae),芽胞杆菌属(*Bacillus*),是致病力最强的需氧革兰氏阳性大杆菌。本属包括 110 个种,12 个亚种,DNA 中 GC 值为 32mol%～62mol%,炭疽芽胞杆菌 DNA 中 GC 值为 32.2mol%～33.9mol%。

一、临床意义

炭疽是由炭疽芽胞杆菌引起的人兽共患急性传染病,有明显的职业性和地区性,常在牧区暴发流行,牛、羊等食草动物发病率最高。在美洲、非洲、亚洲中部和西南部以及南欧和东欧的农业地区仍时有发生,尤以非洲较为严重。其芽胞被利用为生物恐怖播散的生物制剂,以气溶胶形式大面积释放。

人一般不作为传染源,但可通过接触或摄食病畜及畜产品而感染。荚膜和炭疽毒素是炭疽芽胞杆菌的主要致病物质,均由质粒编码。pXO1 质粒编码形成炭疽毒素的蛋白组分,含水肿因子(edema factor,EF)、致死因子(lethal factor,LF)和保护性抗原(protective antigen,PA)。三种蛋白组分单独存在时,皆无致病性,当 PA 与 EF 结合构成水肿毒素、PA 与 LF 结合构成致死毒素,才显现出致病性。pXO2 质粒编码荚膜,帮助细菌逃避宿主固有免疫。

人类炭疽病主要有三种形式:皮肤炭疽、胃肠道炭疽和肺炭疽。皮肤炭疽最常见,肺炭疽是最严重、最罕见的形式。三种炭疽均可并发败血症,甚至炭疽性脑膜炎。炭疽患者病后可获得持久免疫力,再次感染罕见,病后免疫与产生特异性抗体、增强吞噬细胞的吞噬功能有关。

二、生物学特性

炭疽芽胞杆菌为革兰氏阳性大杆菌，(5.0～10.0)μm×(1.0～3.0)μm，两端平切，无鞭毛。新鲜标本直接涂片时，细菌常以单个或短链形式存在，经培养后则呈竹节状排列。在宿主体内的有毒菌株形成明显的荚膜，脱离宿主后在有氧条件下可形成小于菌体、位于菌体中央的椭圆形芽胞。炭疽芽胞杆菌的形态见图16-4。

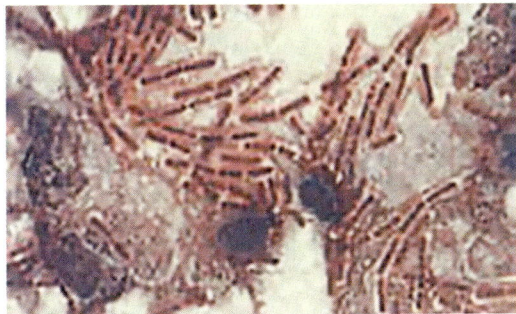

本菌为需氧或兼性厌氧菌，营养要求不高，最适生长温度为35～37℃。无毒菌株在营养琼脂平板形成灰色、扁平、干燥、粗糙型菌落。在血琼脂平板35℃培养12～15小时，菌落周围不溶血，24小时后

图 16-4 炭疽芽胞杆菌形态（亚甲基蓝染色，×1 000）

有轻度溶血。在青霉素液体培养基(0.5U/ml)中，因细胞壁合成受到抑制，原生质体相互连接成串状，称为"串珠反应"。有毒菌株在NaHCO₃血琼脂平板上，于5% CO₂环境中35℃培养24～48小时可产生荚膜，接种针挑取时呈黏丝状。

炭疽芽胞杆菌抗原分为两类，即细菌性抗原和炭疽毒素。细菌性抗原包括①菌体多糖抗原：该抗原与毒力无关，耐热、耐腐败。病畜腐败脏器或毛皮虽经长时间煮沸仍可与相应免疫血清发生沉淀反应。此抗原特异性不强，能与其他需氧芽胞杆菌、14型肺炎链球菌的多糖抗原及人类A血型抗原发生交叉反应。②荚膜多肽抗原：由质粒pXO2编码，与细菌毒力有关，具有抗吞噬作用，有助于细菌在体内定殖、繁殖和扩散，故称为侵袭因子。③芽胞抗原：芽胞的外膜、中层及皮质层共同组成芽胞特异性抗原，具有免疫原性和血清学诊断价值。炭疽毒素和荚膜被认为是该菌的主要毒力因子，但也存在其他毒力决定因素。

炭疽芽胞杆菌的繁殖体、芽胞对环境的抵抗力完全不同，繁殖体抵抗力较弱，对高温敏感，易被常用消毒剂杀死。芽胞的抵抗力极强，煮沸10分钟或160℃干热1小时、高压蒸汽灭菌121℃ 15分钟才能被灭活。常温下，在干燥土壤或皮毛中可存活数十年。

三、微生物学检验

(一)检验程序

炭疽芽胞杆菌检验程序见图16-5。

(二)标本的采集与处理

所需血液与组织标本均应以穿刺方式取得，不得用解剖方式获取。所有疑似病例，都应采集5ml血液用于显微镜检、培养、抗原和核酸检测，并留取血清做抗体检测。皮肤炭疽取病灶深部标本或用无菌注射器抽取深部分泌物，肺炭疽采集鼻(咽)拭子或痰液，肠炭疽取粪便或呕吐物。死亡病例可通过穿刺心脏获得血液或穿刺肝脏等实质性脏器获得组织标本；死于菌血症的动物，严禁宰杀、解剖，可在消毒皮肤后割取耳、舌尖，采取少量血液；局限性病灶可取病变组织或附近淋巴结；疑似炭疽芽胞杆菌污染的物品，固体标本取10～20g，液体标本取50～100ml。

(三)标本直接检查

1. 直接显微镜检查 来自患者或尸体的标本，应首先进行革兰氏染色镜检。如发现竹节状排列、大量两端平齐的革兰氏阳性大杆菌，可作为诊断依据。培养后涂片可见卵圆形芽胞，小于菌体，位于菌体中央。在含有血清或牛乳的培养基中培养后可见荚膜。

189

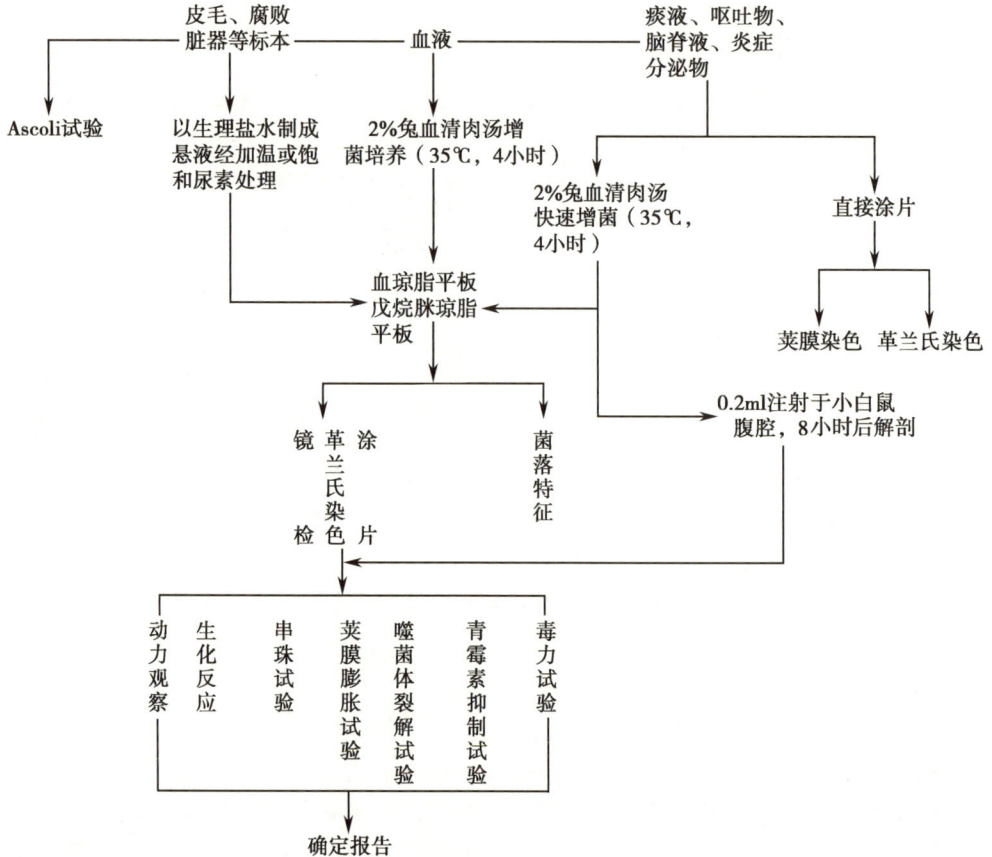

图 16-5 炭疽芽胞杆菌检验程序

2. 荚膜染色 亚甲基蓝染色和墨汁染色可证实炭疽芽胞杆菌具有荚膜。亚甲基蓝染色后显微镜下可见蓝黑色、方形末端的杆菌，被粉红色的荚膜包围。墨汁染色在细菌周围形成透明光晕，但相对于亚甲基蓝染色灵敏度较低。

3. 荚膜荧光抗体染色 采用抗炭疽荚膜荧光抗体对固定好的涂片或印片进行染色，荧光显微镜下可见链状大杆菌，阳性可见周围有绿色荧光荚膜。

4. 核酸检测 炭疽芽胞杆菌遗传标记位于毒力质粒 pXO1 和 pXO2，用原位杂交法检测相应基因片段。该法特异性强，重复性好，可弥补常规检查的不足。

（四）分离培养和鉴定

1. 分离培养 将处理后的标本接种血琼脂平板，35℃培养 18～24 小时观察菌落特征。污染标本可预先加热至 65℃ 30 分钟杀灭杂菌，或接种于喷他脒 - 多黏菌素 B 选择培养基。为提高检出率，可用 2% 兔血清肉汤增菌后，取菌膜或絮状沉淀物做分离培养。

2. 生化试验 炭疽芽胞杆菌能分解葡萄糖、麦芽糖、蔗糖及海藻糖，产酸不产气，有些菌株迟缓发酵甘油和水杨酸；不发酵鼠李糖、半乳糖等其他糖类；能还原硝酸盐为亚硝酸盐；V-P 试验不定；不产生吲哚和硫化氢，不利用枸橼酸盐，不分解尿素；触酶阳性。

3. 噬菌体裂解试验 AP631 炭疽噬菌体对该菌有较强特异性。将 AP631 炭疽噬菌体滴于涂布有菌液的普通琼脂平板，35℃培养 18 小时，出现噬菌斑或噬菌条带者为阳性。

4. 串珠试验 在含青霉素 0.05～0.5U/ml 的培养基中，由于青霉素抑制该菌细胞壁肽聚糖合成，显微镜下可观察到该菌呈大而均匀的圆球状菌体呈串珠样排列。该现象为本菌所特有，可与其他需氧芽胞杆菌鉴别。

5. 青霉素抑制试验 10U/ml 青霉素抑制本菌生长，而其他需氧芽胞杆菌生长不受影响,依此可与其他需氧芽胞杆菌鉴别。

6. 荚膜膨胀试验 利用特异性抗血清与荚膜抗原特异性结合形成复合物,使细菌荚膜显著增大出现膨胀。阳性者于细菌周围可见厚薄不等、边界清晰的无色环状物,阴性对照无此现象。

7. 动物毒力试验 将一定量肉汤培养液注射动物皮下,小鼠于 3～4 天发病并死亡,家兔或豚鼠于 2～4 天发病并死亡。取血液或组织样本染色镜检及分离培养,可检出炭疽芽胞杆菌。蜡样芽胞杆菌对家兔和豚鼠无致病力。

8. 重碳酸盐生长毒力试验 本试验是动物毒力试验的替代方案,有毒菌株在含 0.5% $NaHCO_3$ 和 10% 马血清的琼脂平板上,于 10% CO_2 环境中 35℃培养 24～48 小时形成荚膜,菌落呈黏液型。

9. 质谱鉴定 MALDI-TOF MS 已广泛应用于微生物鉴定,该方法也适用于从纯培养物以及直接从临床和环境样本中鉴定炭疽芽胞杆菌,可快速获得鉴定结果。

10. 分子生物学检测 以毒素基因、荚膜合成相关基因或其他特异性基因作为目标基因,使用 PCR、RT-PCR 或 LAMP 等对目标基因进行检测,即可特异性地鉴定标本或环境中的炭疽芽胞杆菌。

11. 属内鉴定 需氧芽胞杆菌属常见菌种的鉴定见表 16-3。

表 16-3 需氧芽胞杆菌属常见菌种的鉴定

生化试验	炭疽芽胞杆菌	枯草芽胞杆菌	蜡样芽胞杆菌	苏云金芽胞杆菌	蕈状芽胞杆菌	巨大芽胞杆菌
荚膜	+	−	−	−	−	−
动力	−	+	+	+	−	+
厌氧生长	+	−	+	+	+	−
NO₃-NO₂	+	+	+	+	+	d
卵磷脂酶	+	−	+	+	+	−
V-P 试验	+	+	+	+	+	−
甘露醇	−	+	−	−	−	+
溶血反应	+	+	+	+	+	−
青霉素抑菌	+	−	−	−	−	−
噬菌体裂解	+	−	−	−	−	−
串珠试验	+	−	−	−	−	−

注:+,90% 以上菌株阳性;−,90% 以上菌株阴性;d,11%～89% 菌株阳性。

四、药敏试验的药物选择

炭疽芽胞杆菌对 β- 内酰胺类(青霉素类、碳青霉烯类)、氨基糖苷类、大环内酯类、氟喹诺酮类、四环素类、糖肽类、林可酰胺类、利福霉素类和噁唑烷酮类敏感,对头孢菌素类和磺胺类不敏感。迄今为止已发现部分(<10%)天然存在的炭疽芽胞杆菌对青霉素类抗菌药物耐药,使用该类药物前应首先进行药物敏感试验。根据国家卫生健康委员会《炭疽诊疗方案(2023 年版)》,临床药敏试验的常规首选抗菌药物主要有青霉素、庆大霉素、环丙沙星、左氧氟沙星、红霉素、多西环素、克林霉素及万古霉素等。

第三节 蜡样芽胞杆菌

蜡样芽胞杆菌（*B. cereus*）隶属于厚壁菌门（Firmicutes），芽胞杆菌纲（Bacilli），显核菌目（Caryophanales），芽胞杆菌科（Bacillaceae），芽胞杆菌属（*Bacillus*），在普通琼脂平板上能形成芽胞，名称来源于菌落表面粗糙似融蜡状。

一、临床意义

蜡样芽胞杆菌为机会致病菌，自然界分布广泛，常存在于土壤、灰尘和污水中，植物性食品和许多生、熟食品中常见，主要与受污染的米饭或淀粉类制品有关。

本菌引起的食物中毒夏秋季多见，分为腹泻型和呕吐型，由不同类型的毒素引起。腹泻型由不耐热的细胞毒素溶血素 BL、非溶血肠毒素和细胞毒素 K 引起，呕吐型由耐热的肠毒素呕吐毒素引起。近年来发现蜡样芽胞杆菌还可形成各种侵袭性和致命性感染，临床样本尤其是血液中分离的蜡样芽胞杆菌常被视为环境污染菌，因此与蜡样芽胞杆菌相关的侵袭性感染容易被忽视。

二、生物学特性

蜡样芽胞杆菌为（1.0～1.2）μm×（3.0～5.0）μm 的革兰氏阳性大杆菌，菌体两端较钝圆，多数呈链状排列，在恶劣环境条件下持续存在与产生内生芽胞和形成生物膜有关。芽胞位于菌体中心或次极端，不大于菌体，没有代谢活性，耐加热、冷冻、干燥、γ 射线和紫外线辐射，能耐受干热 100℃ 30 分钟，干热 120℃ 60 分钟方能被杀死。生物膜在非生物表面和活组织上形成，也以漂浮的薄膜形式存在。引起食物中毒的菌株多为周毛菌，有动力，不形成荚膜（图 16-6）。

本菌为需氧或兼性厌氧菌，营养要求不高，最适 pH 7.0～7.4，根据生长和生存特性，可将其分为嗜冷型和嗜温型。嗜冷型在低于 10℃ 时生长良好，37℃ 时生长较差，常存在于冷冻食品中；嗜温型在 37℃ 时生长良好，并可在低于 10℃ 时生存。在普通琼脂平板形成的菌落较大、灰白色、表面粗糙有蜡光、不透明，似毛玻璃状或白蜡状。在血琼脂平板上很快形成明显的 β 溶血环（图 16-7）。在肉汤中浑浊生长，形成菌膜。在卵黄琼脂上生长迅速，培养 3 小时后虽未见菌落，但能见到卵磷脂酶作用后形成的白色浑浊环，即乳光反应或卵黄反应。

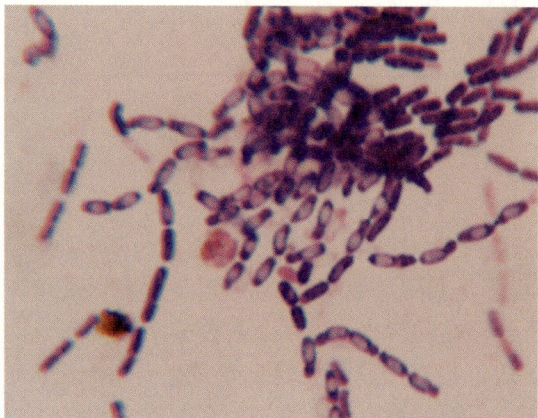

图 16-6　蜡样芽胞杆菌形态（革兰氏染色，×1 000）

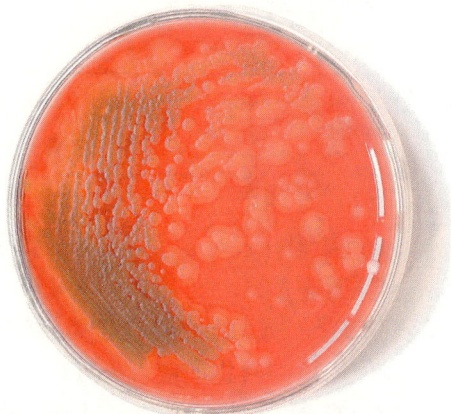

图 16-7　蜡样芽胞杆菌在血琼脂平板上菌落

三、微生物学检验

（一）检验程序

蜡样芽胞杆菌检验程序见图 16-8。

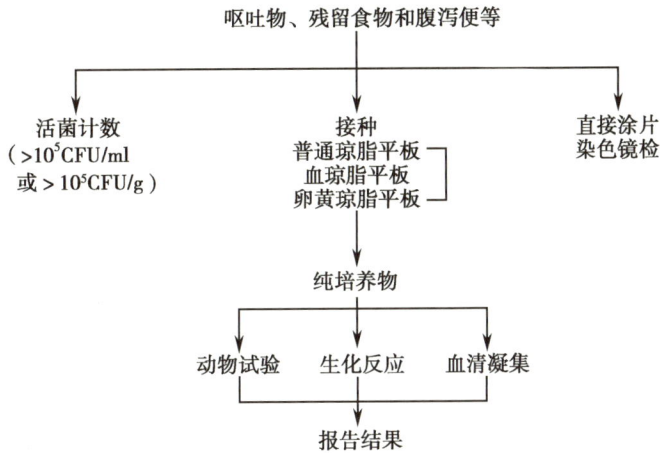

图 16-8　蜡样芽胞杆菌检验程序

（二）标本采集

采取可疑食物或腹泻物、呕吐物进行检验。除进行分离培养外，必须进行活菌计数，不能因分离出蜡样芽胞杆菌就认为是引起食物中毒的病原菌。

（三）分离培养与鉴定

1. 活菌计数 将残余食物用生理盐水稀释 10～1 000 倍，采用平板计数法或最可能数计数法对蜡样芽胞杆菌进行活菌计数。一般认为蜡样芽胞杆菌 $>10^5$ CFU/g 或 $>10^5$ CFU/ml 时，即有发生食物中毒的可能。

2. 分离培养 将可疑食物标本置于无菌研钵中，加适量生理盐水研磨，划线接种于血琼脂平板或其他标准培养基如 MYP 培养基、Pemba 培养基等，于 35℃ 培养 18～24 小时。若为呕吐物，则直接划线接种。

3. 生化试验 本菌能分解葡萄糖、麦芽糖、蔗糖、水杨素及果糖等，能胨化牛乳，液化明胶。V-P 试验阳性，卵磷脂酶阳性。但多次传代后生化特性常可改变。

4. 鉴定 根据形态、菌落、生化反应等特点可初步鉴定该菌。传统的生化反应耗时较长，对蜡样芽胞杆菌仅能鉴定到属，近年来广泛使用的 MALDI-TOF MS 可鉴定到种且时效性更高。

5. 分子生物学鉴定 通过各类 PCR 技术检测 16S rRNA、*tuf*、*hblA*、*cytK*、*entFM*、*nheA* 和 *ces* 等基因，可快速检测蜡样芽胞杆菌或相关毒素，但是大多数 PCR 方法仅能鉴定到属。

6. 与类似菌鉴定 动力阳性可排除炭疽芽胞杆菌和蕈状芽胞杆菌；溶血、不分解甘露醇，可排除巨大芽胞杆菌；淀粉酶试验阴性和青霉素酶试验阳性，可排除苏云金芽胞杆菌，见表 16-3。

四、药敏试验的药物选择

绝大多数蜡样芽胞杆菌对氨基糖苷类、糖肽类、喹诺酮类、四环素类、氯霉素类及林可霉素类等抗菌药物敏感，对青霉素类、头孢菌素类等抗菌药物高度耐药，如氨苄西林、青霉素、头孢唑啉、头孢吡肟、头孢噻肟等。临床药敏试验首选药物主要有克林霉素、万古霉素、四环素、红霉素、卡那霉素、庆大霉素、环丙沙星及亚胺培南等。

第四节　单核细胞性李斯特菌

单核细胞性李斯特菌（*L. monocytogenes*）隶属于厚壁菌门（Firmicutes），芽胞杆菌纲（Bacilli），显核菌目（Caryophanales），李斯特菌科（Listeriaceae），李斯特菌属（*Listeria*），本菌属目前共 28 个种，6 个亚种。其中，单核细胞性李斯特菌是唯一一种被确认为引起人类疾病的李斯特菌。

一、临床意义

单核细胞性李斯特菌广泛分布于自然界，常因污染奶制品引起食物中毒。本菌的致病物质主要是溶血素和菌体表面成分，是典型的胞内寄生菌。人类李斯特菌病包括亚临床和无并发症的发热性胃肠炎及严重的侵袭性疾病。侵袭性李斯特菌感染分为 3 种主要类型：①妊娠相关和新生儿李斯特菌病；②菌血症或败血症；③中枢神经系统感染。健康带菌者是本病的主要传染源，传播途径主要为粪 - 口传播，也可通过胎盘和产道感染新生儿；与病畜接触可致眼和皮肤的局部感染。

二、生物学特性

单核细胞性李斯特菌为革兰氏阳性短小杆状、兼性厌氧菌，大小约（1～2）μm×（0.4～0.5）μm，常成双排列，偶可见双球状。有鞭毛，18～20℃时有动力，37℃时动力缓慢；不产生芽胞；一般不形成荚膜，在含血清的葡萄糖蛋白胨水中能形成黏多糖荚膜。

本菌为兼性厌氧菌，营养要求不高，最适生长温度为 30～37℃，4℃能生长，故可进行冷增菌。血琼脂平板上 35℃培养 18～24 小时，形成直径 1～2mm、灰白色、有狭窄 β 溶血环的菌落。萘啶酸选择性琼脂平板上形成细密湿润、边缘整齐的蓝色圆形小菌落。肉汤中均匀浑浊生长，表面有薄膜形成。半固体培养基内可出现倒伞形生长。

单核细胞性李斯特菌根据 O 抗原和 H 抗原可分成 13 种血清型，各型对人类均可致病，与葡萄球菌、链球菌及大肠埃希菌等有共同抗原。根据表型特征和基因分型，可将单核细胞性李斯特菌分成 4 个家系，其中家系Ⅰ和Ⅱ最常见。

本菌在土壤、粪便、饲料和干草中能长期存活。耐盐（200g/L NaCl 溶液中长期存活）、耐碱（25g/L NaOH 溶液中 20 分钟才能杀灭）、不耐酸，对热较敏感，60～70℃加热 5～20 分钟可死亡。对一般消毒剂敏感，25g/L 苯酚 5 分钟、70% 乙醇 5 分钟即可杀灭该菌。

三、微生物学检验

（一）检验程序
单核细胞性李斯特菌检验程序见图 16-9。

（二）标本采集
根据感染部位不同可取血液、脑脊液、分泌物、脓液、咽喉拭子、粪便、新生儿脐带残端及羊水等标本。

（三）分离培养与鉴定
1. 分离培养　血液或脑脊液离心沉淀物接种两支心脑浸液，一支置 10% CO_2 环境 35℃培养，24 小时、48 小时各转种一次血琼脂平板或萘啶酸选择性琼脂平板；另一支置 4℃培养，每 24 小时做一次平板分离，连续 4 次，以后每周分离一次，至少 4 周，冷增菌法可提高阳性率。其他样本直接划线接种，也可 4℃增菌后再分离。

```
                              标本
        ┌──────────────┬───────────────────┐
        ↓              ↓                   
    直接涂片        200g/L NaCl    ┌─10% CO₂，35℃─┐  分离
    染色镜检        心脑浸汤增      │  24~48小时    │  培养
                   菌（2支）       └─4℃冷增菌──────┘
                          每24小时一次，共4次，以后
                          每周一次，至少4周
                      ┌──────────────────┐
                      ↓                  ↓
                   血平板            萘啶酸
                                    选择性平板
                      └──────┬───────┘
                        挑取可疑菌落
        ┌────────┬──────┬────────┬────────┬────────┐
        ↓        ↓      ↓        ↓        ↓        ↓
      涂片      镜检   半固体   普通肉汤  普通斜面  动物试验
      片染
      色
                                  ┌────────┴────────┐
                                  ↓                ↓
                               触酶            其他
                               试验           生化反应
```

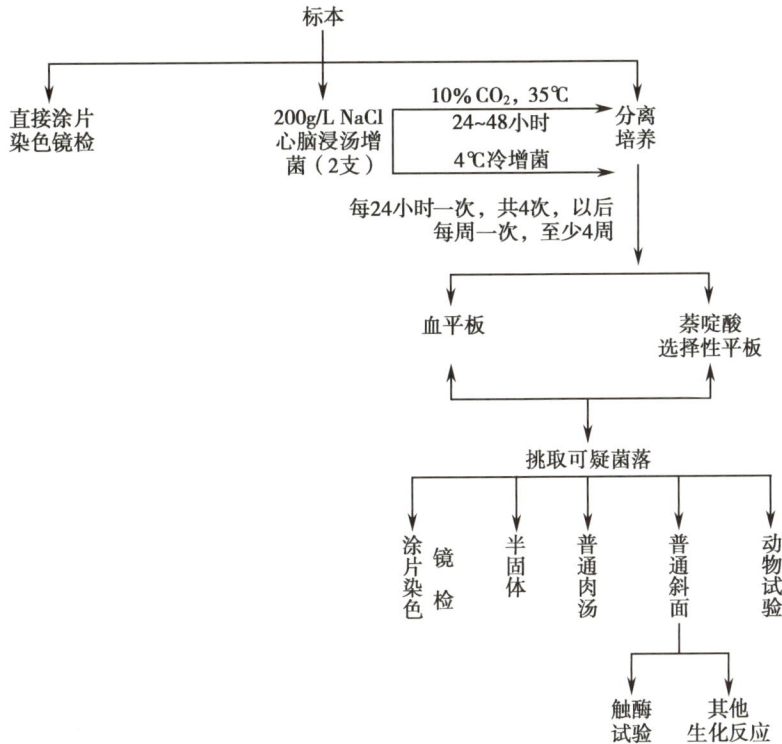

图 16-9 单核细胞性李斯特菌检验程序

2. 生化试验 触酶阳性，可发酵葡萄糖、麦芽糖、鼠李糖和水杨苷，产酸不产气，甲基红和 V-P 试验阳性，能水解七叶苷及精氨酸，不分解甘露醇、木糖、蔗糖，不形成吲哚，不液化明胶，不分解尿素。

3. 本菌特征 革兰氏阳性短杆菌，菌落较小，有狭窄的 β 溶血环；25℃有动力，37℃无动力或动力缓慢。触酶阳性，分解葡萄糖、鼠李糖及水杨苷，甲基红、V-P 试验及 CAMP 试验阳性。

4. 鉴定 生化反应、分子生物学以及生物传感器等技术都可应用于单核细胞性李斯特菌的鉴定。近年来，MALDI-TOF MS 的广泛应用以及定性质控品的研制运用，使临床和食品样本中的该菌质谱鉴定更加准确、可靠。

5. 鉴别 与棒状杆菌、红斑丹毒丝菌鉴别见表 16-4。本属内菌种的鉴定见表 16-5。

6. 与其他细菌的鉴定 幼龄培养物呈革兰氏阳性，48 小时后多转为革兰氏阴性，因此当遇到 25℃培养有动力的杆菌，而不符合革兰氏阴性杆菌时，应考虑李斯特菌的可能；本菌因培养条件不同而呈链状，37℃培养动力阴性，CAMP 试验阳性，常被误判为 B 群链球菌，触酶试验可鉴定，链球菌触酶阴性，本菌为阳性。

表 16-4 单核细胞性李斯特菌与其他常见革兰氏阳性需氧无芽胞杆菌的鉴别

菌名	触酶	动力	胆汁七叶苷	葡萄糖产酸	TSI 琼脂产 H₂S	溶血	硝酸盐	脲酶
单核细胞性李斯特菌	+	+	+	+	−	β	−	−
棒状杆菌属	+	−	d	d	−	d	d	d
红斑丹毒丝菌	−	−	−	+	+	无/α	−	−

注：+，90%以上菌株阳性；−，90%以上菌株阴性；d，11%～89%菌株阳性。

表 16-5　李斯特菌属各菌种的生物学特性

生化反应	CAMP 试验		甘露醇	木糖	鼠李糖	ONPG	硝酸盐
	金葡菌	马红球菌					
单核细胞性李斯特菌	+	−	−	−	+	+	−
伊氏李斯特菌	−	+	−	+	−	−	−
威氏李斯特菌	−	−	−	+	−	+	−
斯氏李斯特菌	+	−	−	+	−	+	−
格氏李斯特菌	−	−	+	−	d	—	−
无害李斯特菌	−	−	−	−	+	+	−

注：+，90% 以上菌株阳性；−，90% 以上菌株阴性；d，11%～89% 菌株阳性；—，无资料。

四、药敏试验的药物选择

单核细胞性李斯特菌对多种抗菌药物敏感，以青霉素类为首选，常用药物有氨苄西林、青霉素、链霉素、环丙沙星、氯霉素和红霉素等。对四环素、杆菌肽和磺胺类等抗菌药物耐药。临床药敏试验首选抗菌药物主要有青霉素或氨苄西林、磺胺甲噁唑 - 甲氧苄啶等。

第五节　红斑丹毒丝菌

红斑丹毒丝菌（*E. rhusiopathiae*）隶属于厚壁菌门（Firmicutes），丹毒丝菌纲（Erysipelotrichia），丹毒丝菌目（Erysipelotrichales），丹毒丝菌科（Erysipelotrichaceae），丹毒丝菌属（*Erysipelothrix*），目前该属共鉴定 9 个种，红斑丹毒丝菌是该属代表菌种，DNA 中 GC 值为 38mol%～40mol%。

一、临床意义

丹毒丝菌属在自然界中普遍存在，红斑丹毒丝菌是引起猪丹毒病的主要病原体。该病为急性传染病，主要发生在鱼类、家畜、家禽和兔类，人类也可因接触动物或其产品经皮肤损伤感染而引起类丹毒。本病以局部感染为主，皮肤丹毒和多发性关节炎是动物感染后的典型症状。类丹毒（局部皮肤感染或蜂窝织炎）是红斑丹毒丝菌引起的人急性感染疾病，潜伏期 1～2 天，体温升高可达 39℃ 以上，若 2 周内未痊愈，可转变为局部关节炎，也可引起急性败血症或心内膜炎。动物感染后可表现为急性、亚急性和慢性三种类型。

二、生物学特性

红斑丹毒丝菌为革兰氏阳性杆菌，大小（1.0～2.0）μm×（0.2～0.4）μm，单个存在或形成短链，粗糙型菌落涂片可呈长丝状且有分支及断裂，与放线菌的形态相近。无芽胞、鞭毛及荚膜。本菌为厌氧或微需氧菌，初次分离要求厌氧环境，适宜温度为 30～35℃。含有葡萄糖或血清的培养基内生长旺盛。血琼脂平板 35℃ 培养 24 小时，毒力较强的菌株形成光滑型菌落，毒力较弱的菌株形成粗糙型菌落。碲盐培养基培养后出现黑色菌落。半固体琼脂培养，细菌在琼脂表面下数毫米处发育最好，常呈带状。本菌对湿热及化学消毒剂敏感，对苯酚抵抗力较强，依此可从污染的组织标本中分离到该菌。

三、微生物学检验

（一）检验程序

红斑丹毒丝菌检验程序见图16-10。

（二）标本采集

败血症或心内膜炎患者取血液；皮肤疹块取病灶处的脓液或渗出液；死亡动物穿刺取心脏内血液和内脏。

（三）标本直接染色检查

革兰氏阳性杆菌，菌体细长，长短不一，单个存在或形成短链。本菌易被脱色而呈革兰氏阴性杆菌，其间夹杂革兰氏阳性颗粒。

（四）分离培养与鉴定

1. 分离培养 标本可直接接种血琼脂平板或接种于含1%葡萄糖营养肉汤，置厌氧或5%～10% CO_2 环境35℃增菌培养，再转种于含5%兔血的心浸液琼脂平板或血琼脂平板进行分离培养。

图 16-10 红斑丹毒丝菌检验程序

2. 生化试验 发酵葡萄糖、乳糖及阿拉伯糖，产酸不产气，不分解木糖、甘露醇及蔗糖。精氨酸双水解酶试验阳性，大部分菌株产生硫化氢。胆汁七叶苷、脲酶、触酶、氧化酶、动力及硝酸盐还原试验均阴性。

3. 本菌特征 革兰氏阳性细长杆菌，血琼脂平板上呈细小、光滑型菌落或较大粗颗粒型菌落；在TSI琼脂中产生 H_2S；分解葡萄糖、乳糖及阿拉伯糖，精氨酸双水解试验阳性。

4. 鉴定 分子生物学技术、MALDI-TOF MS、免疫学检测在细菌鉴定中的广泛应用，极大地增加了该菌鉴定的时效性和准确性。

5. 与单核细胞性李斯特菌鉴定 红斑丹毒丝菌在TSI上产生 H_2S，分解阿拉伯糖；而单核细胞性李斯特菌均为阴性。

四、药敏试验的药物选择

本菌对青霉素类、头孢菌素类、糖肽类等抗菌药物较敏感，对红霉素、克林霉素、四环素、复方磺胺甲噁唑、环丙沙星和苯唑西林等耐药。药敏试验首选青霉素、氨苄西林、万古霉素、替考拉宁、头孢噻吩及利福平等药物。

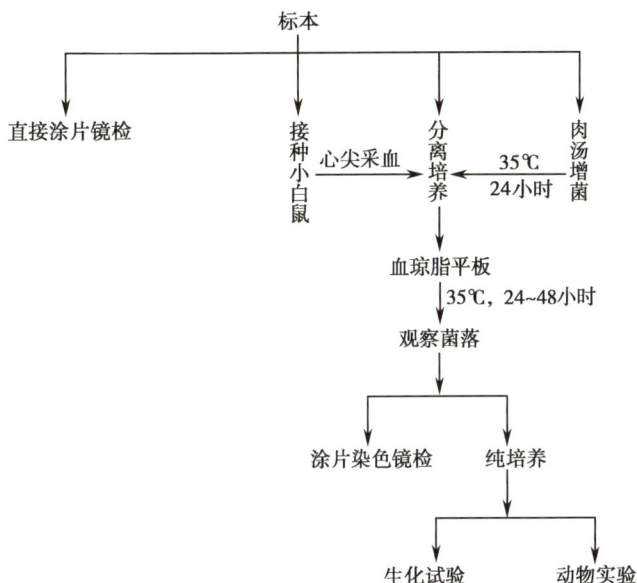

第六节 阴道加德纳菌

阴道加德纳菌（*Gardnerella vaginalis*，GV）隶属于放线菌门（Actinobacteria），放线菌纲（Actinobacteria），双歧杆菌目（Bifidobacteriales），双歧杆菌科（Bifidobacteriaceae），加德纳菌属（*Gardnerella*），目前该属分为6个种，阴道加德纳菌是本属中最早鉴定的一个菌种，其DNA中GC值为42mol%～44mol%，在本节中重点介绍。

一、临床意义

阴道内环境是一个动态的微生态系统，厌氧和兼性厌氧细菌在阴道内过度生长，造成阴道内微生态的平衡失调，可引起细菌性阴道病（bacterial vaginosis，BV）。BV 患者阴道黏膜无炎症改变，10%～40% BV 患者无临床症状。阴道加德纳菌是导致 BV 最常见病原体之一。20%～40% 正常妇女阴道内也可检出该菌，因此 BV 诊断一般不需要做 GV 的分离培养。另外，BV 与不孕不育、早产、产后子宫内膜炎、绒毛膜炎、羊水感染、盆腔炎和子宫全切术后感染等有关，还能引起新生儿败血症和软组织感染。

二、生物学特性

GV 菌体大小为 $(0.4～0.6)\,\mu m \times (1.5～2.5)\,\mu m$，两端钝圆，易呈多形性，无芽胞、荚膜及鞭毛。革兰氏染色结果视菌株和菌龄不同而异，实验室保存菌株趋向革兰氏阴性，新鲜临床标本中分离的菌株趋向革兰氏阳性，高浓度血清中生长的菌株呈革兰氏阳性。

本菌营养要求较高，在一般营养琼脂平板上不生长，最适 pH 6.0～6.5，大多数菌株为兼性厌氧，可在 25～42℃生长，最适生长温度为 35～37℃。5% 人血琼脂平板，置 3%～5% CO_2 环境 35℃培养 48 小时，可形成 0.3～0.5mm 针尖大小菌落，置 37℃、含 5%～10% CO_2 的环境或烛缸内，菌落生长情况更好。在人血琼脂和兔血琼脂平板上可出现 β 溶血环，羊血琼脂平板上不溶血。

三、微生物学检验

（一）检验程序

阴道加德纳菌检验程序见图 16-11。

（二）标本采集

疑为 BV 患者可借助阴道扩张器采集阴道分泌物；疑为宫内膜感染者，采用无菌术刮取内膜细胞；羊水感染者用无菌术采取羊水。

（三）标本直接检查

1. 直接湿片镜检 取阴道分泌物加数滴生理盐水混匀涂片镜检，BV 患者可见无数成簇的小杆菌群集或吸附于阴道上皮细胞表面，致使细胞边缘晦暗，呈锯齿形，即为线索细胞。根据《细菌性阴道病诊治指南（2021 修订版）》，线索细胞阳性是诊断 BV 的必备条件。

2. 涂片染色镜检 取阴道分泌物涂片革兰氏染色镜检，根据革兰氏染色 Nugent 评分标准对 BV 进行诊断。

3. pH 测定 用精密 pH 试纸（pH 3.8～5.4）直接浸入阴道扩张器上的阴道分泌物中数秒检测 pH，若 pH>4.5 为可疑。

4. 胺试验 将 100g/L KOH 1～2 滴滴在载有阴道分泌物的玻片上，若发出腐败鱼腥样胺臭味，即胺试验阳性。

5. 分子生物学检测 直接探针杂交、PCR 检测、转录介导扩增技术、荧光原位杂交技术和宏基因组测序技术等为 BV 检测提供多元化的识别手段，但是实验条件、检测成本等限制这些技术手段的应用。

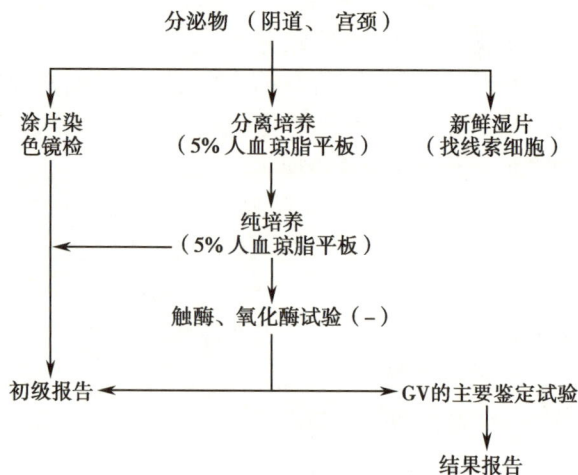

图 16-11 阴道加德纳菌检验程序

（四）分离培养和鉴定

1. 分离培养 由于 BV 是阴道微生态失调，20%～40% 的正常妇女阴道内也可检出该菌，因此细菌培养意义不大，不推荐细菌培养作为 BV 的诊断方法。对于确需进行分离培养和鉴定的患者，可将已沾有阴道分泌物的棉拭子在 5% 人血琼脂平板上 Z 形涂抹接种，再用接种环广泛涂布，置烛缸内 35℃ 培养 48 小时后观察生长情况。

2. 生化试验 阴道加德纳菌的主要生化试验见表 16-6。

表 16-6　阴道加德纳菌主要生化试验

氧化酶	触酶	马尿酸	淀粉	葡萄糖	麦芽糖	甘露醇	棉子糖	肌醇	脱羧酶	V-P试验	吲哚	明胶液化	H$_2$S	硝酸盐	甲硝唑
−	−	+	+	+	+	−	−	−	−	−	−	−	−	−	敏感

注：+，90% 以上菌株阳性；−，90% 以上菌株阴性。

3. 鉴定 根据形态学检查、pH 测定及胺试验，一般即可鉴定该菌，必要时做分离培养和生化试验，培养获得的菌落可采用 MALDI-TOF MS 进行鉴定。

四、药敏试验的药物选择

BV 患者一般无须进行分离培养和药敏试验。根据《细菌性阴道病诊治指南（2021 修订版）》，BV 治疗通常选用抗厌氧菌药物：硝基咪唑类药物（甲硝唑和替硝唑）和克林霉素。甲硝唑可抑制厌氧菌生长而对乳杆菌影响小，是较理想的治疗药物。GV 导致的其他感染确需进行药敏试验，首选药物主要选择头孢唑啉、头孢呋辛、头孢曲松、万古霉素、甲硝唑、克林霉素、四环素、左氧氟沙星及氨苄西林 - 舒巴坦等。

本章小结

　　革兰氏阳性需氧杆菌种类繁多，有些对人及动物有高度致病性。白喉棒状杆菌是人类急性呼吸道传染病白喉的主要病原菌，其致病因素主要与产生的白喉毒素有关，只有携带 β 棒状杆菌噬菌体的溶原菌可产生白喉毒素。白喉棒状杆菌形态为革兰氏染色阳性、一端或两端膨大呈棒状、菌体内常有异染颗粒，具有诊断价值。炭疽芽胞杆菌为需氧芽胞杆菌属中致病力最强的革兰氏阳性大杆菌，可引起人与动物的炭疽病，芽胞常被利用为生物恐怖播散的生物制剂，在标本采集、培养鉴定及感染标本处理中应严格按照乙类传染病防治原则进行。蜡样芽胞杆菌主要引起人类食物中毒；单核细胞性李斯特菌可引起人类菌血症、败血症和脑膜炎等多种疾病；红斑丹毒丝菌常由动物传染给人引起类丹毒；阴道加德纳菌为阴道内正常菌群，菌群失调时可引起细菌性阴道病。上述细菌的形态结构、培养特征、生化反应均有其特点，在鉴定时应予以注意。

（刘靳波）

第十七章 分枝杆菌属

通过本章学习,你将能回答以下问题:

1. 分枝杆菌属细菌具有哪些特点?

2. 结核分枝杆菌有哪些培养特性和抵抗力特点?

3. 怀疑为结核分枝杆菌感染患者,痰标本涂片抗酸染色后如何判定镜检结果并进行报告?结核分枝杆菌的主要鉴定要点有哪些?

4. 非结核分枝杆菌有哪些种类和常见致病菌?麻风分枝杆菌的生物学特性是什么?

分枝杆菌属(*Mycobacterium*)属于细菌域(Domain Bacteria)放线菌门(Actinobacteria)放线菌纲(Actinobacteria)放线菌亚纲(Actinobacteridae)放线菌目(Actinomycetales)棒状杆菌亚目(Corynebacterineae)的分枝杆菌科(Mycobacteriaceae),根据引起感染情况的不同,可将其分为三大类:①典型致病菌,包括结核分枝杆菌复合群(*Mycobacterium tuberculosis* complex,MTBC)和麻风分枝杆菌(*M. leprae*);②机会致病菌,主要由存在于环境中的非结核分枝杆菌(nontuberculous mycobacteria,NTM)构成;③罕见致病菌,主要由存在于环境中腐生 NTM 构成,一般不致病。本属细菌 DNA 中 GC 含量较高为 62mol%~70mol%(麻风分枝杆菌为 55mol%)。

分枝杆菌属细菌(简称分枝杆菌)为一大类细长、直或微弯的杆菌,大小(0.2~0.6)μm×(1.0~10)μm,无鞭毛、无芽胞,细胞壁含有大量由分枝菌酸构成的脂质,这些长链脂肪酸使得分枝杆菌属的所有细菌不易被染料染上颜色,但随着染色时间延长或染色时加热,染料可以穿透分枝杆菌细胞壁使其着色,一旦着色,该类细菌可以抵抗 3% 盐酸乙醇的脱色作用,这个特性被称为抗酸性,这是区分分枝杆菌与其他菌属细菌的主要特性,根据这个特性,常将分枝杆菌称为抗酸杆菌(acid-fast bacilli,AFB)。虽然抗酸性有助于将分枝杆菌与其他细菌区分开来,但分枝杆菌并不是唯一具有这种特性的细菌;与医学有关的细菌中,诺卡菌属(*Nocardia*)、红球菌属(*Rhodococcus*)、戈登菌属(*Gordonia*)和冢村菌属(*Tsukamurella*)的细菌均具有一定抗酸性,引起肺炎的麦克达德军团菌(*Legionella micdadei*)在组织中也部分具有抗酸性,隐孢子虫属(*Cryptosporidium*)和等孢子球虫属(*Isospora*)的包囊也具有明显的抗酸性。

分枝杆菌培养时严格需氧,与大多数引起人类疾病的病原菌相比,可培养的分枝杆菌营养要求高,生长缓慢。根据分枝杆菌在特定培养基上生长速度的不同,可将分枝杆菌分为快速生长群(rapid growers)和慢生长群(slow growers),培养后 7 天内长出菌落者为快速生长分枝杆菌,7 天以上生长出菌落者为慢生长分枝杆菌。临床上,绝大多数致病或条件致病的分枝杆菌属于慢生长群。

第一节 结核分枝杆菌复合群

一、分类

结核分枝杆菌复合群（MTBC）主要包括结核分枝杆菌（M. tuberculosis，MTB）、非洲分枝杆菌（M. africanum）、牛分枝杆菌（M. bovis）、山羊分枝杆菌（M. caprae）、海豹分枝杆菌（M. pinnipedii）和坎纳分枝杆菌（M. canettii）等，其中结核分枝杆菌和非洲分枝杆菌主要引起人类感染，其他分枝杆菌主要引起动物感染。这类细菌都属于慢生长菌，菌落不产生色素。

二、临床意义

世界范围内最常引起人类结核感染的为结核分枝杆菌，该菌可侵犯全身各器官，引起相应器官结核病，但以通过呼吸道感染引起的肺结核最常见。非洲分枝杆菌的一个显著特征是其地理限制，主要引起西非人类感染，西非 40% 的结核病由非洲分枝杆菌引起。人体暴露于结核分枝杆菌后能否发展为结核病主要取决于机体的细胞免疫反应、接触的细菌数量以及菌株的毒力。

结核分枝杆菌不产生内毒素、外毒素和侵袭性酶类，致病物质与其菌体成分如微荚膜、脂质和蛋白质有关。结核分枝杆菌被巨噬细胞吞噬后，可通过微荚膜抑制吞噬体与溶酶体融合等系列作用而使结核分枝杆菌在巨噬细胞中存活。该菌的毒力与其细胞壁所含的脂质成分（多以糖脂或脂蛋白形式存在，前者更多见）及含量密切相关。主要的脂质成分有①索状因子（cord factor），为结核分枝杆菌细胞壁的一种糖脂，化学本质为海藻糖 6,6- 二分枝菌酸（TDM），能使该菌在液体培养基中紧密聚集在一起呈绳索状，具有佐剂特性；具有促进肉芽肿形成的作用。②磷脂，与结核结节形成、干酪样坏死有关。③硫酸脑苷脂，有助于病菌在吞噬细胞内存活。④甘露糖脂，可与巨噬细胞甘露糖受体结合，辅助细菌进入细胞内、抑制吞噬体成熟，阻止巨噬细胞的杀伤，并诱导 TNF-α 等抗炎细胞因子产生，导致发热、消瘦、体重下降和组织坏死等结果。结核分枝杆菌含有多种蛋白质，多为脂蛋白或糖蛋白，结核菌素（tuberculin）就是该菌分泌的具有耐热特性的蛋白质，与具有佐剂活性的糖脂结合后能引起较强的迟发型超敏反应。

人类感染结核分枝杆菌时，机体的细胞免疫和迟发型超敏反应同时存在。结核分枝杆菌是胞内寄生菌，机体对其免疫主要依靠 T 淋巴细胞介导的细胞免疫；但机体在对结核分枝杆菌产生特异性细胞免疫的同时，也形成对该菌的超敏状态，当再次遇到结核分枝杆菌时，体内致敏的 T 淋巴细胞即释放出淋巴因子，引起强烈的迟发型超敏反应。

三、生物学特性

结核分枝杆菌为细长、直或略弯的杆菌，呈单个、分枝状或团束状排列；无鞭毛、无芽胞、有菌毛和微荚膜。细胞壁含有大量独特和非典型结构的多糖和脂质，占细胞壁干重的 60% 以上，主要为分枝菌酸（mycolic acid），为一种长链、多重交叉连接的脂肪酸，这可能是其抗酸性、生长缓慢、耐干燥和抵抗化学消毒剂作用的物质基础。

该菌不易通过革兰氏染色着色，实验室常采用荧光染色法、齐 - 内（Ziehl-Neelsen）染色法进行抗酸杆菌的快速检测，也称为抗酸染色（acid-fast staining）法。用荧光染料金胺 O 荧光染色（auramine O fluorochrome staining）后，在荧光显微镜下结核分枝杆菌菌体可发出明亮的黄绿（或橘黄）色荧光（图 17-1）。经齐 - 内抗酸染色后，其菌体为红色，而其他细菌和背景物质呈蓝色（图 17-2）。

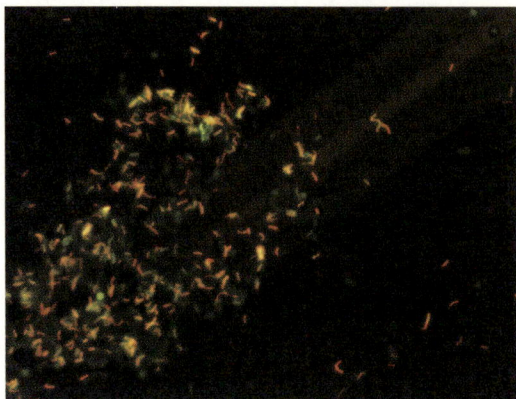

图 17-1　结核分枝杆菌（金胺 O 荧光染色，×1 000）

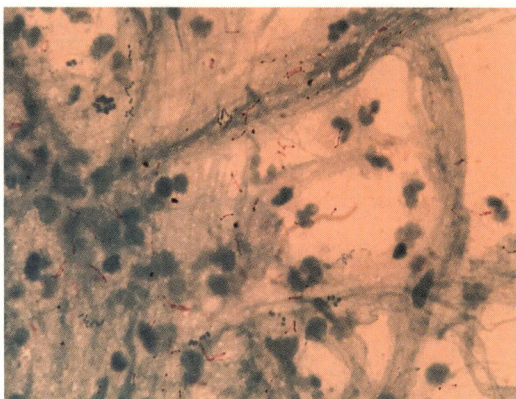

图 17-2　痰标本结核分枝杆菌（抗酸染色，×1 000）

　　结核分枝杆菌专性需氧，5%～10% 的 CO_2 可促进其生长，最适生长温度 35～37℃，营养要求高，普通培养基上不生长。常用含有马铃薯、鸡蛋、甘油等营养成分和杂菌抑制剂孔雀石绿的罗 - 琴（Lowenstein-Jensen，L-J）培养基，或含有血清白蛋白的 Middlebrook 7H10 培养基或 Middlebrook 7H11 培养基进行培养。

　　本菌生长缓慢，在最适培养环境条件下，将本菌接种于罗 - 琴固体培养基，需要培养 2～6 周才能出现肉眼可见的菌落。典型菌落表面粗糙、不透明，边缘不规则、乳白色或淡黄色，外观干燥、常呈颗粒状、结节状或花菜样（图 17-3）。在液体培养基中本菌一般 1～2 周即可生长，常形成表面菌膜。

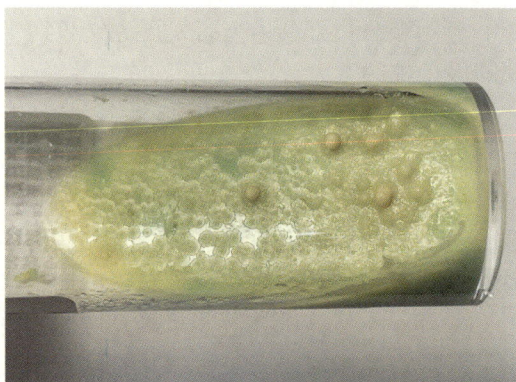

图 17-3　结核分枝杆菌"花菜样"菌落（罗 - 琴培养基培养 29 天）

有毒力的菌株在液体培养基中呈束状或团块状生长，若在液体培养基中加入吐温 -80，可使其均匀分散生长，有利于进行药敏试验和动物接种。

　　本菌易发生形态、菌落、毒力及耐药性变异。卡介苗（Bacillus Calmette-Guerin vaccine，BCG vaccine）就是 Calmette 和 Guerin 将有毒的牛分枝杆菌在含有甘油、胆汁、马铃薯的培养基中经 13 年 230 次传代而获得的减毒活疫苗，现广泛用于预防接种。在不良环境中，特别是受药物的影响，该菌可以变为 L 型菌，此时其形态可以表现为颗粒状或呈丝状，抗酸性减弱或消失，菌落由粗糙型变为光滑型；临床结核性冷脓肿和痰标本中经常见到非抗酸性的革兰氏阳性颗粒，可能是该菌的 L 型变异。该菌对异烟肼、链霉素、利福平等易产生耐药性变异，如果菌株对利福平和异烟肼同时耐药，称为多重耐药结核分枝杆菌（multidrug-resistant *M. tuberculosis*，MDR-MTB）；MDR-MTB 如果对一种喹诺酮类及可静脉注射的一种氨基糖苷类药物同时耐药，或者对多肽类（polypeptide）药物耐药，称为广泛耐药结核分枝杆菌（extensively drug-resistant *M. tuberculosis*，XDR-MTB）。MDR-MTB 或 XDR-MTB 引起的结核病，在临床进行抗感染治疗时，所采取的抗感染治疗原则（抗生素种类、组合、治疗时间等）不同。耐药性变异的发生主要与其染色体基因突变有关。

　　本菌对理化因素的抵抗力较强。耐干燥，黏附在尘埃上可保持传染性 8～10 天，在干燥痰内可存活 6～8 个月；耐酸碱，在酸（3% HCl 或 6% H_2SO_4）或碱（4% NaOH）中，能存活至少 30 分钟,因此酸或碱可在分离培养时用于处理有杂菌污染的标本和消化标本中的黏稠物质;耐受孔雀石绿或结晶紫等染料,将这些染料加入培养基中可抑制杂菌生长。对湿热敏感,在液体中加热至 62~63℃ 15 分钟或煮沸即被杀死;对紫外线敏感,直接日光照射 2~3 小时可被杀死,可用于结核患者衣服、书籍等的消毒;对乙醇敏感,在 70% 乙醇中作用 2 分钟即可死亡。该菌抵抗力与环境中有机物的存在密切相关,如痰液可增强其抵抗力,5% 苯酚在无痰时 30 分钟可杀死本菌,有痰时需要 24 小时;5% 甲酚皂无痰时 5 分钟即可杀死本菌,有痰时需要 1~2 小时。

四、微生物学检验

由于结核分枝杆菌可通过空气传播,人吸入少量的结核分枝杆菌即可引起感染,因此,在进行结核标本的采集、转运与处理时,需要进行生物安全评估并使用合适的个体防护和生物安全设备。对于少量活菌操作的传统检测,如涂片镜检、分离培养、菌种鉴定,需要在分区合理、布局良好并符合生物安全二级防护要求的实验室进行,药敏试验需要在加强型生物安全二级实验室进行;对于大量结核分枝杆菌活菌操作的试验,必须在符合生物安全三级防护要求的实验室进行。

(一)标本采集

结核分枝杆菌可在很多临床标本中检出,包括呼吸道标本、尿液、血液、脑脊液、胸(腹)腔积液、关节液、组织活检标本和分泌物标本等。

1. 呼吸道标本 是结核病最常见的标本类型,约占结核病标本的 80%~90%。自然咳出的痰、生理盐水雾化吸入诱导的痰标本、经气管吸出物、支气管肺泡灌洗液、支气管肺泡刷出物、喉部拭子和鼻咽部拭子等都可作为结核分枝杆菌实验室检查的标本,痰液和支气管吸出物是其中最常见的标本类型。收集痰液时,应连续三天清晨收集患者深部咳出痰液(或通过高渗盐水雾化吸入诱导的痰液,多用于儿童或重病患者)5~10ml(收集痰液前应指导患者用无菌水漱口),盛放于带密封盖的无菌、干燥、广口器皿中立即送检,如不能立即送检,标本可置 2~8℃冰箱保存过夜。如不能收集到痰液,可使用支气管镜采集标本,这些标本包括支气管刷出物、支气管冲洗液、支气管肺泡灌洗液或经支气管活检标本。

2. 体液 血液、脑脊液、胸(腹)腔积液和关节液等,无菌抽取后置无菌试管抗凝后送检;脓液或分泌物应直接从溃疡处采取,深部脓肿用无菌注射器抽取后置无菌试管送检。

3. 活检标本 机体任何器官或组织,如果怀疑有结核分枝杆菌感染,采取活检标本进行检查,有助于结核病的诊断。

4. 尿液 尿液的结核分枝杆菌培养阳性率很低,如果收集尿液标本,最好收集早晨第一次尿的中段尿 15ml,或通过无菌针头或注射器从导尿管中吸出的尿液也可作为送检标本。

(二)直接涂片检查

标本直接或集菌后在载玻片上厚涂片,形成约长 2cm、宽 1cm 大小的涂片面积,经干燥和固定后作荧光染色和抗酸染色。荧光染色后用荧光显微镜在高倍镜下检查,结核分枝杆菌呈现明亮的橘黄(或黄绿)色,该法敏感性较抗酸染色高,常用于筛选,阳性者可继续在这张涂片上用抗酸染色检查。抗酸染色常采用齐 - 内(热染色)或 Kinyoun(冷染色)方法,染色后油镜观察,至少检查 300 个油镜视野(用显微镜依次检查完 2cm×1cm 的涂片范围,一般需要 100 个油镜视野;依此类推,300 个油镜视野即是对 2cm×1cm 的涂片范围反复检查 3 次,每次对整个涂片区域依次观察 100 个油镜视野),未发现抗酸菌方可报告阴性。若找到抗酸菌可按表 17-1 报告方式初步报告结果。

为防止交叉污染,一张载玻片只能做一份标本涂片,同时染色过程中还要注意防止不同标本涂片间的交叉污染。

表 17-1　分枝杆菌涂片镜检报告方式

染色方法（显微镜视野）	镜检结果	报告方式
抗酸染色（油镜）	0 条抗酸菌 / 连续观察 300 个视野	阴性
	1～8 条抗酸菌 /300 个视野	阳性（报告分枝杆菌数）
	1～9 条抗酸菌 /100 个视野，连续观察 300 个视野	+
	1～9 条抗酸菌 /10 个视野，连续观察 100 个视野	++
	1～9 条抗酸菌 /1 个视野，连续观察 50 个视野	+++
	>9 条抗酸菌 /1 个视野，连续观察 50 个视野	++++
荧光染色（高倍镜）	0 条 /50 个视野	阴性
	1～9 条 /50 个视野	阳性（报告分枝杆菌数）
	10～49 条 /50 个视野	+
	1～9 条 /1 个视野，至少观察 50 个视野	++
	10～99 条 /1 个视野，至少观察 20 个视野	+++
	≥100 条 /1 个视野，至少观察 20 个视野	++++

注：荧光染色后用高倍镜依次检查完 2cm×1cm 的涂片范围一般需要 50 个视野；+，表示抗酸（或荧光染色）阳性，菌体呈红（黄绿 / 橘黄）色；条数，表示显微镜下看到的红（或黄绿 / 橘黄）色菌体个数。

（三）分离培养与鉴定

1. 标本前处理　由于结核分枝杆菌营养要求高、生长缓慢，培养时若标本中存在其他杂菌，杂菌多生长较快、易消耗营养，不利于生长缓慢的结核分枝杆菌检出。因此对于可能含有杂菌的标本（如痰标本、支气管肺泡灌洗液、支气管洗液和经气管吸出液等），培养前需要对其进行前处理，使标本均质化并杀死其中的杂菌。而血液、脑脊液、关节液等无菌部位标本，可直接离心后取沉淀接种。

进行结核分枝杆菌培养的标本常用前处理试剂主要有①4% 的氢氧化钠，既有消化作用（使黏稠的痰液液化）又有去污染作用（杀死痰液中的正常菌群）；②枸橼酸钠加 N- 乙酰 -L- 半胱氨酸（N-acetyl-L-cysteine，NALC）溶液，0.5%～2.0% 浓度的 NALC 与 NaOH 结合使用时，可降低后者的工作浓度至 1% 左右，既能使黏脓性痰液液化，又有去除杂菌作用；枸橼酸钠通过结合重金属来稳定 NALC，进而促进痰液液化。标本前处理液加入标本中的量一般与标本的体积相同，具体操作原则需要根据标本的具体情况综合分析判断。

2. 分离培养　从标本中分离培养出结核分枝杆菌是临床诊断结核病的"金标准"。取处理过（消化、去污染、离心等）的标本适量接种于 L-J 等结核分枝杆菌培养基，在 35℃、5%～10% CO_2、高湿度暗环境中培养 6～8 周。发现有类似结核分枝杆菌菌落出现，立即涂片抗酸染色，出现阳性结果进一步做鉴定试验。但该法检测周期长，不利于早期诊断。

目前临床上已有多种使用液体培养基的结核分枝杆菌自动化快速培养系统，这些系统具有检测周期短（约 2 周）、检出阳性率高及初步自动分析等优点，不仅可用于除了血液以外的所有无菌体液标本，也可用于含杂菌标本的分枝杆菌培养。为了更好地分离结核分枝杆菌，实验室可使用液体培养联合一种或多种固体培养方法进行结核分枝杆菌的检测。

3. 鉴定

（1）生物学鉴定：可根据细菌对浓度为 500μg/ml 对硝基苯甲酸（p-nitrobenzoic acid，PNB）的敏感性来初步区别 MTBC 和 NTM，前者对 PNB 敏感，后者对其耐药。

结核分枝杆菌的鉴定首先依据抗酸染色，以及在特殊的固体培养基上生长的菌落形态、生长速度、最适生长温度、色素产生的光反应性等作出初步鉴定，进一步可通过系列生化试验进行菌种鉴定。

结核分枝杆菌典型生化特征表现为烟酸试验（niacin test）阳性、还原硝酸盐为亚硝酸盐、触酶阳性（加热情况下该酶可被破坏，即耐热触酶阴性），但异烟肼耐药的菌株不产生触酶。结核分枝杆菌与牛分枝杆菌的鉴别可通过噻吩 -2- 羧酸酰肼（2-thiophene-carboxylic acid hydrazide，TCH）抑制试验和吡嗪酰胺酶试验（pyrazinamidase test），结核分枝杆菌不被 TCH 抑制、吡嗪酰胺酶阳性，而牛分枝杆菌与之相反。生化鉴定的缺点是必须培养出菌株才可进行且耗时较长。

（2）免疫学鉴定

1）结核菌素皮肤试验（tuberculin skin test，TST）：应用结核菌素作为抗原进行皮肤试验，来测定机体对结核分枝杆菌抗原是否产生 Ⅳ 型超敏反应，从而了解机体是否有过结核分枝杆菌感染，或对结核分枝杆菌是否具有免疫力的一种试验。该法操作简单，无须实验室和特殊设备，适用于各种环境。

结核菌素是结核分枝杆菌的菌体成分，目前常用的是从结核分枝杆菌细胞壁抽提和纯化的纯蛋白质衍生物（purified protein derivative，PPD）。试验时，定量的 PPD 注射到患者前臂皮内，注射后 48～72 小时内局部出现红肿硬结为阳性，提示过去感染过结核或接种过卡介苗。

该法的主要缺陷在于：①特异性较低，与卡介苗接种和非结核分枝杆菌有交叉，易造成"假阳性"结果；②敏感性较低，免疫力低下人群（如艾滋病患者）会出现假阴性；③导致局部炎症和瘢痕。

鉴于 PPD 抗原成分复杂且容易出现交叉反应，目前已推荐使用新型重组结核分枝杆菌融合蛋白（即早期分泌抗原靶 6 和培养滤液蛋白 10）作为抗原进行皮肤试验，具有较高的敏感性和特异性，用于紧密接触者、高风险者和重点人群的筛查。

2）抗原检测：可用 ELISA 方法直接检测脑脊液中结核分枝杆菌特异性抗原，具有快速、敏感、特异性高的特点，在结核性脑膜炎的快速诊断中已得到应用。由于影响因素多，此方法在其他标本中的应用受限。结核分枝杆菌蛋白 64（mycobacterium tuberculosis protein 64，MPT64）是 MTBC 感染后早期分泌的特异蛋白，近年来，通过检测 MPT64 抗原，用于区分 MTBC 和 NTM 的技术手段得到很好的发展，目前已有多种商业化的检测系统可供选择。

3）γ 干扰素释放试验（IFN-γ release assays，IGRA）：结核分枝杆菌感染者外周血单个核细胞中存在结核特异性 T 细胞，这些淋巴细胞在受到结核特异抗原（早期分泌抗原靶 6 和培养滤液蛋白 10）刺激后分泌 γ 干扰素。应用 ELISA 法检测 IFN-γ 的释放水平，或应用酶联免疫斑点试验（enzyme linked immunospot assay，ELISPOT）检测释放 IFN-γ 的效应 T 细胞频数。该法具有高度的敏感性和特异性，不受机体免疫力及卡介苗接种的影响；但不能区别潜伏结核、活动性结核和陈旧性结核等，且检测试剂盒费用较高。临床使用该法进行结核病诊断时需要结合临床表现、影像学、检验结果等综合分析，不能将其作为单独或决定性的结核病诊断依据。

（3）分子生物学鉴定：绝大多数实验室都是利用商品化的系统或设备进行 MTBC 的分子生物学鉴定，有些商品化系统在快速进行细菌分子鉴定的同时还可以检测其利福平和 / 或异烟肼耐药相关基因。但分子生物学检测有可能出现假阳性结果，因此其结果需要结合临床综合分析。

（4）质谱分析鉴定：MALDI-TOF MS 技术对抗酸阳性培养物可鉴定到种的水平，总鉴定率大于 99%。

五、药敏试验的药物选择

开展 MTBC 药敏检测最基本的药物应包括抗结核一线药物乙胺丁醇、利福平、异烟肼和吡嗪酰胺。仅在抗结核一线药物治疗无效时使用的抗结核二线药物，如氨基糖苷类的链霉素、卡那霉素和阿米卡星以及氟喹诺酮类的左氧氟沙星等,因其副作用大而不推荐做常规药敏试验。对于 MDR-MTB 和利福平耐药结核分枝杆菌,优先推荐在上述四种一线药物的基础上,加做贝达喹啉、利奈唑胺、氟喹诺酮类药物(左氧氟沙星或莫西沙星);可选做氯法齐明、环丝氨酸、阿米卡星、链霉素、乙硫异酰胺和对氨基水杨酸。

第二节　非结核分枝杆菌

一、分类

非结核分枝杆菌(nontuberculous mycobacteria,NTM)是指分枝杆菌属中除结核分枝杆菌复合群和麻风分枝杆菌以外的分枝杆菌,曾称为非典型分枝杆菌、非典型抗酸杆菌等。

Runyon 分类法根据该类细菌在特定培养基上的生长温度、生长速度、菌落形态及色素产生与光反应的关系等将其分为四组,Ⅰ组光产色菌(photochromogenic bacteria)、Ⅱ组暗产色菌(scotochromogenic bacteria)、Ⅲ组不产色菌(nonchromogenic bacteria)和Ⅳ组快速生长型分枝杆菌(rapidly growing mycobacteria,RGM);前三组均为慢生长 NTM。国内目前多以两种分类法结合使用。

二、临床意义

目前已发现的 NTM 有近 200 种,广泛存在于水、土壤和灰尘等自然环境中,多为不引起疾病的腐生菌,少部分可作为机会致病菌,通常引起有潜在肺部疾病、免疫抑制和开放性外伤患者的感染,艾滋病患者是 NTM 感染的高发人群。

NTM 是一种细胞内感染菌,感染有明显的地域差异,并且与年龄、性别具有一定相关性,主要侵犯肺组织,但全身各器官系统皆可被感染,可引起类似于结核分枝杆菌感染的慢性肺部疾病以及皮肤感染。感染一般不会通过人与人进行传播,人或动物均可从环境中感染 NTM 而患病。近年来,由于实验室培养技术与方法的改进、免疫抑制人群增多、长期服用抗菌药物和免疫抑制药物以及环境暴露的增加等因素,NTM 的分离阳性率呈上升趋势,已成为威胁人类健康的重要公共卫生问题之一。

三、生物学特性

NTM 的形态和染色特性酷似结核分枝杆菌,但毒力较弱,培养和生化反应各不相同。

(一)Ⅰ组光产色菌

临床重要的光产色菌(photochromogenic bacteria)均属于慢生长菌,菌落在暗处为奶油色,曝光 1 小时后变为黄色或橘黄色。对人有致病性的主要有堪萨斯分枝杆菌(*M. kansasii*)、海分枝杆菌(*M. marinum*)、亚洲分枝杆菌(*M. asiaticum*)和猿分枝杆菌(*M. simiae*)等。

1. 堪萨斯分枝杆菌　该菌是 NTM 中引起肺部疾病的第二常见病原(第一是鸟分枝杆菌复合群),多分布于水中。菌体长杆状,呈特征性的交叉带型排列,最适生长温度 37℃,在 Middlebrook 7H10 琼脂上培养时,菌落为粗糙型或光滑型、边缘呈特征性波浪状、中心为黑色。大多数菌株触酶强阳性,少数菌株触酶弱阳性。该菌的鉴定特征包括:在 37℃ 培养时生长速度类似于结核分枝杆菌、菌落有很强的光产色性、吐温 -80 水解试验(3 天)阳性、硝酸盐还原阳性、产生触酶和吡嗪酰胺酶。该菌对利福平和乙胺丁醇敏感,对吡嗪酰胺耐药,对异烟肼和链霉素部分菌株耐药。

2. 海分枝杆菌　本菌是我国皮肤 NTM 感染最常见的病原体。多为海水或淡水中的腐生菌，人类接触含菌水后通过受伤的皮肤引起感染，典型表现是在肘、膝、脚趾或手指部位出现柔软的红色或红蓝色皮下结节。菌体中等长度、杆状，呈交叉栅栏状排列。菌落呈光滑型或粗糙型，在浓缩的鸡蛋培养基上菌落表面呈皱褶状，但在 Middlebrook 7H10 或 7H11 琼脂上菌落为光滑型；具有光产色特性，长时间曝光培养菌落为深黄色；最适生长温度 30～32℃，有些菌株可产生烟酸（niacin）。该菌的鉴定要点主要有：光产色性、较低的培养温度、硝酸盐还原阴性、耐热触酶阴性、水解吐温 -80、脲酶和吡嗪酰胺酶阳性。本菌对利福平和乙胺丁醇敏感，对异烟肼和吡嗪酰胺耐药，部分菌株对链霉素耐药或中介。

（二）Ⅱ组暗产色菌

暗产色菌（scotochromogenic bacteria）生长缓慢，这类细菌无论在有光或无光条件下均可产生色素，在暗处培养时菌落呈橘黄色，长时间曝光培养菌落呈赤橙色。与人类疾病有关的主要有戈登分枝杆菌（M. gordonae）、瘰疬分枝杆菌（M. scrofulaceum）和苏尔加分枝杆菌（M. szulgai）。

1. 戈登分枝杆菌 广泛存在于水和土壤中，常被称为"自来水杆菌"，临床标本中常可分离出该菌，但由于致病力极弱，很少认为该菌与疾病有关。目前文献报道该菌可引起的疾病主要包括心室 - 心房分流术后继发性脑膜炎、大动脉瓣膜手术后的心内膜炎、滑膜炎、手的皮肤感染以及可能的肺部感染。该菌最适生长温度是 22～37℃，在以鸡蛋为基础的培养基上培养 10～14 天，无论有无光线，可形成光滑、产生橘黄色色素的菌落。该菌的鉴定特征主要有：硝酸盐还原阴性、水解吐温 -80、耐热触酶阳性。该菌对异烟肼、链霉素和对氨基水杨酸耐药，但对利福平和乙胺丁醇敏感。

2. 瘰疬分枝杆菌 该菌最常见引起的是儿童颈部淋巴结炎，病变部位多位于颈上部靠近上颌骨处，表现为一个或多个无痛性结节。该菌感染通常与水环境有关，在沿海地区，水、土壤、气溶胶可能是人类感染的主要环境来源。该菌抗酸染色后菌体显色均匀、中等长度、杆状；最适生长温度 25～37℃，生长缓慢（4～6 周），菌落光滑、中央颜色较深、色素为黄色到深橘色；不水解吐温 -80、硝酸盐还原阴性、脲酶阳性、触酶阳性。该菌对异烟肼、链霉素、乙胺丁醇和对氨基水杨酸耐药。

3. 苏尔加分枝杆菌 该菌最常见引起的是与结核分枝杆菌类似的肺部感染，肺外感染主要包括淋巴结炎和黏液囊炎。从环境中分离出该菌罕见，相关指南提出，在临床表现、影像学检查结果符合的前提下，一次培养阳性即可诊断为该菌感染。抗酸染色后，菌体中等大小、杆状，排列成交叉栅栏状。在以鸡蛋为基础的培养基上，37℃培养后，可形成光滑或粗糙型菌落，无论有无光线存在，菌落产生黄色或橘色色素（暗产色性）；但在 22℃培养时，该菌具有光产色性，即无光线时不产生色素或呈浅黄色，暴露在光线下一定时间，变成黄色或橘黄色。鉴定特征主要有：缓慢水解吐温 -80、硝酸盐还原阳性、在含有 5% 氯化钠的培养基中不生长。该菌对临床常用的抗结核药物敏感。

（三）Ⅲ组不产色菌

临床常见的不产色菌（nonchromogenic bacteria）均属于慢生长菌，在光照和暗处均不产生色素。常见的主要有：鸟分枝杆菌复合群（M. avium complex，MAC）、隐藏分枝杆菌（M. celatum）、溃疡分枝杆菌（M. ulcerans）、嗜血分枝杆菌（M. haemophilum）、马尔默分枝杆菌（M. malmoense）、蟾蜍分枝杆菌（M. xenopi）等。

1. 鸟分枝杆菌复合群 是发现新的菌种或亚种最多的 NTM，包括鸟分枝杆菌（M. avium）、胞内分枝杆菌（M. intracellulare）、奇美拉分枝杆菌（M. chimaera）等，是一类环境腐生菌，多见于水、土壤及其他环境中，老年人、免疫缺陷人群及有基础疾病的人群易感，感染后可侵害多种组织器官，以肺部病变最为常见，为 NTM 引起肺部感染中最常见病原，导致人类肺结核样病变。感染的临床表现类似于结核分枝杆菌，主要有咳嗽、易疲劳、体重减轻、低热、盗汗等。本群细菌有许多相似之处，如生长缓慢，在鸡蛋培养基上形成较薄的、透明或不透明、均匀光滑的菌落，少部分菌株表现为粗糙型菌落；不产生色素，衰老菌落可呈黄色，最适生长温度37℃。菌体呈短杆或球杆状，染色均匀。生化反应不活跃，但可产生热稳定性触酶，在含有 2μg/ml 的 TCH 培养基上可生长。对目前常用低浓度的抗结核药物耐受。

2. 隐藏分枝杆菌 该菌生长缓慢、不产色素，生化特征类似于鸟分枝杆菌复合群。最适生长温度35℃，在42℃生长不良，在 Middlebrook 7H10 琼脂上形成较大的菌落。对利福平耐药，最常见于呼吸道标本，也可从免疫功能不全患者的血液及粪便标本中分离出来。

（四）Ⅳ组快生长群

快速生长 NTM 中引起人类感染的最重要细菌是脓肿分枝杆菌复合群（*M. abscessus* complex，MABC）、偶发分枝杆菌（*M. fortuitum*）和龟分枝杆菌（*M. chelonae*）。它们均存在于环境中，条件致病。龟分枝杆菌和偶发分枝杆菌与多种皮肤、肺、骨和中枢神经系统感染有关。龟分枝杆菌最适生长温度是30～32℃，比偶发分枝杆菌对抗生素更耐药，但有时对阿米卡星和磺胺类药物敏感。

1. 脓肿分枝杆菌复合群 脓肿分枝杆菌有 3 个亚种，分别是脓肿分枝杆菌脓肿亚种（*M. abscessus* subsp.*abscessus*）、脓肿分枝杆菌马赛亚种（*M. abscessus* subsp. *massiliense*）和脓肿分枝杆菌博莱亚种（*M. abscessus* subsp. *bolletii*），我国以脓肿亚种最为常见，其次是马赛亚种。可引起慢性肺部疾病、耳炎和播散性皮肤感染。实际上，在快速生长分枝杆菌引起的感染中，80% 是由 MABC 引起的，自来水是 MABC 重要的储存处。该菌在 45℃不生长，在 28℃时生长，可在麦康凯及 Mueller-Hinton（MH）琼脂平板上生长；菌体呈多形性，37℃培养 3～5 天后，菌落为粗糙型或光滑型，不产色素或表现为浅黄色，该菌幼龄菌抗酸性强，但陈旧性菌株则逐渐失去抗酸性；芳基硫酸酯酶阳性，硝酸盐还原阴性，在麦康凯琼脂平板上可生长等有助于将 MABC 与其他不产色快速生长分枝杆菌区分开来。

2. 偶发分枝杆菌 多见于环境，如水、土壤和灰尘中，主要引起皮肤和软组织感染（包括局部感染和针刺脓肿），长时间使用静脉内和腹膜导管患者、注射部位和乳房成形术后的外科伤口感染也有报道。该菌的生长条件与 MTBC 类似，37℃培养 3～5 天后，菌落为光滑型或粗糙型，不产色素或奶白色或浅黄色；菌体呈多形性，芳基硫酸酯酶阳性和硝酸盐还原阳性。

四、微生物学检验

1. 标本采集 NTM 的标本采集种类和要求与 MTBC 类似，主要包括肺内和肺外标本。不同临床标本分离到的 NTM 意义不同，自血液、骨髓、肝、脾、肾等正常无菌性体液或脏器组织中分离到的 NTM 往往意味着致病菌，而痰液、支气管冲洗液、支气管肺泡灌洗液等呼吸道标本分离的 NTM 要排除标本污染或呼吸道定植的可能。容易引起污染的 NTM 菌种主要包括戈登分枝杆菌、嗜血分枝杆菌、产黏液分枝杆菌、不产色分枝杆菌及土分枝杆菌等，分离到这些分枝杆菌时，要综合分析，谨慎判断。需要注意的是，NTM 感染疾病的诊断，要求留取多份标本且不同标本不能在同一天采集。标本采集后应 24 小时内进行检查，若不能及时送检，需要置 4℃保存。

2. 涂片显微镜检查 标本涂片检查要求和结果判定等与 MTBC 相同，单独依据涂片染色显微镜检查不能区别 MTBC 和 NTM。推荐使用荧光染色法进行涂片染色，齐 - 内抗酸染色仍然可用，但阳性率较低。有些 NTM 尤其是快生长分枝杆菌，不耐受盐酸乙醇的脱色作用，易出现假阴性结果。

3. 分离培养 培养法目前仍然是检测 NTM 最灵敏的技术之一，固体和液体培养均可用于 NTM 检查，后者的检出阳性率更高，尤其对于快生长 NTM；推荐二者联合使用以提高

NTM 检出率。固体培养基获得大量菌落往往有临床意义，而零星菌落有可能是污染或定植。

用于 MTBC 的培养基同样可以用于 NTM 的培养与分离鉴定，但不同的 NTM 菌种培养条件可能会有差异，如有些 NTM 需要特殊培养基，有些培养温度不同或需要延长培养时间等。对于来自皮肤、关节液和骨组织标本，推荐平行使用 28～30℃和 35～37℃两个温度环境进行培养，以提高阳性率。

4. 菌种鉴定　不是所有分离到的 NTM 均需要进行菌种鉴定，如培养分离到的菌量很少，或是产色的快速生长 NTM，大多是非致病菌，一般不必进行菌种鉴定。

培养出抗酸阳性菌后，首先要做的是区分 MTBC 和 NTM，以下试验有助于两者鉴别：①对硝基苯甲酸选择培养基（NTM 生长，而 MTBC 不生长）；②MPT64 抗原检测法（MTBC 阳性，NTM 阴性）；③分子诊断技术。

五、药敏试验的药物选择

不是所有的 NTM 均有推荐的药敏试验方法和药物临界浓度，即使较为肯定的 NTM 药敏试验，其体外药敏试验的结果与临床疗效的关系暂不明确。比较明确的是①对于未经治疗的 MAC 感染患者，仅推荐进行大环内酯类药物敏感试验；②对未经治疗的堪萨斯分枝杆菌感染患者，仅需要进行利福平药敏试验；对于利福平耐药的堪萨斯分枝杆菌分离株，应进行多种抗结核药物的药敏试验，包括利福布汀、乙胺丁醇、异烟肼、大环内酯类、喹诺酮类、阿米卡星和磺胺甲噁唑-甲氧苄啶；③对于快速生长分枝杆菌，常规药敏试验应包括阿米卡星、亚胺培南/西司他汀（仅限于偶发分枝杆菌）、多西环素、喹诺酮类、磺胺甲噁唑-甲氧苄啶、头孢西丁、大环内酯类和利奈唑胺等。

第三节　麻风分枝杆菌

麻风分枝杆菌（*M. leprae*）是引起麻风病的病原体。该病最早由挪威学者 Hansen 发现，因此又将麻风病称为 Hansen's disease。从 1985 年开始，WHO 发出了消灭麻风病的号召，该病的发病率逐年下降。

一、临床意义

麻风病传染性较低，长期直接接触可造成传染。麻风病患者是主要传染源，细菌可随鼻咽分泌物、痰液、汗液、乳汁、精液或阴道分泌物排出，通过直接接触或飞沫传播。人对麻风分枝杆菌有较强的抵抗力，主要为细胞免疫。该菌不产生毒素，疾病的发生与细胞免疫缺陷有关。

麻风分枝杆菌生长非常缓慢，感染麻风分枝杆菌的个体可能需要六个月甚至超过 20 年才会出现症状体征。麻风病主要影响患者皮肤、外周神经、上呼吸道黏膜和眼睛，有两种主要的存在形式：结核样型麻风和瘤型麻风。少数患者处于两型之间的界线类和未定类，如不进行治疗，这两类可向两个主要类型转化。

1. 瘤型麻风（lepromatous leprosy）　本型麻风患者一般有细胞免疫缺陷，巨噬细胞功能低下，麻风分枝杆菌在细胞内大量繁殖，主要侵犯皮肤、黏膜和各脏器，形成肉芽肿病变，并损伤对称性神经。鼻部的皮肤损伤可引起鼻中隔软骨破坏，导致患者鼻部与面部畸形。患者麻风菌素（lepromin）试验阴性，血清中自身抗体含量高；在面部有免疫复合物沉积，形成结节性红斑或疣状结节，使患者面部类似狮面。抗酸染色检查可见组织中有大量麻风分枝杆菌聚集，菌量多，传染性强。瘤型麻风是严重的临床类型，如不进行治疗，可危及生命。

2. 结核样型麻风（tuberculoid leprosy） 病变包括皮肤损伤和局部感觉缺失的神经损伤，因患者细胞免疫功能正常，病原菌多在患者手足等肢体末端部位存在。患者麻风菌素试验阳性，该型麻风较稳定，多为自限性疾病，损害可自行消退。

二、生物学特性

麻风分枝杆菌呈杆状，大小（1.0～7.0）μm×（0.3～0.5）μm，抗酸染色阳性，常呈束状或团状排列，无鞭毛、芽胞和荚膜。为典型的细胞内寄生菌，有麻风分枝杆菌存在的细胞常呈泡沫状，称为麻风细胞，这在与结核分枝杆菌相区别中具有重要意义。

麻风分枝杆菌迄今为止尚未培养成功，实验室诊断该菌感染可采用动物实验方法，即将患者活检组织材料接种到小鼠足垫中，然后观察小鼠发病情况。

三、微生物学检验

1. 标本采集 自眶上、下颌、耳郭及鼻腔黏膜等处多部位采集标本，皮肤切刮法涂片，一般取材4～6处。应取病情最活动处，消毒后切开表皮，深达真皮，用刀刮取组织液做涂片，火焰固定，抗酸染色后镜检。也可取病理组织切片做抗酸染色后镜检。

2. 直接显微镜检查 因麻风分枝杆菌目前尚不能人工培养，实验室诊断主要依靠直接显微镜检查。该菌为典型的胞内寄生菌。菌体粗直，两端尖细，多呈束状或团状排列。而结核分枝杆菌细长略弯曲，有分枝现象，多分散存在，偶有聚集，可与麻风分枝杆菌相区别。

3. 分子鉴定技术 基于麻风分枝杆菌核酸检测的分子鉴定技术如qPCR等已经成为麻风病临床诊断的重要手段，但目前尚未有商业化的试剂盒。

本章小结

分枝杆菌属的细菌因其细胞壁富含脂质，能抵抗一定浓度盐酸乙醇的脱色作用，故称抗酸杆菌。该属细菌专性需氧，营养要求特殊，大多数生长缓慢；临床最常见的是结核分枝杆菌，经齐-内抗酸染色后呈红色，用荧光染料金胺O染色后，在荧光显微镜下菌体发出黄绿色荧光。MTBC常用罗-琴培养基进行培养，该菌在罗-琴培养基上生长缓慢，一般2～6周才能形成肉眼可见菌落，菌落外观类似"花菜样"；在液体培养基中生长较为迅速，一般1～2周即可生长，常形成表面菌膜，有毒力菌株可呈束状生长。结核分枝杆菌典型生化特征表现为烟酸试验阳性、还原硝酸盐为亚硝酸盐、触酶阳性。该菌不被TCH抑制、吡嗪酰胺酶阳性，而牛结核分枝杆菌正好相反。MTBC易发生变异，可出现多重耐药和泛耐药菌株，卡介苗是其减毒活疫苗。该菌对理化因素有较强抵抗力，耐干燥、耐一定浓度酸碱和孔雀绿或结晶紫等染料，但对乙醇、紫外线、湿热等敏感。MTBC是结核病的病原体，可侵犯全身各个器官，但以肺结核最为多见。其致病物质主要与其菌体成分如荚膜、脂质和蛋白质等有关。实验室检查主要包括临床标本涂片抗酸染色后直接显微镜检查和分离培养鉴定两大类，免疫学方法如结核菌素试验、抗原检测、γ干扰素释放试验等也可辅助该菌的临床诊断，分子鉴定和质谱技术可用于结核分枝杆菌的快速鉴定。

NTM主要包括慢生长和快生长两大类，前者主要有不产色菌、暗产色菌和光产色菌三大类，引起临床感染常见的NTM多为慢生长菌群；这类抗酸菌作为机会致病菌常引起有潜在肺部疾病、免疫抑制或缺陷（如艾滋病）等患者的感染。麻风分枝杆菌形态和染色性与结核分枝杆菌类似，但不能进行人工培养，是典型细胞内寄生菌，主要引起慢性传染病——麻风病。

（吴爱武）

第十八章 放线菌

通过本章学习，你将能回答以下问题：

1. 放线菌有哪些生物学特点？
2. 放线菌属和诺卡菌属的致病性有什么共同点和不同点？
3. 如何分离鉴定放线菌属和诺卡菌属细菌？

放线菌（actinomycetes）是一类主要以孢子繁殖和菌丝状断裂生长的原核生物，因在固体培养基上的菌落呈放线状生长而得名。革兰氏阳性、GC 值＞55mol%。大多数有发达的纤细的分枝菌丝，宽度 0.5～1μm，菌丝内没有横隔，与杆状细菌相似。可分为营养菌丝和气生菌丝，前者又称基质菌丝，主要功能是吸收营养物质；后者叠生于营养菌丝上，又称二级菌丝（图 18-1）。放线菌在培养基中形成的菌落比较牢固，长出孢子后，菌落有各种颜色的粉状外表，不向外扩散性生长，是菌种鉴定的重要依据。

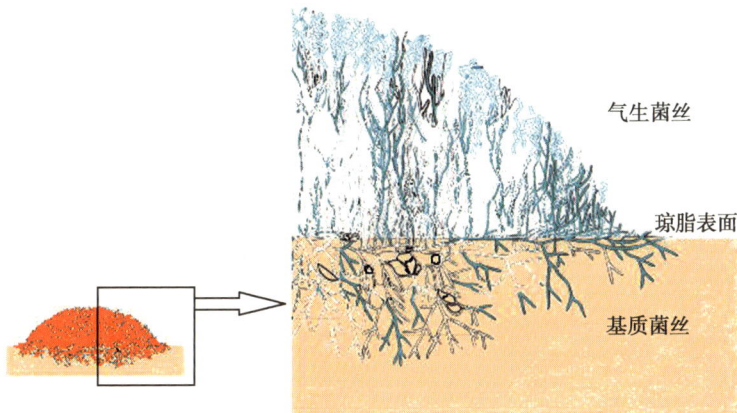

气生菌丝

琼脂表面

基质菌丝

图 18-1　放线菌菌落模式图

放线菌在自然界中分布很广，多为腐生，少数寄生。主要以孢子或菌丝状态存在于土壤、空气和水中。具有土壤特有的泥腥味，主要是放线菌的代谢产物所致。

放线菌曾经由于其形态被认为是介于细菌和霉菌之间的物种。现根据《伯杰系统细菌学和古细菌学手册》属于放线菌门（Actinobacteria）、放线菌纲（Actinobacteria）。本章主要介绍放线菌亚纲中放线菌科的放线菌属（*Actinomyces*）和诺卡菌科的诺卡菌属（*Nocardia*）。

第一节　放线菌属

放线菌是一类呈分枝状生长的原核细胞型微生物，以分裂方式繁殖，常形成分枝状无隔营养菌丝，不产生气生菌丝，不含分枝菌酸。革兰氏染色阳性，兼性厌氧，在厌氧或微需氧环境中生长良好。

一、分类

目前，与人类感染相关的放线菌属包括衣氏放线菌（*A. israelii*）、内氏放线菌（*A. naeslundii*）、戈氏放线菌（*A. gerencseriae*）、纽氏放线菌（*A. neuii*）、龋齿放线菌（*A. odontolyticus*）、欧洲放线菌（*A. europaeus*）、格雷文尼放线菌（*A. graevenitzii*）、麦尔放线菌（*A. meyeri*）、乔治放线菌（*A. georgiae*）、雷丁放线菌（*A. radingae*）、苏黎世放线菌（*A. turicensis*）、泌尿生殖道放线菌（*A. urogenitalis*）、黏性放线菌（*A. viscosus*）等20多种。

二、临床意义

放线菌属是人体黏膜表面的定植菌，但因外伤、手术、拔牙或未经治疗的龋齿而导致这些细菌侵入深部组织引起放线菌病。放线菌病通常引起颌面部、胸部和腹盆部感染。其中最常见的是颌面部感染，占所有放线菌病的50%以上。在放线菌属的成员中，衣氏放线菌、戈氏放线菌和格雷文尼放线菌被认为与经典放线菌病最相关。但放线菌除了可引起经典放线菌病外，还可引起皮肤感染、角膜炎、肉芽肿性乳腺炎及播散性感染等。分离出放线菌并非意味着一定存在放线菌感染，应结合分离部位及临床症状综合判断。

三、生物学特性

革兰氏染色阳性，非抗酸性，无隔丝状菌，有分枝，呈链状排列（图18-2）。无荚膜，无芽胞，无鞭毛。在患者病灶和脓汁中可找到肉眼可见的黄色小颗粒，称为"硫磺样颗粒"（sulfur granule），是放线菌在病灶组织中形成的菌落。需要注意的是，并非所有放线菌病都存在"硫磺样颗粒"。本菌培养比较困难，厌氧或微需氧，初次分离时加5% CO_2 能促进生长，生长缓慢。

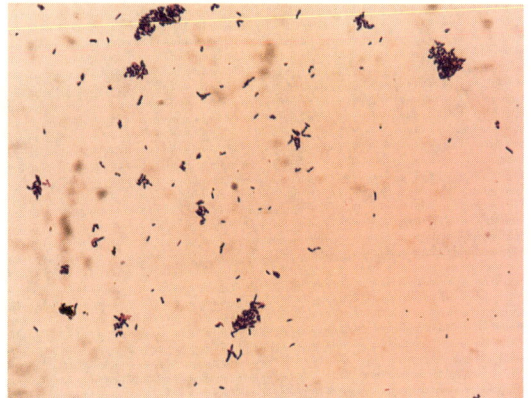

图18-2 放线菌菌落（革兰氏染色，×1 000）

四、微生物学检验

（一）检验程序

放线菌检验程序见图18-3。

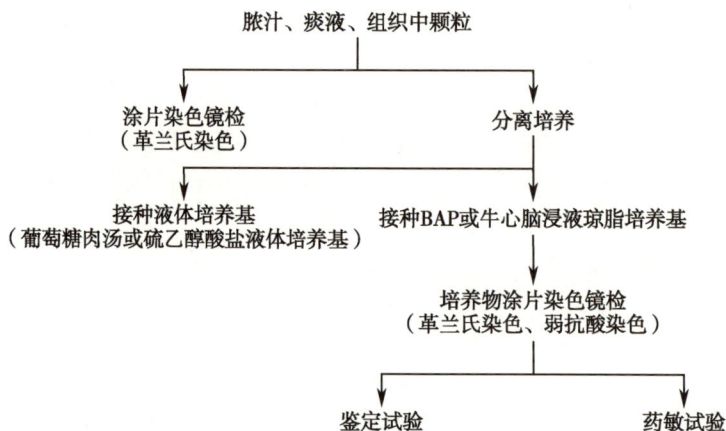

脓汁、痰液、组织中颗粒
↓
涂片染色镜检（革兰氏染色）　　　分离培养
↓　　　　　　　　　　　　　　↓
接种液体培养基　　　　　接种BAP或牛心脑浸液琼脂培养基
（葡萄糖肉汤或硫乙醇酸盐液体培养基）
↓
培养物涂片染色镜检
（革兰氏染色、弱抗酸染色）
↓　　　　　　　　↓
鉴定试验　　　　　药敏试验

图18-3 放线菌检验程序

（二）标本采集

根据感染症状采集相应部位的标本类型，如采集脓液、肺泡灌洗液、组织等。可用无菌注射器抽取未破溃脓肿的脓汁。

（三）标本直接检查

首先检查标本中有无"硫磺样颗粒"，将"硫磺样颗粒"置玻片上，以盖玻片轻压后镜检。在低倍镜下可见菊花状放射样排列的棒状或长丝状菌体，边缘有透明发亮的棒状菌鞘，即可确定诊断。革兰氏染色后镜检，颗粒的中心部菌丝体染色为革兰氏阳性，分枝状菌丝排列不规则，四周放射状的肥大菌鞘可呈革兰氏阴性，抗酸染色阴性。

（四）分离培养和鉴定

将标本接种于血琼脂、厌氧血琼脂或脑心浸液琼脂培养基，35℃培养3～7天可形成灰白色、中等大小、粗糙型和光滑型两种菌落（图18-4）。但传统生化反应对于放线菌属准确鉴定存在局限性，可利用MALDI-TOF MS技术或16S rRNA序列扩增进行菌落鉴定。

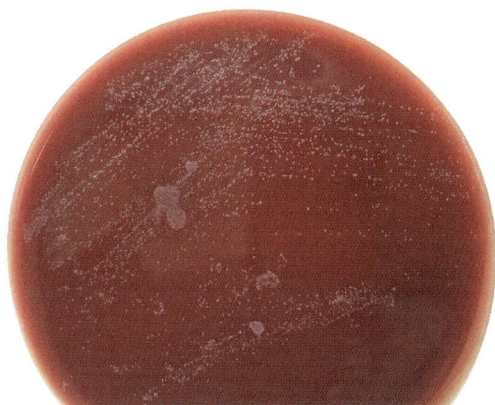

图 18-4 放线菌培养 7 天菌落形态（粗糙型）

五、药敏试验的药物选择

本菌属对磺胺甲噁唑 - 甲氧苄啶高度敏感。可选择以下药物进行药敏试验，包括阿米卡星、妥布霉素、阿莫西林 - 克拉维酸、头孢曲松、头孢噻肟、头孢吡肟、环丙沙星、莫西沙星、克拉霉素、多西环素、米诺环素、亚胺培南、利奈唑胺、磺胺甲噁唑 - 甲氧苄啶。

第二节 诺卡菌属

诺卡菌属（*Nocardia*）的细菌细胞壁含分枝菌酸，它们是广泛分布于土壤中的需氧性放线菌，也是最常从人类病原菌中分离到的需氧放线菌属。

一、分类

目前，诺卡菌属有 92 个种，其中 54 种报道为人类分离株。临床上常见的有脓肿诺卡菌（*N. abscessus*）、星形诺卡菌（*N. asteroides*）、巴西诺卡菌（*N. brasiliensis*）、短链诺卡菌（*N. brevicatena*）、圣乔治教堂诺卡菌（*N. cyriacigergica*，或译为盖尔森基兴诺卡菌）、皮疽诺卡菌（*N. farcinica*）、新诺卡菌（*N.nova*）、豚鼠耳炎诺卡菌（*N. otitidiscaviarum*）、假巴西诺卡菌（*N. pseudobrasiliensis*）、德兰士瓦诺卡菌（*N. transvalensis*）、老兵诺卡菌（*N. veterana*）、华莱士诺卡菌（*N. wallacei*）等。

二、临床意义

诺卡菌属感染通常由创伤相关细菌侵入或通过吸入方式导致，好发于免疫功能低下患者，并在肺部形成感染灶，也可通过血行播散引起肺外感染，如星形诺卡菌可通过呼吸道引起原发性、化脓性肺部感染，产生类似肺结核症状。也可经肺部病灶转移到皮下组织，产生脓肿及多发性瘘管，或扩散到其他脏器，如引起脑脓肿、腹膜炎等。在病变组织或脓汁中可见黄、红、黑等色素颗粒。而巴西诺卡菌可因外伤侵入皮下组织，引起慢性化脓性肉芽肿组织，表现为脓肿及多发性瘘管，好发于足、腿部，故又称为足菌肿（mycetoma）。

三、生物学特性

本菌形态基本与放线菌相似，但菌丝末端不膨大，革兰氏染色阳性。抗酸染色呈弱抗酸性，若延长脱色时间，即失去抗酸性。在培养早期菌体裂解为较多的球状或杆状，分枝状菌丝较少；如培养时间较长则菌丝易断裂，可见有丰富的菌丝形成。在患者的痰液、脓汁、脑脊液等标本中，涂片可见革兰氏阳性、具有抗酸性的纤细分枝状菌丝（图18-5、图18-6）。

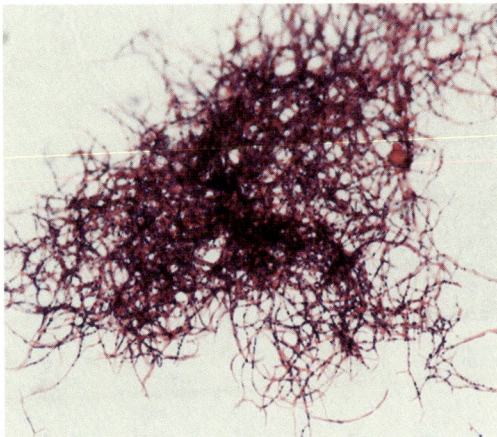

图18-5 诺卡菌菌落（革兰氏染色，×1 000）

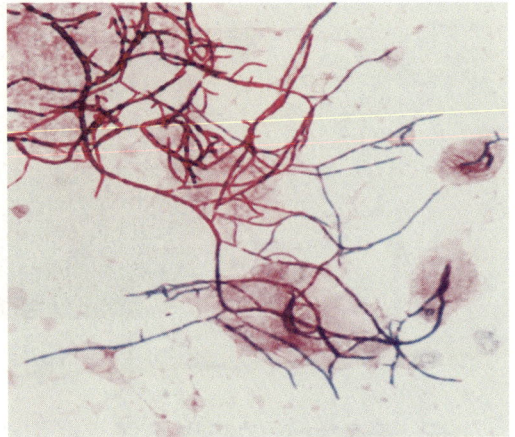

图18-6 诺卡菌菌落（弱抗酸染色，×1 000）

诺卡菌为专性需氧菌，在普通培养基上置室温或35℃培养均可生长，但繁殖速度较慢，一般需要5～7天方可见到菌落（图18-7）。菌落表面干燥、有皱褶或呈颗粒状，不同种类可产生不同色素，在SDA斜面，星形诺卡菌为橙红色或橘黄色，巴西诺卡菌为橙棕色，豚鼠耳炎诺卡菌苍白色，南非诺卡菌苍白或蓝紫色。在液体培养基中，由于需氧可在表面生成菌膜，培养基澄清。

四、微生物学检验

（一）检验程序
诺卡菌检验程序同图18-3。

（二）标本采集
痰液、脓肿、足菌肿渗出液等，用无菌容器转运到实验室。对于弥散性皮损或继发于创伤的局部小皮损病例，皮肤组织活检有助于病原学诊断。不推荐用拭子采集标本。

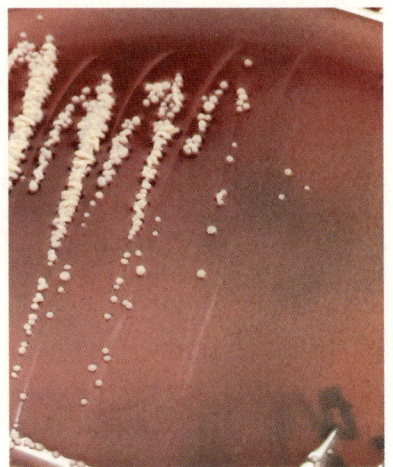

图18-7 诺卡菌培养7天菌落形态

（三）标本直接检查

可先通过肉眼和显微镜观察标本中有无特征性颗粒物。如标本中有色素颗粒，取其用玻片压碎涂片，用革兰氏染色和抗酸染色检查。镜检有革兰氏阳性（有时染色性不定）纤细的菌丝体和长杆菌，抗酸染色具有弱抗酸性，可初步确定为诺卡菌。但在脑脊液或痰中发现抗酸性的长杆菌，必须与结核分枝杆菌相鉴别。需要将临床标本用革兰氏染色和改良的Kinyoun抗酸染色后镜检。

（四）分离培养和鉴定

实验室可将标本接种于血琼脂平板、巧克力琼脂平板、脑心浸液琼脂平板等培养基，置室温或35℃需氧环境，培养2~4天后可见有黄、橙或红色等色素的湿润菌落。星形诺卡菌可在45℃生长，培养24~48小时后有小菌落缓慢出现，淡黄色粗颗粒样，边缘陷入培养基中，表面干燥，白色或淡黄色。时间延长则菌落皱褶、堆叠如皮革样。

传统生化反应对于诺卡菌属准确鉴定存在局限性，可利用MALDI-TOF MS技术或16S rRNA序列扩增进行菌落鉴定。

五、药敏试验的药物选择

诺卡菌属药敏试验的药物选择包括阿米卡星、妥布霉素、阿莫西林 - 克拉维酸、头孢曲松、头孢噻肟、头孢吡肟、环丙沙星、莫西沙星、克拉霉素、多西环素、米诺环素、亚胺培南、利奈唑胺、磺胺甲噁唑 - 甲氧苄啶。

本章小结

放线菌属和诺卡菌属的感染主要发生在机体免疫受损的人群，对磺胺类药物高度敏感。放线菌属革兰氏染色阳性，非抗酸性，常引起内源性感染，导致软组织化脓炎症，局部形成慢性肉芽肿及坏死性脓肿，伴有瘘管形成。脓液中常含有"硫磺样颗粒"，该颗粒压片后可见放射状菌丝，呈菊花样，最常见的感染菌种是衣氏放线菌。诺卡菌属革兰氏染色阳性，呈弱抗酸性，主要引起外源性感染，以星形诺卡菌和巴西诺卡菌引起的感染最常见。可通过呼吸道引起原发性、化脓性肺部感染，产生类似肺结核症状，也可扩散至其他器官，产生脓肿及多发性瘘管，在病变组织或脓汁中可见黄、红、黑等色素颗粒。

（杜 鸿）

第十九章 厌氧性细菌

通过本章学习,你将能回答以下问题:

1. 厌氧菌培养的标本采集和转运有哪些注意事项?
2. 厌氧菌培养及鉴定的常用方法和技术有哪些?
3. 常见革兰氏阳性梭状芽胞杆菌及其生物学特性是什么?
4. 革兰氏阳性和阴性无芽胞厌氧杆菌的分类及微生物检验方法有哪些?
5. 常见的厌氧球菌及其临床意义是什么?

第一节 概 述

厌氧菌(anaerobe)是一群在有氧环境中不能生长或生长不良而在无氧环境中生长得更好的细菌,广泛分布于土壤、沼泽、湖泊、海洋河流的沉渣、食物以及人和动物体的体表和腔道,是人体皮肤和黏膜正常菌群的主要组成部分,同时也是内源性细菌感染的常见病原菌,几乎人体所有部位都可以发生厌氧菌的感染。

一、分类和分布

根据染色特性和镜下形态的不同,通常将厌氧菌分为革兰氏阳性球菌、革兰氏阳性杆菌、革兰氏阴性球菌和革兰氏阴性杆菌,革兰氏阳性杆菌根据是否有芽胞又分为产芽胞厌氧杆菌(spore-forming anaerobic bacilli)和无芽胞厌氧杆菌(non-spore-forming anaerobic bacilli),表 19-1 是临床常见厌氧菌的分类。

表 19-1　临床常见厌氧菌的分类

革兰氏染色	形态	代表菌属	代表菌种
阳性	产芽胞杆菌	梭状芽胞杆菌属	产气荚膜梭菌
	无芽胞杆菌	双歧杆菌属	两歧双歧杆菌
		真杆菌属	迟缓真杆菌
		皮肤杆菌属	痤疮皮肤杆菌
		放线菌属	衣氏放线菌
		乳杆菌属	嗜酸乳杆菌
	球菌	消化链球菌属	厌氧消化链球菌
		消化球菌属	黑色消化球菌
		瘤胃球菌属	卵形瘤胃球菌
阴性	杆菌	拟杆菌属	脆弱拟杆菌
		普雷沃菌属	产黑色素普雷沃菌
		卟啉单胞菌属	不解糖卟啉单胞菌
		梭杆菌属	具核梭杆菌
	球菌	韦荣球菌属	小韦荣球菌

有芽胞的厌氧菌能以芽胞的形式在自然界长期存活，而无芽胞的厌氧菌则主要栖居于人和动物的体内。在人体的皮肤以及与外界相通的腔道内均有大量厌氧菌定植，它们与需氧菌和兼性厌氧菌共同组成人体的正常菌群，并且在种类和数量上占绝对优势，约占人体正常菌群的90%～99%。正常定植于人体的厌氧菌不但不致病，还在人体的营养、免疫、发育和生物屏障方面发挥重要作用。表19-2是人体各部位厌氧菌的正常分布。

表 19-2　人体各部位厌氧菌的正常分布

解剖部位	活菌总数	厌/需氧菌	常见厌氧菌
皮肤	10^3～10^4 个/cm²	10:1	皮肤痤疮杆菌，梭状芽胞杆菌
结膜	10^3～10^4 个/g	10:1	假丙酸杆菌
牙龈和牙垢	10^{11}～10^{12} 个/g	1 000:1	韦荣球菌，普雷沃菌，卟啉单胞菌，消化链球菌，拟杆菌（脆弱拟杆菌除外），真杆菌
唾液	10^8～10^9 个/ml	(3～10):1	同牙垢
牙齿表面	10^9～10^{10} 个/g	1:1	同牙垢
鼻腔	10^1～10^4 个/ml	10:1	同牙垢
胃	10^2～10^5 个/ml	1:1	乳杆菌
小肠	10^4～10^6 个/g	1:1	厌氧链球菌，乳杆菌
结肠	10^{11}～10^{12} 个/g	1 000:1	拟杆菌，梭杆菌，真杆菌，双歧杆菌，厌氧球菌
外尿道	10^3～10^5 个/g	10:1	梭杆菌
阴道	10^9～10^{10} 个/ml	5:1	乳杆菌，拟杆菌，消化球菌，消化链球菌

二、临床意义

厌氧菌感染分为外源性感染（exogenous infection）和内源性感染（endogenous infection）两大类。外源性感染主要来自环境中的芽胞杆菌，通过食物、动物咬伤或伤口创面进入人体，释放毒素致病，如破伤风梭菌引起的破伤风、产气荚膜梭菌引起的蜂窝织炎和肉毒梭菌引起的食物中毒等。在临床细菌感染中，约60%以上的感染有厌氧菌参与，有些部位甚至达到100%，其中绝大多数是无芽胞厌氧菌。

内源性厌氧菌感染的条件或易感因素主要有①局部组织的氧化还原电势（Eh）降低，如各种因素导致的局部缺血缺氧；②机体局部的免疫屏障受损，厌氧菌群发生易位，如拔牙或外科手术；③机体全身免疫功能下降，如接受免疫抑制剂、放疗或化疗的患者；④长期应用氨基糖苷类、头孢菌素类或四环素类无效的患者，均可因机体的微生态平衡被破坏而诱发厌氧菌感染。

厌氧菌感染的常见临床表现包括：①分泌物有恶臭或外观呈暗血红色；②感染局部组织肿胀、坏死；③皮下捻发音或伴有气体产生等。

三、厌氧菌感染的微生物学检验

（一）标本的选择和采集

人体的很多部位存在正常厌氧菌群，厌氧菌的检测必须排除固有厌氧菌的干扰，选择合适标本对厌氧菌的分离培养及结果的解释非常重要。厌氧菌标本的采集基本原则包括：①尽量避免固有菌群的污染；②尽量避免空气暴露或尽可能缩短空气暴露的时间；③根据容器大小尽可能多收集标本从而减少容器中残留空气的影响；④能够无菌穿刺的标本尽可能避免用拭子送检。

实验室通常将厌氧菌检测标本分为适合和不适合两大类,同时将适合检测的标本分为一、二、三等级,其中一级是最适合临床厌氧菌检测的标本。

适合厌氧菌检测的标本分级包括:①一级标本,即被固有菌群污染的可能性极小的无菌部位标本,包括血液、脑脊液、心包液、胸腔积液、关节滑液、脓性骨髓液、脑脓肿、肺穿刺液和上述部位手术过程无菌采集或活检标本。②二级标本,为可能会被固有菌群污染,但能保证厌氧培养的标本,包括气管引流液、支气管灌洗液、膀胱穿刺液以及盆腔、子宫、软组织、深部瘘管和皮肤深层的穿刺液。③三级标本,即口腔或胃肠道固有菌群周围的感染性脓肿穿刺液,容易被固有菌群污染,包括口腔、耳、鼻、喉和腹腔脓肿的穿刺液或外科手术中及深部伤口的厌氧拭子标本。

临床上不可避免会被固有菌群污染导致结果难以解释的标本均不适合开展厌氧菌检测,包括:①咽部、鼻咽部和齿龈部位的拭子;②浅表伤口和溃疡表面的拭子;③宫颈和阴道拭子;④自然排出的尿液、导管尿、痰液和肠内容物(艰难拟梭菌检测除外)标本。

(二)标本的转运和储存

临床厌氧培养标本采集后应尽快送检,从而避免标本干燥和长时间空气暴露。如果条件允许,厌氧标本应首选床旁接种,对于不能床旁接种的标本的转运和储存方法有①液体或脓液标本首选无氧小瓶运送法或普通无菌容器充盈标本后快速送检,次选针筒运送法;②拭子类标本推荐使用含厌氧培养基的商品化转运拭子,普通拭子标本不适合做厌氧菌培养;③组织块标本应先置于无菌容器中,然后放于厌氧罐或厌氧袋中送检。

实验室收到厌氧培养的标本后,一般要求在20~30分钟内处理完毕,最迟不超过2小时,以防止厌氧菌死亡或因标本中兼性厌氧菌过度繁殖而抑制厌氧菌的生长。如不能及时接种,可将标本置室温保存。因为低温时氧的溶解度增高且冷藏对某些厌氧菌有害。

(三)检验方法

1. 直接镜检 除血液标本外,各种临床厌氧培养标本在接种前均建议直接涂片革兰氏染色镜检,一方面可以了解标本中细菌的数量,另一方面可以对标本中可能存在的细菌种类进行评估,便于选择合适的培养基和培养方法。

2. 分离培养 厌氧菌的分离培养通常需要经过初代培养和次代培养两个步骤。

(1)初代培养:厌氧菌的初代培养一般比较困难,不仅要提供良好的厌氧环境,还应当选择合适的培养基。

1)培养基选择:厌氧培养基包括非选择培养基和选择培养基。非选择性培养基营养丰富,大部分厌氧菌能够生长,适合无菌部位液体或脓液标本的厌氧培养,如硫乙醇酸盐液体培养基、GAM培养基和庖肉培养基;选择性培养基能选择性地刺激部分厌氧菌的生长,同时抑制其他细菌的生长,适合有可能被正常菌群污染标本的厌氧培养,如拟杆菌-胆汁-七叶苷(BBE)琼脂、卡那霉素-万古霉素冻溶血(KVLB)琼脂、卵黄琼脂(EYA)和环丝氨酸-头孢西丁-果糖-卵黄琼脂(CCFA)。

2)标本接种:初代培养时,每份标本至少接种3个血琼脂平板,分别放置于有氧、无氧和含5%~10% CO_2 环境中培养,以分离培养需氧菌、厌氧菌、兼性厌氧菌和苛氧菌。其中,厌氧培养系统需要放置厌氧培养指示剂以监测厌氧环境。为便于在混合培养物中发现厌氧菌,可在划线接种的一区处放一片 5μg/ 片的甲硝唑纸片,兼性厌氧菌对甲硝唑不敏感,如纸片周围出现抑菌圈,则提示有厌氧菌存在。还可根据涂片染色结果或标本来源增加一个至数个选择培养基,以提高阳性分离率。

3)培养方法:常用的厌氧培养方法主要有厌氧袋、厌氧罐、厌氧盒和厌氧手套箱,实验室可根据标本量的多少酌情选用。

4）结果观察：由于厌氧菌在对数生长期对 O_2 非常敏感，因此初代培养结果应至少在48小时后观察。

（2）次代培养或耐氧试验：当初代培养有细菌生长时，次代培养时仍需要做耐氧试验以排除兼性厌氧菌。

3.鉴定试验　根据菌体形态、染色反应、菌落性状以及对某些抗菌药物的敏感性可作出厌氧菌的初步鉴定，最后鉴定必须依靠生化反应、质谱鉴定或检测厌氧菌的终末代谢产物。

（1）形态与染色：厌氧菌的染色性常受到培养基种类和培养时间的影响，如梭菌属、真杆菌属和消化链球菌属的某些细菌，在革兰氏染色时常由阳性染成阴性，不易判断。为避免错误，可在革兰氏染色的同时用拉丝试验协助判断。

（2）菌落性状：包括菌落的形状、大小、色素、有无溶血以及是否产生荧光等，对厌氧菌的鉴定均有一定参考价值，如产黑色素普雷沃菌与不解糖卟啉单胞菌培养2～10天可产生黑褐色或黑色色素，产气荚膜梭菌在新鲜血琼脂平板上能产生特征性的双溶血环。在366nm紫外线灯或伍德（Wood）灯照射下，产黑色素普雷沃菌显示砖红色荧光，梭杆菌显示黄绿色荧光，而艰难拟梭菌显示黄色荧光。

（3）抗菌药物敏感性鉴定试验：常用的抗菌药物纸片有卡那霉素（1 000μg）、万古霉素（5μg）和多黏菌素（10μg），一般抑菌圈直径＜10mm可视为耐药。根据待检厌氧菌对各种抗菌药物的敏感性，可对厌氧菌进行初步分类与鉴定（表19-3）。

表19-3　抗菌药物敏感性与厌氧菌初步鉴定

菌群	卡那霉素（1 000μg）	万古霉素（5μg）	多黏菌素（10μg）
革兰氏阳性厌氧菌	V	S	R
脆弱拟杆菌群	R	R	R
解脲拟杆菌	S	R	S
中间普雷沃菌	R	R	S
其他普雷沃菌	R	R	V
卟啉单胞菌属	R	R	S
梭杆菌属	S	R	S
韦荣球菌属	S	R	S
厌氧消化链球菌	V	S	R

注：S，敏感（抑菌圈≥10mm）；R，耐药；V，不定。

（4）生化试验：根据厌氧菌对多种糖类的发酵试验、吲哚试验、硝酸盐还原试验、触酶试验、卵磷脂酶试验、脂酶试验、蛋白溶解试验、明胶液化试验及胆汁肉汤生长试验和硫化氢试验等生化反应结果，再结合上述形态染色、菌落特征以及抗菌药物敏感性鉴定试验等，可将厌氧菌鉴定到属或种水平。

商品化的厌氧菌生化鉴定系统，利用厌氧菌菌体内含有的各种预成酶或构成酶在有氧环境中能较长时间地保留其活性的特点，采用特定的色原底物或荧光底物和相应的指示剂，直接检测待检厌氧菌预成酶的种类和活性，不需要厌氧培养，可在4～6小时鉴定厌氧菌到种或属水平。

（5）质谱技术：目前已批准用于临床的主要是 MALDI-TOF MS 技术，质谱技术鉴定厌氧菌具有快速、准确、需要的菌量少等诸多优点，随着 MALDI-TOF MS 技术在临床的推广，临床厌氧菌的鉴定也从传统的基于培养的生化鉴定逐步过渡到质谱快速鉴定。

（6）气 - 液相色谱技术：厌氧菌在代谢过程中可产生多种挥发性或非挥发性短链脂肪酸和醇类等代谢产物，并且其代谢产物的种类和含量随厌氧菌种属的不同而有明显差异，但目前尚未有适合临床推广的商品。

（7）分子生物学技术：主要有基因组 GC 值的测定、特异性基因探针技术、PCR 技术及16S rRNA 序列测定等。相比传统的生化鉴定技术，分子生物学方法具有灵敏度高、特异性强、方法快速简便及鉴定范围更广等优点，目前主要用于生化鉴定和质谱鉴定技术的补充。

4. 药敏试验 由于厌氧菌生长缓慢，临床不常规开展厌氧菌体外药敏试验，抗厌氧菌治疗可根据指南用药，表 19-4 是常用抗菌药物对厌氧菌的药物敏感性。如果临床遇到厌氧菌引起的脑脓肿、心内膜炎及人工关节感染等严重感染性疾病，可考虑开展体外药敏试验，指导临床用药。厌氧菌体外药敏试验首选琼脂稀释法，微量肉汤稀释法只推荐用于脆弱拟杆菌群，具体可参考厌氧菌药物敏感试验方法的标准文件。

表 19-4 常用抗厌氧菌药物对厌氧菌的敏感性

菌种	甲硝唑	青霉素	替卡西林-棒酸	氨苄西林-舒巴坦	哌拉西林-他唑巴坦	碳青霉烯类	头孢西丁	头孢替坦	替加环素	莫西沙星	克林霉素
脆弱拟杆菌	+	−	+	+	+	+	+	+	+	+	V
多形拟杆菌	+	−	+	+	+	+	V	V	+	V	V
其他拟杆菌	+	−	+	+	+	+	V	V	+	−	−
具核梭杆菌	+	V	+	+	+	+	+	+	+	V	+
坏死梭杆菌	+	+	+	+	+	+	+	+	+	V	+
普雷沃菌属	+	V	+	+	+	+	+	+	+	V	−
卟啉单胞菌属	+	+	+	+	+	+	+	+	+	−	−
韦荣球菌属	+	+	+	+	+	+	+	+	+	+	+
皮肤杆菌属	−	+	+	+	+	+	+	+	+	+	+
消化链球菌属	V	+	+	+	+	+	+	+	+	V	+
放线菌属	−	+	+	+	+	+	+	+	+	+	−

注：+，敏感；−，耐药；V，不定。

第二节 厌氧杆菌

厌氧杆菌包括革兰氏阳性梭状芽胞杆菌、革兰氏阳性无芽胞厌氧杆菌和革兰氏阴性无芽胞厌氧杆菌。

一、革兰氏阳性梭状芽胞杆菌

梭状芽胞杆菌属（*Clostridium*）是严格厌氧的革兰氏阳性芽胞杆菌，主要分布于土壤、人和动物的肠道及粪便中。广义的梭状芽胞杆菌由超过 150 个种和 5 个亚种组成，包括临床常见的破伤风梭菌、产气荚膜梭菌、肉毒梭菌和艰难拟梭菌等。

梭状芽胞杆菌属 DNA 的 GC 值差异很大，从 22mol% 到 55mol% 不等，但产毒素梭菌的 GC 值却集中在 24mol%～29mol%，由于传统意义的梭状芽胞杆菌属在系统发育和表型上的不一致性，2015 年基于 16S rRNA 基因测序的新分类将传统梭菌 I 群里的 80 多个种归为狭义的梭状芽胞杆菌属，即梭菌科（Clostridiaceae）的梭菌属（*Clostridium*），模式菌为丁酸梭菌（C. butyricum）；其余的梭菌划归新的菌属，艰难梭菌在新的分类中属于消化链球菌科（Peptostreptococcaceae）的拟梭菌属（Clostridioides），并命名为艰难拟梭菌（C. difficile）。表19-5是临床常见的革兰氏阳性梭状芽胞杆菌的鉴别要点。

表 19-5　临床常见革兰氏阳性梭状芽胞杆菌的鉴别要点

菌种名称	芽胞位置	迁徙生长	吲哚试验	卵磷脂酶	荧光颜色	双溶血环	脲酶试验	CCFA菌落	革兰氏染色形态
产气荚膜梭菌	ST	–	–	+		+			粗大杆菌
破伤风梭菌	T	+	+	–		–	–		鼓槌状
共生梭菌	ST								足球样细胞
双酶梭菌	ST	–	+	+		–	–		大细胞,卵形芽胞
索氏梭菌	ST	–	+	+		–	+		笔直,单个或成对
败毒梭菌	ST	+							细长或多形性
肉毒梭菌	ST						–		汤匙状或网球拍
艰难拟梭菌	ST				黄色	–		黄色	细长形,卵形芽胞

注：+,阳性；–,阴性；ST,次级端；T,极端。

1. 破伤风梭菌　破伤风梭菌（Clostridium tetani）是一种临床较常见的革兰氏阳性厌氧芽胞杆菌，为破伤风的病原菌。

（1）临床意义：破伤风梭菌广泛存在于人和动物的肠道，由粪便污染土壤，以芽胞的形式广泛存在于环境中，人、马、小鼠、豚鼠和家兔等对之极为敏感，禽类和冷血动物对之有天然抵抗力。当机体受创伤时创口被污染或分娩时使用不洁器械剪断脐带等，细菌即可侵入伤口，生长繁殖并释放外毒素，引起机体痉挛性抽搐，称为破伤风（tetanus）。全世界每年约有 50 万～100 万病例发生，大部分发生在发展中国家，尤其是新生儿破伤风，约占发展中国家破伤风相关死亡人数的 50%。

破伤风梭菌感染宿主后要经过 7～10 天的潜伏期，然后出现典型的临床症状，如张口困难、牙关紧闭、"苦笑面容"，以及颈部、躯干及四肢肌肉持续强直性痉挛导致的角弓反张，呼吸困难，最后可因窒息死亡。

破伤风梭菌本身无侵袭力，仅在伤口局部繁殖，不能侵入其他部位，其致病作用完全依赖于细菌产生的外毒素，导致典型的毒血症。破伤风毒素包括破伤风痉挛毒素（tetanospasmin）和破伤风溶血毒素（tetanolysin）两种。痉挛毒素是一种神经毒素，也是主要致病物质，毒力极强，对人体的致死剂量小于 1μg。

（2）生物学特性：专性厌氧菌，37℃培养 48 小时后，形成扁平、灰白色、边缘疏松呈羽毛状的菌落，有狭窄的 β 溶血环；在潮湿的血平板上常呈迁徙生长，不易获得单个菌落；在庖肉培养基中，肉汤轻度浑浊，肉渣部分消化，微变黑，产生少量气体，因能生成甲基硫醇及 H_2S 导致培养物有腐败恶臭味。

破伤风梭菌的初期培养物为革兰氏阳性，但培养 48 小时后，尤其在芽胞形成后，易转变成革兰氏阴性。菌体大小约（2.0～5.0）μm×（0.3～0.5）μm，呈细长形，两端钝圆，有周鞭毛，无荚膜。芽胞位于菌体顶端，圆形，直径大于菌体，使细菌呈"鼓槌状"，为本菌典型特征（图 19-1）。

破伤风梭菌一般不发酵糖类，但对蛋白质有微弱的消化作用。硝酸盐还原试验阴性，明胶液化、H_2S 和吲哚试验阳性。气液相色谱可检测细菌代谢产物中的乙酸、丙酸、丁酸、乙醇和丁醇。

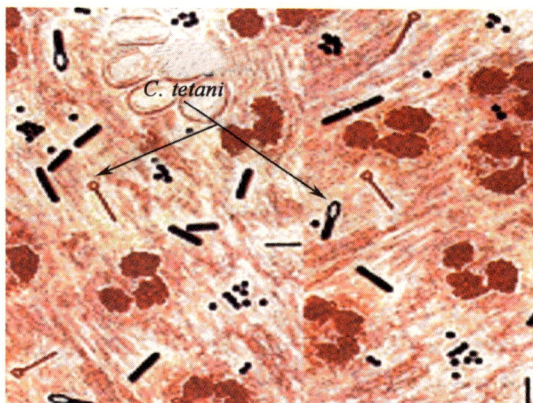

图 19-1　破伤风梭菌（革兰氏染色，×1 000）
如箭头所示。

有菌体（O）抗原和鞭毛（H）抗原。菌体抗原各型相同，鞭毛抗原有型的特异性。根据鞭毛抗原的不同，本菌可分为 10 个血清型。各型细菌所产生的毒素活性与免疫活性均相同，可被任何破伤风抗毒素中和。

破伤风梭菌的芽胞抵抗力强，在环境中可存活数年而不死，能耐受干热 150℃ 1 小时，50g/L 的苯酚 10～15 小时，100℃煮沸 1 小时可以灭菌。破伤风梭菌对青霉素、红霉素、四环素敏感，对氨基糖苷类耐药，磺胺类药物对其有抑制作用。

（3）微生物学检验：一般根据破伤风的典型临床表现和病史即可作出临床诊断，故通常不做细菌学检查，只在有特殊需求时才进行，包括直接涂片检查和厌氧培养。感染部位的脓汁或坏死组织直接涂片革兰氏染色，若镜检见革兰氏阳性呈典型"鼓槌状"细菌即可报告"涂片见革兰氏阳性芽胞杆菌，呈鼓槌状"，临床根据涂片报告，结合病史和典型临床表现即可确诊。分离培养可接种庖肉培养基或普通厌氧琼脂，必要时可在 75～85℃水浴 30 分钟以去除杂菌，剩下有活力的芽胞经 35℃培养 2～4 天后，可见薄层迁徙样生长的菌落。细菌鉴定可利用商品化的厌氧菌鉴定系统或质谱鉴定技术，与其他梭菌的鉴别诊断可参考表 19-5。

2. 产气荚膜梭菌　产气荚膜梭菌（Clostridium perfringens）广泛存在于自然界及人和动物的肠道中，是气性坏疽的主要病原菌，也可引起食物中毒，是临床厌氧菌检验标本中较为常见的梭状芽胞杆菌。

（1）临床意义：产气荚膜梭菌能产生多种外毒素和侵袭性酶类，并有荚膜，具有强大的侵袭力，是气性坏疽（gas gangrene）的主要病原菌。其外毒素有 α、β、γ、δ、ε、η、θ、ι、κ、λ、μ 和 ν 12 种，其中主要的致死毒素有 α、β、ε、ι 四种，尤以 α 毒素最为重要，各型产气荚膜梭菌均可产生，在气性坏疽的形成中起主要作用。

根据产生外毒素的种类不同，将产气荚膜梭菌分为 A、B、C、D、E 五个毒素型，其中对人类致病的主要有 A 型和 C 型。

产气荚膜梭菌的 A 型及某些 C、D 型菌株也可产生肠毒素，通过误食含菌的食物感染，引起感染性食物中毒。C 型变种可产生 β 毒素，导致肠黏膜出血性坏死，引起人类坏死性肠炎，该病起病急，死亡率可达 40%，曾在泰国和斯里兰卡发生暴发流行。

（2）生物学特性：产气荚膜梭菌为革兰氏阳性粗大杆菌，两端钝圆，呈"货车箱"样外观，大小约（1.0～1.5）μm×（3.0～5.0）μm。无鞭毛，在机体内可形成明显的荚膜。芽胞呈椭圆形，直径小于菌体，位于菌体的次极端，但在机体组织和人工培养基中很少形成芽胞，只有在无糖培养基中或不利于细菌生长的外界环境中才能形成芽胞，为本菌的特点之一。

此菌为不严格厌氧菌,在微需氧的环境中也能生长。生长繁殖较快,在厌氧环境中培养18～24小时后,在厌氧血平板上形成直径2～4mm、圆形、凸起、表面光滑、边缘整齐的菌落,多数菌株有典型的双溶血环(图19-2A),内环完全溶血(θ毒素所致),外环大面积不完全溶血(α毒素所致)。在卵黄平板上,产气荚膜梭菌产生的卵磷脂酶(α毒素)分解卵黄中的卵磷脂,导致菌落周围出现乳白色浑浊圈,该现象可被特异性抗血清所中和,称为Nagler反应(图19-2B)。本菌在庖肉培养基中生长迅速,产生大量气体,肉渣不被消化,但变为粉红色。在牛乳培养基中,产气荚膜梭菌能分解乳糖产酸使酪蛋白凝固,同时产生大量气体将凝固的酪蛋白冲散形成蜂窝状,并将液面上的凡士林向上推挤,甚至冲开棉塞,气势凶猛,称为"汹涌发酵"(stormy fermentation)现象,为本菌特征之一。

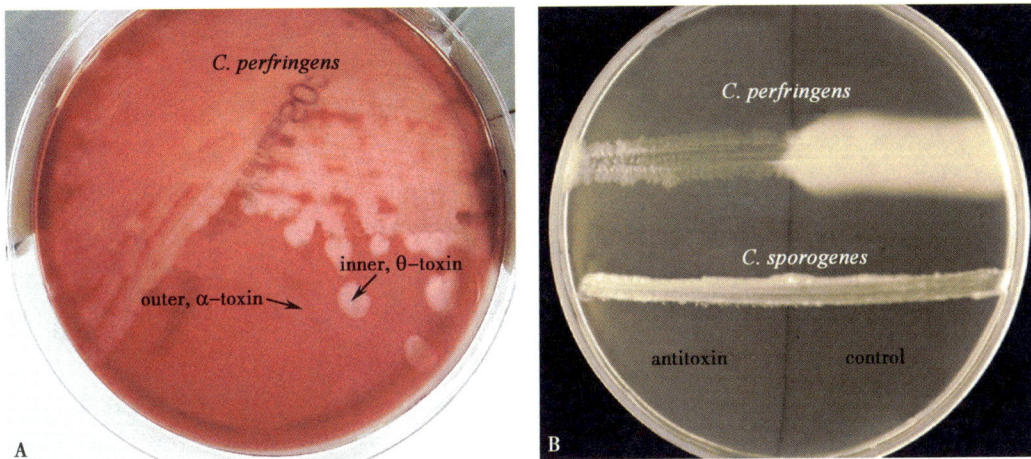

图19-2　产气荚膜梭菌(培养48小时)
A. 双溶血环(培养48小时);B. Nagler反应。

该菌能发酵葡萄糖、乳糖、麦芽糖和蔗糖,产酸产气;液化明胶,产生H_2S,卵磷脂酶试验阳性,脂酶试验阴性,吲哚试验阴性。主要代谢产物为乙酸和丁酸。

(3)微生物学检验:创伤感染时取分泌物、穿刺物、坏死组织块;食物中毒时取可疑的食物。标本直接涂片检查可见革兰氏阳性粗大杆菌,偶见芽胞,有时伴有其他厌氧菌和兼性厌氧菌生长。本菌能耐受低浓度氧,生长迅速,容易培养。厌氧血琼脂平板上见典型的"双溶血环",卵磷脂酶试验阳性、Nagler试验阳性,牛乳"汹涌发酵"试验阳性可确诊,必要时可借助商品化的厌氧菌鉴定系统。

3. 肉毒梭菌　肉毒梭菌(*Clostridium botulinum*)主要存在于土壤及水中,偶尔存在于动物粪便中,是一种腐物寄生菌,能产生毒性极强的外毒素。

(1)临床意义:肉毒梭菌是肉毒病的病原菌。该菌在厌氧条件下可产生毒性极强的外毒素:肉毒毒素,为已知最剧烈的毒素。除E型毒素外,一般无胃肠道症状。引起食物中毒的食品国外多见于罐头、腊肠和香肠等肉制品,国内80%是发酵的豆制品,其次是发酵的面制品。

本菌也可致婴儿肉毒病,为感染性食物中毒。当婴儿(特别是半岁以内的婴儿)食入被肉毒梭菌芽胞污染的食品后,芽胞出芽繁殖,产生的毒素经肠道吸收而致病。症状与肉毒毒素引起的食物中毒相似,病死率不高。

此外,肉毒梭菌也可通过感染伤口或外科手术切口侵入体内,在深部组织中生长繁殖并产生肉毒毒素,导致肉毒中毒,出现神经末梢麻痹症状,临床少见。

(2)生物学特性:革兰氏阳性粗大杆菌,大小约(1.0～1.2)μm×(4.0～6.0)μm,菌体直或稍弯,两端钝圆,单个或成双排列,有时呈链状。有周鞭毛,无荚膜。20~25℃时在菌体次极端形成卵圆形芽胞,直径大于菌体,使细菌呈"汤匙状"或"网球拍状"。

该菌为严格厌氧菌。营养要求不高,厌氧血琼脂35℃培养18~24小时,形成直径为3~5mm、不规则、灰白色、半透明的菌落,有β溶血。在卵黄平板上,除G型外,其他肉毒梭菌均可产生局限性不透明区和珠光层。在庖肉培养基中能消化肉渣,使之变黑,有腐败恶臭。

除G型外,各型均发酵葡萄糖和麦芽糖,不发酵乳糖;液化明胶、H_2S试验阳性,脂酶阳性,卵磷脂酶、吲哚试验和硝酸盐还原试验均阴性。G型肉毒梭菌生化反应不活跃,除能液化明胶外,其他生化反应均为阴性。

根据所产生毒素的抗原性不同,肉毒梭菌分为A、B、C、D、E、F、G 7个毒素型,其中A、B、E、F对人致病,以A、B型最常见,E、F型偶见。我国报告的大多是A型。各型毒素的药理作用都是相同的,但因抗原性不同,只能被各自的抗毒素中和。

芽胞抵抗力很强,可耐100℃高温1小时以上。其毒素也具有一定的耐热性,80~90℃加热5~10分钟或煮沸1分钟可破坏。

(3)微生物学检验:由于肉毒梭菌在自然界分布广泛且细菌本身并不致病,因此,仅从标本中检出该菌并无诊断价值,实验室诊断主要依靠检测毒素,其次才是病原菌的分离培养。毒素检测常用的方法是小鼠腹腔注射法检测毒素的毒力,然后用特异性抗毒素中和试验为毒素分型,也可用免疫学技术直接测定毒素。初代培养常接种庖肉培养基,次代培养可接种厌氧血琼脂和卵黄琼脂平板,取可疑菌落做最后鉴定。

4. 艰难拟梭菌 艰难拟梭菌(*Clostridioides difficile*)是抗生素相关性腹泻和假膜性肠炎的病原菌,因其对氧极为敏感,分离培养困难而得名,是拟梭菌属的模式菌。

(1)临床意义:艰难拟梭菌是人和动物肠道中的正常菌群,在幼儿的粪便中最常见。肠道中的乳杆菌、双歧杆菌、D群链球菌和真菌等对其具有拮抗作用。长期使用氨苄青霉素、头孢菌素、氯霉素、林可霉素及红霉素等抗菌药物,尤其是氯林可霉素之后,引起肠道菌群失调,肠道中的正常菌群生长受到抑制,削弱或失去对艰难拟梭菌的拮抗作用,致使耐药的艰难拟梭菌在肠道中过度繁殖并产生毒素而致病,导致抗生素相关性腹泻(antibiotic-associated diarrhea, AAD),临床表现为水样便、黏液脓性便、血便等,有时可见坏死的黏膜,其027型高毒力菌株曾在世界多个国家发生暴发流行。

此外,艰难拟梭菌是假膜性肠炎(pseudomembranous colitis, PMC)最主要的病原菌之一,有资料显示,几乎100%的假膜性肠炎是由艰难拟梭菌引起的。艰难拟梭菌亦可引起气性坏疽、脑膜炎、肾盂肾炎、腹腔感染、阴道感染及菌血症等,已成为院内感染的重要病原菌之一。

(2)生物学特性:革兰氏阳性粗长杆菌,大小约(1.3~1.6)μm×(3.6~6.4)μm,培养48小时后常转为革兰氏阴性。芽胞为卵圆形或长方形,位于菌体的次极端,无荚膜,有些菌株有周鞭毛,动力试验阳性(图19-3A)。

本菌为严格的专性厌氧菌,用常规的厌氧培养法不易生长。最适温度为30~37℃,在25~45℃均可生长。在厌氧血平板上培养48小时后,形成直径3~5mm、圆形、白色或淡黄色、边缘不齐、表面粗糙、不溶血的菌落(图19-3B)。在环丝氨酸-头孢西丁-果糖琼脂(cycloserine-cefoxitin-fructose agar, CCFA)平板上,形成较大的表面粗糙、边缘不齐的黄色菌落,在366nm紫外线照射下,可见黄绿色荧光。

艰难拟梭菌能发酵葡萄糖、果糖、甘露醇产酸,水解七叶苷、液化明胶,不分解蛋白质、乳糖、麦芽糖与蔗糖,不产生吲哚和H_2S,不凝固牛奶、硝酸盐还原试验阴性、不产生卵磷脂酶及脂肪酶。

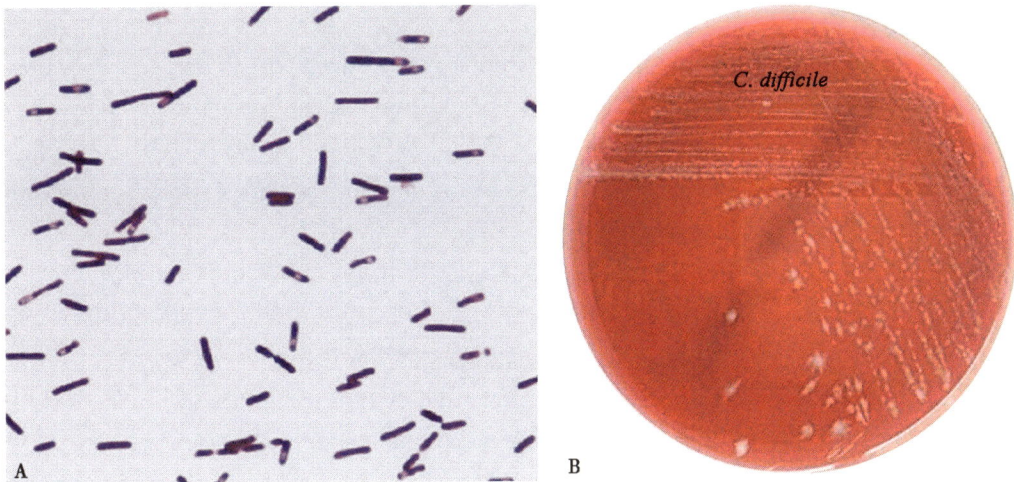

图 19-3　艰难拟梭菌
A. 光镜图（革兰氏染色，×1 000）；B. 菌落（培养 48 小时）。

该菌可产生艰难拟梭菌毒素 A（Tcd A）、艰难拟梭菌毒素 B（Tcd B）、艰难拟梭菌转移酶（*Clostridioides* difficile transferase，CDT）、水解酶和表面蛋白（surface layer proteins，SLPs）等多种毒力因子，其中艰难拟梭菌转移酶又名二元毒素（binary toxin）。毒素中尤以 Tcd A 与 Tcd B 最为重要，约 85%～95% 的标本中均可检出。Tcd A 为肠毒素，能使肠壁出血坏死，液体积蓄；Tcd B 为细胞毒素，能直接损伤肠黏膜细胞，造成假膜性结肠炎。

艰难拟梭菌耐受甲酚、乙醇和大部分洗手液，其芽胞可在环境中存活 20 年，是医院感染的重要原因，有研究显示含氯消毒剂可有效降低院内感染率。

（3）微生物学检验：艰难拟梭菌广泛存在于婴幼儿的粪便中，健康成人粪便艰难拟梭菌的携带率约 5%～10%，通常粪便中艰难拟梭菌的量达到 10^5～10^8CFU/g 才出现临床感染症状。因此，临床诊断艰难拟梭菌相关疾病重点是检测 Tcd A 或 Tcd B，包括分子生物学方法检测其毒力基因，分离培养可用于流行病学调查和临床感染的辅助诊断。

二、革兰氏阳性无芽胞厌氧杆菌

革兰氏阳性无芽胞厌氧杆菌种类很多，与人类健康有关的主要有丙酸杆菌属（*Propioni-bacterium*）、真杆菌属（*Eubacterium*）、放线菌属（*Actinomyces*）、蛛网菌属（*Arachnia*）、乳杆菌属（*Lactobacillus*）和双歧杆菌属（*Bifidobacterium*）6 个菌属。各个属之间的菌落形态和生化反应很相似，很难区分，表 19-6 总结了常见革兰氏阳性无芽胞厌氧杆菌的主要鉴定特征。

表 19-6　革兰氏阳性无芽胞厌氧杆菌的主要鉴定特征

	丙酸杆菌属	蛛网菌属	放线菌属	乳杆菌属	双歧杆菌属	真杆菌属
严格厌氧性	V	V	V	V	+	+
动力	−	−	−	−	−	V
触酶	V	−	−⁺	−	−	−
主要代谢产物	丙酸	丙酸	琥珀酸	乳酸	醋酸加乳酸	丁酸
吲哚	V	−	−	−	−	−
硝酸盐还原	V	+	−	−	−	V
GC 值 /mol%	53～67	63～65	55～68	32～53	55～67	30～35

注：+，90% 以上菌株阳性；−，90% 以上菌株阴性；V，11%～89% 菌株阳性；−⁺，多数菌株阴性。

1. 丙酸杆菌属

（1）分类：丙酸杆菌属因发酵葡萄糖产生丙酸而命名，该菌属细菌包含人类来源的和从乳制品中分离的两类。新的分类将丙酸杆菌属拆分为假丙酸杆菌属（*Pseudopropionibacterium*）、产酸丙酸杆菌属（*Acidipropionibacterium*）和皮肤杆菌属（*Cutibacterium*）。其中，皮肤杆菌属包括痤疮皮肤杆菌（*C. acnes*）、贪婪皮肤杆菌（*C. avidum*）和颗粒皮肤杆菌（*C. granulosum*）三个种，人类感染以痤疮皮肤杆菌最常见。

（2）临床意义：丙酸杆菌属主要寄生在人体皮肤与乳制品及青贮饲料中。痤疮皮肤杆菌是人体皮肤的优势菌，主要存在于毛囊皮脂腺与汗腺中，与寻常痤疮和酒渣鼻有关。贪婪皮肤杆菌常引起鼻窦炎及许多皮肤皱褶潮湿处的慢性感染，也曾从血液、脑脓肿、伤口和软组织溃疡灶分泌物及粪便中分离出。颗粒皮肤杆菌常与痤疮皮肤杆菌同时存在于病灶中，致病性未明。此外，本菌属也是血培养、腰椎穿刺及骨髓穿刺液培养最常见的污染菌。

（3）生物学特性：丙酸杆菌及皮肤杆菌均为革兰氏阳性杆菌，大小约（0.5～0.8）μm×（1.0～5.0）μm，菌体微弯呈棒状，一端钝圆，另一端渐细或变尖，单个、成对或呈 V 和 Y 字形排列，无芽胞和鞭毛，染色不匀，陈旧培养物常呈长丝状，多形性明显。

厌氧或微需氧，大部分菌株在严格厌氧条件下生长较快，部分菌种数次转种后，可变为兼性厌氧菌。在 30～37℃，pH 7.0 时生长最快，吐温 -80 可刺激大部分菌株生长。在厌氧血平板上不溶血，培养 48 小时后菌落直径 0.5～1.5mm，圆形、凸起、有光泽、半透明、白色，随培养时间和菌种不同可呈灰黄、黄褐、粉红、红色或橙色。

（4）微生物学检验：丙酸杆菌及皮肤杆菌属的鉴定要点主要有革兰氏阳性无芽胞厌氧杆菌，常呈棒状，厌氧环境下数次转种后，可变为兼性厌氧菌。发酵葡萄糖产生丙酸，通常触酶试验阳性。对卡那霉素和万古霉素等敏感，对多黏菌素等耐药。一般来说，革兰氏阳性无芽胞厌氧杆菌若触酶试验和吲哚试验皆为阳性，则可初步鉴定为痤疮皮肤杆菌。

2. 真杆菌属

（1）分类：真杆菌属共有 53 个种，其中十几个种与临床感染有关，包括黏液真杆菌（*E. limosum*）、迟缓真杆菌（*E. lentum*）和产气真杆菌（*E. aerofaciens*）等，模式菌种为黏液真杆菌。临床上以黏液真杆菌和迟缓真杆菌最多见。本属细菌 DNA 中 GC 值为 30mol%～35mol%。

（2）临床意义：真杆菌是人及动物口腔和肠道正常菌群的组成成员，对机体有营养、生物拮抗和维持肠道微生态学平衡等功能。少数菌种如黏液真杆菌和迟缓真杆菌等常从脓肿和外伤等混合感染标本中分离得到，而血培养中少见。

（3）生物学特性：革兰氏阳性杆菌，具有多形性，形态变化从球杆状到长杆状，大小约（0.2～2.0）μm×（0.3～10.0）μm。单个或成双排列，偶见短链状。无芽胞，少数菌株有鞭毛。专性厌氧，在厌氧血平板上经 37℃培养 48 小时形成直径 0.5～2.0mm 的圆形、扁平或微凸、半透明或不透明、不溶血的小菌落，20% 胆汁可促进其生长。

（4）微生物学检验：真杆菌的鉴定特征为革兰氏阳性无芽胞厌氧杆菌，菌落小，不溶血。多数菌种生化反应活跃，发酵糖类，主要产生丁酸，少数菌种如迟缓真杆菌，不发酵任何糖类。多数菌种触酶和吲哚试验阴性，大多数不还原硝酸盐。

3. 乳杆菌属

（1）分类：乳杆菌属又名乳酸杆菌属，因其发酵糖类产生大量乳酸而命名，由 150 多个种和亚种组成，其中大多数为兼性厌氧菌，仅约 20% 的菌种为专性厌氧菌。与人类密切相关的有嗜酸乳杆菌（*L. acidophilus*）、德氏乳杆菌（*L. delbrueckii*）、加氏乳杆菌（*L. gasseri*）、发酵乳杆菌（*L. fermentum*）、干酪乳杆菌（*L. casei*）、植物乳杆菌（*L. plantarum*）、卷曲乳杆菌（*L. crispatus*）、詹氏乳杆菌（*L. jensenii*）、唾液乳杆菌（*L. salivarius*）、短乳杆菌（*L. brevis*）等菌种，其中以嗜酸乳杆菌最常见。

（2）临床意义：乳杆菌主要寄生于人和动物的消化道及生殖道，是维持宿主肠道和阴道微生态平衡的重要菌群，对致病菌的繁殖有抑制作用，尤其在维持阴道的自净作用方面起主导作用。本属细菌中仅极少数有致病性。口腔中寄生的嗜酸乳杆菌与龋齿形成有关，也可能与发酵性腹泻有关。加氏乳杆菌为机会致病菌，偶可引起亚急性心内膜炎、败血症或脓肿等。青霉素和氨基糖苷类联合应用可杀灭乳杆菌。

（3）生物学特性：革兰氏阳性细长杆菌，大小约$(0.5\sim1.2)\mu m\times(1.0\sim10.0)\mu m$。成双、短链或栅栏状排列，有些菌株两端染色较深。无芽胞、多数菌种无鞭毛。

本属细菌可为专性厌氧、兼性厌氧或微需氧，在$5\%\sim10\%$ CO_2 的环境中能生长，但在厌氧环境中生长更好。最适温度$30\sim40\,℃$。耐酸，最适 pH $5.5\sim6.2$，在 pH 5.0 或更低的环境中也能生长。在中性或偏碱性的环境中生长不佳或不能生长。在厌氧血平板上形成直径$2\sim5mm$，圆形、凸起、表面粗糙、边缘不整齐的菌落。一般呈灰白色或乳褐色，部分菌种呈黄褐色、橙色、铁锈红色或砖红色。

（4）微生物学检验：标本直接涂片染色镜检见革兰氏阳性无芽胞的大杆菌可初步诊断，分离培养常用 MRS（de Man, Rogosa, and Sharpe）琼脂或葡萄糖血清琼脂。鉴定要点包括：发酵多种糖类产生乳酸，不分解蛋白质，触酶试验、吲哚试验、明胶液化试验和硝酸盐还原试验均阴性。

三、革兰氏阴性无芽胞厌氧杆菌

临床常见的革兰氏阴性无芽胞厌氧杆菌包括拟杆菌属（*Bacteroides*）、普雷沃菌属（*Prevotella*）、卟啉单胞菌属（*Porphyromonas*）和梭杆菌属（*Fusobacterium*）等。

1. 拟杆菌属

（1）分类：拟杆菌属是临床上最重要的无芽胞厌氧杆菌，包括有 78 个种和 5 个亚种，其中与人类感染密切相关的主要有脆弱拟杆菌（*B. fragilis*）、多形拟杆菌（*B. thetaiotaomicron*）、吉氏拟杆菌（*B. distasonis*）、普通拟杆菌（*B. vulgatus*）、卵形拟杆菌（*B. ovatus*）等十几个种，模式菌为脆弱拟杆菌。拟杆菌属的 DNA 中 GC 值为$39mol\%\sim48mol\%$。

（2）临床意义：拟杆菌是人类口腔、肠道及女性生殖道的正常菌群，为机会致病菌，主要引起内源性感染，也可通过多种外源性途径引起机体各系统的外源性感染，如菌血症或败血症、颅内感染、胸腔感染、腹腔感染及女性生殖系统感染等。其中尤以脆弱拟杆菌最常见，占临床厌氧菌分离株的近四分之一，占拟杆菌群的一半以上，其次为多形拟杆菌、吉氏拟杆菌和普通拟杆菌。

（3）生物学特性：革兰氏阴性杆菌，大小为$(0.8\sim1.3)\mu m\times(1.6\sim8.0)\mu m$，着色不均，多数菌种两端钝圆而浓染，中间不易着色或染色较浅，形似空泡。拟杆菌的陈旧培养物呈明显多形性。在液体培养基尤其在含糖培养基中为长丝状或其他形状。拟杆菌无芽胞、无鞭毛，脆弱拟杆菌可形成荚膜，部分菌株有菌毛。

专性厌氧，营养要求较高，培养基中需要加入氯化血红素、维生素 K_1 及酵母浸出物等营养成分。在厌氧血平板上经$24\sim48$ 小时培养后，形成直径$1\sim3mm$、圆形、微凸、表面光滑、半透明、灰白色、边缘整齐的菌落，多数菌株不溶血。20% 胆汁（或 2g/L 胆盐）或吐温 -80（0.02%）可促进脆弱拟杆菌群的生长。其在 BBE 培养基上生长旺盛，菌落较大，能分解七叶苷，使培养基呈黑色，菌落周围有黑色晕圈。

（4）微生物学检验：标本直接涂片，革兰氏染色镜检，如发现革兰氏阴性无芽胞杆菌，着色不匀，数量较多或呈多形性，细菌细胞呈不规则肿胀，应考虑为拟杆菌。如细菌经耐氧试验证实为专性厌氧菌，在 BBE 平板上生长良好，菌落直径 >1mm，在菌落周围出现黑色晕圈，对卡那霉素（1 000μg）、万古霉素（5μg）和多黏菌素（10μg）均耐药，可初步鉴定为脆弱拟杆菌群。

生化鉴定要点主要有：发酵葡萄糖、麦芽糖和蔗糖，水解七叶苷，主要代谢产物为乙酸和琥珀酸。生化鉴定特征为触酶试验阳性，吲哚试验阴性；氧化酶和脲酶试验脆弱拟杆菌结果不确定而解脲拟杆菌阳性，硝酸盐还原试验脆弱拟杆菌阴性而解脲拟杆菌阳性。

2. 普雷沃菌属

（1）分类：普雷沃菌属是1990年从拟杆菌属分出的一个新菌属，包括43个种和1个亚种，其中产黑色素的有产黑色素普雷沃菌（*P. melaninogenica*）、中间普雷沃菌（*P. intermedia*）和人体普雷沃菌（*P. corporis*）等；不产色素的有二路普雷沃菌（*P. bivia*）、口腔普雷沃菌（*P. oralis*）和解糖胨普雷沃菌（*P. disiens*）等，模式菌为产黑色素普雷沃菌。普雷沃菌属的DNA中GC值为37mol%～51mol%。

（2）临床意义：普雷沃菌是人体口腔菌群的绝对优势菌，几乎所有口腔感染都有普雷沃菌的参与，也多见于头、颈部及胸腔感染。普雷沃菌也可寄居于女性生殖道等其他部位，二路普雷沃菌和解糖胨普雷沃菌常引起女性生殖道感染，而在口腔感染中少见。普雷沃菌常与其他厌氧菌、需氧菌或兼性厌氧菌引起混合感染。

（3）生物学特性：革兰氏阴性球杆菌，大小为(0.8～1.5)μm×(1.0～3.5)μm，排列成双或短链，两端钝圆，有浓染和空泡。在液体培养基，尤其是在含糖培养基中呈多形性，菌体长短不一，长者达10μm以上。无荚膜、无鞭毛、无芽胞。

本菌为专性厌氧菌，营养要求高，培养基中需要加入氯化血红素和维生素K₁，在厌氧血平板上生长良好，经2～3天培养后，菌落呈圆形、微凸、半透明、直径0.5～3mm，多数菌株呈β溶血。产黑色素的细菌菌落起初为灰白色，逐渐变为浅棕色，5～7天后变为黑色（图19-4）。在黑色素产生之前，用波长366nm紫外线照射可见橘红色荧光，但黑色素出现后荧光消失。在KVLB平板上生长更佳，可早期产生黑色素。普雷沃菌属大多数菌株对20%胆汁敏感，在含20%胆汁的培养基中不生长。

（4）微生物学检验：革兰氏阴性球杆菌，染色不均，菌体中间似有空泡，具有多形性。厌氧血平板上，产黑色素的细菌菌落呈浅棕色或黑色，在紫外线照射下产生橘红色荧光，20%胆汁能抑制生长，可初步鉴定为产黑色素普雷沃菌。生化鉴定要点有：发酵葡萄糖、乳糖和蔗糖，绝大多数菌种不分解七叶苷，不产生吲哚，触酶和脂酶多数阴性。在PYG培养基中主要代谢产物为乙酸和琥珀酸。

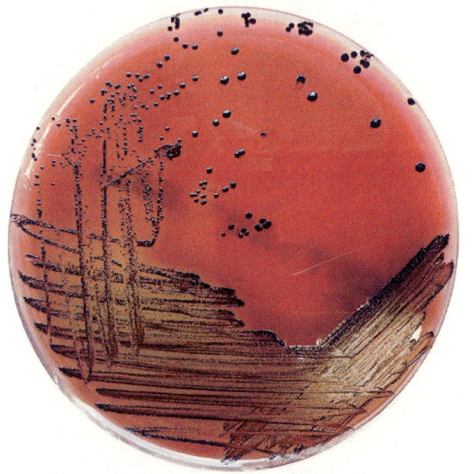

图19-4 产黑色素普雷沃菌的菌落特征（厌氧血平板，培养5天）

3. 卟啉单胞菌属

（1）分类：卟啉单胞菌属是1988年从Bacteroides分出的一个新菌属，现有19个种，与人类健康有关的主要有3个种，即不解糖卟啉单胞菌（*P. asaccharolytica*）、牙髓卟啉单胞菌（*P. endodontalis*）和牙龈卟啉单胞菌（*P. gingivalis*）。模式菌为不解糖卟啉单胞菌。本属细菌DNA中GC值为45mol%～54mol%。

（2）临床意义：卟啉单胞菌主要分布于人类口腔，也可存在于人类泌尿生殖道和肠道。在正常人体的检出率低，可从多种临床标本如口腔、胸腔、皮肤、软组织、阴道、阑尾的病灶中分离出。主要引起人类牙周炎、牙髓炎、根尖周炎等口腔感染，也可引起肺、胸膜炎、阑尾炎和细菌性阴道炎，尚可引起头、颈和下呼吸道感染。

（3）生物学特性：卟啉单胞菌为革兰氏阴性短杆菌或球杆菌，大小约（0.5～0.8）μm×（1.0～3.0）μm，无芽胞、无鞭毛。

专性厌氧，营养要求较高，维生素 K₁ 和氯化血红素可促进本菌生长及黑色素的产生，冻溶血培养基较非冻溶血培养基更有利于早期产生黑色素。本属细菌均产生色素，在厌氧血平板上培养 3～5 天，可形成光滑、有光泽、凸起、直径 1～3mm 的棕色菌落，继续培养 6～10 天后逐渐转为黑色菌落。在色素产生之前，用波长 366nm 紫外线照射，可见红色荧光。

（4）微生物学检验：卟啉单胞菌的鉴定特征主要有革兰氏阴性杆菌或球杆菌，染色不均。在厌氧血琼脂上，菌落逐渐从边缘向中心由棕色变为黑色。在未出现黑色前，紫外线照射可产生红色荧光。生化鉴定要点为不发酵糖类，不水解七叶苷，液化明胶，多数菌株吲哚阳性，触酶和脂酶试验阴性。在 PYG 培养基中的主要代谢产物为乙酸、丙酸和异戊酸等。

4. 梭杆菌属

（1）分类：梭杆菌属是临床较常见的革兰氏阴性无芽胞厌氧杆菌，因其形态细长、两端尖细如梭形而得名。本属菌共有 21 个种和 7 个亚种，临床标本中常见的有具核梭杆菌（*F. nucleatum*）、坏死梭杆菌（*F. necrophorum*）、死亡梭杆菌（*F. mortiferum*）和溃疡梭杆菌（*F. ulcerans*）。模式菌是具核梭杆菌。本属细菌 DNA 中 GC 值为 26mol%～34mol%。

（2）临床意义：梭杆菌是寄生于人类口腔、上呼吸道、肠道和泌尿生殖道的正常菌群，可引起各种软组织感染，是口腔感染（如文森特咽峡炎）、肺脓肿及胸腔等感染的常见病原菌。也可从肠道感染、尿路感染、手术感染灶以及血液等多种临床标本中分离到。在临床感染中以具核梭杆菌最常见。坏死梭杆菌是毒力很强的厌氧菌，是扁桃体周围脓肿中最常分离到的厌氧菌，也是 Lemierre 综合征（又称咽峡后脓毒症或坏死杆菌病）的致病菌。除引起感染之外，肠道内的具核梭杆菌还与临床结直肠癌的发生、发展、转移和预后有关。

（3）生物学特性：梭杆菌为革兰氏阴性杆菌，菌体纤细长丝状，常呈多形性。典型的形态特征为梭形，两端尖细、中间膨大，大小约（5.0～10.0）μm×（0.5～1.0）μm，有时菌体中有革兰氏阳性颗粒存在，无鞭毛、无芽胞。

严格厌氧，在厌氧血平板上生长良好，经 48 小时培养后，菌落直径 1～2mm，圆形、凸起、灰白色、光滑、透明或半透明。典型菌株呈不规则圆形、面包屑样，用透视光观察菌落常显示珍珠样光斑点。一般不溶血。陈旧菌落的周围常可见一扩散环，但菌落呈 R 型。

（4）微生物学检验：梭杆菌的生物学特征主要有革兰氏阴性杆菌，两端尖细，中间膨大，呈梭状。菌落呈面包屑样。大部分菌种对胆汁敏感，在 20% 胆汁中不生长。本菌生化反应较弱，多数不发酵糖类，少数菌株对葡萄糖、果糖可出现弱发酵反应。大多数菌种吲哚阳性，脂酶试验阴性，不分解七叶苷，不还原硝酸盐。对卡那霉素和多黏菌素敏感，对万古霉素耐药。梭杆菌主要代谢产物是丁酸，很少或不产生异丁酸和异戊酸，而拟杆菌不产生丁酸，可产生异丁酸和异戊酸，纤毛菌属产生大量乳酸而不产生丁酸，可通过气液色谱分析加以鉴别。

第三节　厌氧球菌

厌氧球菌是临床厌氧菌感染的重要病原菌，约占临床厌氧菌分离株的 25%。革兰氏阳性厌氧球菌包括消化球菌属（*Peptococcus*）、消化链球菌属（*Peptostreptococcus*）和近年来新命名的厌氧球菌属（*Anaerococcus*）、芬戈尔德菌属（*Finegoldia*）、小单孢菌属（*Parvimonas*）、嗜胨菌属（*Peptoniphilus*）和叶瘿菌属（*Gallicola*）等菌属以及葡萄球菌属和链球菌属中的部分菌种。革兰氏阴性厌氧球菌有韦荣球菌属（*Veillonella*）、氨基酸球菌属（*Acidaminococcus*）、巨球菌属（*Megasphaera*）、厌氧球形菌属（*Anaeroglobus*）和阴性球菌属（*Negativicoccus*）等。临床感染相关的厌氧球菌以消化球菌属、消化链球菌属和韦荣球菌属最常见。

一、消化球菌属

消化球菌属有 8 个种，包括黑色消化球菌（*P. niger*）、不解糖消化球菌（*P. asaccharolyticus*）、产吲哚消化球菌（*P. indolicus*）和大消化球菌（*P. magnus*）等，临床最常见的是黑色消化球菌。本属细菌 DNA 中 GC 值为 50mol%～51mol%。黑色消化球菌主要寄居在女性生殖道中，偶见于其他临床标本。该菌常与需氧菌一起引起腹腔感染、肝脓肿、生殖道及盆腔感染。

黑色消化球菌系革兰氏阳性球菌，直径 0.3～1.2μm，成双、成堆或呈短链状排列。无动力，无芽胞。专性厌氧，营养要求高，生长缓慢，在厌氧血平板上，经厌氧培养 2～4 天形成圆形凸起、光滑、边缘整齐、有光泽、不溶血的黑色小菌落。暴露于空气后菌落成浅灰色。传代数次之后，在血平板上黑色消失，通过庖肉培养后又可产生黑色素。不发酵糖，触酶阳性，吲哚试验、脲酶试验、硝酸盐试验均阴性。对青霉素、红霉素、氯霉素、四环素及甲硝唑敏感。

标本呈黑色、有臭味是该菌感染的特点。标本直接涂片染色可初步报告，分离培养 2～4 天，菌落系统鉴定后可发最终报告。

二、消化链球菌属

消化链球菌属新的分类中仅厌氧消化链球菌（*P. anaerobius*）和口腔消化链球菌（*P. stomatis*）与人类感染有关。模式菌为厌氧消化链球菌。本属细菌 DNA 中 GC 值为 27mol%～45mol%。

消化链球菌是人和动物口腔、上呼吸道、肠道和女性生殖道的正常菌群，可引起人体多种组织和器官感染且以混合感染多见，占临床厌氧菌感染的 20%～30%，仅次于脆弱拟杆菌，尤以厌氧消化链球菌最常见。常引起腹腔感染、肝脓肿、外阴、阴道及盆腔感染、肺部和胸膜感染、口腔感染、颅内感染以及皮肤和软组织感染等。厌氧消化链球菌常与金黄色葡萄球菌和溶血性链球菌协同引起严重的创伤感染，称厌氧链球菌感染性肌炎。该菌亦可由原发病灶口腔、牙周和泌尿道感染而引起细菌性心内膜炎。

革兰氏阳性厌氧球菌，有时易染成阴性。镜检呈球形或卵圆形，菌体较小，直径 0.5～1.2μm，成双、四联、成团或短链状排列。无鞭毛、无芽胞。该菌生长缓慢，营养要求较高，吐温 -80 可促进其生长。在厌氧血平板上，形成光滑、凸起、灰白色、不透明、边缘整齐的小菌落，直径 1mm 左右。一般不溶血，偶尔有 α 或 β 溶血，培养物具有恶臭气味。

生化反应不活泼，很少或不利用碳水化合物，代谢蛋白胨主要产生乙酸，触酶通常阴性，但可出现弱的或假的触酶反应。厌氧消化链球菌吲哚试验阴性，不解糖消化链球菌和吲哚消化链球菌吲哚试验阳性，吲哚消化链球菌还可以还原硝酸盐。厌氧消化链球菌对聚茴香脑磺酸钠（SPS）特别敏感，于 5% SPS 滤纸片周围可出现直径大于 12mm 的抑菌环，可用于该菌的快速鉴定，其准确率可达 98%，见图 19-5。

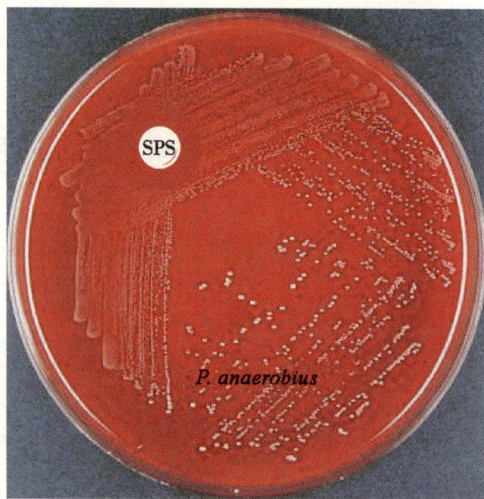

图 19-5　厌氧消化链球菌 SPS 抑制试验

本属细菌的培养物有恶臭气味,通过形态、染色、培养特征和 SPS 抑制试验、吲哚试验可初步鉴定,准确鉴定采用商品化鉴定系统。

三、韦荣球菌属

韦荣球菌属为临床常见的革兰氏阴性厌氧球菌,共有 7 个种。人类标本中以小韦荣球菌(*V. parvula*)和产碱韦荣球菌(*V. alcalescens*)最常见。韦荣球菌属是人和动物口腔、胃肠道和女性生殖道的正常菌群,可作为机会致病菌引起内源性感染,以混合感染多见,是临床最常见的革兰氏阴性厌氧球菌。小韦荣球菌较常见于上呼吸道感染,也可引起中枢神经系统和泌尿生殖道感染,产碱韦荣球菌多见于肠道感染。

韦荣球菌属为革兰氏阴性球菌,菌体极小,直径 0.3~0.5μm,成对或短链状排列,有时呈不规则聚集。无鞭毛,无芽胞。专性厌氧,但生长时需要有 CO_2。最适生长温度为 30~37℃,最适 pH 6.5~8.0。营养要求高,接种含万古霉素(7.5μg/ml)的乳酸盐琼脂平板(韦荣球菌培养基)有助于本菌的分离。培养 48 小时后,形成直径 1~2mm、圆形、凸起、不溶血、灰白色或灰绿色菌落。在紫外线灯照射下,菌落能出现红色荧光,但暴露于空气 5~10 分钟后,荧光逐渐消失。韦荣球菌生化反应不活泼,不分解糖类,氧化酶阴性,硝酸盐还原试验阳性,触酶试验一般阴性,但某些菌种能产生不典型触酶。

临床标本直接涂片镜检,如发现革兰氏阴性细小球菌、成对或短链状排列,可初步判断"疑似韦荣球菌"。分离培养可接种血琼脂平板、厌氧血琼脂平板或韦荣球菌专用培养基,分别在厌氧和需氧环境中培养 48~72 小时,观察菌落形态和紫外线照射下的荧光特征,准确鉴定可选用商品化鉴定系统。

本章小结

厌氧菌是一群在有氧环境中不能生长或生长不良而在无氧环境中生长得更好的细菌,包括厌氧杆菌和厌氧球菌。局部组织缺血、缺氧造成氧化还原电势低、深部组织创伤和深部脓肿等厌氧环境是临床厌氧菌感染的重要因素。正确的标本采集和转运是厌氧菌分离培养的关键环节,其要点是避免正常菌群的污染和尽量减少标本在有氧环境中的暴露时间。革兰氏阳性梭状芽胞杆菌的种类最多,包括破伤风梭菌、产气荚膜梭菌、肉毒梭菌和艰难拟梭菌,分别引起破伤风、气性坏疽、肉毒中毒、抗生素相关性腹泻和假膜性肠炎;革兰氏阳性无芽胞杆菌有丙酸杆菌属、真杆菌属和乳杆菌属;革兰氏阴性厌氧杆菌常见于人体与外界相通腔道的正常菌群,也是这些部位内源性感染的重要病原菌;常见的革兰氏阳性厌氧球菌有消化球菌和消化链球菌,革兰氏阴性厌氧球菌有韦荣球菌。

(刘根焰)

第二十章 其他病原体

通过本章学习，你将能回答以下问题：

1. 什么是衣原体？常用的沙眼衣原体检测方法有哪些？
2. 对疑似斑疹伤寒立克次体感染的患者应采集什么标本？如何进行微生物学检验？
3. 对疑似肺炎支原体感染的患者，应采集何种标本？如何进行病原学检查？
4. 疑似梅毒患者应采集什么标本？如何对疑似梅毒感染的患者进行血清学诊断？

第一节　衣　原　体

一、概述

衣原体是一类专性寄生在真核细胞内，有独特发育周期的原核细胞型微生物。其体积略大于病毒，可在光学显微镜下观察到；含 DNA 和 RNA 及核糖体，具有近似革兰氏阴性细菌的细胞壁结构；对多种抗生素敏感；有独立的生活周期，但酶系统不完善，必须依靠宿主细胞提供代谢能量。

衣原体属（*Chlamydia*）隶属于衣原体门（Chlamydiae）、衣原体纲（Chlamydiae）、衣原体目（Chlamydiales）、衣原体科（Chlamydiaceae）。按照抗原结构和 DNA 同源性的特点，本属主要有沙眼衣原体（*C. trachomatis*）、肺炎衣原体（*C. pneumoniae*）、鹦鹉热衣原体（*C. psittaci*）和兽类衣原体（*C. pecorum*）4 个种。衣原体广泛寄生于人类、哺乳动物及禽类，仅少数能致病，能引起人类疾病的衣原体主要有沙眼衣原体、肺炎衣原体和鹦鹉热衣原体，其中沙眼衣原体最为常见。

二、沙眼衣原体

沙眼衣原体（*C. trachomatis*，CT）不仅可致眼部感染，还可以引起泌尿生殖道感染、性病淋巴肉芽肿和其他器官感染。西方国家 50% 以上的非淋球菌性尿道炎和宫颈炎由它引起，我国性病高发人群中的感染率达 60% 左右。目前发现其有 19 个血清型，不同血清型引起不同部位感染，其中引起沙眼的血清型为 A、B、Ba、C；引起性病淋巴肉芽肿的血清型为 L1、L2、L2a、L3；引起泌尿生殖道感染的血清型为 D～K。

（一）临床意义

沙眼衣原体感染范围较广，可侵害不同的系统和器官，导致沙眼、包涵体性结膜炎、泌尿生殖道感染、性病淋巴肉芽肿、新生儿肺炎及中耳炎等。

1. 沙眼　由沙眼亚种 A、B、Ba 和 C 血清型引起，传播方式为接触传播。沙眼衣原体感染结膜上皮细胞，并在其中繁殖形成包涵体。感染后临床表现有流泪、黏性及脓性分泌物、结膜充血及滤泡增生等。晚期可出现结膜瘢痕、眼睑内翻、倒睫及角膜血管翳，严重者可导致失明。

2. 包涵体结膜炎 由沙眼亚种 B、Ba、D、Da、E、F、G、H、I、Ia、Ja 及 K 血清型感染引起,分为婴儿型和成人型。婴儿型是婴儿经产道感染,引起滤泡性结膜炎,不侵犯角膜,不出现角膜血管翳。成人型则由性接触、经手至眼、亦可因污染的游泳池水而感染,引起滤泡性结膜炎。

3. 泌尿生殖道感染 主要由沙眼生物变种 D～K 血清型感染引起,经性接触传播,引起非淋菌性尿道炎。男性多表现为尿道炎,可转变为慢性并周期性加重,也可合并附睾炎、直肠炎及赖特(Reiter)综合征。女性可引起尿道炎、宫颈炎、盆腔炎、输卵管炎等;输卵管炎反复发作可导致不孕症或异位妊娠。衣原体引起的非淋菌性泌尿生殖道感染,易发展为持续感染或无症状携带者。

4. 呼吸道感染 沙眼衣原体引起的肺炎多见于婴幼儿,由 D、Da、E、F、G、H、I、Ia、J 及 K 血清型感染引起。

5. 性病淋巴肉芽肿 性病淋巴肉芽肿(LGV)是由沙眼衣原体的生物变种 L1、L2、L2a 及 L3 生物型通过性接触传播感染的。侵犯男性腹股沟淋巴结,可引起化脓性淋巴结炎和慢性淋巴肉芽肿,常形成瘘管。侵犯女性会阴、肛门、直肠,可形成肠皮肤瘘管及会阴 - 肛门 - 直肠狭窄与梗阻。

(二)生物学特性

1. 发育周期与形态染色 衣原体在宿主细胞内生长繁殖时具有独特的发育周期。在普通光学显微镜下观察衣原体可见两种大小、形态各异的颗粒。一种微小而致密的颗粒,称为原体(elementary body,EB),具有强感染性,Giemsa 染色呈紫色,Macchiavello 染色呈红色;一种为大而疏松的颗粒,称为网状体(reticulate body,RB),亦称始体,为繁殖型,以二分裂方式繁殖,无感染性,Macchiavello 染色呈蓝色。原体感染后吸附于易感细胞表面,通过吞饮作用进入细胞内,而后由宿主细胞膜包围形成空泡;原体在空泡内发育、增殖成网状体。网状体代谢活跃,以二分裂方式繁殖,在空泡内形成许多子代原体,子代原体聚集,有膜包绕形成各种形态的包涵体。不同衣原体的包涵体形态及在宿主细胞的位置不尽相同,根据此特点可鉴别衣原体。子代原体成熟后即从破坏的感染细胞中释出,再感染新的易感细胞,开始新的发育周期,一个发育周期约48～72小时。

2. 抗原结构 根据细胞壁的不同成分,可分为属、种、型特异抗原。

(1)属特异抗原:位于胞壁,为脂多糖 LPS,类似革兰氏阴性菌的脂蛋白 - 脂多糖复合物。可用补体结合试验检测。

(2)种特异抗原:大多数衣原体的种特异抗原位于主要外膜蛋白(major outer membrane protein,MOMP)上,用补体结合试验和中和试验检测,借此可鉴别不同种衣原体。

(3)型特异抗原:根据主要外膜蛋白抗原可将每种衣原体分为不同血清型,型特异性差别的分子基础是由氨基酸可变区的顺序变化决定的,常用的检测方法是单克隆抗体微量免疫荧光试验。

3. 抵抗力 衣原体对热和常用消毒剂敏感,在 60℃仅能存活 5～10 分钟,在 −70℃可保存数年,冷冻干燥可保存 30 年以上仍有活性。用 75% 乙醇半分钟或 2% 甲酚皂溶液 5 分钟均可杀死衣原体。红霉素、多西环素和四环素等有抑制衣原体繁殖的作用。

(三)微生物学检验

1. 检验程序 沙眼衣原体的检验程序见图 20-1。

2. 标本采集

(1)眼和泌尿生殖道:沙眼和包涵体结膜炎患者,用拭子在结膜上穹窿或下穹窿用力涂擦,或取眼结膜刮片;因沙眼衣原体尿道炎仅累及柱状及鳞柱状上皮,其采样可取女性宫颈拭子,男性尿道拭子及男性尿液。

（2）性病淋巴肉芽肿：采集患者淋巴结脓汁，用肉汤或组织培养营养液适当稀释，以供分离培养。

3. 标本直接检查

（1）直接显微镜检查：衣原体感染时可在宿主细胞内形成包涵体（图 20-2），用光学显微镜观察脱落上皮细胞是否存在包涵体有一定预检意义，特别在眼结膜、尿道及子宫颈上皮细胞内发现典型包涵体更有参考价值。包涵体的检出对急性、严重的新生儿包涵体性结膜炎的诊断价值大，而对成人眼结膜和生殖道感染的诊断意义次之。一般采用 Giemsa 染色法，标本涂片干燥后，染色镜检，原体染成紫红色，始体呈蓝色，此法简单易行，但敏感性较低。

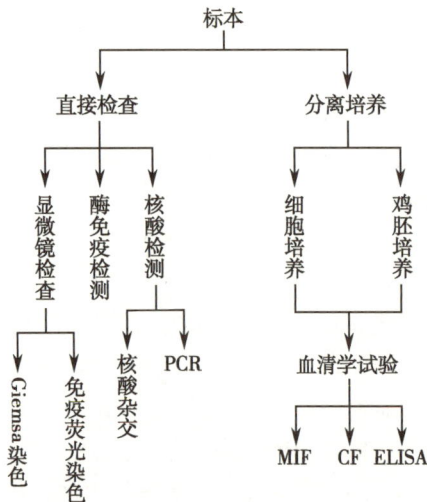

图 20-1 沙眼衣原体检验程序

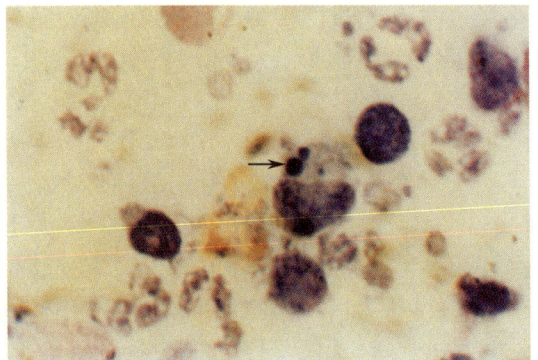

图 20-2 沙眼衣原体包涵体（Giemsa 染色，×1 000）
注：如箭头所示。

（2）抗原检测

1）免疫荧光法：用直接荧光抗体试验（direct fluorescence antibody test，DFA）检测上皮细胞内的典型衣原体抗原。

2）酶免疫法：由于脂多糖（LPS）的含量和溶解度远远大于 MOMP，所以酶免疫法（enzyme immunoassay，EIA）均采用酶标记抗衣原体 LPS 的单克隆或多克隆抗体，通过分光光度计对酶催化的底物显色反应进行检测。

3）胶体金法：利用沙眼衣原体可溶性抗原 LPS 的单克隆抗体，采用胶体金免疫层析双抗体夹心法，可快速检测女性宫颈分泌物和男性尿道分泌物中的沙眼衣原体。

（3）核酸检测：PCR 法检查尿道和宫颈拭子、初段晨尿等标本中特异性 DNA 片段。此法敏感性较高，容易出现假阳性结果，因此在临床上需谨慎使用。

4. 分离培养

（1）细胞培养：分离沙眼衣原体的细胞有 HeLa-229 或 McCoy 细胞等，在装有盖玻片的小培养瓶中加入 HeLa-229 或 McCoy 细胞，加入 MEM 培养基或 199 培养基、10% 灭活小牛血清等，培养 24 小时使细胞长成单层。将标本拭子，用含抗生素的稀释液制成 10%～20% 悬液，然后接种到上述培养瓶中，经 37℃ 培养 72 小时后，取出盖玻片经 Giemsa 染色或荧光染色，如标本中有沙眼衣原体，染色后可见蓝色、深蓝色或暗紫色的包涵体。初代分离培养 72～96 小时后传代或盲传。有症状患者 90% 的标本第 1 代即可见包涵体，而无症状患者需要传代后才得到阳性结果。细胞培养法的敏感性为 80%～90%，特异性 100%，是目前确诊衣原体感染最可靠的方法，而且是评价其他衣原体检测法的"金标准"。

（2）鸡胚培养：我国学者汤飞凡于1955年采用鸡胚卵黄囊接种法在世界上首次分离培养出沙眼衣原体，开创了沙眼衣原体的实验研究工作。所选鸡胚必须来自饲料中不加抗生素的养鸡场，而且种鸡应无衣原体的感染。培养后如卵黄囊膜涂片发现衣原体、连续传代鸡胚死亡，并经血清学鉴定为阳性者，即为阳性分离结果。

5. 抗体检测　目前检测衣原体抗体的血清学方法在常规临床诊断中价值很小。因为不易获得衣原体感染急性期和恢复期双份血清，而且性传播疾病的高危人群多有慢性重复感染，原有的抗体水平较高，因而限制了血清学方法的诊断价值。

（四）药敏试验的药物选择

可采用四环素类药物（四环素、多西环素、米诺环素）、大环内酯类药物（红霉素、罗红霉素、阿奇霉素）和喹诺酮类药物（氧氟沙星、左氧氟沙星）及大观霉素、克林霉素、克拉霉素等治疗衣原体感染，疗程为1～2周。

三、肺炎衣原体

肺炎衣原体（*C. pneumoniae*）是衣原体属的一个新种。最初分离的两株病原体：TW-183株和AR-39株。此后发现这两株衣原体为同一菌株，故命名为TWAR株衣原体，可导致呼吸道感染。TWAR感染经飞沫或呼吸道分泌物在人与人之间传播，易在家庭或医院等人员聚集场所相互传染。TWAR感染具有散发和流行交替出现的特点，其扩散较为缓慢，潜伏期平均30天，在感染人群中流行可持续6个月左右。TWAR主要引起青少年急性呼吸道感染，可引起肺炎、支气管炎、咽炎和鼻窦炎等。起病缓慢，临床常表现为咽痛、声音嘶哑等症状，还可引起心包炎、心肌炎和心内膜炎。近年来还发现TWAR与冠状动脉粥样硬化和心脏病的发生有相关性。

肺炎衣原体平均直径为0.38μm，在电镜下呈梨形，并有清晰的周浆间隙，原体中无质粒，在感染细胞中形成包涵体，包涵体中无糖原。TWAR株只有一个血清型，外膜蛋白的DNA序列完全相同，其单克隆抗体与沙眼衣原体及鹦鹉热衣原体无交叉反应。TWAR株用H-292和Hep-2细胞分离培养，用McCoy细胞及其他传代细胞分离培养肺炎衣原体较困难，一般取支气管肺泡灌洗液和鼻咽部拭子，标本最好用滤菌器除去杂菌，不加抗生素。痰液和咽拭涂片后，可用免疫酶标法或直接免疫荧光法（图20-3）检查。若进行抗体检查，可采集患者外周血标本。特异性核酸检测可采用PCR技术，检测TWAR特异性核酸片段。

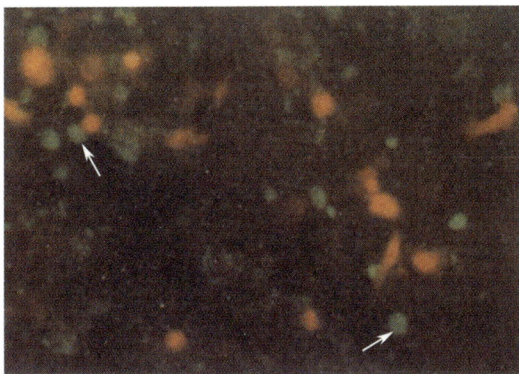

图20-3　肺炎衣原体包涵体（荧光抗体染色，×1 000）
注：如箭头所示。

四、鹦鹉热衣原体

鹦鹉热衣原体（*C. psittaci*）因首先从鹦鹉体内分离到而得名，可感染鹦鹉科鸟类、家禽、家畜和野生动物等，主要存在于动物肠道内，由粪便排出污染环境，以气溶胶传播，人接触后易感染鹦鹉热，可表现为非典型肺炎。感染鹦鹉热衣原体的患者多呈急性发病，发冷、头痛、喉痛及全身不适，体温38℃，很快上升到39～40℃；典型临床表现为非典型肺炎，干咳、少量黏痰有时呈铁锈色，X线检查可见肺部单个或多个实变影。严重病例可累及心血管及神经系统，表现为心肌炎、心内膜炎、脑膜炎和脑炎等症状，可在心肌炎患者心肌内的巨噬细胞中检查到包涵体。

鹦鹉热衣原体也有衣原体独特的生活周期。包涵体较致密,形态不一,不含糖原,碘染色为阴性,是与沙眼衣原体鉴别要点之一(沙眼衣原体含糖原,碘染色呈阳性)。细胞培养常用叙利亚幼地鼠肾细胞(BHK细胞)、非洲绿猴肾细胞(Vero细胞)等,鹦鹉热衣原体均能生长;但直接用于临床标本的分离培养效果不好,最好先接种鸡胚卵黄囊,经繁殖后再细胞培养容易成功。微生物学检验程序和检测方法与沙眼衣原体检验相似。

第二节 立克次体

一、概述

立克次体是一类微小的杆状或球杆状、革兰氏染色阴性,除极少数外严格细胞内寄生的原核细胞型微生物。其生物学性状如形态结构、化学组成及代谢方式等方面与细菌类似,是引起斑疹伤寒、恙虫病、Q热等传染病的病原体,首先由美国青年医师 Howard Taylor Ricketts 发现,为纪念他在研究斑疹伤寒时不幸感染而献身,故以他的名字命名此类微生物。立克次体病多数是自然疫源性疾病,呈世界性或地方性流行,人类多因携带病原的节肢动物叮咬吸血时而受到感染。我国发现的立克次体病主要有斑疹伤寒、Q热和恙虫病等。

按照《伯杰系统细菌学和古细菌学手册》,隶属于变形菌门(Proteobacteria)、α-变形菌纲(Alphaproteobacteria)的立克次体目(Rickettsiales)分为3个科,即立克次体科(Rickettsiaceae)、无形体科(Anaplasmataceae)和全孢菌科(Holosporaceae)。其中对人类致病的主要有3个属,即立克次体科的立克次体属(*Rickettsia*)和东方体属(*Orientia*)以及无形体科的埃立克体属(*Ehrlichia*)(表20-1)。立克次体属又分为2个生物群,即斑疹伤寒群和斑点热群。

表20-1 常见立克次体的分类、所致疾病、流行环节和地理分布

属	群	种	所致疾病	传播媒介	储存宿主	地理分布
立克次体属	斑疹伤寒群	普氏立克次体(*R. prowazekii*)	流行性斑疹伤寒	人虱、鼯鼠外寄生虫	人、鼯鼠	非洲中部、美洲、亚洲
		斑疹伤寒立克次体(*R. typhi*)	地方性斑疹伤寒(鼠斑疹伤寒)	鼠蚤、鼠虱	啮齿类	世界各地(温带、热带和热带地区)
	斑点热群	立氏立克次体(*R. rickettsii*)	落基山斑点热	蜱	啮齿类、犬	西半球
		澳大利亚立克次体(*R. australis*)	昆士兰蜱传斑疹伤寒	蜱	啮齿类	澳大利亚、塔斯马尼亚岛
		康诺尔立克次体(*R. conorii*)	地中海斑点热	蜱	啮齿类、犬	地中海地区、非洲、南亚、西亚
		西伯利亚立克次体(*R. sibirica*)	北亚蜱传斑点热	蜱	啮齿类	北亚、蒙古国、中国
		小蛛立克次体(*R. akari*)	立克次体痘	螨	啮齿类	南非;北美和南美;亚洲、南欧和东欧

续表

属	群	种	所致疾病	传播媒介	储存宿主	地理分布
立克次体属	斑点热群	非洲立克次体（R. africae）	非洲蜱咬热	蜱	反刍动物	撒哈拉以南非洲；西印度群岛
		瑞士立克次体（R. hevetica）	发疹热病（Aneruptive fever）	蜱	啮齿类	亚洲；中欧和北欧
		猫蚤立克次体（R. felis）	猫蚤立克次体病	猫蚤、白纹伊蚊	家猫、负鼠、啮齿类	非洲；北美和南美；亚洲；欧洲
		黑龙江立克次体（R. heilongjiangensis）	远东斑点热	蜱	啮齿类	东亚；中国北方；远东俄罗斯
东方体属		恙虫病东方体（O. tsutsugamushi）	恙虫病	恙螨	啮齿类	亚洲、大洋洲、非洲
无形体属		嗜吞噬细胞无形体（A. phagocytophilum）	人粒细胞无形体病	蜱	啮齿动物、鹿、小型哺乳动物	美洲、欧洲、亚洲
埃里希体属		查菲埃立克体（E. chaffeensis）	人单核细胞埃里希体病	蜱	鹿、犬、反刍动物、啮齿类	美洲、欧洲、亚洲
新立克次体属		腺热新立克次体（N. sennetsu）	腺热	吸虫	鱼类	日本、马来西亚
新埃立克属		新埃立克体（N. mikurensis）	人类新埃立克体病	蜱	啮齿类	亚洲、欧洲

立克次体的共同特点是①有多种形态，主要为球杆状，革兰氏染色阴性，大小介于细菌和病毒之间；②除少数外全是专性活细胞内寄生；③菌体内同时含有 DNA 和 RNA 两类核酸物质，以二分裂方式进行繁殖；④以节肢动物为储存宿主或传播媒介；⑤大多是人兽共患病的病原体；⑥对多种抗生素敏感。

二、立克次体属

（一）临床意义

普氏立克次体（R. prowazekii）是流行性斑疹伤寒（又称虱传斑疹伤寒）的病原体。患者是唯一传染源，体虱是主要传播媒介，传播方式为虱—人—虱。体虱叮咬患者后，立克次体进入虱肠管上皮细胞内繁殖，但不经卵感染子代，故体虱只是传播媒介而不是储存宿主。当受染虱再去叮咬健康人时，立克次体随粪便排泄于皮肤上，进而可从搔抓的皮肤破损处侵入体内。此外，立克次体在干虱粪中能保持感染性达两个月左右，可经呼吸道或眼结膜使人感染。该病的流行多与生活条件的拥挤、卫生状况差有关，因此多发生于战争、饥荒及自然灾害时期。人感染立克次体后，经两周左右的潜伏期骤然发病，主要症状为高热、头痛、皮疹，有的伴有神经系统、心血管系统或其他脏器损害。病后免疫力持久，与莫氏立克次体感染有交叉免疫。

斑疹伤寒立克次体（R. typhi）或称莫氏立克次体（R. mooseri）是地方性斑疹伤寒（又称鼠型斑疹伤寒）的病原体。啮齿类动物是主要储存宿主，传播媒介主要是鼠蚤或鼠虱。斑疹伤寒立克次体感染存在自然循环周期，其过程表现为染有斑疹伤寒立克次体的啮齿类动物可被鼠蚤、鼠虱叮咬，在此期间，鼠蚤、鼠虱会从患病啮齿类动物处获取立克次体进而被感染；随后，携带立克次体的鼠蚤、鼠虱再叮咬健康啮齿类动物，致使后者感染患病；此后，其他鼠蚤、鼠虱又会叮咬新患病的啮齿类动物，由此不断重复上述环节，于鼠蚤、鼠虱与啮齿类动物间构成持续循环的感染自然周期。鼠蚤叮吮人血时，常排粪便于皮肤上，粪便中的立克次体可从搔抓的皮肤破损处侵入体内。带有立克次体的干燥蚤粪有可能经口、鼻、眼结膜进入人体而致病。该病的临床症状与流行性斑疹伤寒相似，但发病缓慢、病情较轻，很少累及中枢神经系统、心肌等。

（二）生物学特性

1. 形态与结构 斑疹伤寒立克次体比细菌小，呈明显的多形性，有球形、球杆状、长杆状及长丝状等，它们在感染细胞内大多聚集成团，分布在胞质内（图 20-4）。Gimenez 法染色后呈红色，外表含有黏液层和微荚膜结构。

2. 培养特性 必须在真核细胞内才能生长繁殖，培养时需要 CO_2。普氏立克次体和莫氏立克次体能在多种单层细胞上生长繁殖。豚鼠可作立克次体的初代分离，选择雄性豚鼠腹腔接种，经一定潜伏期后出现典型的热曲线（40℃或以上），可维持数日。

3. 抗原构造 有群特异性和种特异性两种抗原。大部分立克次体与普通变形杆菌 X 菌株的菌体耐热多糖抗原有共同的抗原性，故可用这些菌株代替立克次体抗原进行凝集反应去检测抗体，这种交叉凝集试验被称为外斐反应，可供立克次体病辅助诊断。

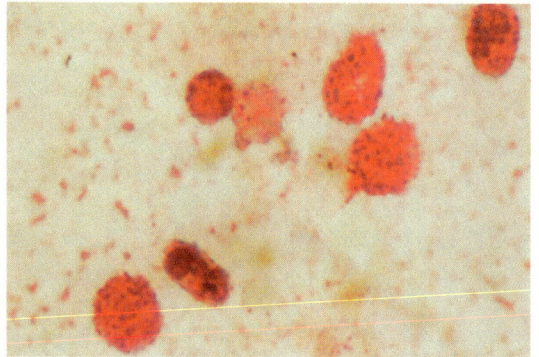

图 20-4 斑疹伤寒立克次体（Giemsa 染色，×1 000）

4. 抵抗力 对热敏感，耐低温和干燥，在干虱粪中能保持感染性达两个月左右。对四环素和氯霉素类抗菌药物敏感，而磺胺可刺激其增殖。

（三）微生物学检验

1. 检验程序 斑疹伤寒立克次体的检验程序见图 20-5。

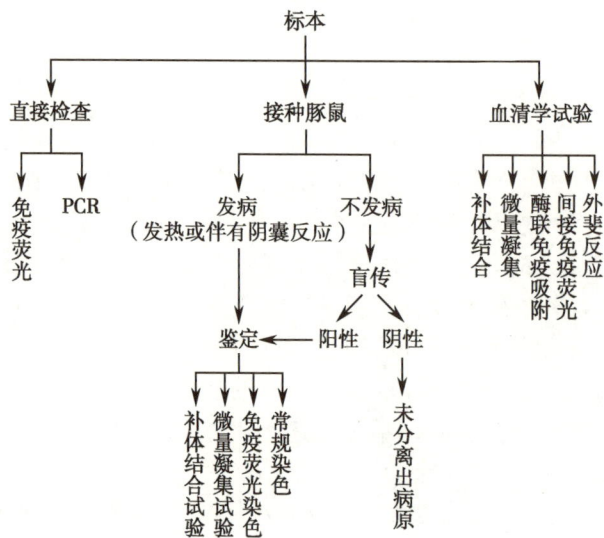

图 20-5 斑疹伤寒立克次体检验程序

2. 标本采集

（1）患者血液标本：立克次体病的发热期均有立克次体血症存在，因此血液为最常用的分离标本。在发病初期或急性期较易检出立克次体，因此，患者于病程第一周内，尽量争取在使用抗生素前采血，并立即在患者床旁接种。若在发病一周后采血，最好使血液凝固，留血清供血清学诊断，再将血块制成 20%～50% 悬液接种，以避免血清中可能存在的抗体或抗生素而影响病原检出。作血清学诊断时，需要在病程早期及恢复期分别采集血液，作双份血清试验。

（2）活检或尸检材料：肺、肝、脾、淋巴结、心瓣膜赘生物等标本，除制作印片供直接检查及一部分固定作病理检验外，分别研磨加稀释液制成 10%～20% 悬液，低速离心后取上清接种。若考虑标本可能有细菌污染，可加青霉素 500～1 000IU/ml，室温静置半小时。

3. 标本直接检查

（1）免疫荧光检测：用于脏器检查。将组织标本制备成薄而均匀、组织结构清晰的标本片，固定后用荧光抗体染色，常见脾、肺及心瓣膜中有立克次体，也可在肝、肾及皮疹活检组织中检出。

（2）核酸检测：PCR 法检测普氏和莫氏立克次体保守基因，具有敏感性高，重复性好，操作方便等优点，对两者早期、鉴别诊断以及自然生态宿主调查研究具有较大价值。

4. 分离培养

（1）动物接种：选用健康雄性豚鼠接种以便观察阴囊肿胀现象。每日测体温，至 40℃ 发热时采血或脏器悬液，接种鸡胚卵黄囊或细胞培养以分离立克次体；感染莫氏立克次体的豚鼠在发热 1～2 天内出现阴囊红肿，睾丸有小出血点，鞘膜充血并有浆液性渗出物等，涂片可查到立克次体。

（2）鉴定：用免疫荧光法鉴定感染动物脏器、鸡胚卵黄囊、细胞培养物中的特异性抗原，同时以已知抗原测定动物恢复期血清中的相应抗体。

（3）分离株繁殖及保存

1）鸡胚卵黄囊培养：收获卵黄囊，经涂片染色镜检，含立克次体较多而又未发现细菌的卵黄囊膜，将其做成悬液置 -80℃ 冰箱保存。

2）细胞培养：选成纤维细胞和海拉细胞（HeLa）等细胞，接种培养、鉴定后将立克次体大量繁殖的感染细胞置 -80℃ 冰箱储存。

5. 抗体检测 立克次体病常用的血清学诊断方法主要有外斐试验、间接免疫荧光抗体（IFA）试验、酶联免疫吸附试验（ELISA）等。

（1）外斐试验：除 Q 热、立克次体痘及罗沙利马体感染为阴性外，其他立克次体病多为阳性（表 20-2）。患者在病程 2 周左右方出现阳性，检测时需要在发病初期和恢复期采集双份血清进行试验，若抗体效价有 4 倍及以上增长，有诊断意义。有些病例在病程中抗体效价不见上升，如经疫苗接种后仍感染复发性斑疹伤寒的病例，其中约 15% 的病例抗体效价没有上升。

有些轻症斑疹伤寒或某些发病严重者，其他血清学试验阳性，但外斐试验可为阴性。斑点热患者外斐反应抗体效价通常为 OX_{19} 高于 OX_2，但也有 OX_2 较高者。若仅出现 OX_2 阳性，则对诊断斑点热有特殊意义。

（2）IFA：为目前诊断立克次体病常用的方法。用已知立克次体抗原（感染鸡胚卵黄囊或细胞培养悬液）制片，以低稀释度的患者血清初筛，出现典型立克次体形态的明亮荧光颗粒者，判为阳性。再将病程早期及晚期血清分别作 2 倍或 4 倍稀释以测抗体效价，如呈 4～8 倍增长者可明确诊断。

（3）ELISA：检测 IgM 抗体对早期诊断有价值。

表 20-2　常见立克次体的主要生物学性状

种类	肽聚糖	脂多糖	主要靶细胞	生长位置	外斐试验		
					OX_{19}	OX_2	OX_K
普氏立克次体	有	有	内皮细胞	分散于细胞质内	++++	+	−
斑疹伤寒立克次体	有	有	内皮细胞	分散于细胞内外	++++	+	−
立氏立克次体	有	无	内皮细胞	细胞质内和核质区	++++ 或 +	+ 或 ++++	−
恙虫病东方体	无	无	内皮细胞	成堆密集于核旁	−	−	++++
查菲埃里希体	无	无	单核细胞和巨噬细胞	吞噬体内	−	−	−
嗜吞噬细胞无形体	无	无	粒细胞和内皮细胞	吞噬体内	−	−	−

（四）药敏试验的药物选择

氯霉素、四环素、多西环素等对各种立克次体病均有相应疗效。

三、东方体属

（一）临床意义

东方体属只有恙虫病东方体（*O. tsutsugamushi*）一种，也称为恙虫病立克次体（*R. tsutsugamushi*），是恙虫病的病原体，在恙螨和许多动物中广泛存在，具有典型的自然疫源性。恙虫病主要流行于啮齿类动物，感染后多无症状，是恙虫病的主要传染源。此外，兔类、鸟类也能感染或携带恙螨而成为传染源。恙虫病东方体寄居在恙螨体内，可经卵传代，故恙螨既是传播媒介，又是储存宿主。

恙螨叮咬人时，立克次体侵入人体，叮咬处先出现红色丘疹，形成水疱后破裂，溃疡处形成黑色焦痂，是恙虫病特征之一。病原体在局部繁殖后经淋巴系统入血液循环，死亡后释出的毒素样物质是主要致病因素，可引起发热、皮疹，全身淋巴结肿大及各内脏器官的血管炎病变。严重者常出现并发症，包括肺炎、肝炎、心脏病变、肾功能损害、脑膜炎和脑炎等。

（二）生物学特性与微生物学检验

恙虫病东方体具有多形性，但以短杆状或球杆状为常见。革兰氏染色阴性，Giemsa 染色呈紫红色，Macchiavello 染色呈蓝色（其他立克次体呈红色），Gimenez 染色呈暗红色（其他立克次体呈鲜红色），背景为绿色。Macchiavello 染色和 Gimenez 染色可以鉴别恙虫病东方体和其他立克次体。小鼠对恙虫病东方体最敏感，刮取感染小鼠腹膜上的黏液涂片检查，可见细胞质内有大量立克次体，尤以腹膜上皮细胞内多见。恙虫病东方体可以在多种细胞内生长、繁殖，一般采用 Vero、L929 细胞进行培养，细胞内寄生的恙虫病东方体分布在细胞质内，密集于细胞核旁（图 20-6）。

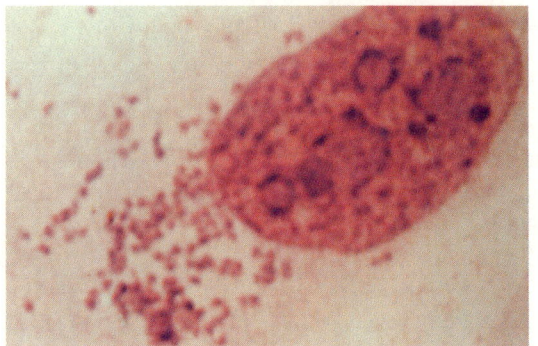

图 20-6　恙虫病东方体在宿主细胞近核处（Giemsa 染色）

恙虫病东方体具有耐热性多糖抗原和特异性抗原，与变形杆菌 OX_K 株有共同的抗原成分，在外斐反应中，恙虫病患者血清与 OX_K 抗原发生凝集而不与 OX_{19} 和 OX_2 发生凝集，但该方法敏感性较差。恙虫病东方体的微生物学检验程序与斑疹伤寒立克次体相似，PCR 核酸检测法是目前最为快速、特异、敏感的实验室诊断方法,可用于急性期患者的早期诊断,引物一般在 56kDa 蛋白抗原或 58kDa 蛋白抗原基因的保守序列上设计。

四、其他立克次体

《伯杰细菌鉴定手册》(第 8 版)中立克次体目对人类致病的有五个属,包括立克次体属(*Rickettsia*)、东方体属(*Orientia*)、埃立克体属(*Ehrlichia*)、柯克斯体属(*Coxiella*)和巴通体属(*Bartonella*)。《伯杰系统细菌学和古细菌学手册》已经将柯克斯体属归入军团菌目,巴通体属归入根瘤菌目。

埃立克体属有腺热埃立克体、查菲埃立克体和人粒细胞埃立克体 3 个种。腺热埃立克体可导致人腺热埃立克体病,可能由蜱传播,也可能由于摄食生鱼引起。临床表现为发热、头痛、淋巴细胞数增加,并出现非典型淋巴细胞。查菲埃立克体可引起人单核细胞埃立克体病,主要侵犯人的单核细胞和巨噬细胞,传播媒介为美洲钝眼蜱和肩突硬蜱。人粒细胞埃立克体是人粒细胞埃立克体病的病原体,主要侵犯人粒细胞,传播媒介是肩突硬蜱。埃立克体在细胞质内形成的包涵体形似桑葚子,又称为桑葚体。微生物学检验与斑疹伤寒立克次体检验程序和方法相似。

第三节 支 原 体

一、概述

支原体是一类无细胞壁,形态上呈高度多形性,可通过滤菌器,能在无生命培养基中生长繁殖的最小的原核细胞型微生物。1898 年被法国人 Nocard 和 Roux 首次从患有胸膜炎的牛胸腔积液中分离出,因其能形成有分枝的长丝,1967 年正式命名为支原体。

在生物学分类上,支原体归属于厚壁菌门(Firmicutes)、柔膜菌纲(Mollicutes)、支原体目(Mycoplasmatales)、支原体科(*Mycoplasmataceae*)。支原体在自然界分布广泛,目前已分离出 200 余种,寄居于人体的有 16 种,多为条件致病,对人致病的支原体主要有肺炎支原体(*M. pneumoniae*)、解脲脲原体(*U. urealyticum*)、人型支原体(*M. hominis*)、生殖支原体(*M. genitalium*)、穿透支原体(*M. penetrans*)、发酵支原体(*M. fermentans*)和梨形支原体(*M. pirum*)等。

根据支原体对葡萄糖、精氨酸和尿素的分解能力、红细胞吸附等特性的不同可对其进行鉴别(表20-3)。

表20-3　人类主要支原体的生物学特性

支原体	葡萄糖	尿素	精氨酸	吸附细胞	致病性
肺炎支原体	+	−	−	红细胞	肺炎、支气管炎
解脲脲原体	−	+	−	−	泌尿生殖道感染
人型支原体	−	−	+	−	泌尿生殖道感染
生殖支原体	+	−	−	−	泌尿生殖道感染
穿透支原体	+	−	+	红细胞、CD4⁺T 淋巴细胞、巨噬细胞	条件感染,多见于艾滋病

支原体的许多生物学特性与细菌 L 型相似，如无细胞壁、高度多形性、能通过滤菌器、在固体培养基中形成"油煎蛋"样菌落、对低渗敏感、对青霉素不敏感等。但细菌 L 型的细胞壁缺失属于表型变异，在无抗生素等诱因作用下易返祖为原菌，而支原体细胞壁缺失属于基因型变异，在遗传上与细菌无关。支原体细胞膜含有胆固醇，故分离培养时需要添加胆固醇，而细菌 L 型细胞膜不含胆固醇，培养时无须添加胆固醇。

二、肺炎支原体

肺炎支原体（*Mycoplasma pneumoniae*，MP）是引起人类呼吸道感染的病原体之一，除能引起上呼吸道感染外，还能引起间质性肺炎，本病约占非细菌性肺炎的 1/3 以上，个别患者出现脑膜炎等肺外并发症。

（一）临床意义

MP 黏附于呼吸道上皮细胞生长繁殖，产生毒性代谢产物导致宿主细胞肿胀、坏死和脱落等。病理改变以间质性肺炎为主，又称为原发性非典型性肺炎或支原体肺炎，与肺炎链球菌引起的典型肺炎不同，其临床表现和 X 线胸片所见均类似病毒性肺炎。MP 主要通过飞沫传播，多发生于夏末秋初。儿童和青少年易感，5～15 岁发病率最高。临床症状有咳嗽、发热、头痛、咽喉痛及肌肉痛，5～10 天后消失，但肺部 X 线改变可持续 4～6 周。

（二）生物学特性

MP 缺乏细胞壁，仅有细胞膜，呈高度多形性，典型形态似酒瓶状，也可呈球形、球杆形、分枝状及丝状等。一端有一种球状的特殊结构（图 20-7），能使支原体黏附在宿主呼吸道黏膜上皮细胞表面，与致病性有关。革兰氏染色阴性，但不易着色，Giemsa 染色呈淡紫色。电镜下观察，细胞膜由三层结构组成，厚 7.5～10.0nm。其中内外两层为蛋白质和多糖的复合物，中间层为脂质。脂质中胆固醇含量占 36%，在抵抗细胞外部渗透压、维持细胞膜完整性方面有一定作用。MP 营养要求较高，最适 pH 为 7.4，繁殖较慢，繁殖周期为 3～4 小时，在固体培养基中形成直径 10～100μm 的菌落，初次分离时菌落呈细小的草莓状，反复传代后呈典型的"油煎蛋"样菌落（图 20-8）；在液体培养基中常呈轻度浑浊。

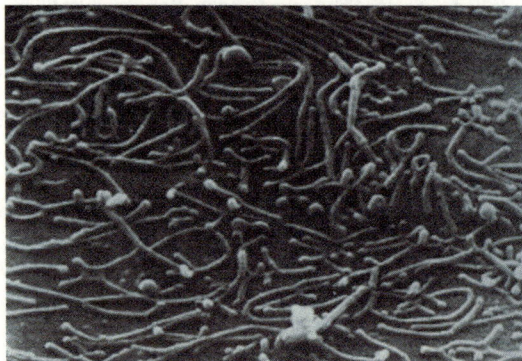

图 20-7　肺炎支原体（扫描电镜，×5 500）

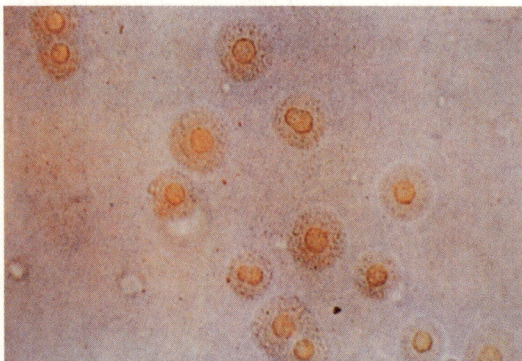

图 20-8　肺炎支原体"油煎蛋"样菌落

MP 对理化因素较细菌敏感，对热抵抗力差，50℃ 30 分钟或 55℃ 5～15 分钟死亡；耐寒，−20℃ 可存活 1 年，冷冻干燥可长期保存；耐碱，对酸和有机溶剂较敏感，易被消毒剂、清洁剂灭活；对干燥敏感，标本应尽快接种；对青霉素、亚甲蓝及醋酸铊有抵抗力，可用于分离培养时去除杂菌。

MP 的抗原物质主要是细胞膜上的蛋白质及糖脂。糖脂抗原能刺激机体产生补体结合抗体、生长抑制抗体和代谢抑制抗体，但特异性较差。P1 膜蛋白和菌体蛋白特异性强，能刺激机体产生持久的高效抗体。P1 膜蛋白是 MP 的主要型特异性抗原，其抗原性常用生长抑制试验（growth inhibition test，GIT）与代谢抑制试验（metabolism inhibition test，MIT）鉴定。GIT 是将含有型特异性抗血清的滤纸片置于接种有支原体的固体培养基上，经培养出现同型血清抑制该型支原体生长的现象；MIT 是将支原体接种在含有抗血清的葡萄糖（酚红）培养基中，若抗体与支原体型别相对应，则抑制该支原体分解葡萄糖，酚红不变色。此两种方法可将某些支原体分成若干血清型。

（三）微生物学检验

1. 检验程序　MP 检验程序见图 20-9。

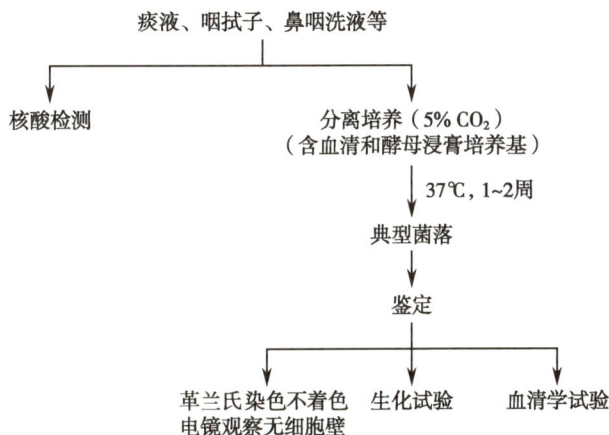

痰液、咽拭子、鼻咽洗液等

核酸检测　　　　分离培养（5% CO_2）
　　　　　　　（含血清和酵母浸膏培养基）
　　　　　　　　　37℃，1~2周
　　　　　　　　　典型菌落
　　　　　　　　　　鉴定

革兰氏染色不着色　生化试验　　血清学试验
电镜观察无细胞壁

图 20-9　肺炎支原体检验程序

2. 标本采集　取患者痰液、咽拭子、鼻咽洗液、支气管分泌物、胸腔积液及血清等标本。因肺炎支原体有黏附细胞作用，故以拭子标本为宜。MP 对热和干燥较敏感，取材后应立即接种，或置于蔗糖磷酸盐缓冲液转运培养基中。4℃能保存 24 小时，-70℃或液氮能长期保存。

3. 标本直接检查

（1）显微镜检查：MP 无固定形态，染色结果不易与标本中的组织碎片等区别，因此患者标本直接镜检的诊断意义不大。

（2）核酸检测：可快速诊断肺炎支原体感染，利用 PCR 法从患者痰标本中检测肺炎支原体 DNA，PCR 引物多选自 16S rRNA 基因或 P1 蛋白基因。PCR 技术具有特异性好、敏感性高、快速、简便的优点，但要注意引物的选择和标本的处理方法，以避免污染。

（3）基因探针：根据核苷酸链碱基互补配对的特性，用核酸探针检测标本中是否存在互补的目的核酸。此法特异性强，与其他支原体无交叉反应，但敏感性不如 PCR 技术。

4. 分离培养和鉴定

（1）分离培养：是确诊 MP 感染的可靠方法之一。常用含有 20% 小牛血清、新鲜酵母浸液的脑心浸液培养基，培养基中加入青霉素、醋酸铊，以抑制杂菌生长。通常先将标本接种于含葡萄糖、酚红、亚甲蓝指示剂的液体培养基中增菌，37℃培养 1～2 周，当培养液 pH 改变、培养基由紫色变为绿色且液体清晰时，可考虑肺炎支原体生长。再转种固体培养基，5% CO_2 环境中 37℃培养。初分离时，一般 10 天左右长出菌落，菌落密集圆形，常不出现"油煎蛋"样，数次传代后菌落开始典型。MP 分离培养阳性率不高（培养敏感性仅 40% 左右）且所需时间长，故不适于临床快速诊断，但对流行病学调查有重要意义。

（2）鉴定：挑选可疑菌落进行生化反应和血清学鉴定。MP 发酵葡萄糖，不分解精氨酸和尿素（表 20-3），还原亚甲蓝，能使无色的氯化三苯四氮唑（TTC）还原为粉红色的甲䐶。进一步鉴定需用特异性抗血清做 GIT 与 MIT。

5. 抗体检测 由于不易培养,临床上很少用分离培养的方法来鉴定呼吸道标本中的MP。血清学试验目前是检测MP感染的主要手段,包括ELISA、补体结合试验、免疫荧光试验等。

冷凝集试验和MG链球菌凝集试验,两者均为非特异性试验,对支原体肺炎有辅助诊断价值。方法是将患者稀释血清与人O型Rh阴性红细胞在4℃做凝集试验。约50%肺炎支原体感染者为阳性(效价≥1:64),效价越高或双份血清呈4倍以上升高,则肺炎支原体近期感染的可能性越大,感染呼吸道合胞病毒、腮腺炎病毒及流感病毒等也可呈阳性。肺炎支原体感染后,约1/3的患者血清中可出现能凝集甲型链球菌MG株的抗体,效价≥1:20,而病毒性肺炎患者常无此抗体出现,故本试验有助于两者的鉴别。

此外,补体结合试验(CFT)由于操作烦琐,试验采用的脂质抗原与人体组织及某些细菌有共同抗原,有时可出现交叉反应,目前较少采用。ELISA检测方法敏感性和特异性高,快速、经济,用170kDa的P1蛋白和43kDa多肽检测相应抗体,为目前诊断MP感染的可靠方法。

三、解脲脲原体

解脲脲原体(*Ureaplasma urealyticum*,UU)也称溶脲脲原体,因分解尿素而命名,为性传播疾病的病原体。

(一)临床意义

UU是人类泌尿生殖道最常见的寄生菌之一,为条件致病菌,致病机制与侵袭性酶和毒性产物有关。UU最常引起非淋菌性尿道炎,是本病中仅次于衣原体的重要病原体,主要通过性接触传播和垂直传播。此外UU还与前列腺炎、附睾炎、阴道炎、宫颈炎、流产及不育等有关。

(二)生物学特性

UU在液体培养基中以球形为主,直径为0.15~0.3μm(图20-10),常单个或成对排列,能通过0.45μm的滤菌器。革兰氏染色阴性,但不易着色,Giemsa染色呈紫蓝色。UU无细胞壁,细胞膜由三层结构构成,内、外两层由蛋白质组成,中层为类脂质,膜厚度为7.5~10.0nm,胞内含核糖体和双链DNA。UU营养要求较高,最适pH为5.5~6.5,需要供给胆固醇和酵母浸液,在液体选择培养基中分解尿素产氨使培养基变红;在固体培养基中,低倍镜可观察到形成细小的"油煎蛋"样菌落。UU对渗透作用特别敏感,易被脂类溶媒、清洁剂、乙醇、特异性抗体及补体溶解。对醋酸铊不敏感。对热抵抗力差,4℃存活2周左右,-70℃可存活2~3年。

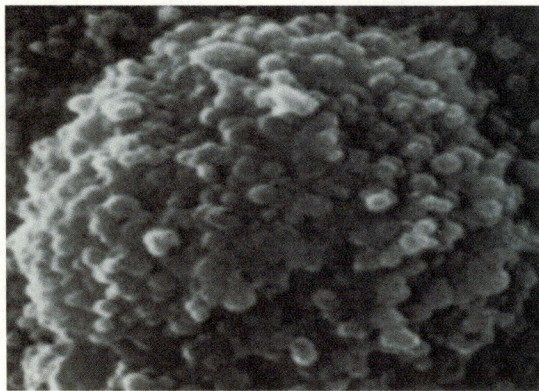

图20-10 解脲脲原体(扫描电镜,×5 500)

UU含有脂多糖抗原、蛋白质抗原和脲酶抗原,后者是解脲脲原体种特异性抗原,可与其他支原体区别。UU有16个血清型,分为A、B两群,其中A群的第4型引起疾病的频率最高。

（三）微生物学检验

1. 检验程序 解脲脲原体检验程序见图20-11。

2. 标本采集 用无菌试管或无菌瓶收集非淋菌性尿道炎患者的中段尿、慢性前列腺炎患者按摩后的前列腺液、原因不明的不育症患者的精液、阴道炎与宫颈炎患者的炎性分泌物等。

3. 标本直接检查

（1）核酸检测：以部分脲酶基因的核苷酸序列为模板合成相应引物，进行体外扩增，通过对 PCR 产物的核酸杂交和序列分析可将各种支原体鉴别分类，该法敏感性高。DNA 探针技术是直接用缺口转移法制备放射性核素标记的 DNA 探针，测定时将标本粗提 DNA 100μl 点样到硝酸纤维膜上，与放射性探针杂交。

（2）免疫斑点试验（DIBA）：检测抗原提取物，敏感、特异、快速，不需特殊仪器，易于推广。可作为临床 UU 感染者病原检查的特异诊断方法，此法也可检测 UU 培养物。

图 20-11 解脲脲原体检验程序

4. 分离培养和鉴定

（1）分离培养：将标本接种于含尿素和酚红指示剂的液体培养基中，标本中若有解脲脲原体存在，则 37℃培养 24～48 小时，解脲脲原体分解尿素产氨，培养基 pH 上升至 7.6～8.6，液体培养基颜色由黄色转变成红色，即为阳性。解脲脲原体在液体培养基中不出现菌膜、浑浊及沉淀生长现象。如培养基出现浑浊则表明有杂菌污染，不能报告解脲脲原体阳性。液体培养阳性者应及时转种相应琼脂平板，置于 5% CO_2、95% N_2 环境中做次代培养，UU 在 A8 琼脂平板中 1～3 天出现圆形、棕色菌落，以低倍镜观察菌落形态。

（2）鉴定：取培养物分别作 Giemsa 染色、革兰氏染色和细胞壁染色，观察菌体形态。UU 分解尿素产氨，不分解葡萄糖和精氨酸（表20-3），氯化三苯四氮唑还原阴性。进一步鉴定需要用特异性抗血清做 GIT 与 MIT。

四、其他支原体

（一）穿透支原体

穿透支原体（*M. penetrans*，Mpe）是 1990 年 Lo 从 AIDS 患者尿中分离到的新支原体，因能吸附宿主细胞并能穿入细胞内而得名。穿透支原体凭借顶端结构黏附于尿道上皮细胞、红细胞、单核细胞及 $CD4^+$ T 淋巴细胞，穿过细胞膜进入细胞内繁殖，导致宿主细胞受损、死亡。Mpe 为条件致病菌，通过性接触传播，能促进无症状 HIV 感染者进展为有症状的 AIDS，是加速 AIDS 进程的协同因子，Mpe 感染可能是 AIDS 的辅助致病因素。

Mpe 形态为杆状或长烧瓶状，可通过细菌滤膜。营养要求高，培养基中需要添加血清，生长缓慢，初代培养多需要 10 天以上。在改良 SP-4 培养基中生长，形成"油煎蛋"样菌落；在液体培养基中生长时呈透明状。

实验室检查常用的方法是分离培养和核酸检测。用无菌棉拭子在 AIDS 患者或 HIV 感染者咽部蘸取黏液，洗脱于 3ml 改良 SP-4 培养基中；血清、尿液标本 2 500r/min 离心 20 分

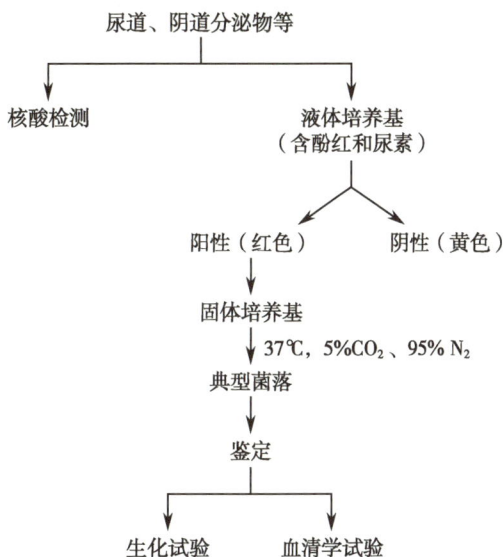

钟,弃去上清,取沉淀物与 3ml 改良 SP-4 培养基混匀。每份标本用改良 SP-4 培养基稀释成不同浓度,37℃培养,每天观察颜色变化。若培养基由红色变为黄色,透明无沉淀,为"培养可疑阳性";再用滤膜过滤,滤液转种传代。当培养基颜色再次由红色变为黄色,则为"初代培养阳性"。若标本观察 30 天仍不变色则为"培养阴性"。可疑菌落经形态、培养及生化反应做初步鉴定,Mpe 能发酵葡萄糖,分解精氨酸,不分解尿素(表 20-3)。如有条件应在进行培养基培养的同时结合细胞培养法,分离培养与 PCR 检测同时进行。PCR 法可检测 Mpe 的 16S rRNA,此法为灵敏、特异、快速的 Mpe 检验方法。

(二)人型支原体

人型支原体(*M. hominis*)主要寄居在生殖道,可通过性接触传播,引起附睾炎、宫颈炎、盆腔炎和产褥热,新生儿可致肺炎、脑膜炎及脑脓肿。

人型支原体为球杆状,基因组大小为 700kbp。最适 pH 为 7.2~7.4。在液体培养基中,人型支原体分解精氨酸产氨,当培养液 pH 升至 7.8 以上易致人型支原体死亡。在固体培养基上形成 100~200μm 较大、典型的"油煎蛋"样菌落。

实验室检查常用的方法是分离培养和核酸检测。将泌尿生殖道标本接种液体培养基,培养 24~48 小时后分解精氨酸产碱,酚红指示剂由橘红色变为红色。再取阳性培养物转种固体培养基,在 95% N2、5% CO_2 的气体环境下,37℃培养 3 天左右,用低倍镜观察菌落。可疑菌落经形态、培养及生化反应做初步鉴定,人型支原体能分解精氨酸,不分解尿素和葡萄糖(表 20-3),进一步鉴定需要用特异性抗血清做 GIT 与 MIT。PCR 法可快速检测泌尿生殖道标本 16S rRNA 基因,特异性强,适于大批量标本检测。

(三)生殖支原体

生殖支原体(*M. genitalium*,Mg)通过性接触传播,引起尿道炎、宫颈炎及盆腔炎等,与男性不育有关。

生殖支原体形态为烧瓶状,基因组大小为 580kb。营养要求高,需要在不含醋酸铊的 SP-4 培养基中才能生长,菌落呈典型的"油煎蛋"样。生长缓慢,初次分离培养需要 50 多天,传代培养亦需要 30 多天。生殖支原体顶端结构的黏附素 MgPa 与肺炎支原体的 P1 黏附蛋白在血清学上有交叉反应。

生殖支原体能发酵葡萄糖,不分解尿素和精氨酸(表 20-3)。因其培养较困难且生长缓慢,故临床上通过培养方式鉴定生殖支原体意义不大。核酸检测是实验室诊断生殖支原体最好的方法,目前主要用 PCR 技术检测 16S rRNA 基因和 *mgpA* 基因,敏感性高,特异性强。

第四节 螺 旋 体

一、概述

螺旋体是一类细长、柔软、螺旋状、运动活泼的原核细胞型微生物,有细胞壁、拟核,以二分裂方式繁殖,对抗生素敏感。因其基本结构和生物学特性与细菌相似,分类学上划归细菌范畴。

螺旋体种类繁多,在自然界和动物体内广泛存在。分类上隶属于螺旋体门(Spirochaetes)、螺旋体纲(Spirochaetes)的螺旋体目(Spirochaetales),分为螺旋体科、蛇形螺旋体科和钩端螺旋体科 3 个科 13 个属。对人致病的主要有密螺旋体属(*Treponema*)、疏螺旋体属(*Borrelia*)和钩端螺旋体属(*Leptospira*)3 个属(表 20-4)。

表 20-4　与人类感染相关螺旋体

属	病原体（种或亚种）	疾病
密螺旋体属	苍白密螺旋体苍白亚种	梅毒
	苍白密螺旋体地方亚种	地方性梅毒
	苍白密螺旋体极细亚种	雅司病
	品他密螺旋体	品他病
疏螺旋体属	回归热疏螺旋体	流行性回归热
		地方性回归热
	伯氏疏螺旋体，伽氏疏螺旋体，埃氏疏螺旋体	莱姆病
钩端螺旋体属	问号钩端螺旋体	钩端螺旋体病

二、密螺旋体属

密螺旋体包括致病性和非致病性两大类。对人致病的有苍白密螺旋体（*T. pallidum*）和品他密螺旋体（*T. carateum*）两个种。苍白密螺旋体又分 3 个亚种：苍白亚种（subsp. *pallidum*）、地方亚种（subsp. *endemicum*）和极细亚种（subsp. *pertenue*），分别引起人类梅毒、地方性梅毒和雅司病。品他密螺旋体引起人类品他病。

（一）苍白密螺旋体苍白亚种

苍白密螺旋体苍白亚种又称梅毒螺旋体，人是唯一自然宿主。

1. 临床意义　梅毒螺旋体有很强的侵袭力，致病物质主要有荚膜样物质、外膜蛋白和透明质酸酶。有毒株能以宿主细胞的纤维粘连蛋白覆盖其表面，以保护菌体逃避宿主吞噬细胞的攻击。梅毒患者机体出现的组织破坏和病灶，主要是患者免疫系统对该部位螺旋体感染的免疫损伤过强所致。

梅毒螺旋体在自然情况下只感染人类，引起性传播疾病——梅毒。梅毒可分为获得性和先天性两种，前者主要经性接触传播，后者通过胎盘从母体传染胎儿。

（1）获得性梅毒：临床上分为三期。

1）Ⅰ期（初期）梅毒：感染后 2～10 周，在感染局部出现无痛性硬下疳，多见于外生殖器。硬下疳溃疡渗出液中有大量梅毒螺旋体，感染性极强。一般 4～8 周后，硬下疳常自愈。

2）Ⅱ期（中期）梅毒：多发生于硬下疳出现后 2～8 周。全身皮肤、黏膜常有梅毒疹，可出现全身或局部淋巴结肿大，有时亦累及骨、关节、眼及其他脏器。在梅毒疹和淋巴结中有大量梅毒螺旋体存在。初次出现的梅毒疹经过一定时期后会自行消退，但隐伏一段时间后又可出现新的皮疹。Ⅰ期、Ⅱ期梅毒传染性强，破坏性较小。

3）Ⅲ期（晚期）梅毒：发生于感染 2 年以后，亦可长达 10～15 年。病变波及全身组织和器官，常累及皮肤、肝、脾和骨骼。基本损害为慢性肉芽肿，局部因动脉内膜炎引起缺血而使组织坏死。晚期梅毒损害也常出现进展和消退交替。病损部位螺旋体少但破坏性大。若侵害中枢神经系统和心血管，可危及生命。

（2）先天性梅毒：又称胎传梅毒。系母体梅毒螺旋体通过胎盘感染胎儿所致，多发生于妊娠 4 个月之后。梅毒螺旋体经胎盘进入胎儿血流，并扩散至肝、脾、肾上腺等大量繁殖。引起胎儿的全身性感染，导致流产、早产或死胎；或出生呈现马鞍鼻、锯齿形牙、间质性角膜炎和先天性耳聋等特殊体征的梅毒儿。

2. 生物学特性　梅毒螺旋体有 8～14 个致密而规则的小螺旋，两端尖直，运动活泼。有细胞壁和细胞膜，细胞壁外尚有包膜，细胞膜内为含细胞质和核质的螺旋形原生质圆柱体。

圆柱体上紧绕着 3～4 根周浆鞭毛（也称轴丝或内鞭毛），与运动有关。运动方式有移行、屈伸、滚动等。革兰氏染色阴性，但不易着色。Fontana 镀银染色法可将螺旋体染成棕褐色，也可用荧光抗体染色（图 20-12）。

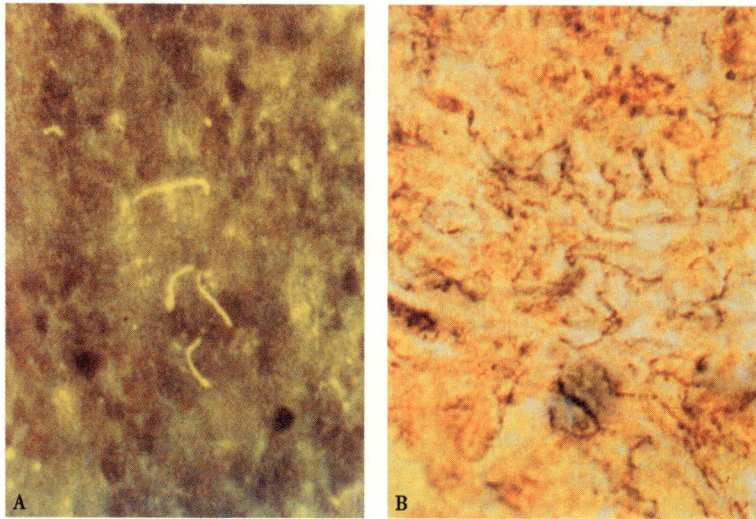

图 20-12　梅毒螺旋体
A. 睾丸组织（荧光抗体染色）；B. 病理组织（镀银染色，×1 000）。

目前，梅毒螺旋体尚不能在无细胞培养基中生长。梅毒螺旋体的有毒株，即 Nichols 株，于 1912 年从华盛顿特区梅毒患者的脑脊液中分离。Nichols 株能够通过接种在家兔睾丸中或眼前房内繁殖，约需要 30 小时才能分裂一次，能保持毒力。若转种至加有多种氨基酸的兔睾丸组织碎片中，在厌氧环境中培养生长，用含白蛋白、碳酸氢钠、丙酮酸、半胱氨酸及血清超滤液的特殊培养基，在 25℃厌氧环境下能使螺旋体保持运动能力 4～7 天。梅毒螺旋体虽能生长繁殖，但已丧失致病力，此种菌株称为 Reiter 株。Nichols 株和 Reiter 株已广泛用作多种梅毒血清学的诊断抗原。

梅毒螺旋体的抵抗力极弱。对温度和干燥特别敏感，50℃ 5 分钟被杀死，100℃即刻死亡，血液中的梅毒螺旋体在 4℃放置 3 天后死亡。因此，4℃存放 3 天以上的血液无传播梅毒的危险。梅毒螺旋体离体 1～2 小时死亡。对常用化学消毒剂敏感，1%～2% 苯酚处理数分钟可杀灭。对青霉素、四环素、红霉素或砷剂均敏感。

3. 微生物学检验

（1）标本：可取湿性渗出液（Ⅰ期梅毒取硬下疳渗出液，Ⅱ期梅毒取梅毒疹渗出液或局部淋巴结抽出液），也可采集血液，及时送检。

（2）显微镜检查：将渗出液或淋巴液置玻片上，暗视野显微镜检查梅毒螺旋体的形态和运动情况。如见沿其长轴滚动、屈伸、旋转、前后移行等活泼运动，即有诊断意义；但阴性不能排除梅毒感染。主要适用于Ⅰ期梅毒的硬下疳、先天梅毒的皮肤黏膜、胎盘、部分Ⅱ期梅毒皮肤黏膜损害等分泌物。暗视野检查是诊断早期梅毒的有效方法，但敏感性低。也可将标本与荧光标记的梅毒螺旋体抗体作用后，用荧光显微镜观察。如标本中存在梅毒螺旋体，可见特异荧光。此外，还可利用梅毒螺旋体的嗜银特性，用镀银染色法染色后，用普通显微镜观察被染成黑褐色的梅毒螺旋体。

（3）血清学诊断：人体感染梅毒螺旋体后，除产生特异性抗体外，还产生一种非特异性抗体——反应素（reagin）。梅毒血清学试验有非密螺旋体抗原试验和密螺旋体抗原试验两类。

1）非密螺旋体抗原试验：用牛心肌的心脂质作为抗原，测定患者血清中的反应素（抗脂质抗体）。检验方法主要有性病研究实验室试验（venereal disease research laboratory，VDRL）、快速血浆反应素（rapid plasma reagin，RPR）环状卡片试验和甲苯胺红不加热血清试验（toluidine red unheated serum test，TRUST）。

VDRL 原理是以胆固醇为载体，包被心脂质构成 VDRL 抗原微粒，与血清中的反应素结合后出现凝集现象为阳性反应；不发生凝集为阴性反应。试验在玻片上进行，可以定性或半定量，结果需要用低倍显微镜观察。由于试剂需要现配现用，目前实验室已很少采用。

RPR 是 VDRL 试验的改良。原理是用未经处理的活性炭颗粒吸附 VDRL 抗原。此颗粒若与待测血清中的反应素结合，则形成肉眼可识别的黑色凝集块。试验在专用纸卡的反应圈内进行，可以用于定性或半定量。

TRUST 是用甲苯胺红颗粒代替 RPR 中的碳颗粒作为指示物，此颗粒若与待测血清中的反应素结合，则形成肉眼可识别的红色凝集块，其原理、操作步骤、结果判读等与 RPR 试验基本相同。

RPR 和 TRUST 适用于对大量标本的筛检。由于反应素在非梅毒患者血清中也有出现，如风疹、水痘等病毒性感染，类风湿性关节炎、系统性红斑狼疮等自身免疫病，麻风病、疟疾等感染性疾病，吸毒者甚至个别健康人亦可呈阳性。此外，RPR 和 TRUST 的敏感性高但特异性较低，故结果分析和判定时，须结合临床资料。

2）密螺旋体抗原试验：用梅毒螺旋体抗原检测血清中特异性抗体，可确诊梅毒。常用方法有荧光密螺旋体抗体吸收试验（fluorescent treponemal antibody-absorption，FTA-ABS）、梅毒螺旋体明胶颗粒凝集试验（treponema pallidum particle agglutination assay，TPPA）、TP-ELISA 试验和快速免疫层析试验。

FTA-ABS 是用梅毒螺旋体 Nichols 株的抗原悬液在玻片上涂成菌膜，吸附待检血清中的 IgG 抗体，再用荧光素标记的羊抗人 IgG 抗体，检测待检血清中的梅毒螺旋体抗体。TPPA 是用超声裂解梅毒螺旋体 Nichols 株抗原致敏明胶粒子，此粒子与待测血清中的梅毒螺旋体抗体结合可形成肉眼可识别的凝集。ELISA 是用超声裂解的梅毒螺旋体 Nichols 株作为抗原检测待测血清中的梅毒螺旋体抗体。该法灵敏度高，试剂稳定、价廉，是目前梅毒血清学诊断的常用方法。快速免疫层析试验采用吸附有显色标记的梅毒螺旋体重组抗原的滤纸条，快速检测血浆或全血中的梅毒螺旋体抗体。此法简便、快速，结果与常规密螺旋体抗原试验有较好的一致性，可用于标本的快速筛查。

WHO 推荐用 VDRL、RPR 法对血清进行过筛试验，阳性者用 FTA-ABS、TPPA 和 ELISA 等进行确认。先天性梅毒较难诊断，可取脐血用 RPR 半定量每月监测 1 次，连续 6 个月检测反应素效价，或用 VDRL 定量检查抗体效价变化，若效价增高或稳定在高水平，则表明可能为先天梅毒。神经梅毒应检测脑脊液中的梅毒螺旋体抗体。

（4）核酸检测：利用核酸扩增试验检测皮肤、黏膜、口腔或直肠病变中的梅毒螺旋体 DNA。在许多基因靶标中，*polA*（*tp0105*）和 *TpN47*（*tp0574*）被最广泛地使用。目前尚未经过彻底的临床验证，推广尚待时日。

（二）其他密螺旋体

密螺旋体属中与人类有关的尚有苍白密螺旋体地方亚种、极细亚种以及品他密螺旋体，分别引起地方性梅毒、雅司病和品他病。这些非性传播疾病大多发生于经济较落后地区的儿童。由于苍白密螺旋体地方亚种、极细亚种和品他密螺旋体与梅毒螺旋体在形态、抗原结构，甚至 DNA 同源性方面基本相同，不易区别，因此必须结合临床资料才能确定病原体。

三、疏螺旋体属

疏螺旋体属亦称包柔螺旋体属，有 3～10 个稀疏而不规则的螺旋，呈波状。对人致病的主要有伯氏疏螺旋体、回归热螺旋体，均通过吸血昆虫媒介传播，分别引起莱姆病（Lyme disease）和回归热（relapsing fever）。

（一）伯氏疏螺旋体

伯氏疏螺旋体（*B. burgdorferi*）是莱姆病的病原体。莱姆病最初于 1977 年在美国康涅狄格州的莱姆镇发现。莱姆病是一种由伯氏疏螺旋体感染引起的自然疫源性传染病，宿主是野生或驯养的小型哺乳动物和鸟类，硬蜱是主要传播媒介。伯氏疏螺旋体在蜱的中肠生长繁殖，当蜱叮咬宿主时，可通过染有病原体的肠内容物反流、唾液或粪便而传播该病原体。伯氏疏螺旋体抵抗力弱，60℃ 1～3 分钟即死亡，用 0.2% 甲酚皂或 1% 苯酚处理 5～10 分钟即被杀死。对青霉素、红霉素等敏感。

莱姆病患者的个体差异明显，轻者可为亚临床感染或仅累及单个系统，严重者可同时出现皮肤、神经系统、关节、心脏等多脏器损害。人被硬蜱叮咬后，伯氏疏螺旋体在局部繁殖；经 3～30 天潜伏期，在叮咬部位出现一个或数个慢性移行性红斑，随后逐渐扩大，形成外缘有鲜红边界、中央呈退行性变的圆形皮损，皮损直径可达 5～20cm；一般 2～3 周后皮损自行消退，偶留有瘢痕和色素沉着。莱姆病早期还可有乏力、头痛、发热、肌痛等类似病毒感染的症状。晚期主要表现为慢性关节炎、慢性神经系统或皮肤异常。

早期取病损皮肤组织、淋巴结抽出液、血液、关节滑膜液、脑脊液、尿液等。用暗视野显微镜直接观察标本中的伯氏疏螺旋体的形态和运动，伯氏疏螺旋体两端稍尖，运动活泼，有扭转、翻滚、抖动等多种运动方式。在培养基中数个螺旋体可不规则地缠绕一起呈卷圈状。周浆鞭毛与运动有关，不同菌种周浆鞭毛数目 2～100 根不等。革兰氏染色阴性，但不易着色；Giemsa、Wright 或镀银染色均佳。因患者标本内螺旋体数量太少，故阳性率低，诊断价值不大。体外培养可将标本接种在 BSK（Barbour-Stoenner-Kelly）复合培养基中，35℃培养 2～3 周，观察生长情况（少数须培养至 12 周）。其间定期用暗视野显微镜检查，阴性可盲传一次。血清学检测是诊断莱姆病的主要方法，可用 ELISA 及 IFA 等检测患者血清和脑脊液中的抗体。PCR 技术检测标本中伯氏疏螺旋体的特异 DNA 序列，具有快速、敏感性高的特点。

（二）回归热疏螺旋体

回归热疏螺旋体（*B. recurrentis*）是引起回归热的病原体。根据传播媒介昆虫的不同，回归热可分为两类：一为虱传回归热，或称流行性回归热；另一为蜱传回归热，又称地方性回归热。我国流行的回归热主要是虱传型。回归热的临床特点为急起急退的高热，全身肌肉酸痛，一次或多次复发；肝脾大，重症可出现黄疸和出血倾向。

流行性回归热主要通过体虱在人类中传播。当虱吸吮患者血液后，螺旋体从中肠进入血液、淋巴大量繁殖，不进入唾液和卵巢。患者高热持续 3～4 天后热退，隔 1 周左右又高热；反复发作 3～9 次，亦有多达十余次者。

地方性回归热主要通过软蜱传播，储存宿主是啮齿类动物。螺旋体在蜱的体腔、唾液、粪便内均可存在，以卵传代。故蜱叮咬人后，病原体可直接从皮肤创口注入体内。地方性回归热的病程及临床表现与流行性回归热相似，只是病程较短、症状较轻。

回归热疏螺旋体的检查可取发热期外周血制成湿片，暗视野显微镜检查可见螺旋体运动活泼；直接涂片后 Giemsa 或 Wright 染色，镜检可见螺旋体长为红细胞直径的 2～4 倍，螺旋稀疏不规则，呈波状。如发热期未能查到螺旋体，取抗凝血 0.2～1ml 接种乳鼠腹腔，每日取尾静脉血镜检，若阳性 1～3 天可查到大量疏螺旋体；也可用 BSK 培养基培养蜱或患者血液中的回归热螺旋体。回归热螺旋体的抗原易自发变异，血清学诊断十分困难。

四、钩端螺旋体属

钩端螺旋体的螺旋较密螺旋体更细密而规则，数目更多，菌体一端或两端弯曲成钩状。

钩端螺旋体属种类较多,包括问号钩端螺旋体(*L. interrogans*)和腐生性双曲钩端螺旋体(*L. biflexa*),并陆续有新种发现。

问号钩端螺旋体能感染人和动物,引起人兽共患的钩端螺旋体病,简称钩体病。鼠类和猪为钩端螺旋体的主要储存宿主,大多呈隐性感染不发病,但钩端螺旋体在肾脏中长期存在,持续随尿不断排出,污染水源和土壤,在湿土或水中可存活数月。人类与污染的水或土壤接触而感染。钩端螺旋体也可感染胎儿,导致流产;偶有经哺乳传给婴儿或经吸血昆虫传播。钩端螺旋体对热抵抗力弱,60℃即死亡;0.2% 甲酚皂、1∶2 000 氯化汞、1% 苯酚处理 10～30 分钟即可被杀灭;对青霉素敏感。

钩端螺旋体的螺旋细密而规则,形似细小珍珠排列的细链。菌体一端或两端呈钩状,运动活泼,常呈 C、S 或 8 字形。电镜下观察钩端螺旋体为圆柱状,最外层为外膜,其内为螺旋状的肽聚糖层和细胞膜包绕的原生质,有两根细丝位于外膜和肽聚糖层之间,各由一端伸展至菌体中央,但不重叠。革兰氏染色阴性,但不易着色。常用 Fontana 镀银染色法,钩端螺旋体被染成棕褐色(图 20-13)。

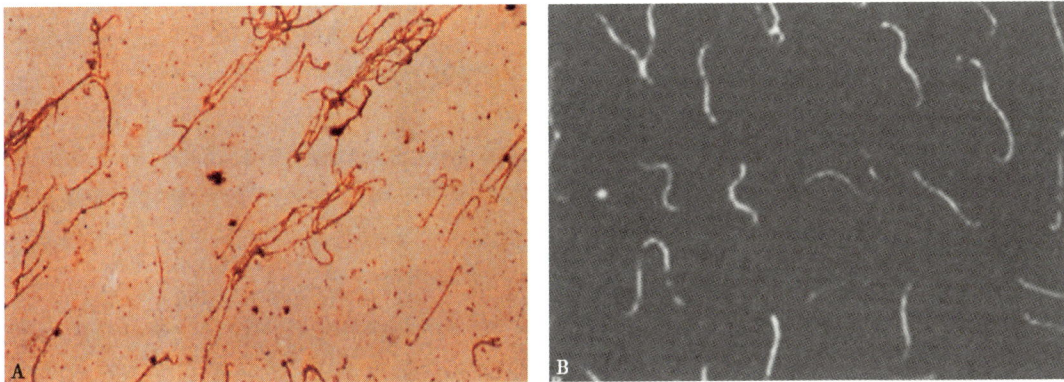

图 20-13 问号钩端螺旋体
A. 镀银染色,×1 000;B. 暗视野显微镜,×1 500。

钩端螺旋体能穿透完整的黏膜或经皮肤破损处进入人体,随后在局部迅速繁殖,经淋巴系统或直接进入血液循环引起菌血症。不同血清型的钩端螺旋体毒力不同,加上宿主免疫水平差异,临床表现轻重相差甚大。轻者类似感冒,仅出现轻微的自限性发热;重者可有明显的肝、肾、中枢神经系统损害,肺大出血,甚至死亡。钩体病的特点是起病急、高热、乏力、全身酸痛、眼结膜充血、腓肠肌压痛、浅表淋巴结肿大等。

钩端螺旋体可从临床标本和自然界的水中分离获得。临床标本主要包括血液、尿液、脑脊液和房水。发病早期(1 周内)取血液,2 周后取尿液,有脑膜刺激者取脑脊液,有眼部并发症者可取房水,用于钩端螺旋体的病原学检查。将标本行差速离心集菌后作暗视野显微镜检查或用 Fontana 镀银法染色后镜检。此法对早期快速诊断有一定价值,但敏感性低,可用免疫荧光法或免疫酶染色法检查,以提高特异性和敏感性。

血液标本可接种 2～3 管 Korthof 培养基 28℃培养。多数阳性标本在 1～2 周内可见培养液呈轻度浑浊,以暗视野显微镜检查有无钩端螺旋体存在。分离培养应连续观察 30 天以上,仍无生长者方可确定为阴性。尿液标本一般需要离心后取沉渣接种 2～4 管 Korthof 培养基且培养基中需要加抑菌剂(5- 氟尿嘧啶)。

动物接种是分离钩端螺旋体的敏感方法。将标本接种于幼龄豚鼠或金地鼠腹腔,接种3～5 天后,可用暗视野显微镜检查腹腔液;亦可接种后 3～6 天取心脏血镜检和分离培养。

血清学诊断可采集病程早、晚期双份血清,一般在病初和发病后第 3～4 周各采一次。有脑膜刺激症状者采取脑脊液检测特异抗体。目前常用显微镜凝集试验（microscopic agglutination test，MAT）检测血清中的钩端螺旋体抗体。MAT 是用标准株或当地常见菌株作抗原，分别与患者不同稀释度的血清混合，30℃作用 2 小时，滴片用暗视野显微镜检查。若待检血清中有某型抗体存在，则在同型抗原孔中可见钩端螺旋体凝集成团，形如小蜘蛛，一般患者凝集效价在 1∶400 以上或双份血清效价增高 4 倍以上有诊断意义。间接凝集试验、补体结合试验、间接免疫荧光抗体试验和 ELISA 等血清学方法也可用于诊断。

用 PCR 技术、同位素或生物素标记的 DNA 探针技术检测钩端螺旋体，较培养法快速、敏感。此外，限制性内切酶指纹图谱可用于钩端螺旋体的菌株鉴定、分型以及抗原变异研究。

本章小结

衣原体是一类严格在真核细胞内寄生的原核细胞型微生物。沙眼衣原体可致眼部感染，还可以引起泌尿生殖道感染、性病淋巴肉芽肿和其他器官感染。沙眼衣原体用鸡胚或细胞等传代培养，细胞培养法是目前检测沙眼衣原体的"金标准"方法。鹦鹉热衣原体主要存在于鹦鹉科鸟类、家禽、家畜和野生动物等肠道内，人感染后易引起鹦鹉热，表现为非典型肺炎。肺炎衣原体和鹦鹉热衣原体在感染细胞中形成包涵体均不含糖原，碘染色为阴性，是与沙眼衣原体鉴别要点之一。

立克次体是一类微小的杆状或球杆状、革兰氏染色阴性，绝大多数严格地寄生于细胞内的原核细胞型微生物。普氏立克次体导致流行性斑疹伤寒。斑疹伤寒立克次体导致地方性斑疹伤寒。恙虫病东方体引发恙虫病。免疫荧光染色直接检测病原体，PCR 检测特异性核酸，抗体检测多用外斐反应、IFA 试验、ELISA、CF 试验等。

支原体是一类无细胞壁，呈高度多形性，可通过滤菌器，能在无生命培养基中生长繁殖的最小的原核细胞型微生物。支原体营养要求较高，典型菌落呈"油煎蛋"样，对青霉素不敏感。肺炎支原体、解脲脲原体、人型支原体及穿透支原体等可引起人类疾病，如原发性非典型性肺炎、泌尿生殖道感染等。支原体检验可通过分离培养、生化反应、生长抑制试验及代谢抑制试验等鉴定，也可用检测核酸、检测抗原、抗体等方法快速鉴定。

梅毒螺旋体是梅毒的病原体，人是梅毒的唯一传染源。获得性梅毒主要经性接触传播，先天性梅毒指胎儿通过胎盘从母体获得梅毒螺旋体引起感染。梅毒螺旋体的螺旋致密、规则，两端尖直，数目较多，运动活泼，但抵抗力极弱。伯氏疏螺旋体是莱姆病的病原体。问号钩端螺旋体是钩端螺旋体病的病原体。钩端螺旋体病为人兽共患传染病，主要储存宿主为鼠和猪。3 种螺旋体微生物学检验均可采集渗出液、血液、脑脊液、尿液等标本，直接显微镜检查或采用各自特异的血清学方法和 PCR 技术检测。

（夏乾峰）

第四篇

临床真菌学检验

第二十一章　念珠菌属

通过本章学习,你将能回答以下问题:

1. 引起人类感染的常见念珠菌种类有哪些?
2. 白念珠菌的生物学特性有哪些?
3. 侵袭性念珠菌病的诊断路径是什么?
4. 念珠菌抗真菌药物敏感性试验的主要药物选择有哪些?

念珠菌属为单细胞酵母样真菌,广泛存在于自然界,通常存在于人的体表、口腔、上呼吸道、肠道和阴道黏膜,是人体正常菌群。念珠菌在机体免疫受损、黏膜屏障破坏或菌群失调时可致感染,引起浅部感染或侵袭性念珠菌病。近年,耳念珠菌等耐药菌导致的医院感染引起全球广泛关注。

第一节　分　类

念珠菌属(*Candida*)属于真菌界、子囊菌门(Ascomycota)、酵母菌纲(Saccharomycetes)、酵母菌目(Saccharomycetales)、德巴利酵母科(Debaryomycetaceae),包含大约200个不同的种,常见的种类有白念珠菌(*C. albicans*)复合群、热带念珠菌(*C. tropicalis*)、克柔念珠菌(*C. krusei*)、光滑念珠菌(*C. glabrata*)复合群、近平滑念珠菌(*C. parapsilosis*)复合群、季也蒙念珠菌(*C. guilliermondii*)、葡萄牙念珠菌(*C. lusitaniae*)、都柏林念珠菌(*C. dublinniensis*)、希木龙念珠菌(*C. haemulonii*)复合群等。从临床相关性可分为白念珠菌复合群和非白念珠菌两大类。

一、白念珠菌复合群

白念珠菌复合群包括白念珠菌、都柏林念珠菌和非洲念珠菌(*C. africana*)。白念珠菌是最重要的病原体,都柏林念珠菌与白念珠菌在许多表型和基因型上具有相似性,但在几种体内模型中表现出较低的毒力。非洲念珠菌是芽管形成试验阳性、厚壁孢子形成试验阴性的酵母菌,与白念珠菌特性非常相似,但是似乎只限于人类的女性生殖道,并且在体内的毒力弱于白念珠菌和都柏林念珠菌。

二、非白念珠菌

根据最近的流行病学调查,大约8～10种非白念珠菌种类在临床环境中常见,包括热带念珠菌、克柔念珠菌、季也蒙念珠菌、葡萄牙念珠菌、光滑念珠菌复合群、近平滑念珠菌复合群、希木龙念珠菌复合群等。光滑念珠菌复合群包括光滑念珠菌(又称光滑那他酵母或光滑拟球酵母)及关系密切但表型不同的布拉加念珠菌(*C. bracarensis*)和尼瓦利亚念珠菌(*C. nivariensis*),后两种菌种对唑类药物的敏感性低于光滑念珠菌。近平滑念珠菌复合群包含近平滑念珠菌、拟平滑念珠菌(*C. orthopsilosis*)和似平滑念珠菌(*C. metapsilosis*),复合群内各种之间对抗真菌药物的敏感性存在差异。希木龙念珠菌复合群包括希木龙念珠菌、假希木龙念珠菌（*C. pseudohaemulonii*），双布希木龙念珠菌（*C. duobushaemulonii*）和耳念珠菌（*C. auris*）。其中具有多重耐药性和高致病性的耳念珠菌具有高水平的医院内和院外传播能力，近年引起全球高度关注。克柔念珠菌按新分类标准称为库德里阿兹威毕赤酵母，属毕赤酵母属。

第二节　临床意义

念珠菌属既是人体正常微生物群的组成部分，也可引起黏膜感染或产生侵袭性念珠菌病。临床念珠菌感染中不同菌种所占比例在不同国家和不同患者人群中不一。白念珠菌在正常人群中的高流行率导致了高发病率。白念珠菌感染的临床表现多样，可引起浅部真菌病如女性念珠菌性阴道炎、外阴炎，男性念珠菌龟头炎、包皮炎，免疫低下者鹅口疮等；深部念珠菌病如念珠菌性肠炎、肺炎、膀胱炎、肾盂肾炎、心内膜炎和脑脓肿等。热带念珠菌广泛分布于自然界，在人体表和外界相通的腔道中也存在，是免疫低下者的机会致病菌。热带念珠菌可引起皮肤、黏膜和深部念珠菌病。克柔念珠菌可引起系统性念珠菌病，特别是先天性免疫缺陷患者和大量接受抗菌药物治疗的患者。光滑念珠菌为人体的一种腐生菌，可导致泌尿生殖道感染，也是新生儿的机会致病菌。耳念珠菌 2009 年首次在耳道分离发现后，近年是卫生保健相关感染的重要真菌病原，可引起肺部感染、尿路感染等，具有多重耐药性和高传播率。

第三节　生物学特性

念珠菌属以出芽的方式无性繁殖，偶尔可能存在菌丝体。不同菌种的芽生孢子形态多变，从圆形到椭圆形，再到细长形。假菌丝和芽生孢子黏附的形态是鉴别念珠菌属的重要特征。念珠菌属临床常见种类的生物学特性见表 21-1。

表 21-1　临床常见念珠菌的生物学特性

菌种	生物学特性
白念珠菌	SDA 平板菌落奶油样，光滑圆形，可形成假菌丝、厚壁孢子、芽管。念珠菌显色平板呈翠绿色
热带念珠菌	SDA 平板菌落奶油样、灰白色，光滑或粗糙无光泽，念珠菌显色平板呈蓝灰色。是形成生物膜能力最强的念珠菌
近平滑念珠菌	SDA 平板菌落奶油色，柔软光滑，可形成假菌丝。念珠菌显色平板呈白色。可引起局部感染或菌血症、中心静脉导管感染
克柔念珠菌	SDA 平板菌落白色，扁平干燥，蜡样，可形成假菌丝，不形成芽管。念珠菌显色平板呈粉红色。对氟康唑天然耐药
光滑念珠菌	SDA 平板菌落奶油样，光滑湿润，无假菌丝、厚壁孢子形成。念珠菌显色平板呈紫色
季也蒙念珠菌	SDA 平板菌落白色扁平，粗糙，可形成假菌丝，无厚壁孢子与芽管。念珠菌显色平板上呈淡粉色、紫色
都柏林念珠菌	SDA 平板菌落奶油样，光滑，可形成假菌丝、厚壁孢子。念珠菌显色平板呈暗绿色。最初于 AIDS 患者分离，引起口腔真菌感染、菌血症
耳念珠菌	SDA 平板菌落白色，光滑凸起，芽管形成试验阴性。念珠菌显色平板呈淡粉色。多重耐药，部分表现为泛耐药

第四节 微生物学检验

一、检验程序

念珠菌的微生物学检验可分为培养方法和非培养方法。血液和无菌体液培养出念珠菌可作为侵袭性念珠菌病（invasive candidiasis，IC）的诊断依据。非无菌部位标本培养出念珠菌通常是定植状态，不能直接用于确诊或临床诊断，但是如果有多部位定植或某一部位持续定植（指每周至少2次非连续培养阳性）可作为IC的风险因素。分离培养获得的菌株，可通过形态和生化反应、商品化鉴定板/卡、质谱或DNA测序等技术进行菌种鉴定，以及药物敏感性试验。非培养方法包括标本直接涂片形态学检查、免疫学检测、PCR或宏基因组下一代测序（mNGS）等分子生物学检测。侵袭性念珠菌病检验程序见图21-1。

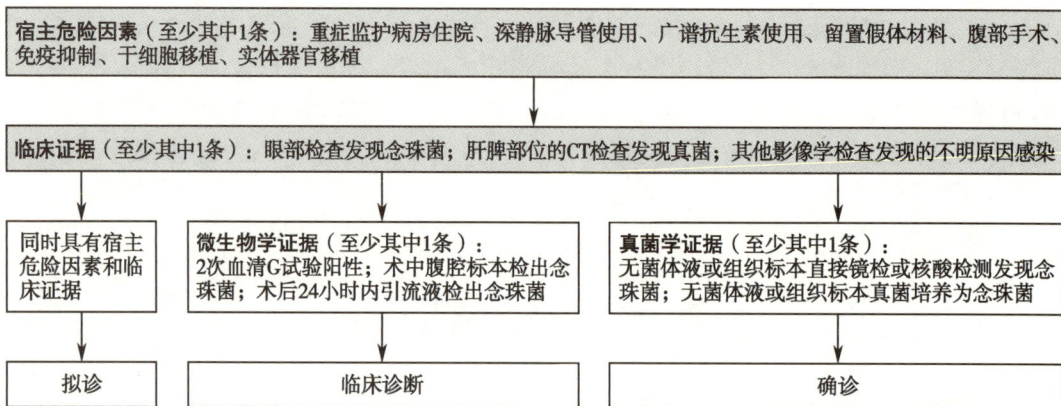

图 21-1 侵袭性念珠菌病检验程序

二、标本采集处理

1. 标本采集和转运方式是获得正确检验结果的必要前提。疑似感染部位不同，可选择不同的标本类型和采集方式，采集标本时应避免病灶周围正常菌群污染。

2. 依据不同标本类型选择不同的标本处理方法，例如对于支气管肺泡灌洗液和无菌体液，可经过离心浓缩后制备涂片，经革兰氏染色、荧光染色等方法查找真菌孢子及菌丝；而对于活检组织，可在进行病理学检测的同时，做直接压片后的荧光染色镜检，以快速发现真菌的存在。

三、直接检查

1. **直接显微镜检查** 取标本直接涂片，革兰氏染色后镜检，显微镜下见到革兰氏阳性、圆形或卵圆形菌体或孢子及假菌丝，可报告念珠菌。克柔念珠菌可见假菌丝成对称分枝，有细长的芽生孢子。光滑念珠菌镜下可见卵圆形芽生孢子，细胞尖端单芽，无真假菌丝，不产生厚壁孢子。荧光染色也可快速识别念珠菌属。

2. **非培养方法** 可作为侵袭性念珠菌病的微生物学证据，结合患者临床严重程度、风险因素可形成临床诊断。

（1）G试验：血液及无菌体液中检出 1-3-β-D- 葡聚糖为深部真菌病，如念珠菌、曲霉菌等感染的标志,但不能确定真菌感染的病原种类。

(2)念珠菌抗原检测:ELISA、免疫印迹法等检测血清中白念珠菌抗原,如烯醇化酶、甘露聚糖抗原及念珠菌热敏抗原。

(3)念珠菌抗体检测:可采用 ELISA、乳胶凝集试验等检测血清中抗念珠菌抗体。方法简便、快速。

(4)核酸检测:用 PCR 法将标本中念珠菌 DNA 分子扩增后以分子探针检测,具有较好的敏感性和特异性。临床也可用 mNGS 直接检测标本中念珠菌,但是核酸检出只能代表念珠菌存在,不能明确是污染、定植还是感染。

四、培养鉴定

大多数念珠菌属在 25～30℃需氧条件下生长良好,很多也能在 37℃及以上温度生长。可利用生长形态特点、生化特性和分子特征等进行念珠菌属的鉴定和鉴别。念珠菌鉴定流程见图 21-2。

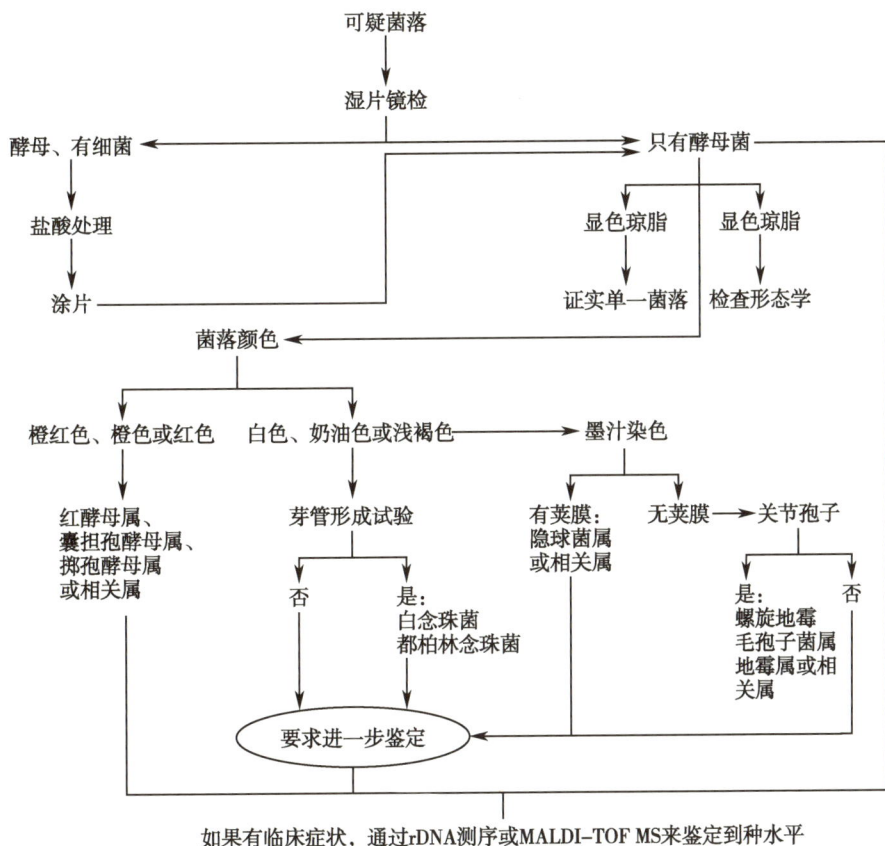

图 21-2 念珠菌鉴定流程图

1. 形态学检查

(1)白念珠菌 25℃或 37℃培养 1～4 天后,白念珠菌可在 SDA 平板表面出现奶油色类酵母型菌落,镜检可见假菌丝和芽生孢子,孢子呈圆形或卵圆形,直径 3～6μm,革兰氏阳性,着色不均匀。白念珠菌接种于 1% 吐温 -80- 玉米琼脂培养基 25℃培养 1～2 天后,可在菌丝顶端、侧缘或中间形成厚壁孢子;接种于 0.2～0.5ml 人或动物血清中,37℃培养 1.5～4小时,可形成芽管。

(2)热带念珠菌在 SDA 培养基上形成米色或灰色的酵母样菌落,有时表面有皱褶。菌体卵圆形，可见芽生孢子及假菌丝，菌丝上芽生孢子可产生分支或呈短链状。

（3）克柔念珠菌在 SDA 培养基上 25℃培养 2～3 天，呈扁平、干燥、灰黄色、可见皱褶菌落。菌落在 SDA 培养基和血琼脂平板上呈放射状蔓延，这是鉴别这一微生物的重要线索。

（4）光滑念珠菌在 SDA 培养基上 25～37℃培养 2～3 天，形成奶油色乳酪样菌落。光滑念珠菌孢子较小，无假菌丝形成。

2. 生化鉴定 可利用糖同化或糖发酵试验、2,3,5-氯化三苯基水解、β-葡萄糖苷酶等生化反应，对念珠菌属进行种类鉴别。

3. 分子生物学检测 MALDI-TOF MS 技术可准确鉴别常见的念珠菌，质谱数据库中需要包含耳念珠菌。也可采用多重 PCR、高分辨率熔解曲线分析等方法鉴定白念珠菌及其他念珠菌。

第五节 药敏试验的药物选择

实验室常规开展念珠菌唑类药物敏感性试验。念珠菌血症首选棘白菌素治疗。近期有棘白菌素暴露史，近平滑念珠菌、光滑念珠菌、耳念珠菌所致感染需要用药，抗真菌治疗超过 1 周仍能分离出念珠菌等情况下，应进行棘白菌素类药物敏感试验。

建议对所有培养到的耳念珠菌进行药敏试验，包括感染和定植菌株。

本章小结

真菌形态学检查和分离培养鉴定，是念珠菌病微生物学检验的基本要求。非培养技术如免疫学检查（G 试验、念珠菌抗原和抗体检测）、分子生物学检测（PCR、DNA 测序和 mNGS 等）可作为侵袭性念珠菌病的微生物学证据。念珠菌感染的准确诊断需要合理送检标本、及时正确处理、适宜技术检测，并结合临床信息综合判断。

（吴文娟）

第二十二章　隐球菌属

通过本章学习，你将能回答以下问题：

1. 引起人类疾病的隐球菌种类有哪些？
2. 新型隐球菌主要的形态特征和生物学特性是什么？
3. 肺隐球菌病和隐球菌脑膜炎的临床诊断路径是什么？
4. 隐球菌荚膜抗原试验的意义是什么？

隐球菌可引起人类侵袭性感染，我国主要流行菌株为新型隐球菌格鲁比变种。2022 年 WHO 将新型隐球菌列入真菌重点病原体清单，强调了新型隐球菌感染临床诊治和防控的重要意义。

第一节　分　类

隐球菌属于真菌界，担子菌门，银耳纲，银耳目，隐球菌科，属内有 70 余种和变种。隐球菌属全球广泛分布于桉树、土壤、鸽粪、腐烂水果等，临床上属于机会致病真菌，可引起免疫受损者呼吸系统与中枢神经系统感染。隐球菌属临床致病菌种主要为新型隐球菌（*Cryptococcus neoformans*）和格特隐球菌（*Cryptococcus gattii*），包含 5 个不同的血清型。其他偶尔可能引起人类感染的种类有阿德利隐球菌（*C. adeliensis*）、白色隐球菌（*C. albidus*）、浅黄隐球菌（*C. flavescens*）、罗伦特隐球菌（*C. laurentii*）、单一隐球菌（*C. uniguttulatus*）等。

一、新型隐球菌

新型隐球菌包含新型隐球菌格鲁比变种（*Cryptococcus neoformans* var. *grubii*）和新型隐球菌新生变种（*Cryptococcus neoformans* var. *neoformans*）两种变种。血清型 A 被认定为新型隐球菌格鲁比变种所特有，具有血清型 D 的通常判断为新型隐球菌新生变种，具有血清型 AD 的可以认为是新型隐球菌格鲁比变种和新型隐球菌新生变种间菌株杂交的结果。

二、格特隐球菌

格特隐球菌存在于腐朽植物、木屑中，具嗜神经性，可引起免疫功能正常人群的肺部和脑部感染。在欧洲、亚洲、大洋洲、非洲、美洲的亚热带地区和温带地区已报道了格特隐球菌复合群，其中至少包含 5 个种，即格特隐球菌、*Cryptococcus deuterogattii*、*Cryptococcus tetragattii*、*Cryptococcus decagattii* 和 *Cryptococcus bacillisporus*。血清型 B 和 C 被认为是格特隐球菌所特有的，分子生物学分型可分为 VG I - Ⅵ型。

第二节　临床意义

隐球菌感染始于吸入干燥的单倍体酵母细胞，由肺经血液播散，可侵犯中枢神经系统。除了导致肺部和中枢神经系统感染外，亦可播散全身脏器组织导致皮肤、骨骼、关节、尿路等感染。脑膜脑炎是最常见的重症感染表现。

在近45%的艾滋病患者中，隐球菌病是首要疾病表现。中枢神经系统隐球菌病严重威胁患者生存，即使接受抗真菌治疗，病死率仍然很高。隐球菌脑膜炎临床表现主要包括发热、渐进性头痛、精神和神经症状。颅内压增高往往比较明显，头痛、恶心、呕吐较剧烈；病情进展可出现脑神经麻痹和视乳头水肿，脑实质受累可出现运动、感觉障碍、脑功能障碍、癫痫发作和痴呆等临床表现。中枢神经系统感染者偶尔可伴发肺部或其他部位播散性感染。

对于非HIV感染者，隐球菌病可能与某些基础疾病有关，比如红斑狼疮、结节病、白血病、淋巴瘤、库欣综合征、终末期肝病、肾功能不全、器官移植等。近年来，肺隐球菌病发病率有逐年增加的趋势，尤其是免疫功能正常患者肺隐球菌病的报道不断增多，值得临床高度重视。肺隐球菌病主要表现为多发性肺结节，可以呈急性或亚急性起病，也可以慢性起病。肺结节是最常见的放射学特征，但该特征并非肺隐球菌病所特有。

第三节　生物学特性

隐球菌在普通真菌和细菌培养基上均能生长，25～42℃培养2～5天后形成酵母样菌落。新型隐球菌孢子呈圆形或卵圆形酵母样，单极出芽，有时能看到多个芽。菌落在显色平板上呈现红、粉、棕、绿、紫等不同颜色。纯培养菌落革兰氏染色阳性，可见"藕断丝连"现象。母体与子体细胞间有细颈连接，假菌丝极少见，无真菌丝，大部分菌株有荚膜。荚膜的厚度变异很大，取决于菌株本身和使用的培养基。由于荚膜物质的存在，典型的菌落为黏液状，随着菌龄增长变得干燥或灰暗，颜色随着菌龄变化可能会加深。具有很薄荚膜的菌株可能会出现与念珠菌相似的菌落。偶尔能看到大的酵母细胞（达到60μm），可能与孵育温度较高有关。

格特隐球菌在SDA平板上呈奶油色，黏液样，在念珠菌显色琼脂上呈淡紫色。部分菌株在显微镜下呈长椭圆形或棒状。隐球菌毒力因子包括荚膜、黑色素、甘露醇和各种蛋白酶，如漆酶、脲酶、磷脂酶等。存在于细胞内外空间中的微囊泡含有荚膜、黑色素和分泌酶等多种物质，在隐球菌致病过程中发挥作用。

第四节　微生物学检验

一、检验程序

1. 肺隐球菌病　免疫功能低下患者（如AIDS、淋巴瘤、实体肿瘤、长期服用糖皮质激素等）出现咳嗽、呼吸急促、咯血等呼吸道症状，肺CT提示肺部病变、高度怀疑为肺隐球菌病时，推荐进行痰液、支气管肺泡灌洗液（BALF）、细针抽吸物或肺活检组织切片的隐球菌染色和培养，血液和胸腔积液隐球菌抗原（cryptococcal antigen，CrAg）检测等。

2. 隐球菌脑膜炎　免疫功能低下患者出现头痛、精神错乱、视力和听力障碍等中枢神经系统的症状,高度怀疑为隐球菌脑膜炎时,推荐进行脑脊液隐球菌培养、脑脊液墨汁染色、脑脊液 CrAg 检测等。肺隐球菌病和隐球菌脑膜炎诊断路径见图 22-1。

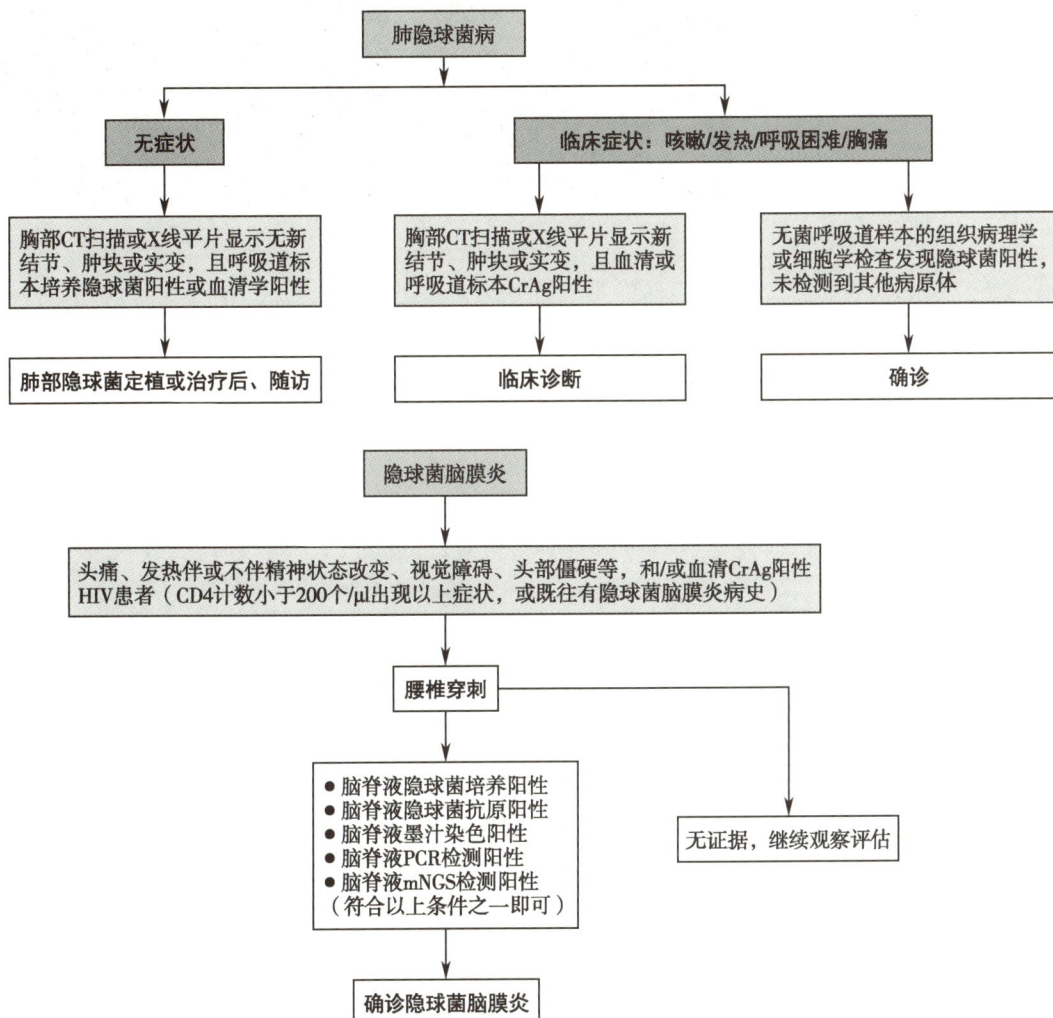

图 22-1 肺隐球菌病和隐球菌脑膜炎诊断路径
CrAg,隐球菌抗原;PCR,聚合酶链反应;mNGS,宏基因组二代测序。

二、标本采集

痰液、肺泡灌洗液、胸腔积液或脑脊液,以及肺、脑活检组织可进行涂片培养检查。血液、脑脊液标本可进行抗原和分子检测。呼吸道可存在隐球菌定植,培养出隐球菌不可作为确诊依据,但可作为肺隐球菌病临床诊断的微生物学证据。

三、直接检测

1. 荚膜墨汁染色 墨汁常用来观察黑暗背景下透明的荚膜,墨汁不能透过荚膜,表现出围绕酵母菌的清晰透明光环(图 22-2)。红细胞或淋巴细胞等伪影,或手套上的滑石粉都会导致光环效应。因此,仔细观察酵母细胞和出芽的形成是必不可少的。

2. 免疫学检测 由于墨汁染色的敏感性低,血清、脑脊液隐球菌抗原检测已经代替墨汁染色成为隐球菌脑膜炎的主要检测方法。隐球菌荚膜抗原检测阳性可作为隐球菌病的确诊证据。脑脊液中抗原滴度有助于判断隐球菌脑膜炎的预后。但是,由于死亡的隐球菌菌

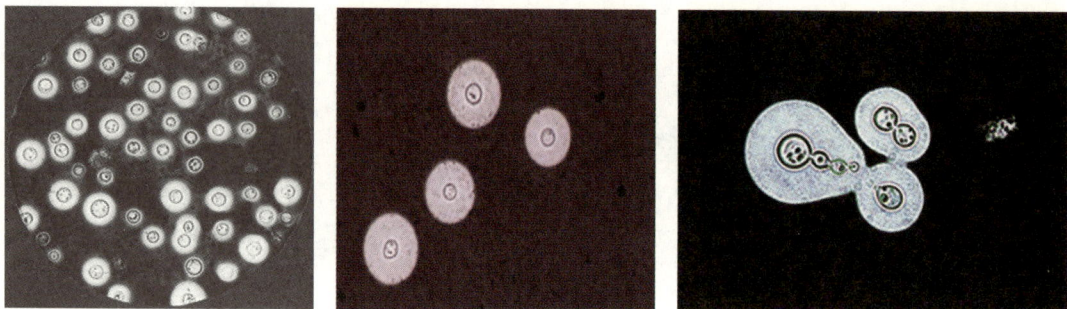

图 22-2　隐球菌荚膜(墨汁染色,×400)

体仍持续释放荚膜多糖抗原,而机体清除该抗原相对较慢,即使在有效治疗数月后,抗原检测仍可呈阳性,所以抗原检测是否转阴不能作为隐球菌病是否治愈的标准。

3. 分子生物学检测　PCR 技术可直接检测标本中的隐球菌 DNA。虽然 mNGS 技术已广泛使用,但该方法技术复杂、成本昂贵、不便普及和标准化。

四、培养鉴定

隐球菌营养要求不高,25～40℃的 SDA 培养基上 2～5 天可见生长。通常为光滑略湿润的酵母样菌落,有荚膜菌株菌落呈黏液状。镜下孢子呈圆形或卵圆形酵母样,偶见出芽,有时能看到多个芽,大部分菌体细胞有荚膜。

1. 酚氧化酶试验　将菌落接种于 L- 多巴 - 枸橼酸铁和咖啡酸培养基中,经 2～5 天培养,新型隐球菌呈棕黑色菌落。用已知新型隐球菌和浅白隐球菌分别作阳性和阴性对照。

2. 脲酶试验　新型隐球菌能产生脲酶,可分解尿素琼脂培养基的尿素形成 NH_4 和 CO_2,使培养基 pH 升高,从而使培养基由黄色变为粉红色。白念珠菌为阴性。

3. 糖同化及发酵试验　新型隐球菌能同化葡萄糖、半乳糖、蔗糖、肌醇和棉子糖,但不能发酵糖和醇类,硝酸盐还原试验阴性。非致病性隐球菌则不能同化肌醇。

4. 分子生物学鉴定　通过 MALDI-TOF MS 和 DNA 测序可鉴别新型隐球菌新生变种、新型隐球菌格鲁比变种和格特隐球菌复合群。

第五节　药敏试验的药物选择

当前新型隐球菌对抗真菌药物尚无临床折点,只建立了两性霉素 B、氟康唑、氟胞嘧啶、伊曲康唑、伏立康唑和泊沙康唑的流行病学界值(ECV)。持续感染及复发者,推荐测定最初分离菌株和复发菌株的 MIC。如果 MIC 较前升高 3 个稀释度或更多,需要考虑可能已经产生耐药。如果菌株对氟康唑的 MIC≥16mg/L 或氟胞嘧啶≥32mg/L,应考虑更换药物。棘白菌素类对隐球菌无体内活性,无须进行该类药物的敏感性试验。

本章小结

隐球菌属是机会性致病真菌,主要经呼吸道吸入环境中隐球菌而导致隐球菌病。隐球菌感染临床表现并不典型,诊断高度依赖于实验室检测。脑脊液、血液的隐球菌荚膜抗原检测阳性可作为隐球菌病的确诊证据。隐球菌对棘白菌素类药物天然耐药,无须进行该类药物的敏感性试验。

(吴文娟)

第二十三章　曲霉属

23章

通过本章学习，你将能回答以下问题：

1. 曲霉属的分类是什么？
2. 曲霉属生物学特性有哪些？
3. 临床常见的曲霉有哪些种类？如何鉴定？
4. 曲霉病的抗真菌药物可选择哪些？

曲霉属广泛存在于环境中，多见于土壤、水、食物、空气、植物及腐烂有机物上。曲霉属为条件致病菌，正常人体对曲霉有极强免疫力，只有在人体免疫功能降低或受到抑制时才可能发病，如长期使用广谱抗菌药物、免疫抑制剂、肾上腺皮质激素等。

第一节　分　类

曲霉属（*Aspergillus*）属于子囊菌门（Ascomycota），散囊菌纲（Eurotiomycetes），散囊菌目（Eurotiales），曲霉科（Aspergillaceae）。基于分子生物学技术的分类，目前曲霉属有超过350个种，至少48种对人类具有致病性。其中临床常见的曲霉为烟曲霉（*A. fumigatus*）、黄曲霉（*A. flavus*）、黑曲霉（*A. niger*）、土曲霉（*A. terreus*）、构巢曲霉（*A. nidulans*）和杂色曲霉（*A. versicolor*）等。曲霉属64%的种尚未发现有性型。

第二节　临床意义

人体对曲霉属有较强的免疫力，但当机体一次性大量吸入曲霉属分生孢子、免疫状态异常（免疫功能低下或高致敏状态）或肺部基础结构遭到破坏时，曲霉属便可侵入人体引起曲霉病，主要侵犯支气管和肺，还可感染皮肤、脑、胃肠道、耳和眼等器官。严重者可发生曲霉败血症，甚至导致死亡。

烟曲霉为侵袭性曲霉病最常见的分离菌，也是曲霉属中致病性最强的菌种，可侵袭患者心血管、消化、生殖、肌肉骨骼、神经和泌尿系统等，还可引起慢性肺曲霉病（含曲霉球）、过敏性支气管肺曲霉病等。黄曲霉为侵袭性曲霉病的第二位常见病原菌，可引起免疫功能低下患者肺部或全身播散性感染，可导致角膜炎、外耳道真菌病、皮肤感染、鼻窦炎和心肌炎等。黑曲霉在自然界普遍存在，为实验室常见的污染菌，偶尔会引起播散性疾病。黑曲霉是外耳道真菌病中最常见分离菌，还可引起免疫低下患者深部真菌感染，可导致真菌性角膜炎等。土曲霉可引起免疫抑制患者的侵袭性感染（3%～5%），可致肺曲霉病、腹膜炎、椎间盘炎、外耳道真菌病、眼内炎、慢性脑膜脑炎、假指关节感染。构巢曲霉可导致脑、骨、眼睛、鼻窦及皮肤等多部位及全身播散性感染。杂色曲霉引起人类疾病少见，可致肺部感染、甲真菌病、眼内炎、骨髓炎等。

第三节　生物学特性

曲霉属的生物学特性主要包括结构特征、生长特性和致病因子。

一、结构特征

曲霉属产生透明、无色、淡色或有鲜明色彩的有隔菌丝，部分形成厚壁而膨大的足细胞，直立的分生孢子梗顶端膨大形成顶囊，顶囊表面生出产孢细胞，由产孢细胞形成分生孢子（图23-1）。

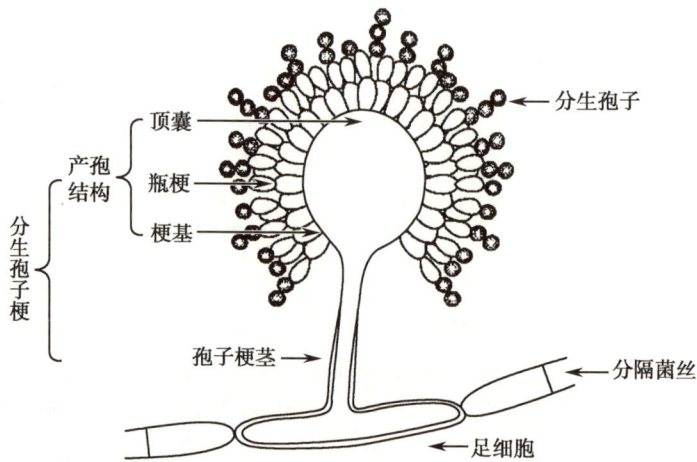

图23-1　曲霉的结构

1. **菌丝**　有隔，直径2.5～8.0μm。
2. **足细胞**　特化的厚壁膨大的菌丝细胞，分生孢子梗茎基部的倒T字形部分。
3. **分生孢子梗**　无分枝，自足细胞长出，颜色通常不明显，除无色透明者外，可在整体或局部显现绿色或棕色等。分生孢子梗的长短、粗细、颜色、表面光滑或粗糙情况为鉴定依据之一。构巢曲霉、焦曲霉和黄柄曲霉成熟分生孢子梗为棕色。
4. **顶囊**　分生孢子梗顶部的可孕性膨大，有烧瓶形、球形、半球形、棒形等。顶囊的形态、大小、颜色、小梗占顶囊的面积比例等可作为系群的分类依据。其表面全部或部分范围内产生产孢细胞。
5. **产孢细胞**　分单层和双层。单层是自顶囊表面同时生出一层安瓿形的细胞，称瓶梗，在其上形成分生孢子。双层是顶囊表面先生出一层上大下小的柱形细胞，称梗基，自梗基上产生瓶梗，然后形成分生孢子。
6. **分生孢子**　瓶梗成熟后在其顶端形成分生孢子并逐个外推，最后形成不分枝的一串，即分生孢子链。分生孢子为单孢且具不同形状、大小、纹饰、颜色，表面光滑或粗糙。
7. **分生孢子头**　是曲霉属具有特征性的结构之一，由顶囊、产孢细胞和分生孢子链构成，其形状与顶囊和产孢细胞的着生方式有关，可为球形、辐射形、圆柱形或棒形等不同形状，并具有不同颜色。
8. **壳细胞**　是一种具厚壁的端生或间生的囊状细胞；有球形、长形、弯曲或其他不规则形状，有的种则伴随闭囊壳产生。
9. **闭囊壳**　有性生殖的曲霉产生，具有外层细胞，由交错的菌丝和内部充满的子囊和子囊孢子组成。闭囊壳壁薄,由一层或数层多角形细胞构成,具或不具疏松的不育性菌丝所形成的包被。

10. **子囊孢子** 在闭囊壳内形成子囊,其内部一般含有 8 个子囊孢子,大多为双凸镜形,无色透明或具有其他颜色,两瓣之间可有不同深浅的沟或脊以及鸡冠状凸起。

二、生长特性

曲霉属对生长环境的要求并不高,能在 6～55℃以及相对低湿度的环境中生长。烟曲霉的最适生长温度通常在 30～42℃之间,空气湿度通常在 90% 左右;黄曲霉生长最适温度为 25～30℃,空气相对湿度为 80% 左右;黑曲霉生长最适温度为 28～37℃,空气相对湿度为 85% 以上;曲霉属能产生大量的孢子,这些孢子大小约 2～5μm,具有高度耐受性。

三、致病因子

曲霉属的致病因子是多方面的,包括毒素、酶类物质、菌丝体的致病作用、宿主的免疫状态以及环境因素等。黄曲霉毒素由黄曲霉产生,可致肝癌、胃癌等上消化道癌症。此外,曲霉属的菌丝体具有侵袭性,能够穿透宿主细胞的细胞膜,进入细胞内部进行繁殖,进而破坏细胞结构和功能。

第四节 微生物学检验

微生物学检验包括标本直接显微镜检查、血清学试验、培养鉴定以及分子检测。

一、直接显微镜检查

将标本置于载玻片上,加 1～2 滴 10% KOH。如果待检物是组织块,必须先切碎,加上盖玻片轻压。镜下可见透明分隔菌丝,45° 锐角是其特征性结构,也可见较粗的分生孢子头,顶端膨大形成顶囊,顶囊上有小梗,小梗上有许多小分生孢子。此外,钙荧光试剂能与曲霉细胞壁上的纤维素和几丁质通过 β- 糖苷酶非特异性结合,数分钟内在波长 340～380nm 荧光显微镜下呈现蓝白色荧光。该方法具有高度敏感性和特异性。

二、免疫学检验

检测标本中曲霉抗原、抗体或相关的代谢产物,可作为曲霉病临床诊断的参考依据。

1. **GM 试验** 半乳甘露聚糖是曲霉菌细胞壁组成成分,通常可在患者出现临床表现前 5～8 天获得阳性结果。连续检测血清或肺泡灌洗液(BALF)中半乳甘露聚糖试验(GM 试验)可用于评价疾病发展情况和治疗效果。

2. **G 试验** 除毛霉和隐球菌以外的大多数致病真菌的细胞壁含有 1-3-β-D 葡聚糖成分,在真菌侵袭性感染时可释放入血,检测血清中 1-3-β-D 葡聚糖(G 试验)可以辅助诊断真菌感染,但是不能区分感染真菌的种类。

3. **抗体检测** 检测血清中烟曲霉 IgM/IgG 抗体,对烟曲霉感染的诊断确认及疗效评价有重要意义。烟曲霉 IgG 抗体检测可用于慢性肺曲霉病和变应性支气管肺曲霉病的辅助诊断。对于慢性空洞型肺曲霉病的诊断,曲霉 IgG 抗体检测是最敏感的微生物学检测方法。

三、培养鉴定

由于空气中常有曲霉属存在,故对单次培养阳性结果的解释要慎重。如果在一个平板上分离出多个相同菌落,或不止一次培养出同一种真菌,则此时培养结果才更可信。

(一)常用的培养基

马铃薯葡萄糖琼脂(potato dextrose agar,PDA)、察氏琼脂(Czapek-Dox agar,CZA)或察氏酵母浸膏琼脂(Czapek yeast extract agar,CYA)、麦芽汁琼脂(malt extract agar,MEA)。曲霉属通常生长快速,3 天之内成熟,少数能产生闭囊壳的曲霉培养 3 周或更长时间。

(二)形态鉴定

菌落乳酸酚棉蓝染色涂片镜检可见特征性的分生孢子头和足细胞。根据不同曲霉的菌落特征和镜下形态初步确定菌种。

1. 烟曲霉

(1)菌落特征:快速生长,质地呈绒毛状或絮状,表面呈深绿色、烟绿色,背面苍白色或淡黄色(图 23-2A)。在环境温度 50℃生长良好。

(2)镜下特征:分生孢子头呈短柱状,长短不一。分生孢子梗壁光滑,近顶囊端常带绿色,长可达 300μm,宽 5～8μm,顶囊呈烧瓶状,直径 20～30μm,小梗单层分布在顶囊的上半部分。分生孢子球形,蓝绿色,有小刺(图 23-2B)。

2. 黄曲霉

(1)菌落特征:快速生长,质地羊毛状或棉毛状,有放射状沟纹,表面呈黄绿色到棕绿色,背面无色或淡黄色(图 23-2C)。

(2)镜下特征:分生孢子头呈疏松放射状,分生孢子梗 400～850μm,宽 20μm,壁厚粗糙,无色,顶囊呈球形或近球形,直径 25～45μm。小梗可单层也可双层或单双层同时存在,但以双层居多。小梗布满顶囊表面,分生孢子球形或椭圆形,直径 3～6μm,表面粗糙有刺(图 23-2D)。

3. 黑曲霉

(1)菌落特征:质地羊毛状或绒毛状,菌落黑色,边缘白色,表面为黄色菌丝,背面无色或淡黄色(图 23-2E)。

(2)镜下特征:分生孢子头呈放射状,逐渐呈并列柱状。分生孢子梗长 400～3 000μm,宽 15～25μm,壁光滑,较厚。顶囊球形或近球形,直径 30～75μm。小梗双层,密生长于顶囊全部表面。分生孢子呈棕黑色,球形或近球形,厚壁,直径 4～5μm,粗糙有刺(图 23-2F)。

4. 土曲霉

(1)菌落特征:快速生长,质地绒毛状,表面有浅放射状、放射状沟纹,表面肉桂色或黄褐色,培养基呈污褐色,背面呈淡黄色到棕色(图 23-2G)。

(2)镜下特征:分生孢子头致密圆柱状,分生孢子梗长 100～250μm,宽 4.5～6.0μm,壁光滑,无色,微弯曲,近顶囊处稍膨大。顶囊呈半球形或烧瓶状,直径 10～16μm,其上 1/2 或 2/3 处有双层小梗,梗基与瓶梗等长。分生孢子呈球形或近球形,棕色,直径 2μm,壁光滑呈链状(图 23-2H)。

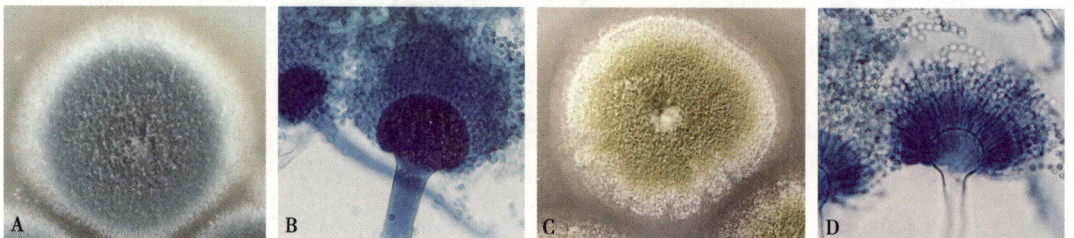

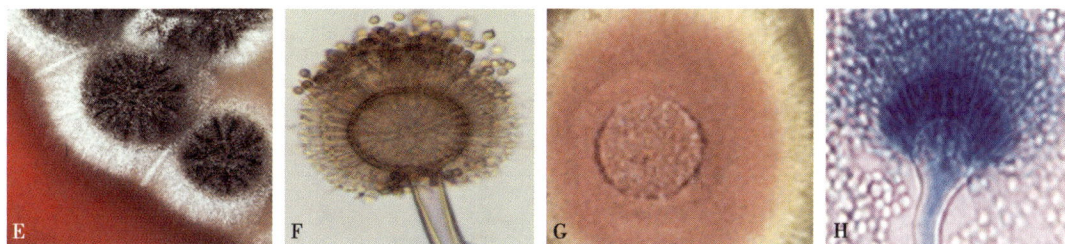

图 23-2　曲霉属培养鉴定特征

A. 烟曲霉菌落形态；B. 烟曲霉镜下形态（乳酸酚棉蓝染色，菌丝相，×400）；
C. 黄曲霉菌落形态；D. 黄曲霉镜下形态（乳酸酚棉蓝染色，菌丝相，×400）；
E. 黑曲霉菌落形态；F. 黑曲霉镜下形态（生理盐水湿片，菌丝相，×400）；
G. 土曲霉菌落形态；H. 土曲霉镜下形态（乳酸酚棉蓝染色，菌丝相，×400）。

四、分子检测

真菌 ITS（内转录间隔区）测序仅可鉴定到曲霉复合群水平。鉴定到种还需要对 β- 微管蛋白（β-tubulin）、钙调蛋白（calmodulin）和肌动蛋白（actin）进行基因分析。MALDI-TOF MS 方法对于曲霉属的鉴定准确度高，商业数据库对常见曲霉属和种复合群的数据库较全，复合群内亚种的鉴定可能不同厂家有不一致之处。建议鉴定时采用甲酸提取法获得蛋白质图谱质量更高，如果采用直接转移法，鉴定效率会降低。

第五节　药敏试验的药物选择

目前，侵袭性曲霉病抗真菌药物首选艾沙康唑、泊沙康唑、伏立康唑，备选药物为两性霉素 B、卡泊芬净、米卡芬净。实验室可根据治疗需求开展上述药物的药敏试验。烟曲霉对氟康唑天然耐药、土曲霉对两性霉素 B 天然耐药。伏立康唑对烟曲霉的临床折点，MIC＞1μg/ml 定义为耐药。尚未建立折点的药物，可采用流行病学界值（epidemiological cut off values，ECVs）来区分野生型和非野生型。

本章小结

曲霉属可见透明分隔菌丝，45°锐角是其特征性结构。可引起人类致病的曲霉属包括烟曲霉、黄曲霉、黑曲霉、土曲霉等，其中烟曲霉最常见。曲霉病的诊断应将直接检查、真菌培养、组织病理、临床症状等结合进行综合分析。

（杜 鸿）

第二十四章 其他临床重要致病性真菌

通过本章学习,你将能回答以下问题:

1. 毛霉目真菌的繁殖方式是什么?会产生哪种孢子?
2. 临床上常引起感染的双相真菌有哪些?
3. 耶氏肺孢子菌感染有何特征?
4. 常见的皮肤癣菌有哪些?如何进行鉴别?

本章主要涵盖了除第 21~23 章已介绍的临床主要致病性真菌之外的其他临床重要致病性真菌,主要包括毛霉目、双相真菌、肺孢子菌属、镰刀菌属、赛多孢属和皮肤癣菌。

第一节 毛 霉 目

一、分类

毛霉目(Mucorales)隶属于毛霉门(Mucoromycota)、毛霉纲(Mucoromycetes),包括横梗霉科、毛霉科、枝霉科、共头霉科、小克银汉霉科和瓶霉科。由于分类学改变,原接合菌门和接合菌纲已撤销。

二、临床意义

毛霉病(mucormycosis)是由毛霉目真菌引起的感染性疾病。毛霉病好发于免疫功能低下患者,一旦发生,病情进展迅速,病死率较高。早期诊断和及时开展有效治疗是降低病死率的关键。毛霉病根据感染部位不同分为肺毛霉病、鼻 - 眶 - 脑毛霉病、皮肤毛霉病、肾毛霉病、胃肠毛霉病以及播散性毛霉病等临床类型。

三、生物学特性

毛霉目真菌能进行有性繁殖产生接合孢子和无性繁殖产生孢子囊孢子。其菌丝较宽,无隔或极少分隔,有的菌丝在培养基表面横向生长,称为匍匐菌丝,其产生的假根伸入培养基内。孢子囊梗直接由菌丝长出,顶端形成孢子囊,内生孢子囊孢子。孢子囊内有球形或近球形的囊轴,囊轴基部与孢囊梗相连处形成囊托。

四、微生物学检验

(一)标本直接检查

用 10% KOH 将标本制成湿片,直接镜检可见折光性强的粗大菌丝,直径 6~15μm,无隔或极少分隔,壁薄、偶见孢子囊及孢子囊梗。毛霉病发病凶险,且毛霉常污染痰液标本及环境,因此直接镜检结果往往较培养更有诊断意义。

（二）分离培养

将临床标本接种于不含放线菌酮的麦芽糖培养基、马铃薯培养基及 SDA 培养基,25℃或 37℃培养,毛霉生长较快。初起菌落表面呈棉花样、白色,渐变为灰褐色或其他颜色,顶端有黑色小点。镜检菌丝无隔或极少分隔,孢囊梗直接由菌丝长出,分枝或不分枝,分枝如毛霉属,不分枝如根霉属。

（三）鉴定

1. 形态学检查 依据生长温度、菌落形态、色泽及分枝状态,有无接合孢子及接合孢子的特点,孢子囊的形态,有无囊轴、囊领和囊托,有无厚壁孢子等可鉴定毛霉目菌属。毛霉属、根霉属和横梗霉属(曾用名犁头霉属)的鉴别要点见表 24-1 和图 24-1。

表 24-1　毛霉属、根霉属和横梗霉属的鉴别要点

特性	毛霉属	根霉属	横梗霉属
匍匐菌丝和假根	无	明显,孢囊梗与假根对生	有,孢囊梗着生于匍菌丝中间
囊轴	多形态	近球形	近球形,常凸起
囊托	无	有,有时不明显	有,明显,锥形
孢囊梗	直接由菌丝长出,多数为无色	单根或成串,常不分枝,多数棕色	分枝多呈匍匐串状或梳状,无色
孢囊孢子	卵圆或椭圆形	近球形或不规则	球形或卵形

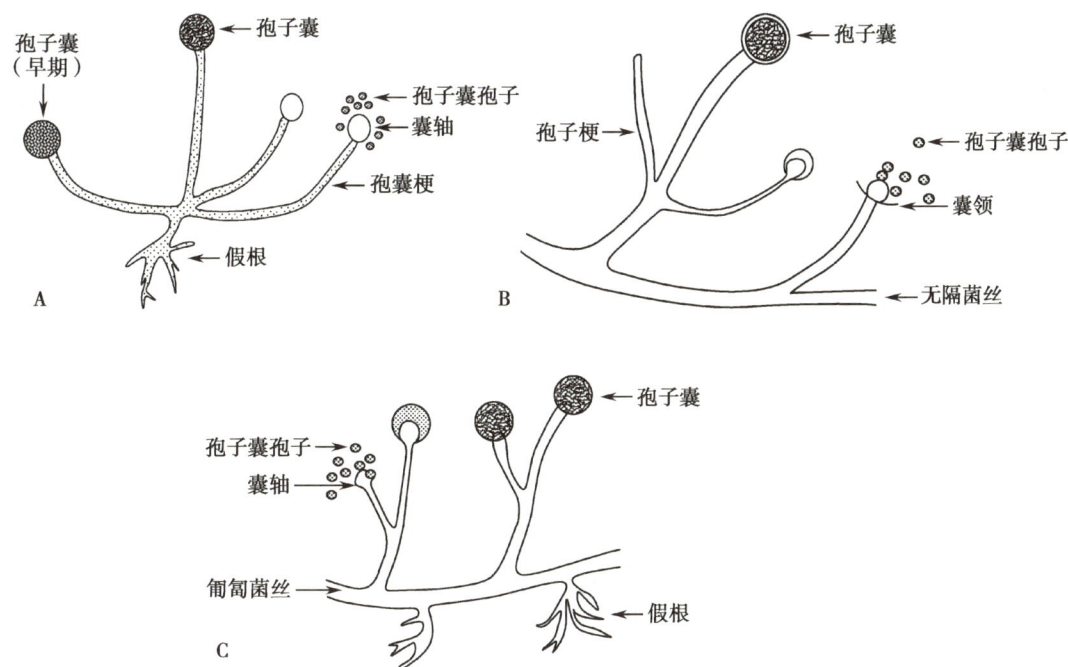

图 24-1　毛霉目真菌形态特点
A. 根霉属;B. 毛霉属;C. 横梗霉属。

2. 分子生物学检测 对于纯培养菌落,可采用 MALDI-TOF MS 或 ITS DNA 测序来鉴定毛霉目菌种。

3. 抗体检测 用血浆抗原检测毛霉抗体的敏感性和特异性均较高。也可用免疫荧光技术在组织切片中检测和鉴定毛霉目菌种。

五、药敏试验的药物选择

毛霉目真菌对两性霉素 B、泊沙康唑和艾沙康唑相对敏感，对伏立康唑、氟康唑和棘白菌素类药物敏感性较差。由于菌株间变异较大，如果有条件，对分离菌株进行体外药敏试验可以帮助临床有效选择药物。

第二节　双相真菌

一、分类

双相真菌（dimorphic fungi）是指既能以酵母细胞方式独立生存，又能以菌丝方式独立生存的真菌。其主要特征是酵母相和菌丝相能够相互转换。

酵母相和菌丝相的转换与温度、营养、O_2 和 CO_2 浓度等有关。根据相位转换与温度的关系，将双相真菌分为温度诱导型双相真菌和非温度诱导型双相真菌，其中，温度诱导型双相真菌能够在土壤或室温培养环境中以菌丝方式生长，并产生感染性孢子；在宿主体内或37℃培养环境中则转换成酵母型细胞。

温度诱导型双相真菌，包括马尔尼菲篮状菌（*Talaromyces marneffei*）、荚膜组织胞浆菌（*Histoplasma capsulatum*）、申克孢子丝菌复合体（*Sporothrix schenckii complex*）、皮炎芽生菌（*Blastomyces dermatitidis*）、粗球孢子菌（*Coccidioides immitis*）、副球孢子菌属（*Paracoccidioides*）和伊蒙菌属（*Emmonsia*）。本节讲述荚膜组织胞浆菌和马尔尼菲篮状菌。

二、临床意义

双相真菌为自然界的腐生菌，孢子丝菌病多为皮肤外伤植入病原菌感染，其他主要由呼吸道吸入病原菌感染，但绝大多数感染者无症状，为自限性疾病，少数患者可发展为严重的系统性疾病。孢子丝菌病多发生在美洲和非洲，我国除孢子丝菌病和马尔尼菲篮状菌病外，其他双相真菌感染较少见。

三、生物学特性

马尔尼菲篮状菌25℃培养时在4% SDA 培养基上，3～4 天开始生长。在马铃薯葡萄糖琼脂培养基上，菌落生长较快，2 天后开始出现肉眼可见的菌落，初为浅白色绒毛状，以后变成淡青黄色，亦可产生玫瑰红色素并逐渐扩展到整个培养基。37℃培养为酵母相，在上述培养基上生长非常缓慢，可见圆形、椭圆形、长形酵母样菌体，菌落有脑回样皱褶，浅灰褐色或奶酪色，湿润，镜下菌丝有横隔，顶端不形成膨大的顶囊，分生孢子梗上有对称或非对称的小梗，形成扫帚状的分枝（图24-2）。

荚膜组织胞浆菌在25℃培养时呈典型菌丝相，可以发现特征性齿轮状大分生孢子（图24-3），大约有30% 菌株有此特征。在37℃培养时为酵母相，可见大量出芽的酵母样细胞。荚膜组织胞浆菌的芽生孢子呈卵圆形，直径2～4μm，一端较圆，一端较尖，有荚膜。杜波组织胞浆菌的芽生孢子呈圆形，直径12～15μm，壁薄。荚膜组织胞浆菌属于高致病性病原微生物，因此一旦疑似感染该菌，应注意安全防护，建议采用分子生物学或血清学方法诊断。

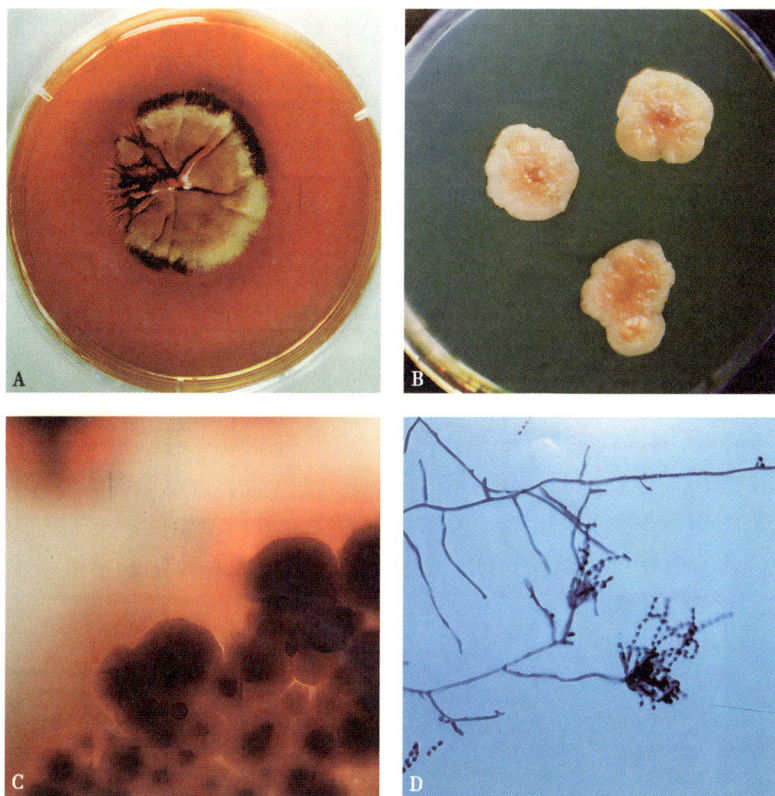

图 24-2 马尔尼菲篮状菌培养和显微镜形态特征

A. 菌落形态（菌丝相）；B. 菌落形态（酵母相）；C. 培养基背面菌落周围酒红色
晕圈；D. 镜下形态（乳酸酚棉蓝染色，菌丝相×400）。

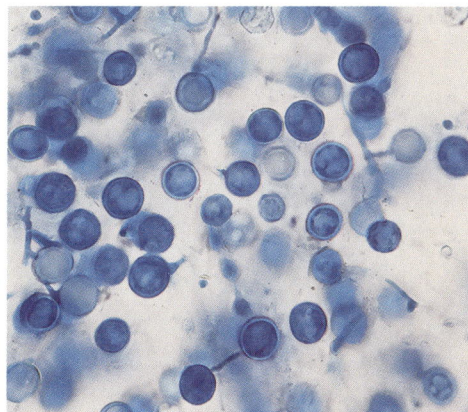

图 24-3 荚膜组织胞浆菌大分生孢子（乳酸酚棉蓝染色，×1 000）

四、微生物学检验

1. 直接染色镜检 可疑标本如血液、痰液、脓液、BALF、骨髓涂片、淋巴结活检组织或
皮肤印片，行 Wright-Giemsa 染色后镜检，常在巨噬细胞内发现典型圆形或卵圆形有明显横
隔的孢子，两头钝圆呈腊肠样。

2. 分离培养 SDA 培养基上生长良好，约 3～4 天出现肉眼可见的菌落。25℃培养菌
落呈菌丝相，最初呈浅灰褐色膜样或淡黄色绒毛状，中央气生菌丝呈白色绒毛状，向周围扩

展,逐渐形成淡灰褐色微带淡红色绒毛状。变成棕红色蜡样、皱褶,并有白色绒毛样菌丝,产生可溶性红葡萄酒样色素并扩展到整个培养基中。37℃培养菌落呈酵母相,无色素产生。

3. 鉴定

(1)形态学鉴定:马尔尼菲篮状菌的孢子易与荚膜组织胞浆菌孢子相混淆,但前者孢子常有横隔,不出芽。

(2)抗原检测:用荧光素标记纯化的免疫球蛋白G,通过检测患者尿中马尔尼菲篮状菌抗原,可为患者提供有价值的快速诊断方法,并可作为该病流行的常规诊断方法。

(3)分子生物学鉴定:可对真菌ITS进行测序鉴定双相真菌。

五、药敏试验的药物选择

双相真菌体外药敏试验时,酵母相和菌丝相有一些差异。可以采用微量肉汤稀释法检测抗真菌药物的MIC,但目前尚未建立临床折点和流行病学折点。组织胞浆菌对两性霉素B、伊曲康唑及泊沙康唑等较为敏感。马尔尼菲篮状菌对伊曲康唑、伏立康唑、泊沙康唑的MIC值低,两性霉素B次之,氟康唑MIC值较高。目前尚无标准化的药敏试验指南。

第三节 肺孢子菌属

一、分类

肺孢子菌属(*Pneumocystis*)广泛存在于自然界,动物宿主仅限于人和哺乳动物。过去一度认为肺孢子菌是一种原虫,并称之为"肺孢子虫"。直到2001年才正式将寄生于人体的肺孢子菌命名为耶氏肺孢子菌(*Pneumocystis jirovecii*)。由耶氏肺孢子菌导致的疾病称为耶氏肺孢子菌肺炎(*Pneumocystis jirovecii* pneumonia,PJP)。

二、临床意义

肺孢子菌可引起严重的肺孢子菌肺炎,该病多见于营养不良和身体虚弱的儿童,以及患有血液病、接受器官移植、进行抗癌化疗和有先天性免疫缺陷病的患者。近年来成为艾滋病患者常见的并发症。肺孢子菌也可引起中耳炎、肝炎和结肠炎等。此外,慢性阻塞性肺病也与PJP有关。感染后PJP呈现较高的死亡率,若早期诊断并及时治疗多数患者可望治愈,因此PJP早期诊断显得尤为重要。

三、生物学特性

耶氏肺孢子菌为真核单细胞生物,整个发育阶段有三种主要形态,滋养体、包囊前体和包囊。小滋养体为圆形,直径1.2~2.0μm,内含1个核;大滋养体呈多形性,2.0~5.0μm,内含1个核。包囊呈圆形,直径为4~6μm,略小于红细胞,内含2、4或8个卵形至梭形的囊内小体,各有1个核。包囊的数量超过滋养体,约为10:1。包囊前体为近圆形或卵圆形,大小为3.0~5.0μm,囊壁较薄(图24-4)。

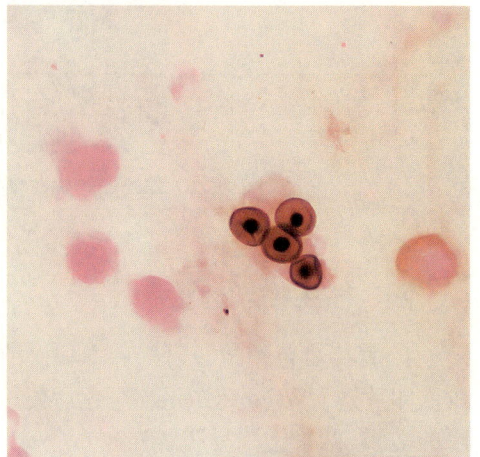

图24-4 耶氏肺孢子菌形态特征(六胺银染色,×1 000)

四、微生物学检验

1. 显微镜检查 患者痰液、支气管肺泡灌洗液或肺活检组织中检查肺孢子菌是确诊本病的重要依据。常用的染色方法有甲苯胺蓝染色、六胺银染色和 Giemsa 染色。

2. 抗原检测 用单克隆抗体来检测患者血清中肺孢子菌抗原,有较好的敏感性和特异性。

3. 分子生物学检测 主要有 PCR 和基因探针方法,常用的引物主要针对线粒体 rRNA 核糖体大亚基(mt-rRNA LSU)、ITS 和主要表面糖蛋白(MSG)基因。

五、药敏试验的药物选择

肺孢子菌不能在体外人工合成培养基上生长,故无法进行药敏试验。目前 PJP 治疗首选复方磺胺甲噁唑,有研究表明联合棘白菌素类抗菌药物有一定疗效,但不应单独用来治疗 PJP。

第四节 镰刀菌属

一、分类

镰刀菌属(*Fusarium*)广泛存在于土壤和植物中。镰刀菌属种类非常庞大,常见种包括茄病镰刀菌(*Fusarium solani*)、尖孢镰刀菌(*Fusarium oxysporum*)、串珠镰刀菌(*Fusarium moniliforme*)、轮枝镰刀菌(*Fusarium verticillioides*)等。在临床镰刀菌感染中常见茄病镰刀菌、尖孢镰刀菌和串珠镰刀菌。

二、临床意义

镰刀菌为机会致病菌,临床上常见引起的感染如角膜炎、甲真菌病、糖尿病足和导管相关性感染等。近年来,随着器官移植、骨髓移植等技术的发展,特别是在免疫抑制的血液病患者中,镰刀菌播散性感染的发病率逐年增多。

镰刀菌引起浅表感染的途径主要是土壤和水中的镰刀菌通过接触皮肤或黏膜上的伤口,导致甲癣或局部皮肤感染。空气中大量存在的镰刀菌分生孢子,可能会通过呼吸道进入人体,从而引起侵袭性感染。镰刀菌引起角膜炎后经常会引发角膜溃疡,临床常表现出对真菌治疗药物较强的抗药性,治疗困难。

三、生物学特性

镰刀菌重要结构包括大分生孢子、小分生孢子、厚壁孢子和分生孢子梗等。菌落多呈白色、粉白、粉红、黄色和紫色等。气生菌丝较发达,有些种的气生菌丝稀疏,由基质菌丝直接生出黏分生孢子团(图 24-5)。

四、微生物学检验

1. 标本直接检查 可见分枝、分隔的透明菌丝,直径 3～8μm,偶见镰刀状大分生孢子。

2. 分离培养 用于镰刀菌鉴定的培养基有燕麦培养基(oatmeal agar, OA)、马铃薯葡萄糖琼脂(potato dextrose agar, PDA)、石竹叶琼脂(carnation leaf agar, CLA)和土壤琼脂等。PDA 和 OA 可用以观察菌落形态和色泽。土壤培养基有利于快速形成厚壁孢子,一般只需要 4～6 天,而其他培养基则需要较长时间,如 PDA 平板上 25℃培养 10 天后生长。

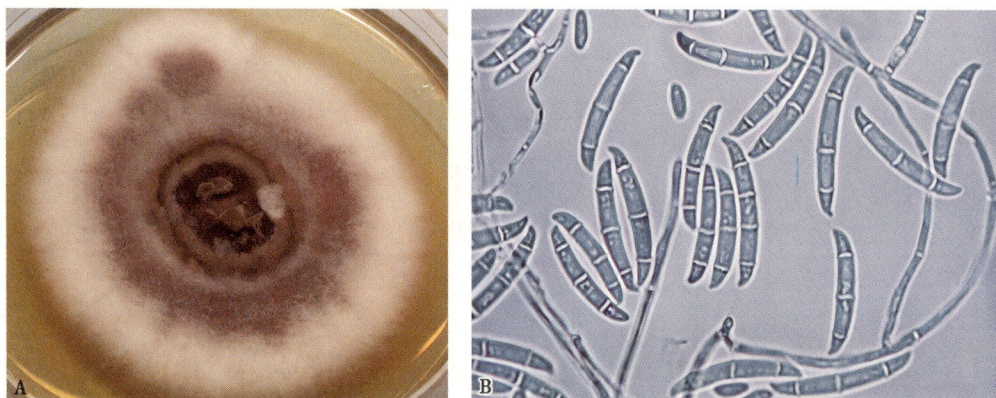

图 24-5　茄病镰刀菌形态特征

A. 菌落形态；B. 镜下形态（生理盐水湿片，×1 000 倍）。

3. 鉴定　可根据形态鉴定镰刀菌，常见镰刀菌形态鉴定情况见表 24-2。

表 24-2　常见镰刀菌形态鉴定情况

形态特点	茄病镰刀菌	串珠镰刀菌	尖孢镰刀菌	半裸镰刀菌
菌落颜色（PDA）	白色、浅黄色、淡蓝色	浅紫色、淡粉色、白色	白色、淡紫色	橘红色
大分生孢子	较多、粗壮	较少、披针形、细长	细长、顶细胞似喙状	纺锤形
小分生孢子	假头状着生	串状、假头状着生	假头状着生	较少
瓶梗类型	简单瓶梗，瓶梗较长	简单瓶梗	简单瓶梗，瓶梗较短	多出瓶梗和简单瓶梗
厚壁孢子	顶生或间生	无	顶生或间生	少见

注：PDA，马铃薯葡萄糖琼脂。

五、药敏试验的药物选择

镰刀菌对大多数的抗真菌药物不敏感，对棘白菌素类天然耐药，对伏立康唑、泊沙康唑、伊曲康唑和雷夫康唑的体外抗菌活性不一，也可无活性。一般两性霉素 B 脂质体和伏立康唑联合应用或者泊沙康唑单独治疗有效。由于菌株间变异较大，如果有条件，对分离菌株进行体外药敏试验可以帮助临床有效选择药物。

第五节　赛多孢属

一、分类

赛多孢属（*Scedosporium*）在分类学上属于子囊菌门（Ascomycota）、粪壳菌纲（Sordariomycetes）、小囊菌目（Microascales）、小囊菌科（Microascaceae）。目前，具有临床重要性的赛多孢属主要包括尖端赛多孢（*S. apiospermum*）、波氏赛多孢（*S. boydii*）、桔黄赛多孢（*S. aurantiacum*）。

二、临床意义

赛多孢属广泛分布于土壤和污水中，为人类机会致病性真菌，在免疫正常人群中引起的感染主要是足菌肿，其余感染部位有眼、耳、中枢神经系统、内脏器官等，其中肺部最常见。在免疫系统受到抑制的患者群体中，例如器官移植受者，可引起系统或播散性感染。

三、生物学特性

赛多孢属生长较快，菌落呈灰色、气生菌丝旺盛，分生孢子梗近筒形、较长，带有环痕；分生孢子为倒卵形，近乎透明，随生长变成棕色。分生孢子也可从未分化的菌丝或短的囊柄上侧生。尖端赛多孢的形态特征见图24-6。

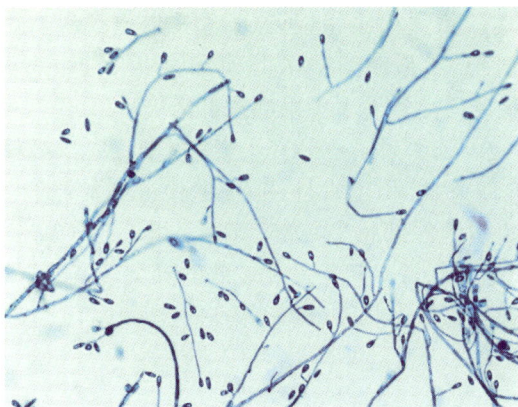

图 24-6 尖端赛多孢形态特征（乳酸酚棉蓝染色，×400）

四、微生物学检验

1. 直接镜检 临床上除了常用 10% KOH 处理样本后直接镜检外，还可先用 20% KOH 将标本浸软后使用荧光染色观察。

2. 真菌培养检查 由于赛多孢菌培养所需时间长，易被曲霉等生长较快的菌污染，因此可以通过在培养基中添加高浓度放线菌酮（8mg/ml）来与曲霉进行区分（曲霉不能生长）。

3. 分子生物学鉴定 目前最常用的是针对 ITS 进行扩增。同时有研究使用 MALDI-TOF MS 来鉴定赛多孢属，但只能将其鉴定为尖端赛多孢或波氏赛多孢，不能准确区分两个种，但由于其检测速度较快，未来有望成为赛多孢霉感染常规诊断手段之一。

五、药敏试验的药物选择

伏立康唑对赛多孢霉体外抗菌活性最佳，泊沙康唑、艾沙康唑次之，两性霉素 B 较差。赛多孢霉菌对棘白菌素类药物的敏感性较低。

第六节 皮肤癣菌

一、分类

皮肤癣菌又称皮肤丝状真菌，属于子囊菌门（Ascomycota）、散囊菌纲（Eurotiomycetes）、爪甲团囊菌目（Onygenales）、节皮菌科（Arthrodermataceae）。致病的皮肤癣菌主要包括毛癣菌属（*Trichophyton*）（22 个种）、表皮癣菌属（*Epidermophyton*）（1 个种）和小孢子菌属（*Microsporum*）（3 个种）。

二、临床意义

1. 毛癣菌属 毛癣菌属易侵犯人体皮肤、指（趾）甲、毛发的角蛋白组织并生长繁殖。红色毛癣菌是一种广泛分布、亲人性的皮肤癣菌，常导致体癣、股癣、手足癣和甲癣，头癣少见。可导致深部感染，出现肉芽肿性病变。病发在伍德灯（Wood's lamp）下不出现荧光，显微镜下显示毛发外感染。紫色毛癣菌是黑点癣的主要致病菌，为毛发内感染，也可引起脓癣及癣菌疹，该菌在伍德灯下不产生荧光。

2. 表皮癣菌属 絮状表皮癣菌是一种亲人型皮肤癣菌，是世界各地皮肤癣菌病的常见病原体之一。与大多数皮肤癣菌相比，这种亲人型皮肤癣菌具有更高的致病性，在世界不同地区可引起多种临床表现，如股癣、体癣、足癣和甲癣。趾甲癣常见，不侵犯毛发。现已发现絮状表皮癣菌可在免疫功能低下者中引起深部感染。

3. 小孢子菌属 小孢子菌属感染皮肤和毛发，很少感染指（趾）甲，铁锈色小孢子菌主要引起头癣和体癣等，入侵头发，引起发外感染，镜检可见发外孢子，在伍德灯下可见明亮的黄绿色荧光。有时可以引起深部感染，如肉芽肿。犬小孢子菌是引起人类皮肤癣菌病的常见病原体，尤其是儿童患者。常引起头发和皮肤的感染，导致脓癣、白癣、体癣和股癣，脓癣表现出化脓性毛囊炎和化脓性皮肤软组织感染。

三、生物学特性

1. 毛癣菌属 大分生孢子具有光滑、薄到厚的壁，形状不固定（棒状、梭形到圆柱形），隔膜数量不一（1～12 个），大小不一（长 8～86μm，宽 4μm），可以单个或成簇产生。通常存在的小分生孢子比大分生孢子更多，可能是球形、梨形或棒状，沿菌丝的侧面单个产生或成簇。

2. 表皮癣菌属 在絮状表皮癣菌中，微分生孢子缺乏，只产生光滑壁、宽广的棒状大分生孢子，通常在初级培养中大量出现中间和末端的厚壁孢子。这些大分生孢子具有 1～6 个隔膜，长 20～40μm，宽 7～12μm，可以单个或成簇两三个产生。目前，絮状表皮癣菌是唯一被确认的表皮癣菌属种类。

3. 小孢子菌属 小孢子菌属大分生孢子通常具有表面粗糙的特征（从微小到明显粗糙不等）。这些大分生孢子的形状多种多样，可以是卵形、梭形或圆柱梭形，分隔膜的数量不一（1～15 个），大小不一（长 6～160μm，宽 6～25μm），细胞壁的宽度也存在差异。而微分生孢子则呈梨形或棒状，通常单个沿着菌丝的侧面排列。常见皮肤癣菌的形态特征见图 24-7。

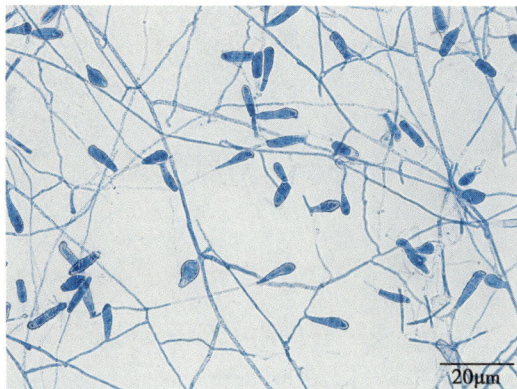

图 24-7 红色毛癣菌形态特征（乳酸酚棉蓝染色，×1 000）

四、微生物学检验

1. 标本采集 建议在采集动物头皮或毛皮标本时,使用一次性消毒刷进行操作。对于已进行组织病理学处理的标本,可将其浸泡于 4% 甲醛溶液中。在拔取头皮上的毛发时,应使用无菌镊子。对于在伍德灯下呈阳性的标本,仅需要拔取发光的毛发;对于未发光的毛发,特别是可能感染内部真菌(如头癣真菌)的毛发,建议使用无菌手术刀刀尖挖取。

2. 直接镜检 将采集的皮屑标本放置于载玻片上,并滴加 1~2 滴 20% KOH 溶液。随后覆盖上盖玻片,并在酒精灯上轻微加热。将载玻片静置约 10 分钟,然后轻轻挤压上层的盖玻片,以确保标本摊平并均匀分布,从而更有利于后续的镜检操作。

3. 分离培养与鉴定 收集的刮擦物、毛发和其他样本,首先使用 70% 乙醇或青霉素和链霉素混合液处理 5 分钟。接着用生理盐水洗涤 3 次,然后接种于 SDA 培养基,在 25℃ 下培养,每周观察菌落形态和颜色,持续至第 4 周。为诱导菌落充分产孢,可使用玉米粉琼脂或马铃薯葡萄糖琼脂进行传代培养。培养后进行菌落形态及镜下观察,还可使用乳酸酚棉蓝染色或小规模培养后镜检。红色毛癣菌和须癣毛癣菌复合体是临床最常见的物种,可使用毛发穿孔试验、脲酶试验阳性鉴定须癣毛癣菌复合体。

4. 分子生物学检测 近年来,随着以聚合酶链反应(PCR)为基础的分子生物学技术的发展,由于其更高的灵敏度、特异性和快速性,已被广泛用于皮肤癣菌的诊断。同时,通过 MALDI-TOF MS,可以快速区分最常见的皮肤真菌种类。

五、药敏试验的药物选择

皮肤癣菌对外用抗真菌药物均敏感,包括咪唑类药物如克霉唑、咪康唑、酮康唑、益康唑等;丙烯胺类药物如萘替芬、特比萘芬和布替萘芬;吗啉类药物如阿莫罗芬等。对系统抗真菌药物如氟康唑、伊曲康唑、特比萘芬大多敏感。近年来,也有发现特比萘芬耐药菌株的报告。

本章小结

本章介绍了临床上较为常见的其他可致病真菌,包括毛霉菌目、双相真菌、肺孢子菌属、镰刀菌属、赛多孢菌属和皮肤癣菌。这些真菌大多为机会致病菌,多见于免疫功能受损或低下患者。并且本章中阐述的真菌生物学分类跨度较大,其结构、形态、检验方法等大不相同,易产生混淆,需要学习者在学习过程中横向比较,加深印象。

(赵建宏)

第五篇

临床病毒学检验

第二十五章 呼吸道病毒

通过本章学习,你将能回答以下问题:

1. 何谓呼吸道病毒?主要包括哪些病毒?分别引起什么疾病?
2. 甲型流感病毒为何容易引起流感大流行?
3. 如何对流感病毒进行微生物学检验?
4. 麻疹病毒、呼吸道合胞病毒、冠状病毒、腺病毒、风疹病毒实验室诊断的常用方法有哪些?

呼吸道病毒(viruses associated with respiratory infections)是指能侵犯呼吸道并导致呼吸道病变,或以呼吸道途径感染为主引起呼吸道以外组织器官病变的病毒。前者如流感病毒、呼吸道合胞病毒、鼻病毒等;后者如麻疹病毒、腮腺炎病毒、风疹病毒等。临床常见呼吸道病毒及引起的主要疾病见表25-1。

表25-1 常见呼吸道病毒及所致主要疾病

科(亚科)		属	代表种	所致疾病
正黏病毒科		甲型流感病毒属	甲型流感病毒	流行性感冒
			禽流感病毒	流感样综合征
		乙型流感病毒属	乙型流感病毒	流行性感冒
		丙型流感病毒属	丙型流感病毒	流行性感冒
		丁型流感病毒属	丁型流感病毒	目前无感染人的病例
副黏病毒科	副黏病毒亚科	麻疹病毒属	麻疹病毒	麻疹、亚急性硬化性全脑炎
		腮腺炎病毒属	腮腺炎病毒	流行性腮腺炎、睾丸炎、脑膜炎
		副流感病毒属	副流感病毒	普通感冒、支气管炎
	肺病毒亚科	肺病毒属	呼吸道合胞病毒	婴幼儿支气管炎、肺炎
冠状病毒科		冠状病毒属	传染性支气管炎病毒	普通感冒、上呼吸道感染
			SARS-CoV	严重急性呼吸系统综合征
			SARS-CoV-2	新型冠状病毒感染
小RNA病毒科		鼻病毒属	人鼻病毒A、B型	普通感冒、上呼吸道感染
披膜病毒科		风疹病毒属	风疹病毒	风疹、先天性风疹综合征
呼肠病毒科		正呼肠病毒属	哺乳动物正呼肠病毒 呼肠病毒3	上呼吸道感染、腹泻
腺病毒科		哺乳动物腺病毒属	人腺病毒C型	小儿肺炎、上呼吸道感染
		禽腺病毒属	禽腺病毒A型	

第一节 正黏病毒科

正黏病毒科（*Orthomyxoviridae*）包括甲型流感病毒属（*Influenzavirus A*）、乙型流感病毒属（*Influenzavirus B*）、丙型流感病毒属（*Influenzavirus C*）及丁型流感病毒属（*Influenzavirus D*）。各属的代表种分别为甲型流感病毒、乙型流感病毒、丙型流感病毒及丁型流感病毒。

一、流行性感冒病毒

流行性感冒病毒（influenza virus）简称流感病毒，是流行性感冒的病原体。

（一）分类

流感病毒属于正黏病毒科，根据核蛋白（nucleoprotein，NP）和基质蛋白（matrix protein，MP）抗原性的差异，分为甲型流感病毒、乙型流感病毒、丙型流感病毒和丁型流感病毒。甲型流感病毒根据其血凝素（hemagglutinin，HA）和神经氨酸酶（neuraminidase，NA）抗原性的差异，分为若干亚型。HA 有 18 个亚型，即 H1～H18；NA 有 11 个亚型，即 N1～N11。乙型流感病毒根据 HA 的抗原型分为 B/Yamagata 和 B/Victoria 两个系统，丙型流感病毒与丁型流感病毒均无亚型 / 支系分类。

（二）临床意义

流行性感冒简称流感，是由流感病毒引起的一种常见急性呼吸道传染病。甲型流感病毒容易发生变异，传染性强，常引起大流行。乙型流感病毒引起局部、中小型流行，丙型流感多为散发感染。

流感通过飞沫传播，多发生于冬春季，潜伏期 1～3 天，临床以高热、畏寒、乏力、头痛、全身酸痛等全身中毒症状为特征。轻者仅表现咳嗽、咽痛、流涕、打喷嚏、鼻塞等上呼吸道卡他症状，重者表现高热不退、全身衰竭、剧烈咳嗽、血性痰、呼吸急促、发绀等一系列肺炎症状。小儿患病可发生抽搐和惊厥。有些患者有腹痛、腹泻、呕吐等肠道症状。婴幼儿、年老体弱或有慢性心肺疾病的患者，常在流感后期发生继发性细菌感染。

（三）生物学特性

流感病毒呈球形，直径 80～120nm，新分离株可呈丝状。丝状体 RNA 含量多于球状体，感染性较强（图 25-1）。

病毒体的结构主要包括病毒核酸与蛋白组成的核衣壳和包膜（图 25-2）。核衣壳是病毒体的核心，呈螺旋对称，由病毒核酸与一个或几个 RNA 聚合酶（包含 PB2、PB1 和 PA 三个主要亚基）结合，并被 NP 覆盖，共同形成核糖核蛋白（ribonucleoprotein，RNP）。流感病毒的核酸是单负链分节段 RNA，甲型和乙型流感病毒基因组分 8 个节段，丙型流感病毒分 7 个节段，每个节段均为独立基因组，这一特点使基因在复制中易发生基因重组导致病毒变异。甲型流感病毒基因组的

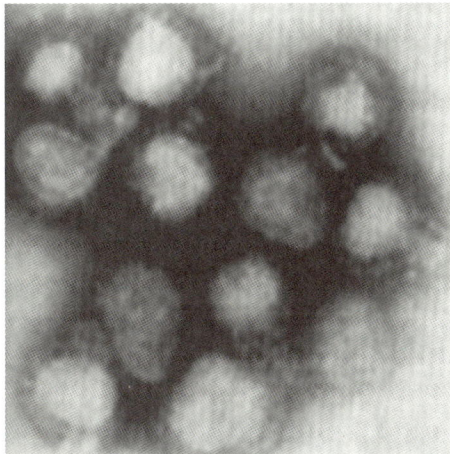

图 25-1 流感病毒的形态

总长度为 13.6kb，1～6 节段编码 PB2、PB1、PA、HA、NP、NA，第 7 节段编码基质蛋白 MP，第 8 节段编码非结构蛋白 NS1 和 NS2。病毒的包膜由基质蛋白 M1 和脂质双层组成，基质蛋白 M1 是病毒的主要结构成分，与病毒包装、出芽和形态有关；基质蛋白 M2 嵌于脂质双

层中形成膜离子通道,参与病毒复制。包膜表面镶嵌有许多突出于病毒表面呈辐射状的糖蛋白刺突,根据结构和功能的不同分为 HA 和 NA。HA 和 NA 抗原结构极易发生变异,是甲型流感病毒亚型分类的主要依据。

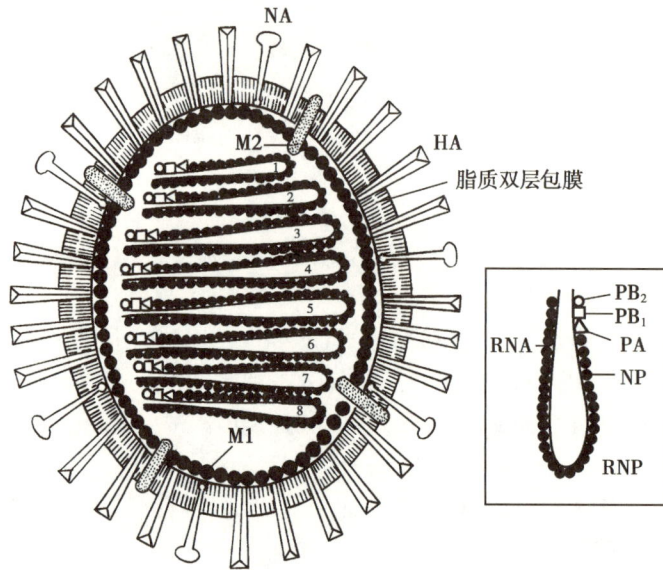

图 25-2　甲型流感病毒结构示意图

　　流感病毒可在鸡胚和培养细胞中增殖,细胞培养多采用犬肾传代细胞(Madin-Darby canine kidney, MDCK)。流感病毒在鸡胚和细胞中增殖但不引起明显的细胞病变,可用红细胞凝集试验来判断病毒的感染与增殖。自人体分离的流感病毒可感染多种动物如雪貂、小鼠、地鼠和豚鼠等。

(四)微生物学检验

1. 检验程序　流感病毒检验程序见图 25-3。

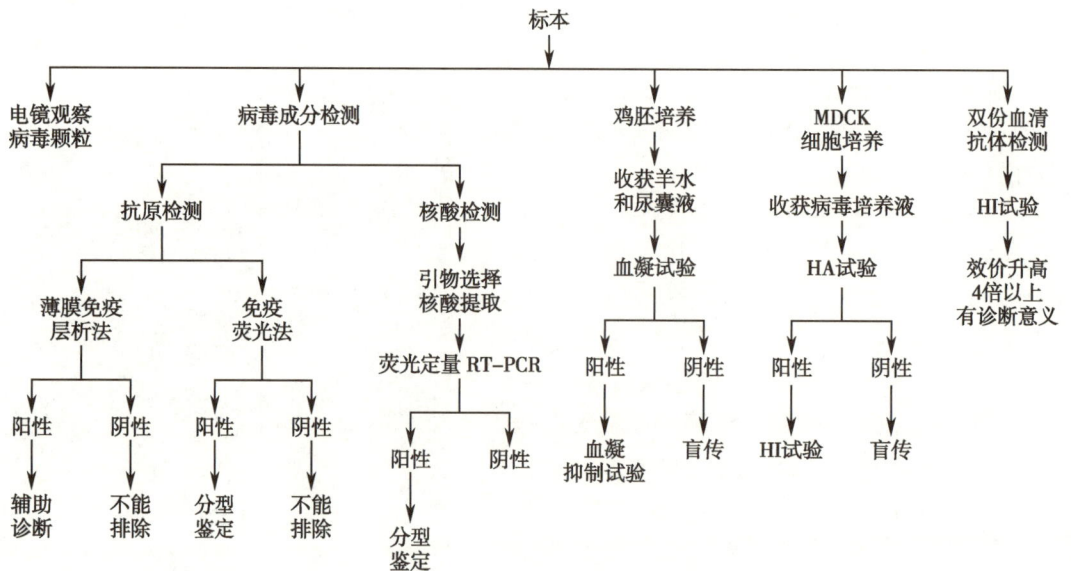

图 25-3　流感病毒检验程序

　　2. 标本采集与处理　无菌采集急性期患者鼻腔洗液、鼻拭子、咽拭子及咽漱液等,必要时采集支气管分泌物。标本采集后应低温保存并迅速送检,不能立即检查的应置 −70℃冻存。血清学诊断需要采集双份血清检测抗体水平。

3. 标本直接检查

（1）显微镜检查：电镜观察可见球形或丝状病毒颗粒，此方法是快速诊断方法。

（2）抗原检测：检测速度快，采样方便无创，但敏感性低于核酸检测。常采用薄膜免疫层析法和免疫荧光法，阳性支持诊断，阴性不能排除流感。

（3）核酸检测：荧光定量 RT-PCR 检测病毒核酸，用于分型鉴定。

4. 分离培养和鉴定 分离培养是实验室诊断流感的"金标准"。分离培养前应充分振荡标本液，置4℃ 5～10分钟，待其自然沉淀，取上清液3ml，按每毫升加青霉素250U和链霉素250μg，混匀置4℃，2小时后即可接种。分离甲、乙型流感病毒可接种9～11日龄鸡胚，分离丙型流感病毒则用7～8日龄鸡胚。初次接种选择羊膜腔，传代培养可接种尿囊腔，接种后鸡胚置33～34℃培养2～3天（丙型需要5天），收获羊水或尿囊液进行血凝试验（hemagglutination assay，HA），阳性者再用血凝抑制试验（hemagglutination inhibition assay，HI）鉴定型别，也可检测病毒抗原或病毒 RNA 进行分型鉴定。阴性者应盲传3次，仍阴性，则证实无病毒生长。标本也可接种 MDCK 细胞培养，但病毒增殖后并不出现明显 CPE，常用血凝试验或免疫荧光法来检测病毒存在。如10～15天后仍为阴性，则可盲传一代。动物接种较少应用。

5. 抗体检测 常需要双份血清检测抗体水平。采集患者急性期（早期1～5天）和恢复期（发病后2～4周）的双份血清进行 HI 检测，抗体效价升高4倍或以上即有诊断意义。

二、禽流感病毒

禽流感病毒（avian influenza virus，AIV）是禽流行性感冒（简称禽流感）的病原体。

（一）临床意义

禽流感病毒能在禽类中造成严重的全身性疾病，在禽类中的致病性差异较大，有些毒株可能引起高致病性禽流感，而有些则引起低致病性禽流感。高致病性禽流感的病死率较高。1997年之前没有禽流感病毒感染人类的报道，近十几年，禽流感多次呈暴发性、大范围流行，涉及多个国家和地区。目前确定能感染人类的禽流感病毒有9种，分别是 H5N1、H5N2、H7N2、H7N3、H7N7、H7N9、H9N2、H10N7 和 H10N8。人禽流感多发于亚洲地区，1997年香港出现首次 H5N1 禽流感病毒感染人病例，截至1997年底共有18例人感染 H5N1 禽流感，其中6例死亡。

密切接触感染的禽类及其分泌物、排泄物、受病毒污染的水以及直接接触病毒毒株等均可经呼吸道感染，迄今为止，还没有高致病性禽流感病毒能在人与人之间直接传播的证据。禽流感临床表现类似普通流感，主要为发热、流涕、鼻塞、咳嗽、咽痛、头痛及全身不适。有些患者可表现眼结膜炎，部分患者可有恶心、腹痛、腹泻、稀水样便等消化道症状。

（二）微生物学检验

可采用禽流感病毒快速筛查试剂盒检测鼻咽拭子、鼻腔洗液等呼吸道标本的禽流感病毒抗原；也可采用荧光定量 RT-PCR 检测呼吸道标本（咽拭子、鼻拭子、鼻咽或气管抽取物、痰）中的禽流感病毒的核酸；亦可采用鸡胚和细胞培养分离病毒，并通过血凝及 HI 试验鉴定病毒。

第二节　副黏病毒科

副黏病毒科（*Paramyxoviridae*）包括麻疹病毒、腮腺炎病毒、副流感病毒、呼吸道合胞病毒等，其许多生物学性状与正黏病毒相似，核衣壳呈螺旋对称，是有包膜的负链 RNA 病毒，核酸不分节段，不易发生基因重组和变异。

一、麻疹病毒

麻疹病毒（measles virus，MV）属于副黏病毒科麻疹病毒属（*Morbillivirus*），是麻疹的病原体。

（一）临床意义

人是麻疹病毒唯一的自然宿主。麻疹好发于冬春季节，传染性极强，人群对麻疹普遍易感，我国 6 个月～5 岁儿童发病率最高。临床特征为发热、流鼻涕、咳嗽、眼结膜炎，出现科氏斑和广泛的皮肤斑丘疹。年幼体弱的患儿易继发细菌性肺炎，是导致死亡的主要原因。极少数患儿在恢复后会发生慢发病毒感染，即亚急性硬化性全脑炎（subacute sclerosing panencephalitis，SSPE），表现为大脑功能渐进性衰退，出现反应迟钝、精神异常、运动障碍，最后昏迷、强直性瘫痪等，1～2 年内死亡。

麻疹病毒只有一个血清型，人体在患病后可获得牢固的免疫力。20 世纪 80 年代以来，各国均有关于麻疹病毒抗原性变异的报道。核苷酸序列分析表明，麻疹病毒存在基因漂移。

（二）生物学特性

麻疹病毒呈球形，直径约 120～250nm，核酸为不分节段单负链 RNA，核衣壳呈螺旋对称，有包膜，包膜内部为膜蛋白（membrane protein，M），表面有 HA 和融合蛋白（fusion protein，F）刺突。麻疹病毒对人胚肾、人羊膜、Vero、HeLa、Hep-2 等多种细胞敏感，新分离株常需要盲传后才出现 CPE。

（三）微生物学检验

典型的病例可根据临床症状确诊，对于轻型及其他不典型病例需要进行实验室检查。

1. 标本采集与处理 取发病早期的鼻咽拭子、鼻咽洗液、痰液、血液、尿液以及双份血清。

2. 标本直接检查

（1）显微镜检查：取初期（出疹前 2 天和出疹后 1 天）鼻咽分泌物、尿沉渣脱落细胞涂片，经苏木精 - 伊红（HE）染色，显微镜观察细胞融合和多核巨细胞特征，观察胞质和胞核内嗜酸性包涵体，电镜观察包涵体内的麻疹病毒颗粒。

（2）抗原检测：应用免疫荧光法或 ELISA 检测患者发病早期标本的抗原成分，可做早期诊断。

（3）核酸检测：应用 RT-PCR 检测病毒 RNA。

3. 病毒分离和鉴定 对发病早期鼻咽拭子或洗液、血等标本，经常规处理后接种原代人胚肾细胞、Vero、HeLa 等细胞，7～10 天后观察有无典型 CPE，应用 IFA、ELISA、核酸杂交等方法鉴定。

4. 抗体检测 应用 ELISA 检测患者血清特异性 IgM 可协助诊断，或检测患者双份血清中的抗体，若效价 4 倍增高可确诊。

二、腮腺炎病毒

腮腺炎病毒（mumps virus）属于副黏病毒科、正腮腺炎病毒属（*Orthorubulavirus*），是流行性腮腺炎的病原体。

（一）临床意义

人是腮腺炎病毒唯一宿主。病毒主要经呼吸道传播，引起流行性腮腺炎，好发于儿童。感染除累及腮腺外，亦可累及睾丸、卵巢、胰腺、中枢神经系统等组织器官引起相应临床症状。病后可获牢固免疫力。

（二）生物学特性

病毒呈球形，直径 100～200nm，核酸为不分节段单负链 RNA，核衣壳呈螺旋对称，有包膜，包膜内部为 M 蛋白，表面有 F 蛋白刺突和血凝素 - 神经氨酸酶（hemagglutinin-neuraminidase，HN）。病毒能在鸡胚羊膜腔中增殖，也可在猴肾、HeLa、Vero 等细胞中增殖，并使细胞融合，出现多核巨细胞。

（三）微生物学检验

根据典型病例的临床表现，易于诊断，但不典型病例需要做实验室检查。

1. 标本采集与处理　采集发病早期的唾液、脑脊液及双份血清。

2. 标本直接检查

（1）抗原检测：应用免疫荧光法检测发病早期患者标本的抗原成分，可做早期诊断。

（2）核酸检测：应用 RT-PCR 检测病毒 RNA。

3. 病毒分离培养　采用原代恒河猴肾细胞或人胚肾细胞进行分离培养，典型病毒增殖特征是出现细胞融合及多核巨细胞，没有出现典型特征的标本可通过红细胞吸附试验、红细胞吸附抑制试验进一步鉴定。

4. 抗体检测　应用 ELISA 检测血清特异性 IgM 可协助诊断，或检测患者双份血清中的抗体，若效价在 4 倍或 4 倍以上升高有诊断意义。

三、副流感病毒

副流感病毒（parainfluenza virus，PIV）属于副黏病毒科、正鲁布拉病毒属，是引起轻型流感样症状的呼吸道病毒。

（一）临床意义

病毒主要通过飞沫或密切接触传播，感染各年龄人群，2 岁以下婴幼儿易发生下呼吸道感染，成人以发生上呼吸道感染为主，一般不引起病毒血症。约 25% 感染者引起细支气管炎和肺炎，2%～3% 可引起严重的急性喉气管支气管炎。

（二）生物学特性

副流感病毒呈球形，体积较流感病毒大，直径 125～250nm，核酸为不分节段单负链 RNA，核衣壳呈螺旋对称，包膜上有 HN 和 F 蛋白刺突。副流感病毒可在鸡胚、多种原代细胞或传代细胞中培养，如猴肾细胞系 LLC-MK2 或犬肾细胞系 MDCK 等。豚鼠、地鼠、雪貂等对病毒敏感。

（三）微生物学检验

1. 标本采集与处理　采集发病早期的患者鼻咽分泌物、鼻咽漱液、涂抹咽后壁的咽拭子。

2. 标本直接检查

（1）显微镜检查：标本涂片经 HE 染色，用光学显微镜观察上皮细胞胞质内的嗜酸性包涵体，但不能确诊。必要时可用电镜直接检测病毒颗粒。

（2）抗原检测：用间接免疫荧光抗体试验和 ELISA 检测患者标本的抗原成分。

3. 病毒的分离和鉴定　常采用传代猴肾细胞系 LLC-MK2 进行分离培养，病毒生长缓慢且 CPE 不明显，可用豚鼠红细胞进行红细胞吸附试验鉴定病毒的存在。分离到的病毒可用血凝抑制试验、中和试验或补体结合试验进行鉴定。

四、呼吸道合胞病毒

呼吸道合胞病毒（respiratory syncytial virus，RSV）属于肺病毒科（*Pneumoviridae*）正肺病毒属（*Orthopneumovirus*），是婴幼儿下呼吸道感染最常见病毒，在世界各地均有流行。

（一）临床意义

呼吸道合胞病毒主要通过飞沫传播或直接接触手、污染物而感染。潜伏期一般为 4～5 天，感染后先在鼻咽上皮细胞内增殖，然后扩散至下呼吸道，很少引起病毒血症。主要引起 2～6 个月婴儿支气管炎、肺炎等下呼吸道感染，以及较大儿童和成人的鼻炎、感冒等上呼吸道感染。

（二）生物学特性

病毒呈球形，直径 120～200nm，核酸为不分节段的单负链 RNA，包膜表面有 F 蛋白和 G 蛋白刺突。RSV 可在 HeLa、Hep-2 等多种细胞中增殖并引起明显的 CPE，形成融合细胞，胞内可有嗜酸性包涵体。猩猩、狒狒、大鼠、小鼠、雪貂等对 RSV 敏感，感染后血清抗体增高，但多无症状。

（三）微生物学检验

1. 标本采集和处理　无菌采集急性期患者鼻腔洗液、鼻拭子、咽喉拭子及咽漱液等，必要时采集支气管分泌物。

2. 标本直接检查

（1）抗原检测：应用免疫荧光法、ELISA 直接检测病毒抗原。

（2）核酸检测：应用 RT-PCR 检测病毒核酸。

3. 病毒分离和鉴定　是最可靠的检验方法。采用传代细胞系如 HeLa 和 Hep-2 细胞等培养病毒。培养 3～7 天出现 CPE，即细胞融合形成多核巨细胞，胞质内可见嗜酸性包涵体，即可作出初步诊断。

第三节　其他呼吸道病毒

一、冠状病毒

冠状病毒（coronavirus）属于冠状病毒科、冠状病毒亚科。由于病毒包膜表面有向四周伸出的凸起，形如花冠而得名。

（一）分类

1975 年，国际病毒命名委员会正式命名了冠状病毒科。冠状病毒分为 4 个属：α-、β-、γ- 和 δ- 属。感染人类的冠状病毒（human coronavirus，HCoV）有 2 个属：α-CoV（HCoV-229E 和 HCoV-NL63）和 β-CoV（HCoV-HKU1、HCoV-OC43、MERS-CoV、SARS-CoV 和 SARS-CoV-2）。

（二）临床意义

病毒主要通过飞沫传播，冬春季流行，主要感染成人或较大儿童，引起普通感冒和咽峡炎。SARS-CoV 可引起严重急性呼吸综合征（severe acute respiratory syndrome，SARS）。SARS 是 2002 年底至 2003 年上半年在世界范围内流行的一种急性呼吸道传染病，主要有发热、咳嗽、头痛、肌肉关节酸痛以及干咳、胸闷、呼吸困难等呼吸道感染症状，大多数 SARS 患者能够自愈或被治愈，病死率约 14%。SARS-CoV-2 可引起 2019 冠状病毒病（coronavirus disease 2019，COVID-19），主要症状为咽干、咽痛、咳嗽、发热等，可伴有肌肉酸痛、嗅觉味觉减退或丧失、鼻塞、流涕、腹泻、结膜炎等。多数患者预后良好，少数患者持续发热，出现肺炎相关表现。重症患者多在发病 5～7 天后出现呼吸困难，严重者可快速进展为急性呼吸窘迫综合征、代谢性酸中毒、凝血功能障碍及多器官功能衰竭等。病情危重者多见于老年人、有慢性基础疾病者、晚期妊娠和围产期女性、肥胖人群等。

（三）生物学特性

冠状病毒呈球形，直径 80～140nm，核衣壳为螺旋对称，有包膜，包膜表面有向外伸出的凸起，形如日冕或花冠。病毒颗粒包含 4 种结构蛋白：刺突糖蛋白（spike glycoprotein，S）、包膜蛋白（envelope protein，E）、膜蛋白（membrane protein，M）、核壳蛋白（nucleocapsid protein，N）。核酸为单正链 RNA，具有感染性，不分节段，全长 27～32kb，是已知的 RNA 病毒中基因组最大的。基因组结构为 5′ 端帽状结构 - 复制酶（replicase，rep）- 刺突糖蛋白（S）- 包膜蛋白（E）- 膜蛋白（M）- 核衣壳蛋白（N）-3′ 端 polyA 尾。基因组中复制酶基因约占 2/3，包含 2 个开放阅读框（open reading frame，ORF）：ORF1a 和 ORF1b。SARS-CoV-2 的具体基因组结构依次排列为 5′-ORF1a-ORF1b-S-ORF3-E-M-ORF6-ORF7a-ORF7b-ORF8-ORF9b-N-3′。冠状病毒对紫外线、含氯消毒剂、乙醚、75% 乙醇、过氧乙酸和氯仿等敏感，75% 乙醇以及含氯消毒剂常用于临床及实验室冠状病毒的灭活。

（四）微生物学检验

普通冠状病毒所致上呼吸道感染症状轻微，具有自限性，常规实验室检测意义不大，这里重点阐述 SARS-CoV、SARS-CoV-2 的微生物学检验。

1. 标本采集与处理　无菌采集鼻咽拭子、咽拭子、漱口液、粪便等，必要时采集支气管分泌物。标本采集后放入病毒保存液，2～8℃保存，长期保存需要置于 −70℃冰箱。血清学诊断需要采集双份血清检测抗体水平。

2. 标本直接检查

（1）显微镜检查：用于分离物的鉴定和标本检查，电镜下观察可见冠状病毒颗粒，但标本检查阳性率较低。

（2）抗原检测：采用胶体金法和免疫荧光法检测病毒抗原，检测速度快，其敏感性与感染者病毒载量呈正相关，病毒抗原检测阳性支持诊断，但阴性不能排除。

（3）核酸检测：可采用核酸扩增检测方法检测病毒 RNA，荧光定量 RT-PCR 是目前最常用的新冠病毒核酸检测方法。根据临床及疾控要求需要分型和溯源的标本，可以采用高通量测序，目前，SARS-CoV-2 高通量测序主要使用二代测序和三代测序。

3. 分离培养　从呼吸道标本、粪便标本等可分离培养 SARS-CoV 和 SARS-CoV-2，推荐使用离心培养法。常用的细胞系有非洲绿猴肾细胞系（Vero-E6）、恒河猴胚肾细胞系（FRhK-4），病变细胞呈局灶性、变圆、折光变强。涉及 SARS-CoV 和 SARS-CoV-2 活病毒的操作，必须在 BSL-3 实验室进行。

4. 抗体检测　需要双份血清检测抗体水平，常用的方法有 ELISA、IFA 和中和试验。SARS-CoV 和 SARS-CoV-2 感染一周内 IgM、IgG 阳性率均较低，恢复期 IgG 水平升高为急性期 4 倍或以上有回顾性诊断意义。

二、腺病毒

腺病毒（adenovirus）属于腺病毒科。人腺病毒（human adenovirus，HAdV）属于腺病毒科，哺乳动物腺病毒属。人类腺病毒目前有 51 个血清型，根据其基因的同源性分为 A～G 7 个组（或亚属）。

腺病毒在人体多种组织器官中均有发现，与许多疾病有关。主要通过呼吸道和接触传播，可引起咽炎、扁桃体炎、眼结膜炎、肺炎、流行性角结膜炎、胃肠炎、急性出血性膀胱炎等。病后可获得对同型病毒持久免疫力。

腺病毒呈球形，直径 70～90nm，核酸为双链线状 DNA，无包膜，核衣壳为二十面体立体对称。病毒只能在人源的组织细胞中增殖，可出现明显的 CPE，在受染细胞核内形成嗜酸性包涵体。腺病毒最敏感的细胞是人胚肾细胞。

微生物学检验依据临床表现采集不同标本。可在电镜下检查病毒颗粒,或用免疫学方法检测病毒抗原、分子生物学方法检测病毒核酸。病毒分离培养根据可能感染的血清型选择 HeLa、Hep-2、A549、KB 和 293 等传代细胞分离病毒,出现 CPE 后,进行血清学鉴定。抗体检测可用于诊断。

三、风疹病毒

风疹病毒(rubella virus)属于风疹病毒科,风疹病毒属,是风疹的病原体。风疹病毒只有一个血清型。

人是风疹病毒唯一自然宿主,病毒经呼吸道传播,儿童是主要易感者。儿童风疹以低热、全身皮疹为特征,常伴有耳后、枕部淋巴结肿大,由于全身症状轻,病程短,无需特殊治疗。妊娠早期(20 周内)感染风疹,将会严重损害胎儿,引起先天性风疹综合征(congenital rubella syndrome,CRS)。

风疹病毒呈不规则球形,直径 50~70nm,核酸为单正链 RNA,核衣壳为二十面体立体对称,外被双层包膜,包膜上有血凝素活性的刺突。风疹病毒能在多种细胞中增殖,并在某些细胞中引起 CPE。

早期采取患者标本应用 PCR 或核酸杂交技术检测病毒核酸,或将新鲜标本经过处理后接种原代人胚肾、Vero、BHK-21 等细胞,出现 CPE 后收集病毒,用酶或荧光素标记单克隆抗体进行鉴定。可以用 ELISA 检测先天性风疹综合征患儿抗风疹病毒 IgM 抗体或从母体获得的 IgG 抗体进行诊断。

四、鼻病毒

鼻病毒(rhinovirus)属于小 RNA 病毒科,鼻病毒属,是普通感冒的主要病原体,引起至少 50% 的上呼吸道感染,常导致婴幼儿和原有慢性呼吸道患者的支气管炎和支气管肺炎。鼻病毒型别多且抗原性易变异,易发生再次感染。

病毒呈球形,直径 15~30nm,单正链 RNA,核衣壳为二十面体立体对称,无包膜。能在人胚肾及二倍体细胞中增殖。

早期采集咽拭子、鼻拭子、鼻黏膜活检组织、鼻咽洗液等标本用人二倍体细胞系分离培养,通常根据病毒性状,特别是对酸稳定性试验以及中和试验鉴定血清型。抗体检测是用血清学试验检测双份血清抗体效价,如呈 4 倍或以上增高则有诊断意义。由于鼻病毒至少有 115 个血清型,尚难以进行常规检查。

五、呼肠病毒

呼肠病毒(reovirus)属于呼肠病毒科,呼肠病毒属。是一类既能感染呼吸道,又能感染胃肠道的病毒。

呼肠病毒可在鸡胚尿囊膜、尿囊以及猴、狗、豚鼠等动物体内增殖,对 HeLa、KB、FL 等细胞也很敏感。大多数人在儿童期被感染,多呈亚临床状态。在轻型上呼吸道感染和胃肠道疾病患者中均可分离到病毒。呼肠病毒具有共同的补体结合抗原,其血凝素可凝集人 O 型红细胞,血凝抑制抗体与中和抗体具有型特异性。

本章小结

流感病毒核酸为分节段单负链 RNA,甲型流感病毒 NA、HA 抗原性极易发生变异,常引起大规模流行。荧光定量 RT-PCR 检测病毒核酸,薄膜免疫层析技术检测病毒抗原,分离培养是实验室诊断流感的"金标准"。

麻疹病毒、腮腺炎病毒、副流感病毒、呼吸道合胞病毒核酸不分节段，不易发生基因重组和变异。麻疹和腮腺炎可根据典型临床表现诊断，也可通过检测病毒抗原、核酸、分离培养进行实验室诊断。

SARS-CoV 可引起严重急性呼吸综合征，SARS-CoV-2 可引起 2019 冠状病毒病，可采用胶体金法和免疫荧光法检测病毒抗原，荧光定量 RT-PCR 检测病毒 RNA，高通量测序进行分型和溯源。

（孙丽媛）

第二十六章 肠道病毒

通过本章学习，你将能回答以下问题：

1. 常见的人类肠道病毒有哪几种？有哪些共同特点？
2. 肠道病毒的检验程序是什么？包括哪些检验方法？
3. 能够引起神经系统疾病的肠道病毒有哪些？致病特点有何不同？
4. 能引起急性胃肠炎的病毒有哪些？如何快速诊断？
5. 能引起手足口病的病毒有哪些？如何鉴别检验？

　　肠道病毒（enterovirus，EV）是一类经消化道感染、可在胃肠道中增殖、引起肠道或其他组织器官病变的病毒，主要包括小 RNA 病毒科（*Picornaviridae*）的脊髓灰质炎病毒（poliovirus，PV）、柯萨奇病毒（Coxsackie virus，CV）、埃可病毒（ECHO virus）、新型肠道病毒以及分属其他病毒科的轮状病毒（rotavirus，RV）、诺如病毒（norovirus）、星状病毒（astrovirus）等。

　　脊髓灰质炎病毒、柯萨奇病毒、埃可病毒、新型肠道病毒很少引起明显消化道疾病，主要侵犯神经系统、肌肉、心肌、皮肤等靶器官，引起脊髓灰质炎、脑膜炎、心肌炎、手足口病等；轮状病毒、诺如病毒、星状病毒主要引起以腹泻为典型症状的急性胃肠道感染，又称为胃肠炎病毒。

第一节　人类肠道病毒

　　人类肠道病毒属于小 RNA 病毒科（*Picornaviridae*）、肠道病毒属（*Enterovirus*），肠道病毒最初根据细胞培养特性和人类疾病特征进行分类。随着现代分子技术的应用，分子遗传学和血清型改进了分类系统，人类肠道病毒已重新分类为 7 个物种：肠道病毒 A～D 和鼻病毒 A～C，包含一百多种血清型，具体见表 26-1。

表 26-1　人类肠道病毒种和血清型

人类肠道病毒种	血清型
肠道病毒 A（EV-A）	
柯萨奇病毒	CVA2～CVA8，CVA10，CVA12，CVA14，CVA16
肠道病毒	EV-A71，EV-A76，EV-A89，EV-A92，EV-A114，EV-A119，EV-A120
肠道病毒 B（EV-B）	
柯萨奇病毒	CV-A9，CV-B1～B16
埃可病毒	E1～7,9，E11～E21，E24～E27，E29～E33
肠道病毒	EV-B69，EV-B73～75，EV-B77～88，EV-B93，EV-B97，EV-B98，EV-B100，EV-B101，EV-B106，EV-B107

续表

人类肠道病毒种	血清型
肠道病毒 C（EV-C）	
柯萨奇病毒	CVA1，CVA11，CVA13，CVA17，CVA19～22，CVA24
脊髓灰质炎病毒	PV1～PV3
肠道病毒	EV-C95，EV-C96，EV-C99，EV-C102，EV-C104，EV-C105，EV-C109，EV-C113，EV-C116～118
肠道病毒 D（EV-D）	
肠道病毒	EV-D68，EV-D70，EV-D94，EV-D111
鼻病毒 A	77 种血清型
鼻病毒 B	30 种血清型
鼻病毒 C	51 种血清型

肠道病毒在生物学特性和致病性方面具有一些共同特征：①病毒体呈球形，直径 17～30nm，无包膜，衣壳为二十面体立体对称；②核心为单正链 RNA，是感染性核酸；③能在易感细胞内增殖，引起细胞病变；④对理化因素抵抗力较强，耐酸，pH 3.0～5.0 条件下 1～3 小时可保持稳定，能耐受蛋白酶和胆汁的作用；⑤主要经粪 - 口途径传播，隐性感染多见，在肠道中增殖（除新型肠道病毒 71 外），引起多种肠道外感染，临床表现多样化。

一、临床意义

（一）脊髓灰质炎病毒

脊髓灰质炎病毒（poliovirus，PV）是脊髓灰质炎的病原体，归属为 EV-C（表 26-1）。PV 主要侵犯脊髓前角运动神经细胞，引起肢体弛缓性瘫痪，患者主要为儿童。在疫苗未问世的年代，脊髓灰质炎曾导致大量儿童瘫痪，是世界卫生组织（WHO）推行计划免疫进行重点防控的传染病之一。2000 年 10 月，WHO 在会议上宣布脊髓灰质炎已在包括中国在内的西太平洋地区被消灭。

脊髓灰质炎的传染源为患者或隐性感染者，主要通过污染的饮食、生活用品等经消化道传播，未感染或未接种人群普遍易感。感染脊髓灰质炎病毒后，机体免疫力强弱影响感染的病程及病情，其临床类型可分为无症状型（隐性感染）、顿挫型、无瘫痪型和瘫痪型脊髓灰质炎。

脊髓灰质炎病毒自口、咽或肠道黏膜侵入机体后，即到达局部淋巴组织中生长增殖，90% 以上的感染者可将病毒控制在局部，仅有轻微上呼吸道症状，或轻微消化道症状，表现为隐性感染。约 5% 的感染者体内病毒进一步侵入血流（第一次病毒血症），继而在非神经组织中增殖，此时血液循环中的特异性抗体足够中和病毒，则形成顿挫型脊髓灰质炎。约 1%～2% 的感染者因体内病毒量大、毒力强和 / 或机体免疫力低下，病毒再次大量入血（第二次病毒血症），并突破血脑屏障侵入脊髓前角运动神经细胞，引起无菌性脑膜炎。一部分患者进入瘫痪前期，但无瘫痪，表现为无瘫痪型脊髓灰质炎。仅 0.1%～2% 感染者出现肢体瘫痪，发展为瘫痪型脊髓灰质炎；极少数感染者发展为延髓麻痹，因心肺功能衰竭而死亡。暂时性肢体麻痹经过恢复期可逐渐恢复，长期瘫痪的肢体可发生肌肉痉挛、萎缩和变形，导致永久性弛缓性肢体瘫痪的后遗症。

20 世纪中期脊髓灰质炎灭活疫苗（inactivated poliovirus vaccine，IPV）（Salk 疫苗）和口服脊髓灰质炎减毒活疫苗（oral poliovirus vaccine，OPV）（Sabin 疫苗）问世并广泛应用，脊髓灰质炎发病率显著下降。IPV 和 OPV 都是三型病毒混合疫苗，免疫后可获得针对三个血清型脊髓灰质炎病毒的保护性抗体。我国自 1986 年开始实行 2 月龄开始连服 3 次 OPV，每次间隔 1 个月，4 岁时加强一次的免疫程序，以获得持久免疫力。

在消灭了脊髓灰质炎病毒野毒株的国家和地区，不能忽视流行性疫苗衍生脊髓灰质炎病毒（circulating vaccine-derived poliovirus，cVDPV）引起的疫苗相关麻痹型脊髓灰质炎（vaccine-associated paralytic poliomyelitis，VAPP），VAPP 病例在世界各地均有发生，发病风险约为 1/270 万剂。

（二）柯萨奇病毒和埃可病毒

柯萨奇病毒（Coxsackie virus，CV）是 1948 年从美国纽约州 Coxsackie 镇临床症状疑似瘫痪型脊髓灰质炎患儿粪便中分离的病毒，现归属为 EV-A、EV-B、EV-C（表 26-1）。埃可病毒是 1951 年从健康儿童粪便中分离获得，命名为人类肠道致细胞病变孤儿病毒（enteric cytopathogenic human orphan virus，ECHOV），简称埃可病毒（ECHO virus），现归属为 EV-B（表 26-1）。

柯萨奇病毒和埃可病毒的传染源是患者或无症状病毒携带者，主要通过粪 - 口途径传播，也可通过呼吸道或眼部黏膜感染。病毒进入人体后首先在咽部和肠道淋巴组织中增殖，潜伏期为 1～2 周，经过两次病毒血症后侵入靶器官。由于柯萨奇病毒的受体广泛分布于中枢神经系统、心、肺、胰腺、皮肤、黏膜等多种组织，都能成为其感染的靶器官，引起多种类型的疾病，包括无菌性脑膜炎、疱疹性咽峡炎、手足口病、心肌炎、心包炎、结膜炎等（表 26-2）。感染类型以隐性感染为主，出现症状者大多为轻型或顿挫感染，严重感染者少见。

（三）新型肠道病毒

目前，已知对人致病的新型肠道病毒主要血清型为 EV-D68、EV-D70 及 EV-A71。

EV-D68 从呼吸道感染的患儿分离获得，主要引起儿童毛细支气管炎和肺炎。

EV-D70 可直接感染眼结膜上皮细胞，不能感染肠道黏膜上皮细胞，是引起人类急性出血性结膜炎的主要病原体（表 26-2）。急性出血性结膜炎俗称"红眼病"，非洲和东南亚等地是最早的流行地区，其后在世界很多地区发生过流行。

EV-A71 于 1969 年首次从患神经系统疾病的患儿粪便中分离获得，是手足口病的主要病原体之一，也是引起人类中枢神经系统感染的重要病原体，呈世界性流行。EV-A71 通过消化道、呼吸道和密切接触传播，低龄患儿和免疫功能低下的成人为易感者。EV-A71 感染后表现为发热，1～2 天后在手、足、口腔黏膜等部位出现皮疹或疱疹，即手足口病（hand-foot-mouth disease，HFMD）。手足口病是一种急性传染病，我国将其列为法定丙类传染病。EV-A71 感染也可引起疱疹性咽峡炎、无菌性脑膜炎、脑脊髓炎、急性弛缓性瘫痪等疾病（表 26-2），重症患儿病情凶险，可致死亡或后遗症。于 2016 年上市的 EV-A71 灭活疫苗为我国自主研发的疫苗，中国疾病预防控制中心建议 6～12 月龄儿童接种疫苗，EV-A71 疫苗的接种显著降低了 EV-A71 的感染、重症和死亡病例。

表 26-2　人类肠道病毒所致疾病、病毒血清型和临床特点

所致疾病	病毒种类和血清型	临床特点
脊髓灰质炎	脊髓灰质炎病毒 1～3 型	多为隐性感染
无菌性脑膜炎	大多数病例由 EV-D70，EV-A71；CVA7,9 引起 CVA2,4,10；CVB1～5 ECHOV4,6,7,9,11,13,16,18,19,30,33	儿童和年轻成人 90% 以上的无菌性脑膜炎由肠道病毒引起
脑炎	CVA9；CVB1～5 ECHOV3,4,6,7,9,11,18,25,30 EV-A71	10%～35% 的病毒性脑炎由肠道病毒引起。表现为进行性嗜睡、定向障碍，偶发癫痫

续表

所致疾病	病毒种类和血清型	临床特点
急性出血性结膜炎	CVA24, EV-D70	常致流行性和医院获得性传播
手足口病	大多数病例由 CVA16 和 EV-A71 引起 CVA5-7,9,10; CVB1,2,5	特点是出红疹, 累及口腔黏膜、手掌和脚掌, 可造成暴发流行
疱疹性咽峡炎	大多数病例由 CVA1~10,16,22 引起 CVB1-5 ECHOV6,9,11,16,17,25,30 EV-A71	常发生在幼儿。表现为突然发热和咽喉痛, 咽部红斑基底上的灰白色丘疹等症状
心肌炎和心包炎	CVA4,9,16; CVB1~5 ECHOV6,9,11,22	表现为原发性心肌疾病, 成人和儿童均可受感染
流行性胸痛/胸膜痛	大多数病例由 CVB1~6 引起 CVA1,2,4,6,9,10,16, ECHOV1~3,6,7,9,11,12,14,16,19,24,25,30	表现为突发性发热和两侧胸部阵发性胸痛
病毒疹	CVA4,5,9,10,16; CVB1,3~5 ECHOV4~7,9,11,14,16~19,25,30 EV-A71	儿童夏秋季皮疹的主要病因是肠道病毒感染, 常表现为皮疹伴发热
新生儿全身性疾病	CVB1~5 ECHOV4~7,9,11,14,16,18,19	可通过胎盘或围产期感染, 轻症症状不典型, 重者出现心肌炎、呼吸窘迫、脑膜炎等, 临床过程发展快, 重者导致死亡

二、生物学特性

(一)脊髓灰质炎病毒

脊髓灰质炎病毒可根据衣壳蛋白 VP1 抗原性不同, 分为 1~3 血清型, 各血清型之间很少有交叉免疫。

脊髓灰质炎病毒颗粒呈球形, 直径 20~30nm, 无包膜, 衣壳呈二十面体立体对称。病毒核心为单正链 RNA, 长约 7.4kb, 两端为保守的非编码区, 中间为连续的开放读码框架。病毒核酸进入细胞可直接作为 mRNA, 翻译合成蛋白质前体, 经酶切后修饰形成病毒结构蛋白 VP1~VP4 和功能蛋白(蛋白酶和 RNA 聚合酶)。如图 26-1 所示, VP1~VP3 均位于衣壳表面, 可诱导中和抗体的产生, VP1 对人体细胞膜上受体有特殊亲和力, 与病毒吸附有关; VP4 位于衣壳内部, 当 VP1 与敏感细胞表面的受体结合后, VP4 即被释出, 衣壳松动、脱壳, 病毒基因组侵入细胞。病毒在细胞质中生物合成, 装配成熟病毒体, 通过裂解细胞方式释放子代病毒体。

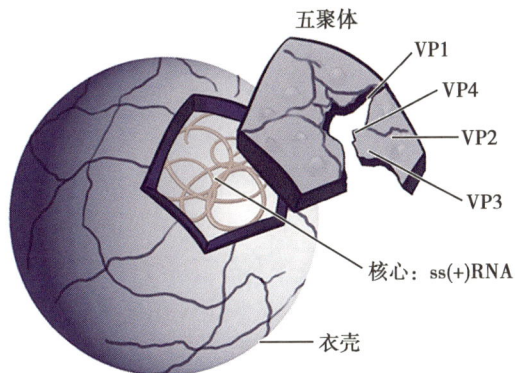

图 26-1 脊髓灰质炎病毒结构示意图

脊髓灰质炎病毒培养以人胚肾、人胚肺、人羊膜及猴肾等原代细胞最为敏感, 在 HeLa、Vero 等细胞中也易培养, 最适培养温度为 37℃, 可引起细胞圆缩、脱落等细胞病变。

脊髓灰质炎病毒对理化因素的抵抗力较强, 在污水及粪便中可存活数月, 在胃肠道能耐受胃酸、蛋白酶和胆汁的作用,利于病毒在肠道生长增殖。病毒颗粒在 pH 3.0～9.0 的环境中可稳定存在,室温条件下可存活数日。对高温及干燥敏感,煮沸立即死亡,紫外线照射或 56℃ 湿热条件下 30 分钟可被灭活。各种氧化剂、2% 碘酊、甲醛、氯化汞及 1∶1 000 高锰酸钾对脊髓灰质炎病毒有较好的灭活效果。

(二)柯萨奇病毒和埃可病毒

根据柯萨奇病毒对乳鼠的致病特点及对细胞敏感性不同,分为 A 组(CVA)和 B 组(CVB),其中 CVA 有 23 个血清型,CVB 有 6 个血清型;埃可病毒有 31 个血清型(表 26-1)。柯萨奇病毒与埃可病毒的抗原性复杂,型别多,病毒的血清学诊断和鉴定困难。病毒各型的形态、结构和基因组、理化性状及其抵抗力与脊髓灰质炎病毒相似。

柯萨奇病毒和埃可病毒除少数几个型别必须在乳鼠、猴肾细胞中增殖外,其余都能在人二倍体细胞中培养,最适温度为 37℃,可引起细胞圆缩、脱落等细胞病变。

(三)新型肠道病毒

1969 年确定人肠道病毒分类标准时,共发现 67 种不同血清型肠道病毒,国际病毒分类委员会在 1976 年决定,此后发现的肠道病毒统一按发现的序号命名,从肠道病毒 68 开始,统称为新型肠道病毒。目前发现的新型肠道病毒的形态、结构和理化性状与脊髓灰质炎病毒相似,但抗原性与其他肠道病毒不同。EV70 无嗜肠性,存在于眼结膜,最适生长温度为 33℃。

三、微生物学检验

1. 肠道病毒检验程序 见图 26-2。

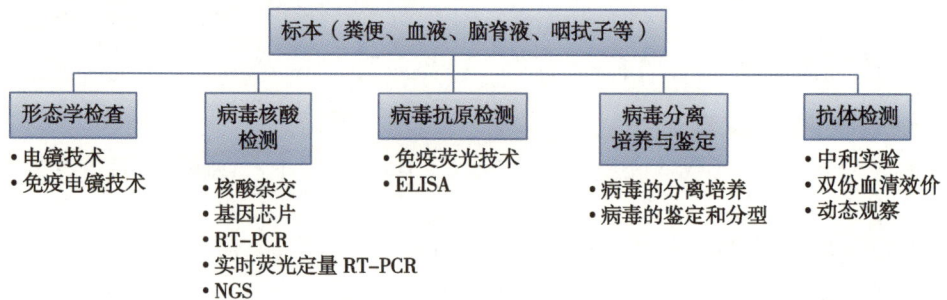

图 26-2 肠道病毒检验程序

2. 标本采集 根据临床表现采集不同的标本,首选样本是粪便或直肠拭子、咽拭子或鼻咽冲洗液、脑脊液。对于急性出血性结膜炎可采集结膜拭子或泪液。检测无菌性脑膜炎或新生儿全身性疾病可采集血清或血浆进行免疫学检测。感染早期可采集标本直接进行形态学观察、核酸检测、抗原检测、病毒分离培养和鉴定。用于进行病毒分离培养的标本应置于病毒保存缓冲液中尽快送检,若运输时间长则密封后,在冷藏条件下由专人运送至实验室尽快分离病毒,短期保存应在冷藏条件下(2～8℃),长期保存应冷冻在 −80℃。

3. 形态学检查 通过电子显微镜观察标本中的病毒颗粒,或用病毒特异性抗体进行免疫电镜观察。

4. 核酸检测 核酸检测是肠道病毒检验的首选方法,目前检测靶基因主要为 5′ 端 NTR。可采用核酸杂交或 RT-PCR,设置阴性对照和阳性对照,检测到特异性产物为阳性结果。也可通过实时荧光定量 RT-PCR 对标本中病毒特异性核酸进行半定量。核酸检测通常特异性和灵敏度高,是临床实验室检测肠道病毒的常用方法。

5. 抗原检测 可采用免疫荧光、ELISA 等方法直接检测标本中的病毒抗原。

6. 病毒分离培养和鉴定

（1）标本和标本处理：从患者的粪便或咽拭子标本检测到肠道病毒不能证明感染与肠道病毒直接相关，因为肠道病毒可在这些部位定植。脑脊液、组织或血液中检出病毒可确诊病毒的感染，但阳性率低。多部位采集标本进行培养可提高阳性率。不同类型的标本预处理方式有差异，若为粪便标本：在生物安全柜中取大约 2g 粪便标本加至含 1g 玻璃珠、1ml 氯仿、10ml PBS 的离心管中；拧紧离心管，剧烈振荡 20 分钟，4℃ 4 000r/min 离心 20 分钟，在生物安全柜中收集上清液并加至有外螺旋盖的冻存管中（如果上清液不清澈，应再用氯仿处理 1 次）；于 4℃ 4 000r/min 离心 30 分钟，取上清液接种敏感细胞。脊髓灰质炎病毒属于危害程度第二类的病原微生物，分离培养鉴定需要在生物安全 3 级实验室进行，无脊髓灰质炎疫苗免疫史的人员要进行脊髓灰质炎疫苗免疫接种。

（2）细胞种类：可选择原代猴肾细胞、人源性传代细胞（HeLa、Vero 细胞等）进行肠道病毒的分离培养。

（3）肠道病毒在细胞内增殖迅速，培养 24～48 小时后可出现典型细胞病变，细胞圆缩、堆积、坏死、脱落，3 天后细胞病变显著。对分离出的病毒可通过免疫学检测或基因测序等技术进行鉴定和分型。

7. 抗体检测 单份血清 IgG 抗体阳性不能鉴别曾经或近期感染，需要动态观察。采集双份血清，第 1 份在发病后尽早采集，第 2 份相隔 2～3 周之后。脑脊液的病毒 IgM 抗体阳性或双份血清 IgG 抗体效价升高 4 倍有辅助诊断意义。抗体检测多用于流行病学调查。

第二节　轮状病毒

轮状病毒（rotavirus，RV）是 1973 年澳大利亚学者 Bishop 等研究儿童胃肠炎时在十二指肠黏膜上皮细胞中首次发现的，因为病毒颗粒形似车轮，将其命名为轮状病毒。轮状病毒是全世界范围内引起人类腹泻，尤其是 5 岁以下儿童腹泻的主要病原体。2009 年经 WHO 推荐，多个国家先后将轮状病毒减毒活疫苗纳入国家免疫规划。2006 年至 2016 年全球因轮状病毒胃肠炎住院的 5 岁以下儿童人数较疫苗接种前有所减少。然而轮状病毒仍然是儿童腹泻相关死亡的主要原因，2016 年全球患轮状病毒肠炎的儿童超过 1.4 亿，其中有数十万患儿死亡。

轮状病毒属呼肠孤病毒科（*Reoviridae*）、轮状病毒属（*Rotavirus*），根据病毒基因结构和结构蛋白 VP6 的抗原性将轮状病毒（RV）分为 7 个组（A～G），A、B、C 三组与人腹泻有关。A 组 RV 在人类的感染最为常见，主要引起婴幼儿腹泻，根据病毒 VP6 蛋白的差异又可将其分为 4 个亚组（Ⅰ、Ⅱ、Ⅰ+Ⅱ、非Ⅰ非Ⅱ）。1983 年我国病毒学家洪涛等发现了可以引起成人腹泻的轮状病毒，分类为 B 组，故也称为成人腹泻轮状病毒（adult diarrhea rotavirus，ADRV）。

一、临床意义

传染源为患者、隐性感染者或无症状携带者，主要经粪 - 口途径传播，也可通过呼吸道传播。未感染或未接种人群普遍易感。病毒侵入人体后，在小肠黏膜绒毛细胞内增殖，迅速产生子代病毒并扩散，造成微绒毛萎缩、变短和细胞溶解死亡，使肠道吸收功能受损；同时病毒感染使分泌型隐窝细胞增生，引起水和电解质分泌增加；病毒非结构蛋白 NSP4 为主要致病因子，NSP4 有肠毒素样作用可改变上皮细胞功能和通透性，刺激细胞内钙离子升高引起肠液过度分泌；水和电解质分泌增加，重吸收减少，致严重腹泻。

临床潜伏期 1～2 天,表现为突然发病、呕吐和水样腹泻,伴有发热、腹痛、脱水等症状,疾病的严重程度、病程长短、症状往往有个体差异。轻者可为亚临床感染、轻度腹泻,表现为自限性;重者出现脱水、电解质紊乱甚至死亡。在我国多发于深秋初冬季节,常被称为"秋季腹泻"。A 组轮状病毒感染 4 月龄至 2 岁婴幼儿常呈急性胃肠炎感染,大龄儿童和成人常呈无症状感染。B 组轮状病毒在我国不同地区引起成人腹泻的暴发流行,无明显的季节性,以大龄儿童、成人为主,多为自限性感染。C 组轮状病毒对人的致病性与 A 组相似,发病率低。

二、生物学特性

病毒颗粒呈球形,直径 60～80nm,二十面体对称,无包膜,有双层衣壳(图 26-3)。病毒核酸为双链 RNA,由 11 个基因片段组成,每个片段均含一个开放读码框,分别编码 6 个结构蛋白(VP1、VP2、VP3、VP4、VP6、VP7)和 5 个非结构蛋白(NSP1～NSP5)。VP4 蛋白可被蛋白水解酶和胰酶特异性地裂解为 VP5 和 VP8。VP1～VP3 位于核心,分别为病毒聚合酶、转录酶成分和鸟苷酸转移酶。VP4 是决定病毒毒力的蛋白,是病毒外壳的一个小的组成部分,具有血凝素活性,能诱导中和抗体产生,病毒感染细胞时能与细胞表面特异性受体结合。VP6 位于内衣壳,带有组和亚组特异性抗原。非结构蛋白为病毒酶活性调节蛋白,在病毒复制中起主要作用。

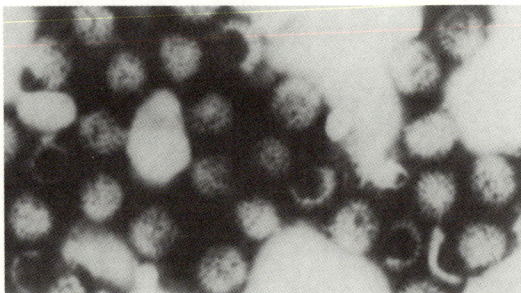

图 26-3 轮状病毒的形态(电子显微镜)

轮状病毒对理化因素及外界环境的抵抗力较强,在污水和粪便中可存活数日至数周。病毒经乙醚、氯仿、反复冻融、超声等处理,仍具有感染性。该病毒耐酸、碱,在 pH 3.5～10.0之间均具有感染性。95% 的乙醇是最有效的病毒灭活剂,56℃加热 30 分钟也可将病毒灭活。

三、微生物学检验

1. **检验程序** 轮状病毒检验程序同图 26-2。轮状病毒的核酸检测和抗原检测是目前临床实验室常用的检测方法。

2. **标本采集** 采集患者发病早期的粪便标本,密封后冷藏条件下专人运送至实验室,并尽快分离病毒,冷冻或冷藏条件下可短期保存。

3. **形态学检查** 轮状病毒最初是用电镜技术发现的,因其独特的形态易于辨认,可将粪便悬液低温超速离心,取沉渣经负染色后用电子显微镜观察标本中的病毒颗粒。电子显微镜下可观察到病毒的内衣壳由 22～24 个呈辐射状结构的亚单位附着在病毒核心上,并向外延伸与外衣壳汇合形成车轮状(图 26-3)。也可通过免疫电镜技术进行鉴定和分型。

4. **核酸检测** 标本可采用核酸杂交、RT-PCR 和巢式 PCR 等方法,可确定 RV 的血清型,并可检测到不同型 RV 的混合感染。也可通过实时荧光定量 RT-PCR 对标本中病毒核酸进行半定量。目前检测靶基因主要为 *NSP3*、*VP2*、*VP6* 等。

5. 抗原检测 常用 ELISA 双抗体夹心法检测标本中轮状病毒的抗原,可通过检测 VP6 来确定是否为 RV 感染,也可通过检测组特异性抗原和亚组、血清型特异性抗原来将病毒分组,并确定亚组和血清型。

6. 病毒分离培养和鉴定 将粪便加 PBS 或 Hanks 液制成 10% 悬液,4 000r/min,4℃离心 10 分钟,取上清液检测或分离病毒,将离心后的粪便标本用胰酶($10\mu g/ml$)预处理,降解病毒多肽 VP3,接种细胞。轮状病毒的自然嗜性为小肠黏膜表面高度分化的细胞,此类细胞的培养很难。常用非洲绿猴胚肾(MA-104)细胞或非洲绿猴肾(Vero)细胞分离病毒,在培养基中加入低浓度的胰酶($0.5\sim1\mu g/ml$)促进病毒增殖,37℃条件下病毒繁殖高峰出现在感染后 10~12 小时,对分离出的病毒可通过基因测序或免疫学方法来进行鉴定和分型。

第三节 其他胃肠炎病毒

引起人类急性感染性胃肠炎的病毒除了轮状病毒,还包括诺如病毒、札幌病毒、星状病毒和腺病毒(40 型和 41 型),具体病原特征和感染特征见表 26-3。

表 26-3 其他病毒性胃肠炎常见病原体

病毒名	科	基因组	主要易感者年龄
诺如病毒	杯状病毒科	(+)ssRNA	所有年龄段
札幌病毒	杯状病毒科	(+)ssRNA	5 岁以下儿童
星状病毒	星状病毒科	(+)ssRNA	5 岁以下儿童
腺病毒(40 型、41 型)	腺病毒科	dsDNA	5 岁以下儿童

一、诺如病毒

诺如病毒(norovirus)属于微小 RNA 病毒目(*Picornavirales*)、杯状病毒科(*Caliciviridae*),杯状病毒科包括五个属,其中诺如病毒和札幌病毒主要感染人,是引起儿童和成人非细菌性胃肠炎的主要病原体之一,易在幼儿园、学校、医院、社区、宾馆、餐馆等半封闭且人多密集的环境中引起集体暴发性流行。

1968 年美国学者在俄亥俄州诺瓦克镇暴发的胃肠炎患者粪便标本中检出病毒,命名为诺瓦克样病毒(Norwalk virus),2002 年 8 月国际病毒命名委员会正式命名其为诺如病毒。诺如病毒引起人类急性胃肠炎,是群居成人和儿童急性感染性腹泻的主要病原之一,其所致胃肠炎约占人群急性胃肠炎发病的 20%。我国开展急性腹泻病例监测,发现轮状病毒和诺如病毒是病毒性腹泻的最主要病原体,<5 岁年龄组以 A 组轮状病毒感染为主,而≥5 岁人群以诺如病毒感染为主。

(一)临床意义

诺如病毒是全球引起急性病毒性腹泻的主要病原体之一。病毒经粪 - 口途径传播,传染性强,人群普遍易感,人口聚集区域易引起暴发流行。感染后经 1~2 天潜伏期,突然发病,主要症状为腹痛、呕吐及水样腹泻,可能伴有头痛、发热等症状,一般症状较轻可自愈,重者可引起脱水、酸中毒。诺如病毒感染后产生相应抗体,但不能抵抗再次感染。

(二)生物学特性

诺如病毒为单正链 RNA 病毒,无包膜,球形,呈二十面体对称,直径 27~32nm。目前发现诺如病毒有 40 多种不同的病毒株,根据基因特征分 6 个基因型,为 GⅠ~GⅥ。基因型 G I、G II 和 G VI 主要是感染人类，G I 和 G II 是引起人类急性胃肠炎的两个最主要诺如病毒基因型，而基因型 G II 亚型 4 的诺如病毒（G II-4）占目前全世界流行的诺如病毒的 70%～80%。诺如病毒至今不能进行体外细胞培养并且缺乏动物感染模型。

（三）微生物学检验

采集发病急性期（48～72 小时）的粪便，最好采集发病首日的粪便进行微生物学检验，此时病毒排出量最多。标本低温运输，置 4℃ 可存放 2～3 周。通过免疫电镜技术直接观察粪便标本中的病毒颗粒。应用 ELISA 法检测病毒抗原灵敏性和实用性有限，仅用于门诊或疫情暴发时进行初步筛查。也可通过 cDNA 探针杂交、基因芯片、real time RT-PCR、宏基因组测序等技术检测标本中的病毒核酸，目前检测靶基因主要为 ORF1/2 交接区。

二、星状病毒

星状病毒（astrovirus，AstV）是 1975 年通过电镜从腹泻儿童粪便中发现的，镜下可见有 10% 左右的病毒颗粒表面均有 5～6 个星状凸起，故而命名为星状病毒。AstV 属于星状病毒目（*Stellavirales*），星状病毒科（*Astroviridae*）。目前发现人星状病毒至少有 7 个血清型，其中血清型 1 最常见。

AstV 感染呈世界性分布，全年散发，主要通过粪-口途径传播，可引起婴幼儿、老年人及免疫功能低下者发生急性胃肠炎，占急性胃肠炎的 2%～10%。机体感染后主要症状为腹泻，也可表现为无症状的病毒携带者，儿童可出现水样便、呕吐、食欲减退，偶有发热、腹痛等。在人体，AstV 常出现和其他病原体混合感染的现象，最常见的是和轮状病毒混合感染，其次是杯状病毒和腺病毒等。

人星状病毒无包膜，核心为单正链 RNA，病毒颗粒的直径为 28～30nm，电镜下可见病毒表面有 5～6 个星状结构凸起，具有鉴别意义。病毒可在大肠癌细胞系中增殖，并致细胞病变。AstV 的检测方法包括：电镜直接观察、ELISA 检测标本中病毒抗原、分离培养病毒和分子生物学检测等方法。目前常用 ELISA 检测病毒抗原和 RT-PCR 检测病毒核酸辅助诊断星状病毒引起的急性胃肠炎。

本章小结

肠道病毒体为球形颗粒，呈二十面体对称，直径 17～30nm，无包膜，对各种理化因子有较强的抵抗力，耐酸、耐乙醚和其他脂溶剂。不同肠道病毒可引起相同感染，同一种病毒也可引起不同类型感染，以隐性感染多见。脊髓灰质炎病毒、柯萨奇病毒、埃可病毒、新型肠道病毒很少引起明显消化道疾病，主要侵犯神经系统、心肌、皮肤、眼结膜等靶器官，引起脊髓灰质炎、脑膜炎、心肌炎、手足口病、出血性结膜炎等疾病。轮状病毒、诺如病毒、星状病毒主要引起以腹泻为典型症状的急性胃肠道感染。

核酸检测目前是肠道病毒检验的首选方法。病毒分离以粪便标本为主，也可采集其他致病部位标本。常见的肠道病毒除诺如病毒外，均可在敏感细胞系分离培养。通过电镜观察标本中的病毒颗粒，可为鉴定病毒提供形态学上的依据，尤其是形态比较特殊的病毒如轮状病毒、星状病毒。通过免疫荧光、ELISA 等免疫学方法、核酸探针、RT-PCR、基因测序等技术可对病毒进行鉴定并分型。

（江 滟）

第二十七章　肝炎病毒

通过本章学习,你将能回答以下问题:

1. 什么是肝炎病毒?常见肝炎病毒有哪些?主要特性分别是什么?

2. 通过肠道传播的肝炎病毒有哪些?其主要的检验方法是什么?

3. 乙型肝炎病毒有几种颗粒?什么是 Dane 颗粒及其结构特点?常见乙型肝炎病毒标志物模式及临床意义是什么?用于检测其抗原、抗体和核酸常用的方法有哪些?

4. 丁型肝炎病毒与乙型肝炎病毒间存在何种关系?

5. 丙型肝炎的实验室检验方法有哪些?

肝炎病毒(hepatitis virus)是指感染肝脏细胞并导致病毒性肝炎的一组病毒。肝炎病毒并不是病毒分类学上的名称,已知肝炎病毒分别属于不同的病毒科属。病毒性肝炎是国家法定乙类传染病,感染率和发病率较高,具有传染性较强、传播途径复杂、流行面广泛等特点,已成为全球严重的公共卫生问题。目前公认的人类肝炎病毒有 5 种,分别是甲型肝炎病毒(hepatitis A virus,HAV)、乙型肝炎病毒(hepatitis B virus,HBV)、丙型肝炎病毒(hepatitis C virus,HCV)、丁型肝炎病毒(hepatitis D virus,HDV)和戊型肝炎病毒(hepatitis E virus,HEV),其主要特性见表 27-1。

表 27-1　5 种肝炎病毒的主要特性

特性	病毒				
	HAV	HBV	HCV	HDV	HEV
病毒分类	小 RNA 病毒科	嗜肝 DNA 病毒科	黄病毒科	三角病毒科	肝炎病毒科
病毒体大小	27~32nm	42nm	50nm	35~37nm	32~34nm
包膜	无	有	有	有	无
核酸类型	+ssRNA	dsDNA	+ssRNA	−ssRNA	+ssRNA
传播途径	粪-口途径	肠道外途径	肠道外途径	肠道外途径	粪-口途径
暴发性疾病	少见	少见	少见	常见	孕妇常见
慢性化	未见	常见	常见	常见	少见
致癌性	无	有	有	不明	无
发生情况	流行或散发性	主要散发性	主要散发性	主要散发性	常为流行性

第一节　甲型肝炎病毒

甲型肝炎病毒属于小 RNA 病毒科(*Picornaviridae*)嗜肝病毒属(*Hepatovirus*)。

一、临床意义

HAV 是甲型病毒性肝炎的病原体,其感染呈全球分布,全球每年报告 HAV 发病约 150 万例。1988 年春季,上海曾发生因生食毛蚶而引起甲型肝炎的暴发流行,患者达 31 万人。我国既往是 HAV 高流行地区,随着社会经济和卫生条件的改善,自 2008 年甲肝疫苗纳入国家免疫规划后,近年甲肝报告病例数和发病率已大幅下降。HAV 主要通过肠道传播,感染有隐性感染和显性感染两种形式,后者引起急性甲型肝炎,传染源为患者或隐性感染者。病毒通常由患者粪便排出体外,经污染食物、水源、海产品及食具等引起暴发或散发流行,潜伏期平均 28 天(15~50 天),发病较急,多出现发热、肝大、疼痛等症状,一般不发展为慢性肝炎和慢性携带者,除重症肝炎外,患者大多预后良好。

甲型肝炎患者潜伏末期及急性期粪便有传染性。在临床发病前 2~3 周可从粪便中排出 HAV,在血清丙氨酸转氨酶(alanine transaminase,ALT)达高峰前平均 17 天,血清中可检测到 HAV RNA;病毒血症一般持续 5~7 周,免疫功能障碍患者的病毒血症可持续较长时间;粪便排毒平均 5~6 周,最长可达 3 个月。甲型肝炎感染后,机体在急性期和恢复早期出现抗 -HAV IgM 型抗体,在恢复后期出现抗 -HAV IgG 型抗体,并维持多年,对 HAV 的再感染具有免疫防御能力。

二、生物学特性

HAV 为直径约 27nm 球形颗粒,无包膜,衣壳蛋白呈二十面体立体对称,单正链 RNA 病毒。电镜下可见实心颗粒和空心颗粒两种(图 27-1)。前者是由衣壳蛋白和 RNA 基因组构成的完整成熟病毒体,有感染性和免疫原性。后者为缺乏病毒核酸的空心衣壳,无感染性但有免疫原性。

HAV 基因组全长约 7.5kb,由 5′ 端非编码区(5′ non-coding region,5′NCR)、开放读码框架(open reading frame,ORF)和 3′NCR 组成。5′NCR 区约占全长 10%,是基因组的起始区和基因组中最保守的序列,在翻译

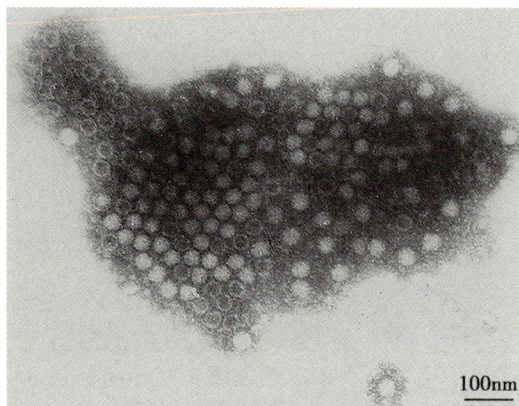

100nm

图 27-1　甲型肝炎病毒(电子显微镜)

过程中有重要作用。ORF 分为 P1、P2 和 P3 区,P1 区编码衣壳蛋白,衣壳蛋白主要由 VP1、VP2 和 VP3 多肽组成,具有免疫原性,可刺激机体产生中和抗体;而 VP4 多肽缺如或很少,其功能未知,一般检测不到。P2 和 P3 区编码病毒 RNA 聚合酶、蛋白酶等非结构蛋白,参与病毒的 RNA 复制和蛋白加工等生命过程。3′NCR 区位于编码区之后,包含 poly A 尾,与 HAV RNA 的稳定性相关。

HAV 只有一个血清型。根据 HAV 核苷酸序列差异,将其分为 Ⅰ～Ⅶ 基因型,其中 Ⅰ、Ⅱ、Ⅲ 和 Ⅶ 型为感染人 HAV,我国多为 Ⅰ 型;Ⅳ、Ⅴ 和 Ⅵ 型为感染猿猴 HAV。

三、微生物学检验

HAV 虽可在培养细胞中增殖,但不引起明显的细胞病变,难以判定病毒是否增殖,故实验室诊断一般不依靠分离病毒;临床病原学检测以血清学检测和病毒核酸检测为主。

(一)标本采集

采集急性期或恢复期血清或者血浆标本,血清 4℃可保存 3 周,-70℃可保存 6 个月,其

间抗体滴度水平可保持稳定,但反复冻融会使抗体滴度降低。粪便标本应在发病前2周或出现症状后数天内采集,儿童粪便排病毒的时间较长。宜尽早采集甲型肝炎患者血清及粪便标本,以利于核酸检测。

(二)检验方法

1. 显微镜检查　包括常规电镜法和免疫电镜法,用于检测患者粪便上清液和肝活检组织标本中高滴度的 HAV。免疫电镜法通过观察病毒和抗体形成的复合物,可提高病毒检出效率。尽管电镜技术非常有用,但因其耗时、烦琐、昂贵且需要训练有素的人员,难以适用于临床大量标本检测,故作为临床诊断技术已逐渐被其他方法所取代。

2. 免疫学检测

(1)抗体检测:常用 ELISA、免疫层析和化学发光法进行抗 -HAV IgM 和抗 -HAV IgG 检测。①抗 -HAV IgM 是 HAV 感染后,首先出现的抗体,是急性甲型肝炎的诊断依据之一;②抗 -HAV IgG 出现于病程恢复期,较持久,甚至终身阳性,是获得免疫力的标志,一般用于流行病学调查。

(2)抗原检测:临床主要采用酶免疫分析法(EIA)检测粪便标本中的 HAV 抗原。采用 ELISA 检测 HAV 抗原时,多采用双抗体夹心法检测。但由于 HAV 抗原检测缺乏商品化试剂,临床检测难以常规开展。

3. 核酸检测　可采用核酸分子杂交技术、常规 RT-PCR 及实时荧光定量 RT-PCR 等技术检测 HAV RNA。在粪便中检测到甲型肝炎病毒核酸表明患者仍具有排毒性,在血清或血浆中检测到病毒核酸,表明患者正处于病毒血症期,标本中检测到 HAV RNA 为甲型肝炎病毒感染的依据。

(三)报告及解释

抗体检测是临床最主要的 HAV 感染检验方法,抗 -HAV IgM 是诊断甲型病毒性肝炎的最重要和常用的特异性诊断指标,可用于确定急性或近期感染。抗 -HAV IgG 或 HAV 总抗体在患者发病早期和恢复期,双份血清抗体滴度有 4 倍以上变化,提示甲型肝炎病毒感染;单次测定用于流行病学调查、评估个体的既往感染或疫苗接种后的效果评价;检测到 HAV RNA 阳性表明患者仍具有感染性,为甲型肝炎病毒感染的证据。

作出急性或既往感染的判断时,应考虑:①标本中检出病毒抗原和核酸,提示急性感染,但阴性结果不能排除感染;②存在 IgM 型抗体可确定急性或近期感染,但是阴性结果也不能排除感染;③总抗体或 IgG 型抗体在所有急性感染者或既往感染者中均可检出,但难以确定初次感染时间。

甲型肝炎的临床经过与病毒标志变化见图 27-2。

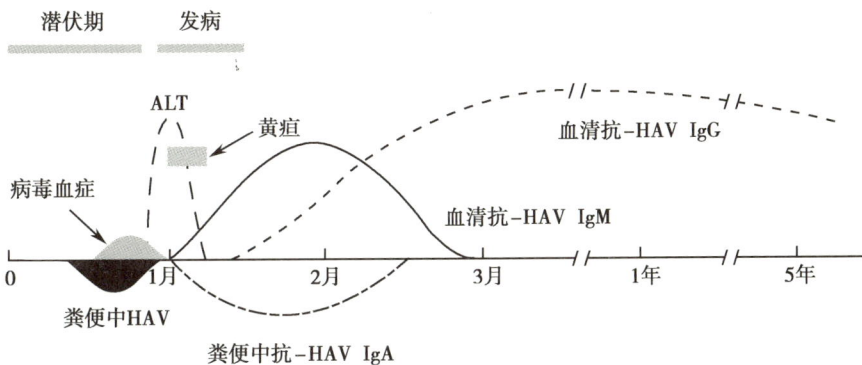

图 27-2　甲型肝炎的临床经过与病毒标志变化

第二节　乙型肝炎病毒

人类乙型肝炎病毒属于嗜肝 DNA 病毒科（*Hepadnaviridae*）正嗜肝 DNA 病毒属（*Orthohepadnavirus*）。

一、临床意义

HBV 是乙型病毒性肝炎的病原体。HBV 感染呈世界性流行，据世界卫生组织报道，2019 年全球一般人群 HBsAg 流行率为 3.8%，约有 150 万例新发 HBV 感染者，2.96 亿慢性感染者，82 万人死于 HBV 感染所致的肝衰竭、肝硬化或肝细胞癌等相关疾病。

HBV 传播途径主要包括：①血液、血制品等传播，主要发生于不安全注射、侵入性诊疗操作和手术，以及静脉内滥用毒品等。②接触传播，通过唾液、剃须刀和共用牙刷等均可引起 HBV 感染。性行为，尤其男性同性恋之间也可传播 HBV。但尿液、鼻液和汗液传播的可能很小。③垂直传播，包括母体子宫内感染、围产期感染和产后密切接触感染三种，其中主要是围产期感染，即分娩前后 15 天及分娩过程中的感染。在我国以垂直传播为主，占新发感染的 40%～50%。

人感染后，病毒持续 6 个月仍未被清除者称为慢性 HBV 感染。感染时年龄是影响慢性化最主要因素。在围产期、婴幼儿期感染 HBV 者中，分别有 90% 和 50%～80% 将发展成慢性感染，而在青少年和成人期感染 HBV 者仅 5%～10% 发展成慢性感染。

乙型肝炎临床可分为急性乙型肝炎、慢性乙型肝炎、乙型肝炎肝硬化、携带者和隐匿性 HBV 感染。急性乙型肝炎临床表现与甲型肝炎相似，多呈自限性，常在半年内痊愈。慢性乙型肝炎是指 HBV 感染超过半年，仍然存在肝炎症状、体征及肝功能异常。乙型肝炎肝硬化是由慢性乙型肝炎发展的结果，其病理学特征是弥漫性纤维化伴有假小叶形成。乙型肝炎携带者又分为慢性 HBV 携带者和非活动性 HBsAg 携带者。隐匿性 HBV 感染是指血中 HBsAg 阴性，但血和/或肝组织中 HBV DNA 阳性。

乙型肝炎主要采用核苷类似物进行治疗，但长时间使用会导致病毒产生耐药性。定期检测 HBV 基因组耐药突变位点能够推测其对药物的敏感性，有利于合理用药。

二、生物学特性

在 HBV 感染患者血液中，可见到 3 种 HBV 颗粒（图 27-3）。①大球形颗粒：又称 Dane 颗粒，是完整的感染性病毒颗粒，呈球形，直径 42nm，具有双层衣壳。外衣壳由脂质双层与蛋白质组成，镶嵌有乙肝表面抗原（hepatitis B surface antigen，HBsAg）和少量前 S 抗原。病毒内衣壳是直径为 27nm 的核心结构，其表面是乙肝核心抗原（hepatitis B core antigen，HBcAg），核心内部含有 DNA、DNA 聚合酶和蛋白酶。血液中检出 Dane 颗粒标志着肝内病毒复制活跃。②小球形颗粒：是乙型肝炎患者血液中常见的颗粒，直径 22nm，由病毒复制时产生的过剩病毒外衣壳装配而成，成分为 HBsAg 和少量前 S 抗原，不含 HBV DNA，无感染性。③管形颗

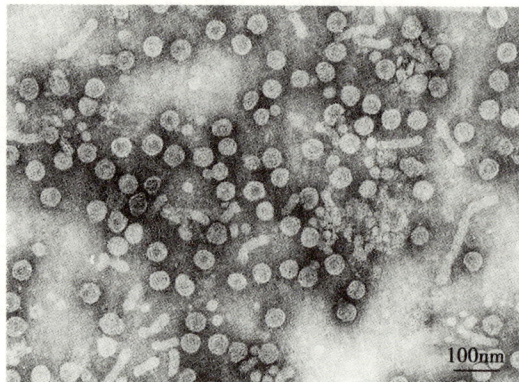

图 27-3　乙型肝炎病毒电镜图

粒：成分与小球形颗粒相同，直径 22nm，长 100～700nm，由小球形颗粒连接而成。

HBV 基因组是不完全闭合环状双链 DNA，长链即负链，完全闭合，具有固定的长度，约 3.2kb，而短链即正链，呈半环状，长度可变，与长链部分互补，使 HBV 基因组 DNA 形成部分环形结构。HBV 含 4 个部分重叠的 ORF，即前 S/S 区、前 C/C 区、P 区和 X 区。前 S/S 区编码三种不同分子量的包膜蛋白，即 S 蛋白（HBsAg）、M 蛋白（HBsAg＋PreS2）和 L 蛋白（HBsAg＋PreS2＋PreS1）；前 C/C 区编码 HBeAg 及 HBcAg；P 区编码 DNA 聚合酶，具有 DNA 聚合酶、逆转录酶和 RNA 酶 H 活性；X 区编码 X 蛋白，其具体功能与 HBV 的病毒复制和病毒致病性有关。HBV 通过肝细胞膜上的钠离子 - 牛磺胆酸共转运多肽（sodium taurocholate cotransporting polypeptide，NTCP）作为受体进入肝细胞，并在肝细胞核内以负链 DNA 为模板形成共价闭合环状 DNA（covalently closed circular DNA，cccDNA）。肝内 cccDNA 的水平反映肝细胞内 HBV 复制和转录活性。以 cccDNA 为模板转录而成的前基因组 RNA（pregenomic RNA，pgRNA）可释放入外周血，故血清 HBV RNA 被认为与肝细胞内 cccDNA 转录活性有关。

根据 HBsAg 抗原性的不同，将 HBV 分为 4 个主要的血清型，包括 adr、adw、ayw 和 ayr，每个血清型都包含多个亚型，我国流行的 HBV 血清型主要是 adrq＋ 和 adw2。根据 HBV 全基因序列差异或 S 区基因序列差异，目前 HBV 至少分为 A-I 共 9 种基因型，在我国主要以 C 型和 B 型为主。

三、微生物学检验

（一）标本采集

免疫学检测可用血清或血浆。核酸检测多用血清，如采用血浆，应使用枸橼酸盐或者 EDTA 抗凝，因为肝素可与 DNA 结合，干扰 Taq DNA 聚合酶的作用，导致 PCR 假阴性。标本应在采集后 6 小时内处理，24 小时内检测，否则存放于 −70℃。

（二）检验方法

1. 显微镜检查 由于电子显微镜检查难以在临床常规开展，故诊断 HBV 感染一般不用该类方法。

2. 免疫学检测 检测 HBV 血清标志物是临床最常用的病原学诊断方法。目前常用 ELISA 定性测定 HBV 标志物，用于判断是否感染 HBV 以及评价疫苗接种效果；CLIA 定量 / 半定量测定用于评估 HBV 治疗效果。HBV 经典标志物包括三个抗原抗体系统，HBsAg 与抗 -HBs、HBeAg 与抗 -HBe、HBcAg 与抗 -HBc，由于 HBcAg 在血液中难以测出，故临床免疫学检测不包括 HBcAg，因此 HBV 标志物检测俗称乙肝"两对半"检测。

（1）HBsAg 和抗 -HBs：HBsAg 是外膜蛋白的主要成分，是感染 HBV 的标志之一。急性肝炎恢复后，HBsAg 一般在 1～4 个月内消失，持续 6 个月以上则认为转为慢性肝炎。定量检测 HBsAg 值及其动态变化，可作为预测"临床治愈"的辅助判断指标。在急性感染恢复期可检出抗 -HBs，一般是在 HBsAg 从血清中消失后抗 -HBs 阳转。抗 -HBs 是一种中和抗体，是免疫成功或乙肝康复的重要标志。抗 -HBs 对同型病毒感染具有保护作用，可持续数年。

（2）HBeAg 和抗 -HBe：HBeAg 是一种可溶性抗原，是 HBV 复制及传染性强的指标，在潜伏期与 HBsAg 同时或在 HBsAg 出现后数天就可在血液中检出。HBeAg 持续存在时间一般不超过 10 周，如超过 10 周则提示感染转为慢性化。抗 -HBe 出现于 HBeAg 阴转后，比抗 -HBs 晚但消失早，其阳性表示 HBV 复制水平低，传染性下降，病变趋于静止（但有前 C 区突变者例外）。

（3）HBcAg 和抗 -HBc：HBcAg 存在于病毒核心部分以及受染的肝细胞核内，是 HBV 存在和复制活跃的直接指标。血液中量微，不易检测。HBcAg 抗原性强，在 HBV 感染早期即可刺激机体产生抗 -HBc，较抗 -HBs 出现早得多，早期以 IgM 为主，随后产生 IgG 型抗体。抗 -HBc IgM 阳性多见于乙型肝炎急性期，但慢性乙肝患者也可持续低效价阳性，尤其是病变活动时；HBc 总抗体主要是抗 -HBc IgG，只要感染过 HBV，无论病毒是否被清除，此抗体均为阳性，可持续存在数年。抗 -HBc 不是保护性抗体，不能中和乙肝病毒。体内抗 -HBc 水平和肝脏炎症程度密切相关，定量检测抗 -HBc 可间接反映机体抗 -HBV 免疫应答能力和肝脏组织炎症程度。

（4）乙肝核心相关抗原（HBcrAg）：HBcrAg 是由前核心 mRNA（3.5kb）编码的一种包含 HBcAg、HBeAg、p22 蛋白质的复合标志物。HBcrAg 与肝细胞内 cccDNA 转录活性有关，血清中 HBcrAg 水平可反映肝细胞内 cccDNA 的含量及转录活性，也可能反映整合 HBV DNA 的转录活性。在疾病分期、预测聚乙二醇干扰素（PEG-IFN）和 NAs 抗病毒疗效及停药后复发、预测原发性肝细胞癌发生风险等方面均有研究报告。

3. HBV DNA 检测 血清中存在 HBV DNA 是诊断感染的最直接依据，可用实时荧光定量 PCR、转录介导的扩增技术（transcription mediated amplification，TMA）及核酸杂交法检测。HBV DNA 定性和定量检测反映病毒复制情况或水平，主要用于慢性感染的诊断、血清 HBV DNA 及其水平的监测以及抗病毒疗效评估。PCR 检测可使 DNA 在体外成百万倍扩增，提高敏感性，可在 HBsAg 阳性前 2～4 周检出 HBV DNA。

4. HBV 基因分型检测 HBV 基因型分型可以依赖全基因组或表面抗原基因序列的差异，常用的方法有①基因型特异性引物 PCR 法；②PCR- 限制性片段长度多态性（PCR-restriction fragment length polymorphisms，PCR-RFLP）分析法；③线性探针反向杂交法（linear probe reverse hybridization，LiPA）；④PCR 微量板核酸杂交酶联免疫吸附试验；⑤基因序列测定法等。

5. HBV 耐药突变株检测 HBV 对核苷（酸）类似物耐药的产生与 HBV 聚合酶基因变异有关，并且 HBV 聚合酶基因变异是多位点的，以 C 区 YMDD（酪氨酸 - 蛋氨酸 - 天冬氨酸 - 天冬氨酸）基序变异最为重要。常用检测方法有①HBV 聚合酶区基因序列分析；②PCR-RFLP；③实时荧光定量 PCR；④LiPA 等。

6. HBV RNA 检测 目前定量检测血清 HBV RNA 的主要方法包括间接定量法和直接定量法。间接定量法是通过实时荧光定量检测技术，直接定量法则是通过 RNA 捕获探针法。血清中 HBV RNA 检测可反映肝细胞中 cccDNA 的存在和转录活性。应用核苷（酸）类似物抗病毒治疗中，血清中 HBV RNA 水平对于 HBeAg 血清转换和停药后病毒学反弹，可能具有预测价值。

（三）报告及解释

1. 免疫学检测 HBV 免疫学标志与临床关系较为复杂，必须对几项指标综合分析，可估计感染阶段及临床疾病预后（图 27-4，表 27-2）。对于临床治疗监测可用 HBsAg 定量检测和 HBeAg 血清学转换。

2. HBV DNA 检测 HBV DNA 水平能反映病毒复制情况或水平，可用于评价疾病活动度（活动与非活动），筛查抗病毒治疗对象，监测治疗效果，优化抗病毒治疗方案。但 DNA 阳性及其拷贝数与肝脏病理损害程度不相关。

3. HBV 基因型 检测 HBV 的基因型有助于预测干扰素疗效，判断疾病预后。基因型与预后的关系：C 型比 B 型更容易诱导肝硬化和肝癌等相关疾病的发生。基因型与干扰素治疗的关系：不同基因型对抗病毒药物治疗的反应也存在较大差异，其应答率依次为 B 型 > A 型 > C 型 > D 型 > 其他型。基因型与 PEG IFN 治疗的关系：不同基因型的适宜条件不同，对于 A、B 或 C 型 HBeAg 阳性慢性乙肝患者，PEG IFN 治疗适宜人群为 ALT > 2 倍高限或 HBV DNA < 10^9 拷贝 /ml，而 D 基因型患者不宜选用 PEG IFN 治疗。

表 27-2　HBV 抗原、抗体检测结果的临床分析

HBsAg	抗-HBs	HBeAg	抗-HBe	抗-HBc IgM	抗-HBc IgG	结果分析
+	−	−	−	−	−	HBV 感染者或无症状携带者
+	−	+	−	+	−	急性或慢性乙型肝炎（传染性强，俗称"大三阳"）
+	−	−	+	−	+	急性感染趋向恢复（俗称"小三阳"）
−	+	−	+	−	+	既往感染
−	−	−	−	−	+	既往感染
−	+	−	−	−	−	既往感染或接种过疫苗
−	−	−	−	−	−	未感染 HBV 的易感者

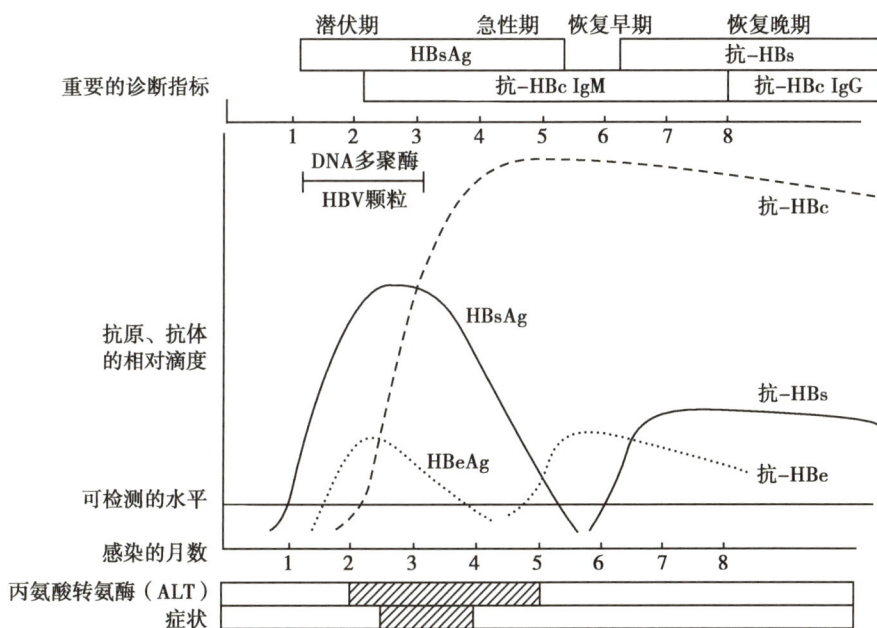

图 27-4　急性乙型肝炎病毒感染的临床与血清学反应

4. HBV 耐药突变株检测　在治疗前进行耐药突变检测有助于判断用药的有效性；治疗中每 3～6 个月检测，有助于观察疗效，及时调整用药。耐药突变一旦被选择出来，突变病毒株会在患者体内长期存在且对核苷类药物的耐药率会随着治疗时间的延长而增加。进行耐药位点检测可以确定突变模式或通路，从而为个体化治疗提供指导。

第三节　丙型肝炎病毒

丙型肝炎病毒属于黄病毒科（*Flaviviridae*）肝炎病毒属（*Hepacivirus*）。

一、临床意义

HCV 是丙型病毒性肝炎的病原体，所致感染呈世界性分布。据 WHO 估计，2019 年全

球有慢性 HCV 感染者 5 800 万例,29 万例死于 HCV 感染引起的肝硬化或肝癌,全球新发感染者约 150 万例。HCV 传染源包括患者和隐性感染者,传播途径多种多样,主要有三种,即血液传播、性接触传播和垂直传播。大多数 HCV 感染者表现为无症状,急性感染者中约有 75%～85% 会发展为慢性感染,慢性感染可能导致慢性肝炎、肝纤维化,部分患者可发展为肝硬化甚至肝细胞癌。

直接抗病毒药物(DAA)是特异性靶向 HCV 生活周期中 NS3/NS4A、NS5B 和 NS5A 病毒蛋白的抑制剂,能够使 95% 以上的丙型肝炎患者实现治愈。因此,目前 HCV 感染已被视为一种可发现、可防控和可治愈的疾病。

二、生物学特性

HCV 呈球形,直径 30～60nm,由包膜、衣壳和核心三部分组成,其表面凸起。包膜来源于感染细胞内质网膜,其中包含两种病毒膜蛋白,即 E1 和 E2;衣壳主要由核心蛋白构成;核心为一单正链 RNA。HCV 在体内的存在形式有 4 种,即完整 HCV 颗粒、不完整 HCV 颗粒、与免疫球蛋白或脂蛋白结合的颗粒和由感染细胞释放含 HCV 成分的小泡。

HCV 基因组是单正链 RNA,全长约 9.6kb,仅含有单一 ORF,自 5′ 端开始依次为 5′NCR、C(核心蛋白)、E1(包膜蛋白)、E2(包膜蛋白)、p7(膜蛋白)、NS2、NS3、NS4A、NS4B、NS5A、NS5B 及 3′NCR。5′NCR 对病毒复制及病毒蛋白翻译有重要调节作用,其核苷酸序列最保守,可用于基因诊断。C 区和 E 区分别编码病毒核心和包膜蛋白。核心蛋白具有强免疫原性,可刺激机体产生抗体,几乎存在于所有患者血清中且持续时间较长,有助于 HCV 感染的诊断。E 区变异幅度最大,不同分离株的核苷酸差异可达 30% 左右。包膜蛋白抗原性改变而逃避免疫细胞及免疫分子识别,是 HCV 容易慢性化的原因之一。NS2～NS5B 区编码非结构蛋白及酶类,对病毒复制和生长很重要,如 NS5B 编码依赖 RNA 的 RNA 聚合酶。3′NCR 对 RNA 结构稳定性的维持及病毒蛋白翻译有重要作用。根据 HCV 核苷酸序列差异,将 HCV 分为 6 个主要的基因型,即基因型 1～6,基因 1 型呈全球分布,占所有 HCV 感染的 70% 以上。在我国,基因 1b 型和 2a 型较为常见,其中以基因 1b 型为主。

三、微生物学检验

HCV 颗粒在宿主外周血中的含量非常低,常规方法很难直接检测;到目前为止,HCV 没有常规培养的方法。目前丙型肝炎相关检验方法主要包括免疫学检测、核酸检测和 HCV 基因型检测。

(一)标本采集

免疫学检测标本可用血清或血浆。HCV RNA 检测多采用血清,如用血浆,应使用枸橼酸盐或者 EDTA 抗凝,避免用肝素抗凝,因其对 DNA 聚合酶有抑制作用。由于血液中存在高浓度的蛋白酶和 RNA 酶,因此标本应在采集后尽快分离血清或血浆,并于 4～6 小时内冷藏或冻存。最好冻存在 −70℃ 及以下,因为在 −20℃ 时 HCV RNA 易发生明显降解。

(二)检验方法

1. 免疫学检测 包括检测 HCV 抗体和核心抗原,目前主要是检测 HCV 抗体。

(1)HCV 抗体检测:主要采用 ELISA、化学发光法、快速检测试验和免疫印迹等方法。这些方法操作简便且具有较高的灵敏度和特异性,能够快速准确地检测 HCV 抗体,可作为实验室 HCV 筛查的首选方法。

(2)HCV 核心抗原检测:应用 ELISA 和 CLIA 检测血中 HCV 核心抗原,可用于 HCV 感染诊断和监测。HCV 核心抗原 p22 是 HCV 的一种核衣壳多肽,在病毒组装过程中释放入血液,可以在 HCV 感染早期和整个 HCV 感染过程中检测到。HCV 抗原检测可作为 HCV

RNA 检测的替代方法应用于诊断 HCV 现症感染。

2. 核酸检测（nucleic acid test，NAT） HCV RNA 是 HCV 感染的直接证据，在感染早期抗体产生前的诊断、伴免疫缺陷的 HCV 感染者的诊断以及疗效评价方面具有特殊价值。核酸检测方法主要有常规 RT-PCR 和实时荧光定量 RT-PCR 等。RNA 定性检测用于诊断 HCV 病毒血症，RNA 定量检测可用于临床诊断和治疗效果评估。

3. 基因分型 HCV 的基因分型方法较多，主要包括直接双向测序、反向杂交、RFLP 和实时荧光定量 RT-PCR 等。HCV 基因分型有助于判断治疗的难易程度，制订个体化的抗病毒治疗方案，同时对于流行病学研究也具有重要意义。

（三）报告及解释

抗 -HCV 检测用于筛查个体 HCV 感染状况，阳性提示有 HCV 暴露史，可能是现症感染或既往感染。对于抗 -HCV 阳性者，HCV RNA 是判定 HCV 现症感染的依据。免疫抑制患者合并 HCV 感染或急性感染窗口期患者，抗 -HCV 筛查可出现假阴性，应进行 HCV RNA 检测确认是否感染 HCV（见表 27-3）。HCV RNA 定量检测用于丙型肝炎患者治疗监测。HCV 基因分型检测是流行病学研究的重要工具，可帮助制订抗病毒治疗的个体化方案。

表 27-3 丙型肝炎感染试验检测结果的临床意义

抗 -HCV	HCV RNA	临床意义
+	+	HCV 感染者（急性或慢性感染）
+	−	既往感染，或治疗后 HCV 清除
−	+	急性 HCV 感染早期，或免疫功能低下的 HCV 感染者

注：+，检测结果为阳性；−，检测结果为阴性。

第四节 丁型肝炎病毒

丁型肝炎病毒属于三角病毒科（*Kolmioviridae*）德尔塔病毒属（*Deltavirus*）。

一、临床意义

HDV 是与 HBV 密切相关的、引起急性和慢性肝病的亚病毒病原体。HDV 属于缺陷病毒，必须在嗜肝 DNA 病毒辅助下才能复制，故 HDV 流行病学特点类似 HBV。其传染源为患者，经输血或血制品、密切接触和垂直传播。根据与 HBV 感染关系，可将 HDV 感染分为两种类型：联合感染（coinfection）和重叠感染（superinfection），前者是指与 HBV 同时或先后感染，可引起典型的急性病毒性肝炎，个别病例易发展为危及生命的重症肝炎，后者是指在慢性 HBV 感染的基础上发生 HDV 感染，这种感染中 HDV 复制水平较高，极易导致慢性乙型肝炎患者症状加重和慢性化，与肝硬化的发生也密切相关。

二、生物学特性

成熟 HDV 呈球形，直径为 35～37nm。颗粒内部由病毒 RNA 和丁型肝炎抗原（HDAg）组成，其包膜是 HBsAg。仅有一个血清型。HDV 是单负链 RNA 病毒，基因组长 1.7kb，以环状或线状两种形式存在，共有 9 个 ORF，其中 ORF5 能编码特异性抗原 HDAg。HDAg 刺激机体产生抗 -HDV，但抗 -HDV 是非保护性抗体，不能中和与清除病毒，若呈持续高效价存在，可作为判定慢性丁型肝炎的指标。

三、微生物学检验

（一）标本采集

参阅第二节 HBV 部分相关内容。

（二）检验方法

1. 显微镜检查 HDV 显微镜检查迄今未用于临床。

2. 免疫学检测

（1）抗原检测：直接检查血或肝活检组织中 HDV 抗原，需要用去垢剂处理去除其表面 HBsAg，然后再用荧光免疫或 ELISA 法检测。HDV 抗原主要存在于受感染的肝细胞核和胞质内，在 HDV 血症时血清中也可检测到。

（2）抗体检测：目前诊断 HDV 感染的常规方法是采用 ELISA 法检测血清中抗 -HDV。HDV 感染后，抗 -HDV IgM 在两周内出现，4～5 周达到高峰后开始下降，因此检测抗 -HDV IgM 具有早期诊断价值。抗 -HDV IgG 出现时间较晚，如果持续高效价，则提示 HDV 慢性感染。

3. 核酸检测 HDV RNA 是病毒存在的直接证据。常用 RT-PCR 和核酸杂交法检测，敏感性和特异性均较高。HDV RNA 阳性提示存在 HDV 感染及病毒复制。

（三）报告及解释

血液中 HDV 抗原阳性主要见于急性 HDV 早期。在慢性 HDV 感染中，HDV 抗原可呈波动性反复阳性。在急性 HDV 感染时，抗 -HDV IgM 是首先可以检出的抗体，尤其是联合感染时，抗 -HDV IgM 往往是唯一可检出的标志物。在慢性 HDV 感染中，HDV 总抗体持续保持高滴度，即使 HDV 感染终止后仍可存在数年。HDV RNA 是 HDV 存在及复制的一个有用指标。

第五节　戊型肝炎病毒

戊型肝炎病毒属于戊型肝炎病毒科（*Hepeviridae*）帕斯拉戊型肝炎病毒属（*Paslahepevirus*）。

一、临床意义

HEV 是戊型病毒性肝炎的病原体，主要通过肠道传播，易通过污染水源而导致大规模暴发流行，其传染源包括潜伏末期、急性早期患者和隐性感染者。HEV 传播具明显季节性，多发生于雨季或洪水后。1986—1988 年，我国新疆南部曾发生 HEV 大流行，近 12 万人发病，其中 72% 为 15～44 岁的青壮年，其流行原因可能与 1986 年 7 月和 1987 年 6 月的两次大暴雨有关。HEV 主要感染青壮年，潜伏期 2～9 周，感染后主要为显性感染及隐性感染两类。该病为自限性疾病，发病后 6 周可自然康复。孕妇感染 HEV 后常病情较重，可导致流产或死胎，病死率达 10%～20%。HEV 也可引起慢性感染，当 HEV RNA 在血液或粪便中持续存在 3 个月及以上即被定义为慢性感染。HEV 的慢性化主要发生在感染 HEV 基因 3 或 4 型的免疫抑制患者中，例如，接受化疗和 / 或免疫治疗的癌症患者及接受免疫抑制治疗的器官移植患者。一旦病愈，可获得终身免疫。

二、生物学特性

HEV 为二十面体球形颗粒，直径 27～34nm，无包膜，表面有锯齿状凸起，形似杯状。HEV 有空心和实心两种颗粒，实心颗粒内部致密，是完整的 HEV 结构；空心颗粒内部含电荷的透亮区,为缺陷的、含不完整 HEV 基因的病毒颗粒。HEV 基因组是单正链 RNA,基因组全长约 7.2～7.4kb,共有 3 个互相重叠的 ORF。ORF1 位于 5′ 端,长约 5kb,主要编码与 RNA 复制等相关的非结构蛋白;ORF2 位于 3′ 端,长约 2kb,编码由 660 个氨基酸组成的核衣壳蛋白;ORF3 最短,与 ORF2 部分重叠,编码的蛋白可能与病毒对免疫系统的逃避、调节病毒复制以及核衣壳组装有关。

目前 HEV 主要分为 8 个基因型,感染人类的 HEV 基因型主要为 1 型、2 型、3 型和 4 型,这 4 种基因型都属于同一种血清型,其中 1 型和 2 型主要分布在亚洲、非洲和墨西哥等地区。

三、微生物学检验

目前 HEV 感染病原学诊断主要依据患者血清 HEV 抗体、抗原和 HEV RNA 检测。

(一)标本采集

采集患者的血清或粪便标本,低温条件下运送和保存标本。

(二)检验方法

1. 免疫学检测 采用 ELISA 方法检测抗 -HEV 和 HEV 抗原。血清抗 -HEV IgM 出现早消失快,可作为早期感染的诊断依据。恢复期血清抗 -HEV IgG 比急性期高 4 倍以上,提示 HEV 感染。HEV 抗原检测对于机体尚未产生 IgM 抗体或 IgM 抗体水平较低的病例具有补充诊断价值。

2. 核酸检测 检测患者血清、胆汁和粪便中的 RNA,是诊断急性戊型肝炎特异性最好的方法。急性期血清中 RNA 的检出率达 70%。常采用实时荧光定量 RT-PCR(荧光探针法)检测血清或粪便样品中的 HEV RNA,该方法与传统 PCR 方法相比,具有快速、灵敏度高等优点。

(三)报告及解释

HEV 报告及解释与 HAV 相似。

本章小结

肝炎病毒是指以侵害肝脏为主的一组病原体,人类肝炎病毒主要包括 HAV、HBV、HCV、HDV 和 HEV。

HAV 属于小 RNA 病毒科嗜肝病毒属。主要通过肠道传播,传染源为患者或隐性感染者。实验室诊断以血清学检查抗 -HAV 为主。感染早期可检测患者血清中抗 -HAV IgM;检测抗 -HAV IgG 或 HAV 总抗体用于流行病学调查。

HBV 属嗜肝 DNA 病毒科正嗜肝 DNA 病毒属,有大球形颗粒、小球形颗粒和管形颗粒三种形态。基因组长约 3.2kb,为部分双链环状 DNA,长链含有 S、C、P 与 X 4 个 ORF。主要传染源是无症状 HBsAg 携带者和患者,传播途径有血液传播、接触传播和垂直传播。临床上 HBV 感染的病原学诊断主要依靠 HBV 血清标志物和核酸检测。HBV 血清标志物包括 HBsAg 和抗 HBs、HBeAg 和抗 HBe 以及抗 HBc。血清中存在 HBV DNA 是诊断 HBV 感染最直接的证据。

HCV 属黄病毒科丙型肝炎病毒属,病毒呈球形,由包膜、衣壳和核心三部分组成。其基因组是单正链 RNA,具有单一的 ORF,由 9 个基因区组成。HCV 感染慢性化比例高。主要传染源是患者和隐性感染者,传播途径多种多样,包括血液传播、经破损的皮肤和黏膜传播、垂直传播和性接触传播等。临床诊断依赖抗 -HCV 和 HCV RNA 检测。

HDV 属三角形病毒科德尔塔病毒属,是一种缺陷病毒,必须在 HBV 或其他嗜肝 DNA

病毒辅助下才能复制。HDV 是一单负链 RNA 病毒，基因组长 1.7kb。病毒颗粒内部由病毒 RNA 基因组和 HDAg 组成的核糖核蛋白体构成，其包膜由 HBsAg 组成。丁型肝炎的传染源主要是慢性丁型肝炎患者。通过检测抗 -HDV 以及 HDV RNA，结合 HBV 感染的检测，可作出 HDV 感染的实验室诊断。

　　HEV 属戊型肝炎病毒科帕斯拉戊型肝炎病毒属，HEV 颗粒呈球状，无包膜，表面有锯齿状凸起。HEV 为单正链 RNA 病毒，有 3 个互相重叠的 ORF。HEV 主要经肠道传播，通过污染水源可导致暴发流行，其传染源是潜伏末期和急性早期患者及亚临床感染者。实验室诊断主要依赖于抗 -HEV 和 HEV RNA 的检测。

（王晓春）

第二十八章 逆转录病毒

28章

通过本章学习，你将能回答以下问题：

1. HIV 的基因组结构有何特点？各结构基因及调节基因有何功能？
2. HIV 感染的诊断标准是什么？为什么筛查试验不能确定是 HIV 感染？
3. HIV 检测应该注意哪些问题？

逆转录病毒科（*Retroviridae*）是一大组含有逆转录酶（reverse transcriptase）的 RNA 病毒，依据 ICTV 分类系统，逆转录病毒科包括正逆转录病毒亚科（*Orthoretrovirinae*）和泡沫病毒亚科（*Spumaretrovirinae*）两个亚科，共 11 个属 68 个种。其中对人致病的主要逆转录病毒为正逆转录病毒亚科慢病毒属（*Lentivirus*）的人类免疫缺陷病毒（human immunodeficiency virus，HIV）和 δ 逆转录病毒属（*Delta retrovirus*）的人类嗜 T 细胞病毒 1 型（human T lymphotropic virus-1，HTLV-1）。

第一节　人类免疫缺陷病毒

人类免疫缺陷病毒（HIV）是引起获得性免疫缺陷综合征（acquired immunodeficiency syndrome，AIDS），即艾滋病的病原体。人类免疫缺陷病毒包括 HIV-1 和 HIV-2 两个型，HIV-1 是引起全球艾滋病流行的主要病原体；HIV-2 主要分离自非洲西部，毒力较弱。

一、临床意义

AIDS 是一种严重危害人类健康的传染病，主要通过性接触、输血、注射、垂直传播等途径感染 HIV 后引起。在不进行治疗的情况下，HIV 感染呈慢性进行性发展，逐步破坏免疫系统最终发展成 AIDS。目前 HIV 感染自然病程包括急性 HIV 感染期、无症状期和艾滋病期。

1. 急性 HIV 感染期　HIV 初次感染机体后，病毒在 CD4$^+$ T 细胞和单核巨噬细胞群中增殖和扩散，机体处于 HIV 的原发感染期。此期感染者血中 CD4$^+$ T 细胞数减少、HIV 病毒数量增多，可有发热、淋巴结肿大、咽炎、皮肤斑丘疹和黏膜溃疡等自限性症状，也可不表现任何临床症状。极少数病例可出现急性神经疾病，如脑膜炎、脑炎、多发性周围神经病变或肌病等。这段时期感染者体内尚未产生针对 HIV 的抗体，处于"窗口期"，HIV 抗体检测阴性。

感染 HIV 4～8 周后，血清中开始出现抗体。随着感染的进一步发展，体内产生的抗体逐渐增多，抗体检测转为阳性。研究发现，人体感染 HIV 后血清中出现抗体的平均时间为45 天。

2. 无症状期　随后转入无症状 HIV 感染期，又称亚临床感染期。此期患者大多没有感染症状和体征，部分感染者可有颈部、腋下或腹股沟等处的浅表淋巴结肿大。感染者血清 HIV 抗体阳性，CD4$^+$ T 细胞减少，CD4/CD8 比值下降（＜1.0）。此期可持续数月至数年，时间长短取决于病毒的增殖速度以及 HIV 对 CD4$^+$ T 细胞的损伤程度。

3. 艾滋病期 当机体免疫系统被破坏到一定程度,感染者出现持续性或间歇性的全身症状和"轻微"的机会性感染。全身症状包括低热、夜间盗汗、乏力、慢性腹泻及持续性全身淋巴结肿大等。轻微感染多发生于口腔和皮肤黏膜,常见口腔念珠菌感染、口腔黏膜毛状白斑、特发性口疮、牙龈炎,皮肤真菌感染、带状疱疹、单纯疱疹、毛囊炎、脂溢性皮炎、瘙痒性皮炎等。此阶段感染者血液中的病毒载量开始上升,CD4$^+$ T 细胞减少速度明显加快。之后,感染者开始发生一种或几种指征性疾病,包括淋巴瘤、卡波西肉瘤,以及肺孢子菌肺炎、弓形虫病、巨细胞病毒感染、隐球菌性脑膜炎、快速进展的肺结核等机会性感染和 HIV 相关痴呆。实验室检查可见 CD4$^+$ T 细胞计数下降(<200 个 /μl),血液循环中病毒载量增多或 p24 抗原升高。HIV 感染者发展为 AIDS 的病程长短不一。

二、生物学特性

HIV 病毒体呈球形,直径约 100～120nm,由包膜和核衣壳两部分组成。病毒体外层为脂蛋白包膜,其中嵌有 gp120 和 gp41 两种病毒特异的包膜糖蛋白,前者为表面刺突,后者为跨膜蛋白。衣壳为二十面体对称型,由内膜蛋白 p17 组成,核心呈棒状或截头圆锥状,含病毒 RNA、逆转录酶和核衣壳蛋白 p24(图 28-1、图 28-2)。

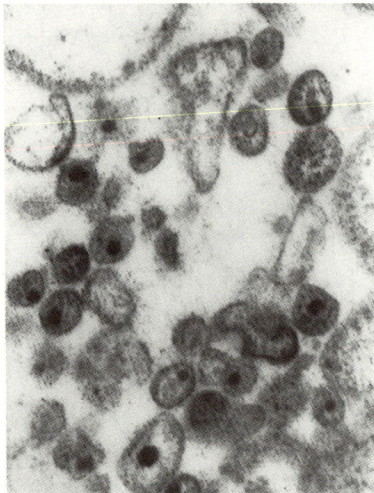

图 28-1　人类免疫缺陷病毒(电子显微镜)

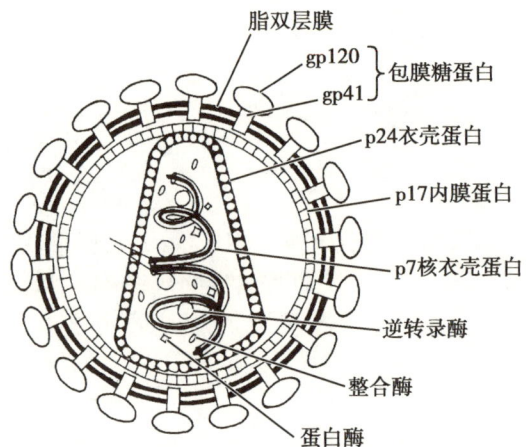

图 28-2　HIV 的结构模式图

HIV 基因组是由 2 条相同的单正链 RNA 在 5′端通过氢键互相连接形成的二聚体。病毒基因组全长约 9.7kb,有 3 个结构基因 *gag*、*pol*、*env* 和 6 个调控基因 *tat*、*rev*、*nef*、*vif*、*vpr*、*vpu/vpx*,在基因组 5′端和 3′端均有一段 LTR(图 28-3)。

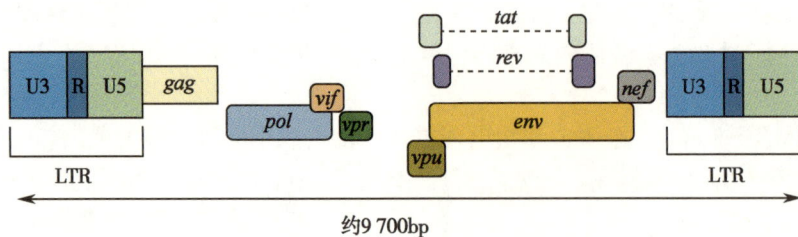

图 28-3　HIV 的基因组结构

(1) *gag* 基因:编码前体蛋白 p55,经蛋白酶裂解后形成核衣壳蛋白 p7、内膜蛋白 p17 和衣壳蛋白 p24。衣壳蛋白 p24 的特异性最强,与多数其他逆转录病毒无抗原交叉。HIV-1 与

HIV-2 的 p24 有轻度交叉反应。

（2）*env* 基因：编码前体蛋白 p160，经蛋白酶切割后形成 gp120 和 gp41 两种包膜糖蛋白。在 gp120 高变区 V3 肽段含有病毒体与中和抗体结合的位点，也是病毒体和宿主细胞表面的 CD4 分子结合的部位。gp41 的疏水性氨基酸末端具有介导病毒包膜与宿主胞膜融合的作用。

（3）*pol* 基因：编码病毒复制所需的酶类，p66 为逆转录酶，p32 为整合酶。p66 具有多聚酶和核酸内切酶的功能，与病毒复制密切相关。p32 与病毒 cDNA 整合于宿主细胞染色体中有关。

（4）LTR：是病毒基因组两端重复的一段核苷酸序列，含启动子、增强子、TATA 序列以及多个与病毒及细胞调节蛋白反应相关的区域，对病毒基因组转录的调控起关键作用。

HIV 基因表达调节机制复杂，6 个调节基因及主要功能如下。①*tat* 基因：编码一种反式激活因子，与 LTR 上的应答元件结合后能启动及促进病毒基因的 mRNA 转录。正调节所有病毒蛋白的合成，促进病毒增殖和结束潜伏状态；②*rev* 基因：编码一种转录后的反式激活因子，其作用是促进大分子 mRNA 从胞核向胞质转运，增加结构蛋白的合成；③*nef* 基因：编码负调节蛋白，对病毒的结构蛋白和调节蛋白的表达均有下调作用；④*vpu* 基因：编码病毒 Vpu 蛋白，在细胞内主要定位于细胞膜，促进病毒颗粒释放；⑤*vif* 基因：编码 Vif 蛋白，Vif 蛋白是一个分子量为 23kD 的病毒颗粒感染性因子，加强病毒的感染性；⑥*vpr* 基因：编码病毒 Vpr 蛋白，Vpr 蛋白是一种逆转录激活因子，具有促进感染细胞增殖和分化的作用，为病毒复制和基因表达提供适宜的环境条件。

HIV 的复制是一个特殊且复杂的过程。首先，HIV 病毒颗粒的 gp120 与细胞上的 CD4 分子结合；在一些辅助受体的帮助下，病毒包膜与细胞膜发生融合、核衣壳进入细胞质内并脱壳，释放 RNA；以病毒 RNA 为模板，通过逆转录酶的作用产生互补的负链 DNA，构成 RNA：DNA 中间体；中间体中的亲代 RNA 链由 RNA 酶 H 水解去除，再以负链 DNA 为模板合成正链 DNA，从而组成双链 DNA（即病毒 cDNA）；此时基因组的两端形成 LTR 序列，并由胞质移行到胞核中；在整合酶的作用下，病毒 cDNA 整合入细胞染色体中，这种整合的病毒双链 DNA 即为前病毒（provirus）。当前病毒活化进行转录时，在细胞 RNA 聚合酶的催化下，以病毒 DNA 为模板转录 RNA，经过剪接或加帽和加尾合成为病毒结构蛋白和非结构蛋白 mRNA 或病毒子代的基因组 RNA；病毒子代基因组 RNA 与病毒蛋白装配成核心颗粒，经出芽方式获得包膜，从而组装成完整的病毒。

HIV 的基因组具有高度变异性，从不同个体分离到的 HIV 毒株间有不同的基因遗传特性。HIV 变异在基因组内的分布不均匀，结构基因 *env* 和调节基因 *nef* 发生变异较常见。HIV 抗原的变异性是病毒逃避宿主免疫反应的主要机制。

HIV 对理化因素的抵抗力弱。56℃ 30 分钟可灭活，0.2% 次氯酸钠、0.1% 漂白粉、70% 乙醇、50% 乙醚、0.3% H_2O_2 或 0.5% 甲酚皂处理均可灭活病毒。但病毒在室温（20～22℃）可保存活力达 7 天。

三、微生物学检验

HIV 感染的实验室检查主要包括病原学检查、血清学检测、淋巴细胞计数和耐药性检测等多个方面。目前，临床检测项目主要有 HIV 抗体、p24 抗原、HIV 病毒载量、CD4+ T 和 CD8+ T 淋巴细胞计数等，各项检测应依据《全国艾滋病检测技术规范》的要求进行。检查结果用于筛查和确认 HIV 感染者，以及指导抗病毒药物的治疗。

（一）标本采集

HIV 感染者的血液、精液、阴道分泌物、乳汁、唾液等标本，均可分离到病毒。HIV 原发感染 2 周内,血液中难以检测到病毒;感染 2 周后,出现病毒血症,可检测病毒抗原或病毒逆转录酶活性;感染 6～8 周后直到艾滋病出现前,可检测病毒抗体;艾滋病期,可检测血清中 HIV 抗原。在不同时期应选择不同的检验方法。

用于抗体和抗原检测的血清或血浆等标本,短期(1 周)内检测的可 2～8℃保存,一周以上应存放于 −20℃以下。用于核酸检测的标本,4 天内检测的可 2～8℃保存,3 个月以内应存放于 −20℃以下,3 个月以上应置于 −70℃以下。

(二)HIV 病原学检查

1. 病毒分离与培养　分离患者的外周血单核细胞,与正常人单核细胞进行共培养。HIV 生长缓慢,经 7～21 天后出现不同程度的 CPE,最显著的表现为出现融合的多核巨细胞,此时可检测培养液中逆转录酶活性或 p24 抗原来判断分离培养结果。该法检测结果可作为初期 HIV 感染/AIDS 的诊断依据。病毒分离培养是检测 HIV 感染最精确的方法,但临床上难以开展,多用于科学研究。

2. HIV p24 抗原检测　通常采用夹心 EIA 法或间接 ELISA 法检测患者血清或血浆中的 p24 抗原。p24 抗原出现于抗体产生之前,抗体出现后则转阴;在 HIV 感染后期再度上升;在无症状的 HIV 感染者中,p24 抗原阳性者发展为艾滋病的风险显著高于阴性者。p24 抗原一般在机体感染后 2～3 周即可从血清中检出,随后进入高峰,之后下降至难以测出的水平。p24 抗原可用于 HIV 感染的早期诊断、HIV 抗体不确定或 HIV-1 抗体阳性母亲所生婴儿的鉴别诊断,也可用于细胞培养中的 HIV 检测、抗 HIV 药物疗效的检测和 HIV 感染者病情发展的动态观察。

3. HIV 核酸检测　临床常对血浆、体液及组织等样品进行病毒载量检测,即测定游离病毒的 RNA 含量。HIV 载量检测方法有 RT-PCR、核酸序列依赖性扩增(NASBA)、支链 DNA 杂交试验(bDNA)。每一种 HIV RNA 定量系统都有其最低检测限,核酸定量检测时未测出不等于样品中不含有病毒 RNA,因此 HIV 核酸定性检测阴性,只可报告本次结果阴性,但不能排除 HIV 感染;HIV 核酸检测阳性,可作为 HIV 感染的辅助指标,不能单独用于 HIV 感染的诊断。

(三)HIV 感染的血清学检测

HIV 抗体检测可用于诊断、血液筛查、监测等。临床常以 HIV 抗体检测结果作为 HIV 感染者诊断和术前筛查依据。HIV 抗体检测分为筛查试验和确证试验。筛查试验阳性,须做确证试验。筛查试验阴性,一般不需做确证试验。

1. 筛查试验　根据检测原理不同分为酶联免疫吸附法、凝集法和层析法。目前临床进行血液筛查常用的方法为 ELISA。目前的第三代 ELISA 试剂采用基因重组多肽抗原包被和标记,有较高敏感性和特异性的第三代双抗原夹心试剂,可检测 HIV-1、HIV-2 和 HIV-1 型的 O 亚型,窗口期由 10 周缩短至 3～4 周。第四代 ELISA 试剂为抗原抗体联合测定试剂,可同时检测 p24 抗原和抗 HIV-1/2 抗体,与第三代试剂相比,检出时间提前了 4～9 天,还可降低血液筛查的危险度。近来开发的第五代 ELISA 试剂可进行双孔同时检测 HIV 抗体和 HIV p24 抗原,并且检测结果能够区分 HIV 抗体和 HIV p24 抗原。

在尚未建立艾滋病筛查实验室或大医院急诊手术前的 HIV 检查,可由经过培训的技术人员在规定的场所用快速试剂进行筛查试验。使用的快速试剂包括明胶颗粒凝集试验、斑点 ELISA、斑点免疫胶体金快速试验、艾滋病唾液检测卡等。筛查试验包括初筛试验和复检试验。

(1)初筛试验:选用符合要求的筛查试剂对标本进行初筛检测,对呈阴性反应的标本报告"HIV 抗体阴性";结果呈阳性反应的标本,报告"HIV 抗体待复检",须进一步做复检试验。

(2)复检试验:对初筛呈阳性反应的标本,须使用原有试剂(初筛试验试剂)和另外一种不同原理的试剂，或另外两种不同原理或不同厂家的试剂进行复检试验。如两种试剂复检均呈阴性反应，报告 HIV 抗体阴性；如均呈阳性反应，或一阴一阳，须送艾滋病确证实验室做确证试验。

2. 确证试验　HIV 抗体筛查呈阳性反应的标本由于存在假阳性的可能，必须做确证试验。方法有免疫印迹试验、条带免疫试验、放射免疫沉淀试验及免疫荧光试验，目前以免疫印迹试验最为常用。通过免疫印迹试验检测 HIV 抗体。若血清中含有 HIV 抗体，可与相应蛋白质结合并在相应的蛋白质部位出现色带，提示待测血清中含有抗该种蛋白的抗体。依据确证试验结果，可得出 HIV 抗体"阳性""阴性"或"不确定"结果。

（四）其他

1. CD4$^+$T 和 CD8$^+$T 淋巴细胞检测　临床上通过检测 CD4$^+$T 和 CD8$^+$T 淋巴细胞绝对值，在了解 HIV 感染免疫状态和临床分期、监测疾病进程、评估机会性感染的风险、评价抗病毒治疗适应证选择及疗效以及进行免疫重建评估等方面具有重要作用。目前的标准方法为应用流式细胞仪检测，可得出 CD4$^+$T 和 CD8$^+$T 淋巴细胞的绝对值及占淋巴细胞的百分比。

2. 耐药性检测　高效抗逆转录病毒治疗（HAART）是目前针对 HIV 最有效的治疗。由于 HIV 可产生自发性高频率的基因突变，在抗病毒药物选择性压力下 HIV 可促使耐药 HIV株的产生，并进一步引起多种药物交叉耐药，这可能成为将来艾滋病治疗的主要障碍。

目前常用的方法有基因型 HIV 耐药检测和表型 HIV 耐药性检测。表型 HIV 耐药性检测能直接测出感染的 HIV 毒株对药物的敏感性，并揭示已存在的或交叉耐药情况，有利于指导 HIV-1 感染者用药，虽然目前表型试验都是自动化的，但仍然费力且技术复杂。基因型 HIV 耐药性检测通过从患者标本中分离 HIV RNA，应用核酸序列分析等技术确定病毒变异位点，参考已有数据库按不同亚型进行比较，在确认变异后，与既往耐药或交叉耐药数据比较，间接估计耐药情况。本法简单、快速、费用低，缺点是无法了解病毒对药物的耐药程度。一般而言，基因型检测多用于新近诊断的个体，以制订最佳的治疗方案。但在治疗失败的情况下，基因型和表型检测相结合更有利于治疗方案的制订。

第二节　人类嗜 T 细胞病毒

人类嗜 T 细胞病毒分为 HTLV-1 和 HTLV-2，是 20 世纪 80 年代初分别从 T 淋巴细胞白血病和毛细胞白血病患者外周血淋巴细胞中培养分离出的人类逆转录病毒。

一、临床意义

HTLV-1 仅感染 CD4$^+$T 淋巴细胞并在其中生长，使受感染的 T 细胞转化，最后发展为 T淋巴细胞白血病。HTLV-2 可引起毛细胞白血病，该病罕见。

HTLV-1 主要经输血、注射、性接触或垂直传播等途径传播。HTLV-1 导致成人 T 淋巴细胞白血病（ATL），在我国部分沿海地区偶见 ATL。感染通常无症状，仅约 1/20 成人受染者可发展为 T 淋巴细胞白血病，表现为白细胞增高、全身淋巴结及肝脾大、皮肤损伤等。此外，HTLV-1 还可引起热带痉挛性下肢轻瘫及 B 细胞淋巴瘤。HTLV-1 引起细胞恶变的机制尚未完全明了。目前认为，HTLV-1 在复制过程中通过具有反式激活作用的 *tax* 基因产物，使 CD4$^+$T 细胞的 IL-2 基因和 IL-2 受体基因异常表达，导致感染病毒的 T 细胞大量增生；HTLV-1 前病毒 DNA 的整合导致染色体突变，突变细胞进一步演变成白血病细胞，随后其不断增殖导致 T 淋巴细胞白血病发生。

二、生物学特性

HTLV 呈球形，直径约 100nm；病毒核心为 RNA 及逆转录酶，衣壳含 p18、p24 两种结构蛋白；病毒包膜表面有刺突，为糖蛋白 gp120，能与细胞表面 CD4 分子结合，与病毒的感染、侵入细胞有关。病毒基因组包括 3 个结构基因 *gag*、*pol*、*env* 和 2 个调节基因 *tax*、*rex*，两端各有 LTR，参与病毒基因的调控。*gag*、*pol* 和 *env* 基因的功能与 HIV 基本一致。*tax* 基因编码一种反式激活因子，可激活 LTR 增加病毒基因的转录，并能激活细胞的 IL-2 基因和 IL-2 受体基因，使其异常表达而促进细胞大量增长。*rex* 基因编码的两种蛋白对病毒的结构蛋白和调节蛋白的表达有调节作用。

三、微生物学检验

HTLV-1 或 HTLV-2 病毒分离和抗体测定方法与 HIV 检查方法相似。应用免疫印迹法检测抗体可区别 HTLV-1、HTLV-2 和 HIV 三种病毒的抗体。

本章小结

人类免疫缺陷病毒（HIV）是获得性免疫缺陷综合征（艾滋病）的病原体，主要通过性接触、输血、注射、垂直传播等途径传播。HIV 选择性侵犯 $CD4^+$ T 细胞，引起以 $CD4^+$ T 细胞缺损和功能障碍为主的严重免疫缺陷。典型 HIV 感染病程包括急性感染期、无症状期和艾滋病期。

HIV 为有包膜的球形病毒，基因组全长约 9.7kb，是由 2 条相同的单正链 RNA 在 5′ 端通过氢键互相连接形成的二聚体，有 *gag*、*pol*、*env* 3 个结构基因和 *tat*、*rev*、*nef*、*vif*、*vpr*、*vpu/vpx* 6 个调控基因。HIV 的复制是一个特殊而复杂的过程。HIV 基因组具有高度变异性，对理化因素的抵抗力弱。

HIV 感染的实验室检查包括病原学检查、血清学检测、淋巴细胞计数和耐药性检测等多个方面。病原学检查可取患者的外周血单核细胞与正常人单核细胞进行共培养分离HIV，通过检测培养液中逆转录酶活性或 p24 抗原判断分离培养结果；p24 抗原出现于抗体产生之前，抗体出现后转阴。血清学检测主要指 HIV 抗体检测，可用于诊断、血液筛查、监测等。临床常以 HIV 抗体检测结果作为 HIV 感染者诊断和术前筛查依据。HIV 抗体检测分为筛查试验和确证试验。筛查试验阳性，须做确证试验。目前临床针对 HIV 感染的检查项目有 HIV 抗体、p24 抗原、HIV 病毒载量、$CD4^+$ T 和 $CD8^+$ T 淋巴细胞计数。

人类嗜 T 细胞病毒 1 型（HTLV-1）可致 T 淋巴细胞白血病，主要经输血、注射、性接触或垂直传播等途径传播。HTLV 为有包膜的球形病毒，病毒核心为 RNA 及逆转录酶，有 3 个功能与 HIV 基本一致的结构基因 *gag*、*pol*、*env* 和 2 个调节基因 *tax*、*rex*。HTLV-1 仅感染 $CD4^+$ T 淋巴细胞并在其中生长，使受感染的 T 细胞转化，最终发展为 T 淋巴细胞白血病。微生物学检验包括病毒分离鉴定及抗体检测。

（楼永良）

第二十九章　疱疹病毒

29章

通过本章学习，你将能回答以下问题：

1. 疱疹病毒中可感染人的病毒有哪几种？分别属于哪些亚科？
2. HCMV 抗原血症的检测原理是什么？有何诊断价值？
3. EBV 的 EBER 是什么？EBER 为什么可用于 EBV 的检测？
4. 哪种人疱疹病毒的基因组可整合到人基因组上？对诊断有何影响？

疱疹病毒（herpes virus）是一类可致人和动物疾病的 DNA 病毒，依据 ICTV 分类系统，生物学分类属于正疱疹病毒科（*Orthoherpesviridae*）。已鉴定 100 余种。其结构为正二十面体蛋白质衣壳包裹双链线形 DNA 基因组，衣壳外具有脂质包膜。根据生物学特性和 DNA 序列，疱疹病毒分为 α 疱疹病毒、β 疱疹病毒和 γ 疱疹病毒三个亚科，导致人类疾病的疱疹病毒称为人疱疹病毒（human herpes virus，HHV），已发现 8 种，分别是 α 疱疹病毒亚科的单纯疱疹病毒 1 型（herpes simplex virus type 1，HSV-1）、单纯疱疹病毒 2 型（herpes simplex virus type 2，HSV-2）、水痘 - 带状疱疹病毒（varicella-zoster virus，VZV），β 疱疹病毒亚科的人巨细胞病毒（human cytomegalovirus，HCMV）、人疱疹病毒 6 型（human herpes virus 6，HHV-6）、人疱疹病毒 7 型（human herpes virus 7，HHV-7），以及 γ 疱疹病毒亚科的 EB 病毒（Epstein-Barr virus，EBV）和人疱疹病毒 8 型（human herpes virus 8，HHV-8）。

第一节　单纯疱疹病毒

单纯疱疹病毒（herpes simplex virus，HSV）是一种嗜神经的双链 DNA 病毒，是最早发现的人疱疹病毒，属于 α 疱疹病毒亚科单纯疱疹病毒属（*Simplexvirus*）。根据抗原性，分为 HSV-1 和 HSV-2 两种血清型。人类是其唯一宿主。

一、临床意义

HSV 感染比较普遍。HSV-1 通过唾液传播，包括亲吻、共用餐具等，原发性感染主要发生于 5 岁以内，70%～90% 成人曾感染 HSV-1。HSV-2 通过性传播，感染危害性女性大于男性，多性伴侣者 HSV-2 抗体阳性率较高。HSV-1 和 HSV-2 均可经分娩由母亲感染新生儿。

HSV 初次经破损的皮肤或黏膜引起原发感染时，多呈隐性感染，部分病毒长期潜伏于三叉神经节、骶神经节等感觉神经节。当感染者免疫力低下或经物理性、化学性刺激时，HSV 可被激活，病毒复制，沿传出神经分布于皮肤、黏膜，引起复发性感染。除脑膜炎外，多为局部症状。HSV-1 感染主要表现为复发性口腔黏膜、唇周疱疹，咽喉痛、发热、口鼻麻木感或烧灼感，颈部淋巴结肿大等，常继发于感冒、流行性脑脊髓膜炎、大叶性肺炎、疟疾等。HSV-2 感染主要表现为生殖器疱疹，男性出现阴茎或者大腿内侧水疱、溃疡，女性表现为外阴、阴道或子宫颈水疱、溃疡，有时伴异常分泌物。新生儿及免疫功能缺陷者易发生全身散播性感染，表现为脑、肝、肺、眼、肾上腺及全身皮肤黏膜疱疹性病变，病死率高。

二、生物学特性

HSV 病毒颗粒直径 120～200nm，呈球形，从外到内由包膜（envelope）、被膜（tegument）、衣壳（capsid）和核心（core）四部分组成。包膜由来自感染细胞核膜的脂质三分子层组成，其间含有病毒编码的糖蛋白，糖蛋白具有促进病毒吸附、穿透和免疫逃逸等作用。被膜层为致密结构，富含蛋白质。衣壳由 162 个壳粒（capsomer）组成对称的二十面体。核心为致密结构，包含病毒基因组 DNA。HSV 基因组是线性双链 DNA，HSV-1、HSV-2 分别为 152kb、155kb。基因组含有至少 94 个开放阅读框，编码至少 70 种蛋白质。HSV 基因组比较复杂，由长片段 L 和短片段 S 组成，L 包含单一长片段 UL 及其两端的对称长重复序列 TRL 和 IRL，S 包含单一短片段 US 及其两端的对称短重复序列 TRS 和 IRS。目前已命名 11 种特异性抗原糖蛋白，其中型特异性抗原糖蛋白 gG 能区别 HSV-1 和 HSV-2。由于包膜富含脂质，故 70% 乙醇、漂白剂、酚类消毒剂等均能灭活 HSV，此外，在 pH 小于 5 或大于 10，温度大于 56℃的环境中 30 分钟能使 HSV 失去感染性。

三、微生物学检验

（一）检验程序

HSV 检验程序见图 29-1。

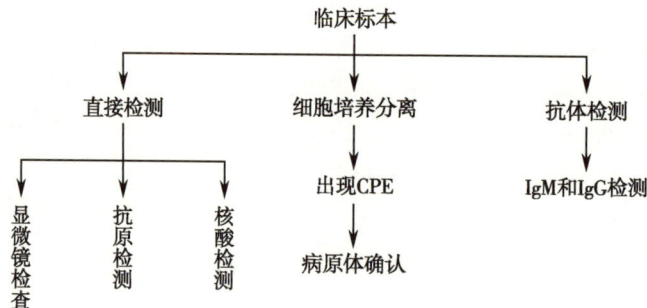

图 29-1　HSV 检验程序

（二）标本的采集

病毒培养时，采集角膜、口腔、生殖道等部位拭子置于病毒运输培养基中，低温冷藏运输；48 小时后检测的标本需置于 -70℃保存。组织标本亦应置病毒运输培养基，如需长期保存，应置含 50% 甘油的中性盐溶液或含 5% 胎牛血清的细胞培养液。气管抽吸液、脑脊液、清洁尿可直接检测，无须置病毒运输培养基。用于 PCR 检测的外周血用 EDTA 抗凝。用于 PCR 检测的标本 4℃可存放 72 小时，72 小时以上需长期储存时应置于 -20℃。

（三）标本直接检查

1. 显微镜检查　损伤部位采集的细胞或组织经固定、染色后镜检，有时可见细胞特征性改变，如细胞增大或退化、有合胞体形成、染色质边集、细胞质呈"毛玻璃"样、核内出现包涵体等。这些细胞改变有助于诊断 HSV 感染，但敏感性和特异性较低，需要与 HSV 特异性检验方法联合使用。

2. 抗原检测　常用直接免疫荧光抗体法或间接免疫荧光抗体法检测 HSV 抗原。直接免疫荧光抗体法的检测敏感性远低于 PCR 法，采用水疱性病变组织标本进行检测时敏感性较高，而对愈合性组织标本进行检测时敏感性偏低。

3. 核酸检测　HSV 的核酸检测方法主要有原位探针杂交法和 PCR 法。原位探针杂交法的敏感性有限，基本被 PCR 法取代。PCR 法是敏感性最高的直接检测技术。根据所选用的引物和检测程序，通过扩增 HSV-1 和 HSV-2 的共有序列可以同时检测这两种病毒，而通过特异性引物或探针、熔解曲线分析、限制性内切酶分析或 PCR 产物直接测序等方法可以分别检测 HSV-1 和 HSV-2。

（四）分离培养和鉴定

分离培养用于诊断黏膜、生殖道和眼部的 HSV 感染。HSV 敏感性较高的细胞为人胚肾细胞、人胚肺细胞，以及人二倍体成纤维细胞系如 MRC-5 和 WI-38、人上皮细胞系如 Hep-2 和 A549，以及水貂肺细胞和横纹肌肉瘤细胞等。将无菌标本接种细胞后，95% 的 HSV 在 5 天内出现 CPE，5% 的 HSV 需要 5～14 天才会出现 CPE，一般表现为初期呈单个或多个局灶性病变，细胞肿大、变圆、折光性变强，含有黄褐色颗粒，Giemsa 染色核内或细胞质内可见嗜酸性包涵体，之后病灶逐渐扩大，形成明显蚀斑，最后整个单层贴壁细胞裂解、破坏，从细胞培养瓶或培养板表层脱离。

其他病毒或毒力因子可能引起与 HSV 相似的 CPE，需要采用抗原检测法或核酸检测法对阳性培养物进行病毒鉴定。

（五）血清学检测

HSV 血清学主要检测 HSV IgG 和 IgM 两种抗体。HSV-1 和 HSV-2 的病毒结构蛋白几乎都有很强的抗原交叉反应性，仅单纯疱疹病毒 1 型糖蛋白 G（gG1）和单纯疱疹病毒 2 型糖蛋白 G（gG2）的氨基酸同源性较低，约为 38%，两者的单克隆抗体无交叉反应性，故 gG1 和 gG2 可作为理想的抗原应用于 HSV 型特异性血清学检测。目前仅有 gG1 特异性 IgG 检测和 gG2 特异性 IgG 检测能区分 HSV-1 和 HSV-2 感染，尚无 HSV-1 和 HSV-2 型特异性 IgM 抗体检测，IgM 抗体检测用于检测 HSV 原发感染的血清转变。血清学检测包括免疫印迹法和 ELISA 法。

第二节　水痘－带状疱疹病毒

水痘-带状疱疹病毒（varicella-zoster virus，VZV）是一种能引起水痘和带状疱疹的病原体，又被称为人疱疹病毒 3 型（human herpes virus 3，HHV-3），属于 α 疱疹病毒亚科。VZV 只感染人，而且人对 VZV 普遍易感，水痘为 VZV 原发感染时的临床表现，而后病毒可在神经节中长期潜伏，当受到某些因素刺激时，潜伏的 VZV 被激活，引起带状疱疹。

一、临床意义

VZV 全球流行且具有高传染性，可通过接触感染者皮肤水疱液或黏膜分泌物传播，与其他人疱疹病毒不同的是，VZV 还可通过吸入感染者咳嗽或打喷嚏产生的气溶胶传播。VZV 的原发感染引起水痘，以全身性疱疹、发热为特征，主要见于儿童。原发感染后，VZV 可经逆向轴突和血源播散至感觉神经节，潜伏于三叉神经节和脊髓后根神经节，受宿主特异性 T 细胞免疫系统调控。当免疫抑制或老年等因素导致该调控能力减弱时，VZV 活化引起继发感染。继发感染有时无明显临床症状，当 VZV 沿神经轴突传播至皮肤细胞并开始增殖时，引起周围神经炎和相应皮肤炎症，临床表现为在神经支配的皮肤区域出现带状疱疹，常伴有持续数月的剧烈神经性疼痛，有时感染眼部出现眼部带状疱疹。免疫功能受抑制的宿主可能出现面瘫和病毒性脑炎、脑膜炎等表现。

二、生物学特性

VZV 是中等大小的包膜球形病毒，直径 180～200nm，具有疱疹病毒典型的正二十面体球形结构。双链 DNA 分子长约 125kb，是人疱疹病毒中基因组碱基数最小的病毒，基因组编码至少 70 个病毒基因。VZV 基因组由长片段 L 和短片段 S 连接而成，长片段 L 中间是 UL，两端是对称长重复序列 TRL 和 IRL，短片段 S 中间是 US，两端是对称短重复序列 TRS 和 IRS。TRL、IRL、TRS 和 IRS 均远比对应的 HSV 中的重复序列短。VZV DNA 上的 70 个基因均匀地分布在两条链上，按立即早期基因 *IE*、早期基因 *E* 和晚期基因 *L* 的次序表达。晚期基因 *L* 编码衣壳蛋白、糖蛋白等结构蛋白。潜伏期时，病毒只表达个别立即早期基因 *IE* 和早期基因 *E*，晚期基因 *L* 不表达，处于低水平复制，并受机体免疫系统控制。VZV 基因组较稳定，多样性较低，变异率比其他人疱疹病毒低 5～50 倍。

三、微生物学检验

（一）检验程序

水痘 - 带状疱疹病毒检验程序同图 29-1。

（二）标本的采集

VZV 感染者水疱内液体含有高浓度的无细胞病毒且采集方法简单易行，故水疱液体是确诊 VZV 感染的最主要标本。PCR 检测可采用拭子采集水疱液，置病毒运输培养基或生理盐水中，也可采集血清、血浆、全血和外周血单核细胞（peripheral blood mononuclear cell，PBMC）保存于 -20℃。然而，-20℃ 冰冻后 VZV 病毒活性极大降低，故病毒培养时，应尽早接种，否则标本应加冷冻保护剂保存于 -80℃。

（三）标本直接检查

1. 显微镜检查　最原始且最简单易行的是 Tzanck 试验。其方法是取水疱基底部含有细胞的标本涂片，用 Wright-Giemsa 染色，镜检可见多核巨细胞、多个嗜酸性核内包涵体。由于 HSV、VZV 感染均可以观察到此形态的病变细胞，故此方法不能用于 VZV 的特异性诊断。

2. 抗原检测　VZV 抗原检测是住院患者 VZV 感染的快速实验诊断方法。采用无菌皮肤刮匙用力刮取疱疹基底部含细胞的标本，涂片，用低温丙酮固定，室温干燥，加荧光标记的 VZV 特异性单克隆抗体在 37℃ 潮湿的培养箱中染色培养半小时，洗去未结合抗体，加盖玻片后在荧光显微镜下观察。也可采用间接荧光抗体法检测 VZV 抗原。

3. 核酸检测　PCR 技术是诊断 VZV 感染的重要方法。由于疱疹液标本易得、VZV 浓度高，是 VZV 诊断及基因分型的理想标本。VZV 相关面瘫等患者皮肤表面无明显疱疹，可采集结痂或皮肤刮取物进行 PCR 检测。血清、血浆、全血、外周血单个核细胞（PBMC）、脑脊液（CSF）标本均可用于 PCR 检测。荧光定量 PCR 方法因其高敏感性，更适合 CSF 标本的检测。

（四）分离培养和鉴定

病毒分离培养除用于 VZV 诊断外，还可用于 VZV 毒株基因分型、获取血清学试验所需的 VZV 感染性细胞以及 VZV 耐药性分析等。一般采用人包皮成纤维细胞，其他敏感性细胞包括二倍体人细胞系如胎儿肾细胞、胎儿肺细胞、A549 细胞和人黑色素瘤细胞，以及原代猴肾细胞等非人细胞系。市售 CV-1 和 MRC-5 混合细胞可用于包括 VZV 在内的疱疹病毒分离培养。接种后 4～14 天出现 CPE。

采用 PCR 方法或 VZV 特异性抗体染色法对 CPE 培养物进行鉴定。遗传学鉴定主要用于临床研究，如鉴别野生型和疫苗株所致 VZV 感染，分析疫苗接种后出疹病因、疫苗与带状疱疹的相关性，评估疫苗株的传染性等。

（五）血清学检测

VZV 只有一个血清型。抗 VZV IgM 可用于诊断 VZV 原发感染，VZV IgG 用于检测机体对 VZV 的免疫力。WHO 建立了抗 VZV IgG 国际标准参考血清。

第三节　人巨细胞病毒

巨细胞病毒(cytomegalovirus,CMV)是一种可引起感染细胞肿大并出现巨大核内包涵体的病原体,自然界普遍存在,具有严格种属特异性,包括人、马、牛、猪、猫和鼠等 CMV。感染人的巨细胞病毒称为人巨细胞病毒(human cytomegalovirus,HCMV),也称为人疱疹病毒 5 型(human herpes virus 5,HHV-5)。

一、临床意义

HCMV 在全球普遍流行,各年龄均易感,感染率随年龄增长而升高,无季节性流行规律。感染源来自患者的唾液、尿液、乳汁、泪液、粪便、阴道分泌物、血液及精液,感染途径包括先天性感染、围产期感染和后天性感染。10%~15% 的 HCMV 先天性感染胎儿在妊娠期和新生儿期出现宫内生长迟缓、黄疸、肝脾大、皮疹、心肌炎、肺炎、中枢神经系统病变、耳聋及脉络膜视网膜炎等表现。围产期感染者出生 3~12 周开始分泌或排泄病毒,通常无临床表现。性接触是 HCMV 后天感染的重要途径。大多数免疫功能正常者感染 HCMV 后无显著临床表现,少数出现 EBV 感染所致传染性单核细胞增多症的类似表现,包括持续 2~3 周的发热、乏力、非典型性淋巴细胞增多和轻症肝炎等。与其他人疱疹病毒一样,原发感染后 HCMV 会在宿主体内终身潜伏于内皮细胞、淋巴细胞以及多种组织细胞,当受到外界刺激,特别是免疫功能抑制时,潜伏的 HCMV 被激活开始复制。

二、生物学特性

HCMV 病毒颗粒直径为 120~200nm,有典型的疱疹病毒结构。最外层为病毒的脂质双层包膜,厚约 10nm,现已知包膜含有至少 10 种病毒糖蛋白。包膜内为被膜,厚约 50nm,含有至少 14 种病毒蛋白。被膜内为核衣壳,由病毒壳体和包裹在内的病毒基因组组成。病毒壳体是由 162 个壳粒亚单位组成的对称二十面体。最里面的基因组为线性双链 DNA,长 220~240kb,由长片段 L 和短片段 S 连接而成,含约 200 个开放阅读框,分为立即早期基因 *IE*、早期基因 *E* 和晚期基因 *L*。晚期基因 *UL83* 编码的磷蛋白 65(phosphoprotein 65,pp65)是病毒被膜内的最主要成分,占被膜蛋白致密颗粒 95%,具有丝氨酸 / 苏氨酸蛋白激酶活性且高度保守。pp65 表达与病毒复制呈明显的相关性且在潜伏感染时表达量极低,是临床用于 HCMV 活动性感染的指标。HCMV 对外界抵抗力差,56℃ 30 分钟、紫外线 5 分钟、脂溶性溶剂、强酸和反复冻融均能灭活。

三、微生物学检验

(一)检验程序
HCMV 检验程序同图 29-1。
(二)标本的采集
多种标本可用于诊断 HCMV 感染。免疫受损患者 HCMV 感染诊断和监测最好采集血液。纯化分离的血液白细胞用于 HCMV 抗原血症检测,全血、血浆、血清和纯化分离的外周血白细胞用于 HCMV DNA 检测。
(三)标本直接检查
1. 显微镜检查　病理组织标本经瑞特 - 吉姆萨(Wright-Giemsa)、苏木精 - 伊红(hema-toxylin-eosin,HE)或帕帕尼科拉乌(Papanicolaou)等染色后,显微镜观察可见细胞及核巨大化,核内出现嗜碱性包涵体,细胞质偶见嗜酸性包涵体。含包涵体的核被清晰亮圈环绕,形似猫头鹰眼睛。这些特征性细胞形态学改变提示 HCMV 感染,与活动性感染相关。然而,并非所有 HCMV 感染细胞均发生形态学改变,此方法的敏感性较低,阴性结果不能排除 HCMV 感染。

2. 抗原检测 主要应用特异性单克隆抗体和多克隆抗体直接检测标本中的 HCMV 抗原 pp65。在外周血白细胞中检测到 HCMV pp65 抗原称为 HCMV 抗原血症,抗原血症能在出现感染症状前几天被检测到,适用于 HCMV 感染的早期诊断。该方法结合病毒载量定量,可用于预测和区分 HCMV 活动性感染和潜伏性感染,适用于高风险重症患者、艾滋病患者、器官移植受者、先天性 HCMV 感染的检测,评估抗病毒疗效等。

3. 核酸检测 HCMV DNA PCR 检测敏感性较高,可检出潜伏感染时低水平 HCMV DNA,已用于巨细胞病毒感染的早期检测。同时扩增立即早期基因和晚期基因的多重 PCR,以及针对单一基因的巢式 PCR 提高了检测的敏感性和特异性。定性 PCR 阴性结果一般可排除 CMV 感染,但是阳性结果不能区别潜伏感染和活动性感染。定量 PCR 通过检测标本中 HCMV DNA 载量水平,监测病毒复制的活跃程度,对 HCMV 早期感染的诊断、预测发病危险性和病情严重性、指导抗病毒治疗以及评价治疗效果更有价值。定量 PCR 法比抗原血症检测敏感性高,可提前 8～14 天检测出 HCMV 感染,更有利于 HCMV 感染的早期诊断。竞争性定量 PCR 和荧光定量 PCR 是目前研究和应用较为热门的定量 PCR 方法。

(四)分离培养和鉴定

人成纤维细胞是分离 HCMV 最敏感的细胞,但其对 HCMV 的敏感性可随传代次数逐渐降低,应使用低传代次数的细胞。各类标本均可用于病毒培养分离,以唾液、尿液、生殖道分泌物、乳汁和白细胞为佳。细胞出现 CPE 的时间与标本中 HCMV 的含量相关,大多数标本接种后至少 4 周才会产生 CPE,白细胞则需要至少 6 周。新生儿尿液接种后 24 小时可出现 CPE。需要通过抗原检测或核酸检测等对阳性培养物进行鉴定。

(五)血清学检测

HCMV IgM、抗 HCMV IgG 以及抗 HCMV IgG 的亲和力是 HCMV 感染的主要血清学指标。通常,血清特异性 HCMV IgM 抗体和 IgG 抗体分别在 HCMV 感染后 2～4 周、抗原血症后 1～2 周相继出现,IgM 抗体在体内持续时间一般不超过 4 个月。血清 HCMV IgM 阳性,提示患者近期发生了 HCMV 原发性感染或感染活动。继发感染时,IgG 抗体滴度可显著升高,而 IgM 抗体阴性。若 IgG 抗体阳性,而滴度未见动态升高,提示患者曾经感染,不一定发病。HCMV IgG 的亲和力随免疫反应时间的推移会逐渐升高,检测 IgG 亲和力可用于区分原发感染和非原发感染。然而,特别严重的 HCMV 感染患者可能不产生特异性抗体,器官移植患者由于免疫抑制剂的应用,使抗体产生延迟或缺如,故血清 HCMV 抗体诊断意义不大。

第四节 EB 病毒

EB 病毒(Epstein-Barr virus,EBV)又称为人疱疹病毒 4 型(human herpes virus 4,HHV-4),是 1964 年英国科学家 Epstein 和 Barr 在研究非洲儿童的恶性淋巴瘤病因时,从瘤细胞培养中首先发现的一种病毒。EBV 是 γ 疱疹病毒亚科淋巴滤泡病毒属(*Lymphocryptovirus*)中发现的唯一能感染人的病毒,具有嗜淋巴细胞特性,也可在上皮细胞中复制,能在淋巴细胞中建立起潜伏感染,刺激细胞的增生和转化。根据抗原基因的不同,EBV 分为 A、B 两型。

一、临床意义

EBV 在世界范围内广泛流行。EBV 感染常发生在婴儿期,主要通过唾液和性接触传播,也可通过器官移植和输血途径感染。EBV 主要感染淋巴细胞,也可以在咽部上皮细胞中复制,感染唾液腺等腺体,导致唾液中含有大量 EBV,在接吻或共用餐具时传播。唾液腺等腺体可持续数年分泌 EBV。

EBV 与多种疾病相关,临床表现复杂多样。EBV 是第一种被确认的人类致瘤病毒,与多种恶性肿瘤相关,EBV 相关性疾病及分类见表 29-1。EBV 主要潜伏于 B 淋巴细胞,在上皮细胞复制。随着年龄增长,EBV 感染后出现临床症状的概率增加。婴幼儿及儿童时期,EBV 原发感染后潜伏于体内,几乎没有临床表现。青年期,约 50% EBV 感染出现临床表现,以传染性单核细胞增多症(infectious mononucleosis,IM)为主。IM 是由 EBV 感染引起的单核巨噬细胞系统急性增生性疾病,呈自限性,大多数预后良好。临床恢复后,病毒大量存在于唾液腺及唾液,可持续 18 个月。

表 29-1　EBV 相关性疾病及分类

疾病分类	疾病名称
非恶性疾病(non-malignant diseases)	
	传染性单核细胞增多症(infectious mononucleosis,IM)
	慢性活动性 EBV 感染(chronic active EBV infection,CAEBV)
	EBV 相关性慢性疲劳综合征(EBV-associated chronic fatigue syndrome,EBVaCFS)
	口腔毛状白斑病(oral hairy leukoplakia,OHL)
	类风湿性关节炎(rheumatoid arthritis,RA)
	系统性红斑狼疮(systemic lupus erythematosus,SLE)
	多发性硬化症(multiple sclerosis,MS)
恶性疾病(malignant diseases)	
获得性免疫缺陷患者	艾滋病相关性 B 细胞淋巴瘤(AIDS-associated B cell lymphomas,AIDSaBCL)
	移植后淋巴增殖性疾病(post-transplant lymphoproliferative disorders,PTLD)
	淋巴瘤样肉芽肿病(lymphomatoid granulomatosis,LG)
	MTX 相关性 B 细胞淋巴瘤(MTX-associated B-cell lymphoma,MTXaBCL)
先天性免疫缺陷患者	严重联合免疫缺陷相关性 B 细胞淋巴瘤(severe combined immunodeficiency-associated B-cell lymphoma,SCIDaBCL)
	WAS 相关性 B 细胞淋巴瘤(Wiskott-Aldrich syndrome-associated B-cell lymphoma,WASaBCL)
	X 连锁淋巴增殖性疾病相关性 B 细胞淋巴瘤(X-linked lymphoproliferative disorder-associated B-cell lymphomas,XLPaBCL)
B 细胞肿瘤	伯基特淋巴瘤(Burkitt lymphoma,BL)
	经典型霍奇金淋巴瘤(classical Hodgkin lymphoma,CHL)
T 细胞肿瘤	NK/T 细胞淋巴瘤(NK/T-cell lymphoma,NKTL)
	病毒相关性噬血细胞综合征 T 细胞淋巴瘤(virus-associated HLH T-cell lymphoma,VaHLHTL)
上皮细胞肿瘤	非腺体性鼻咽癌(nonglandular nasopharyngeal carcinoma,NPC)
	淋巴上皮瘤样癌(lymphoepithelioma-like carcinoma,LELC)
	乳腺癌(breast carcinoma,BC)
	肝细胞肝癌(hepatocellular carcinoma,HCC)
其他类型肿瘤	滤泡树突状细胞肉瘤(follicular dendritic cell sarcoma,FDCS)
	平滑肌肉瘤(leiomyosarcoma,LMS)

二、生物学特性

EBV 的形态与其他疱疹病毒相似,呈球形、直径 150～180nm,从外到内由包膜、被膜、衣壳和核心组成。最外层包膜由来自感染细胞核膜的脂质双分子层组成,包膜上有病毒编码的糖蛋白,包膜内是富含蛋白质的被膜层。衣壳为二十面对称体,由 162 个壳粒组成。核心为直径 45nm 的致密物,主要含线性双链基因组 DNA,长 172kb。EBV 感染 B 淋巴细胞后表达 EBNA1～EBNA6 六种病毒核抗原,以及 LMP1 和 LMP2 两种膜蛋白抗原,这些抗原常作为抗原检测的目标蛋白。根据 EBV 在感染细胞中的抗原表达,将 EBV 潜伏感染分为 0、Ⅰ、Ⅱ、Ⅲ型。EBV 在裂解性复制时可表达 70 多种蛋白抗原,其中病毒衣壳抗原(virus capsid antigen, VCA)、早期抗原(early antigen, EA)和 EBNA 是临床诊断性指标。

三、微生物学检验

(一)检验程序

EB 病毒检验程序同图 29-1。

(二)标本的采集

5～10ml 肝素抗凝血可用于病毒细胞培养、诱导 EBV 转化 B 淋巴细胞以及检测 B 淋巴细胞中 EBV 抗原的免疫染色。核酸检测标本主要有血液、脑脊液和活检组织,病毒培养采集含漱液、唾液和血液等,以含漱液为主。含漱液在无血清的平衡盐离子溶液中运送。用于核酸检测的活检组织采集后放入低温生理盐水或平衡盐离子溶液。活检或冰冻切片宜在甲醛中浸泡固定后再行抗原检测。

(三)标本直接检查

1. 显微镜检查 由于 EBV 呈常态性潜伏,组织中的病毒颗粒数量少,难以达到显微镜检测要求,故很少用此方法。

2. 抗原检测 EBV 抗原检测的目标抗原有很多种,EBNA1 是唯一可在所有 EBV 感染的细胞中表达的抗原,在抗原检测中应用较多。免疫组化法 EBV 抗原检测敏感性较低,临床很少使用。

3. 核酸检测 核酸检测是 EBV 诊断的重要技术,检验方法有很多种,包括原位杂交、斑点印迹杂交、Southern blot 杂交和核酸扩增等。方法的选择与疾病相关。EBER 作为在所有感染细胞中均高表达的 EBV 特异性小片段 RNA,成为最常用的探针结合序列。EBER 原位杂交检测敏感性很高,速度快,已成为检测组织切片中 EBV 潜伏感染和判断肿瘤是否与 EBV 相关的"金标准"。PCR 技术包括普通 PCR、巢式 PCR、多重 PCR 和荧光定量 PCR 等,都需要选择特异性高的 EBV 靶基因。荧光定量 PCR 是对患者体内 EBV 载量进行监测的常用方法。

(四)分离培养和鉴定

EBV 培养是将经过滤的唾液或含漱液接种于新鲜的人脐带血淋巴细胞,37℃培养 4 周,若出现大量的转化淋巴细胞,提示病毒培养阳性,需要对培养物进行鉴定。由于 EBV 分离鉴定耗时长且需要特殊的培养细胞,不宜作为常规检验方法,主要用于 EBV 感染的发病机制、预防和治疗等研究。

采用 IFA 或核酸检测等技术,检测转化淋巴细胞中的 EBV 抗原或 DNA,进行阳性培养物 EBV 鉴定。

(五)血清学检测

常用 EBV 感染血清学标志物包括 VCA IgM 及 IgG,EA IgG、EBNA1 IgG 和 EBNA2 IgG。原发感染急性期,VCA IgM 及 IgG 同时迅速升高,随后 VCA IgM 逐渐减少,约 4 周后

消失，VCA IgG 抗体终身存在。EA IgG 在急性感染后 3～4 周出现并升高，随后逐渐减少，3～6 个月后消失。EBNA1 IgG 约在原发感染 3 个月后出现，一般终身存在，EBNA2 IgG 在 EBNA1 IgG 之前出现并升高，随后逐渐减少，3～6 个月后消失。

第五节　人疱疹病毒 6 型、7 型、8 型

人疱疹病毒 6 型（human herpes virus 6，HHV-6）是美国科学家 Ablashi 等于 1986 年从艾滋病合并淋巴细胞增生性疾病患者外周血单核细胞中分离的病毒，是第六个被发现的人疱疹病毒，可将其 DNA 整合至宿主染色体。HHV-6 分为 HHV-6A 和 HHV-6B 两型。人疱疹病毒 7 型（human herpes virus 7，HHV-7）是美国科学家 Frenkel 等于 1990 年在健康人外周血 T 细胞中分离的病毒，是第七个被发现的人疱疹病毒。HHV-6 和 HHV-7 是 β 疱疹病毒亚科玫瑰疹病毒属仅有的两个成员。人疱疹病毒 8 型（human herpes virus 8，HHV-8）又称为卡波西肉瘤相关性疱疹病毒（Kaposi sarcoma-associated herpesvirus，KSHV），是美国科学家 Chang 等于 1994 年在艾滋病相关的卡波西肉瘤中发现的疱疹病毒，是第八个被发现的人疱疹病毒。HHV-8 是 γ 疱疹病毒亚科棒状病毒属（*Rhadinovirus*）成员，HHV-8 和同属于 γ 疱疹病毒亚科的 EBV 的共同特性是能在类淋巴细胞中复制和潜伏。

一、临床意义

HHV-6 感染全球广泛分布，90% 以上人群血清抗体呈阳性。HHV-6 感染无明显季节性，全年均可发生。原发性 HHV-6 感染多发生在 3 岁以内，随年龄增长，感染率呈增高趋势。唾液传播是 HHV-6 最主要的途径，90% 血清抗体阳性者唾液中可检出 HHV-6 DNA。此外，垂直传播也是重要的传播途径。由于 HHV-6 可将其基因组整合至人基因组，进而将 HHV-6 遗传给新生儿，临床诊断 HHV-6 急性感染不可依赖核酸检测。约 25% 婴幼儿 HHV-6 原发感染表现为幼儿急疹（exanthema subitum，ES），特点为持续数日高热，随着发热减退，面部、躯干出现红疹，蔓延到肢体远端。成人原发感染 HHV-6 时常无临床表现，少数出现与传染性单核细胞增多症相似的表现，极少数表现为淋巴结病和急性重症肝炎等。

HHV-7 亦在全球广泛分布。婴儿 HHV-7 感染率随年龄逐渐上升，2 岁时达 50%，其后持续上升。唾液传播是最主要的途径，与 HHV-6 不同，尚未发现 HHV-7 先天性感染。HHV-7 所致严重感染包括偏瘫、癫痫发作等神经系统疾病。

HHV-8 感染流行病学差异较大。各地传播途径有所不同，感染率较高的国家，以唾液传播为主，感染率低的国家，主要通过同性性行为、毒品注射、输血及器官移植等途径传播。HHV-8 原发感染临床表现因年龄、免疫功能而异，儿童常发热、出疹。免疫功能正常者表现为腹泻、疲劳、局部皮疹、淋巴结肿大等。免疫功能低下者出现卡波西肉瘤、发热、关节痛、淋巴结病、脾大及血细胞减少等表现。

二、生物学特性

HHV-6 病毒颗粒直径 120～200nm，呈球形，从外到内由包膜、被膜、衣壳和核心组成。最外层包膜由脂质双分子层组成，包膜上有刺突均匀分布。被膜层富含蛋白质，边缘光滑整齐，与包膜层直接相连，没有明显的电子透明带。衣壳为二十面对称体结构，由 162 个壳粒组成。核心为直径约 50nm 的致密物，含线性双链基因组 DNA，其长度为 160～170kb。基因组 DNA 含约 100 个开放阅读框，至少编码 70 余种蛋白。HHV-6A 和 HHV-6B 的基因组同源性达 96% 以上，分型依据病毒 DNA 的限制性核酸内切酶差异、核苷酸序列同源性分

析、对单克隆抗体的反应性以及引起疾病症状的差异等。脂溶性溶剂、56℃ 1 小时或紫外照射 10 分钟均能灭活 HHV-6。

HHV-7 病毒颗粒直径 170nm 左右，有疱疹病毒典型的二十面对称体结构。基因组为双链线性 DNA，全长 145kb，HHV-7 的蛋白水解酶分别与 HHV-6 和 HCMV 的蛋白酶在氨基酸水平上有 60% 和 38% 的同源性。

HHV-8 具有典型的疱疹病毒形态，直径 120～150nm，基因组 DNA 长 165kb。HHV-8 至少有 4 种基因型在全球范围内流行。

三、微生物学检验

(一)检验程序
具体操作流程因病毒种类、检验方法而异。

(二)标本的采集
HHV-6 和 HHV-7 检测标本有唾液、血清、血浆和组织等。用于 PCR 检测的血清、血浆和细胞可冷冻运输。用于病毒培养的血液标本，用抗凝管采集，经蔗聚糖梯度离心 24 小时后再接种。

(三)标本直接检查
1. 显微镜检查 HHV-6 感染组织标本经 10% 磷酸盐甲醛溶液浸泡固定，石蜡包埋后制成 4μm 切片，以苏木精 - 伊红染色，显微镜下可见部分细胞含大的中间定位核，部分细胞含大的嗜伊红细胞核和细胞质包涵体。由于上述均为非特异性改变，故此法在临床检测中很少应用。

HHV-7 和 HHV-8 的显微镜检验和形态学变化与 HHV-6 相似。

2. 抗原检测 将外周血单核细胞涂片并在室温干燥后或将组织标本制成 4μm 厚的切片后，用丙酮在 -20℃ 固定 5 分钟，采用直接荧光法、间接荧光法或免疫酶法，也可用流式细胞技术检测 HHV-6 感染细胞。此外，标记 HHV-6A、HHV-6B 特异性单克隆抗体可对 HHV-6 进行分型。

除采用特异性单克隆抗体外，HHV-7 和 HHV-8 抗原检测方法与 HHV-6 相同。

3. 核酸检测 HHV-6 核酸检测包括原位杂交和 PCR，PCR 应用更广泛且能区分型别。PCR 包括普通 PCR、巢式 PCR、多重 PCR 和荧光定量 PCR。普通 PCR、巢式 PCR 和多重 PCR 只能定性分析 HHV-6 感染，不能区分潜伏感染和活动性感染。荧光定量 PCR 可以定量分析 HHV-6 DNA，当患者的 HHV-6 DNA 水平显著高于健康对照者时，提示活动性感染。

HHV-7 和 HHV-8 的核酸检测方法与 HHV-6 相同。

(四)分离培养和鉴定
取患者 PBMC 与激活的人脐带血淋巴细胞(cord blood lymphocyte，CBL)共同培养分离 HHV-6。接种 7～10 天后，若出现大的球形细胞、合体细胞，以及 CBL 聚集减少等 CPE 表现，判断为阳性，否则，将培养物传代到新鲜激活的 CBL，再经 7～10 天，若仍未出现 CPE，判断为阴性。阳性培养物需要进行特异性检测以确定 HHV-6 感染。

HHV-7 培养除选择最佳细胞 CBL 外，也可选用 SupT1 细胞，其培养方法与 CBL 培养方法相同。

目前，尚未发现 HHV-8 敏感性细胞，未建立病毒分离体系。可采集原发性渗出性淋巴瘤(primary effusion lymphoma，PEL)患者腹腔积液获得可能含有 HHV-8 的 PEL 细胞株。

HHV-6、HHV-7 或 HHV-8 阳性培养物可用抗原检测或核酸检测进行鉴定。

(五)血清学检测
HHV-6 血清学检测方法包括 ELISA、中和抗体试验和 IFA。基于 IFA 的 HHV-6 IgG 抗体亲和力试验可区分HHV-6新近原发感染和既往感染。

HHV-7 血清学检测方法有中和抗体试验、Western blot、免疫沉淀试验、ELISA 和 IFA 等。HHV-7 IgG 抗体亲和力试验同样可以区分 HHV-7 原发性感染和既往感染。

HHV-8 感染诊断以血清学检测应用最为广泛,以 IFA 和 ELISA 应用最多。

本章小结

本章介绍了致人类疾病的 8 种疱疹病毒:单纯疱疹病毒(HSV)、水痘 - 带状疱疹病毒(VZV)、人巨细胞病毒(HCMV)、EB 病毒(EBV)和人疱疹病毒 6 型、7 型、8 型(HHV-6、HHV-7、HHV-8),这些疱疹病毒均为有包膜的线性双链 DNA 病毒。

这些病毒的检验方法较多,其中,显微镜形态学检查操作简单但特异性低,仅作为辅助性诊断。抗原检测法敏感性和特异性较高,应用比较广泛。PCR 方法特别是荧光定量 PCR 法速度快,敏感性和特异性高,广泛应用于疱疹病毒感染的早期诊断和监测患者预后。病毒培养分离法是病毒检测的"金标准",但耗时,对硬件和技术水平要求较高且部分敏感性细胞不易获取,在临床检测中很少采用。

(李 静)

第三十章 其他重要病毒

通过本章学习,你将能回答以下问题:

1. 流行性乙型脑炎病毒生物学特性,传播途径及微生物学检验方法有哪些?
2. 森林脑炎病毒传播途径、生物学特性有哪些?
3. 登革病毒传播途径、微生物学检验方法有哪些?
4. 我国常见的出血热病毒有哪几种?
5. 狂犬病病毒的生物学特性、微生物学检查方法有哪些?
6. 人乳头瘤病毒与哪些疾病有关?

第一节 流行性乙型脑炎病毒

流行性乙型脑炎病毒(epidemic type B encephalitis virus)是流行性乙型脑炎(简称乙脑)的病原体,简称乙脑病毒。因 1935 年日本学者首先从脑炎患者的脑组织中分离获得,国际上称为日本脑炎病毒(Japanese encephalitis virus,JEV)。依据 ICTV 分类系统,乙脑病毒属于黄病毒科(*Flaviviridae*)黄病毒属(*Flavivirus*)。此病毒通常在蚊—猪—蚊等动物间循环,多在夏秋季节流行,主要侵犯中枢神经系统。

一、临床意义

流行性乙型脑炎(epidemic encephalitis B)是由乙脑病毒引起的以中枢神经系统病变为主的急性传染病。在我国,三带喙库蚊是乙脑病毒的主要传播媒介,猪是主要中间宿主和扩散宿主。蚊可携带病毒越冬及经卵传代,故是病毒的长期储存宿主。带病毒蚊叮咬易感动物(猪、牛、羊、马等家畜或禽类)而形成蚊—动物—蚊的不断循环。人对乙脑病毒普遍易感,但绝大多数表现为隐性或轻型感染,只有少数发生脑炎。乙脑病毒侵入人体后,先在皮下毛细血管内皮细胞和局部淋巴结中增殖,继而少量入血,形成第一次病毒血症,患者出现发热症状。病毒随血流播散至肝、脾等处的单核巨噬细胞中大量增殖,经 10 天左右潜伏期,再次入血,引起第二次病毒血症,出现发热、寒战等症状。绝大多数感染者不再继续发展,成为顿挫感染,数日后可自愈。少数患者体内的病毒可突破血脑屏障侵入脑组织并在其中增殖,造成脑实质病变,临床表现为突然高热、头痛、呕吐或惊厥及昏迷等,死亡率较高。近年来儿童普遍进行疫苗接种,患者相对减少,但成人及老年人患者相对增加。

二、生物学特性

乙脑病毒呈球形,直径为 30~40nm,有包膜,核衣壳为二十面立体对称,病毒核酸为单正链 RNA。病毒只有一个 ORF,编码衣壳蛋白 C、膜蛋白 M 及包膜蛋白 E 等结构蛋白和至少 7 种非结构蛋白。M 蛋白位于病毒包膜内层,C 蛋白在衣壳中,E 蛋白是镶嵌在病毒包膜上的糖蛋白。E 蛋白具有血凝活性,在 pH 6.0~6.5 范围内能凝集雏鸡、鸽及鹅的红细胞。

乙脑病毒能在白纹伊蚊 C6/36 细胞、Vero 细胞及 BHK-21 细胞等多种传代细胞和原代细胞中增殖并引起明显的细胞病变。最易感动物为乳鼠，脑内接种后病毒大量增殖最终导致死亡。

乙脑病毒抵抗力弱，56℃ 30 分钟即可灭活，对乙醚、氯仿及蛋白酶等敏感。

三、微生物学检验

（一）标本采集与处理
采集发病早期患者血液、脑脊液或尸检脑组织等，常规处理后分离病毒。

（二）标本直接检查
1. 抗原检测 应用 IFA 和 ELISA 等技术直接检测患者血液及脑脊液中乙脑病毒抗原进行早期诊断。

2. 核酸检测 应用 RT-PCR 检测病毒核酸，特异性和敏感性较高，用于早期快速诊断。

（三）分离培养和鉴定
处理后的标本接种于 C6/36、Vero 及 BHK-21 等易感细胞，以 C6/36 最常用，每日观察细胞病变。常用鹅红细胞吸附试验、IFA 等进行鉴定。

（四）抗体检测
人感染乙脑病毒 5～7 天后即出现 IgM 抗体，随后产生 IgG 抗体，感染后 2 周 IgM 抗体达高峰。利用 ELISA、IFA、血凝抑制试验、补体结合试验等方法检测患者血清及脑脊液中的特异性抗体。

第二节 森林脑炎病毒

森林脑炎病毒（forest encephalitis virus）又称俄罗斯春夏型脑炎病毒（Russian spring-summer encephalitis virus）或蜱传播脑炎病毒（tick-borne encephalitis virus）。ICTV 生物学分类隶属于黄病毒科、正黄病毒属。首先发现于俄罗斯远东地区，在世界范围内广泛分布，在我国东北和西北林区也有流行史。

一、临床意义

森林脑炎是经蜱传播的自然疫源性疾病，森林硬蜱为其主要传播媒介。病毒在蜱体内增殖，并能经卵传代，也能由蜱携带病毒越冬，故蜱也是此病毒的储存宿主。自然状态下森林脑炎病毒由蜱传染森林中的哺乳动物和鸟类，在动物间循环。易感人群进入林区被蜱叮咬而感染。近年来发现感染的山羊乳汁中含有本病毒，提示本病毒亦可通过胃肠道传播。多数感染者表现为隐性感染，少数感染者经 10～14 天潜伏期后，出现高热、头痛、颈项强直及昏迷等症状。病死率为 20%～30%。感染后不论是否发病均可获持久免疫力。

二、生物学特性

森林脑炎病毒呈球形，直径 20～30nm，核心为单正链 RNA，核衣壳为二十面体立体对称，有包膜。动物感染范围较广，以小鼠最为敏感，多种接种途径均能使之感染。能在原代鸡胚细胞和传代仓鼠肾细胞中生长并引起细胞病变。不同来源毒株的毒力差异较大，但抗原性较一致。

三、微生物学检验

森林脑炎病毒检验方法与乙型脑炎病毒相似。病毒分离只用于死亡病例的确诊。可用补体结合试验、中和试验及 ELISA 检测患者早期和恢复期血清抗体，抗体效价增长 4 倍或以上有临床意义。

第三节　登革病毒

登革病毒（dengue virus）属于黄病毒科正黄病毒属，为登革热（dengue fever，DF）、登革出血热（dengue hemorrhagic fever，DHF）的病原体。伊蚊是登革病毒的主要传播媒介，人类和灵长类动物是登革病毒的自然宿主。登革病毒感染广泛存在于全球热带、亚热带地区，我国广东、广西及海南等地区均有发生。

一、临床意义

登革热是由登革病毒引起的一种季节性急性传染病。登革病毒储存于人和猴体内，埃及伊蚊和白纹伊蚊为主要传播媒介。登革病毒通过伊蚊叮咬进入人体后，先在毛细血管内皮细胞和单核细胞中增殖，然后入血，形成病毒血症。临床上分为登革热和登革出血热/登革休克综合征（dengue hemorrhagic fever/dengue shock syndrome，DHF/DSS）两个类型。前者病情较轻，以高热、头痛、肌痛及关节痛为主要临床表现，部分患者伴有皮疹、淋巴结肿大等。后者常发生于曾感染过登革病毒的成人或儿童，初期有典型的登革热症状，随后病情迅速发展，出现高热、出血及休克，死亡率高。

二、生物学特性

登革病毒呈球形，直径为 37～50nm，核心为单正链 RNA，核衣壳为二十面体立体对称，有包膜，包膜表面镶嵌有多个蘑菇状凸起，具有血凝活性。病毒有衣壳蛋白（C 蛋白）、膜蛋白（M 蛋白）及包膜蛋白（E 蛋白）3 种结构蛋白。其中 M 蛋白具有型和群的特异性，可分为 4 个血清型，型间有交叉抗原。在 pH 6.0～6.2 条件下可凝集鹅红细胞。

病毒可在多种哺乳动物和昆虫细胞中增殖，根据病毒型别、细胞种类及传代次数不同引起不同程度的 CPE。1～3 日龄乳鼠对登革病毒最敏感，脑内接种 1 周后可发病死亡。

登革病毒抵抗力弱，50℃ 30 分钟或 54℃ 10 分钟可被灭活，对乙醚、氯仿、胆汁及去氧胆酸盐等敏感。超声波、紫外线、0.05% 甲醛溶液、乳酸及高锰酸钾等也可灭活本病毒。

三、微生物学检验

（一）标本采集与处理

可采集患者及可疑感染者的血清、血浆及白细胞等标本分离培养登革病毒。死亡病例采集肝脏、淋巴结等标本进行病毒分离。

（二）标本直接检查

1. 抗原检测　应用 ELISA、IFA 及 RIA 等检测病毒抗原。

2. 核酸检测　应用 RT-PCR、基因芯片技术检测病毒核酸，并可鉴定型别。

（三）分离培养和鉴定

发病患者标本制成悬液，接种乳鼠脑内、伊蚊胸腔或培养细胞内，出现 CPE 后用中和试验、补体结合试验、间接免疫荧光抗体试验等进行鉴定及分型。

（四）抗体检测

常用补体结合试验、红细胞凝集抑制试验、中和试验、ELISA、IFA 等方法检测抗体。单份血清补体结合试验抗体效价超过 1∶32，红细胞凝集抑制试验抗体效价超过 1∶1 280 有诊断意义；双份血清抗体效价增高 4 倍或以上有诊断意义。特异性 IgM 抗体检测有助于登革热的早期诊断。

第四节　出血热病毒

出血热病毒（hemorrhagic fever virus）是由节肢动物或啮齿类动物传播，引起病毒性出血热（viral hemorrhagic fever）的一大类病毒的统称，分别属于 7 个病毒科（表 30-1）。在我国已发现的有汉坦病毒、克里米亚 - 刚果出血热病毒、登革病毒及基孔肯雅病毒。

表 30-1　人类出血热病毒分类

病毒科	病毒	媒介	疾病	分布
汉坦病毒科				
正汉坦病毒属	汉坦病毒	啮齿动物	肾综合征出血热	亚洲、欧洲、美洲、非洲
内罗病毒科				
正内罗病毒属	克里米亚 - 刚果出血热病毒	蜱	新疆出血热	中国新疆
白蛉纤细病毒科				
白蛉热病毒属	裂谷热病毒	蚊	裂谷热	非洲
黄病毒科				
正黄病毒属	登革病毒	蚊	登革出血热	东南亚、南美洲
	黄热病毒	蚊	黄热病	非洲、南美洲
	基萨那森林热病毒	蜱	基萨那森林热	印度
	鄂木斯克出血热病毒	蜱	鄂木斯克出血热	俄罗斯
披膜病毒科				
甲病毒属	基孔肯雅病毒	蚊	基孔肯雅热	非洲、东南亚
沙粒病毒科				
沙粒病毒属	拉沙病毒	啮齿动物	拉沙热	西非
	鸠宁病毒	啮齿动物	阿根廷出血热	南美洲
	马丘波病毒	啮齿动物	玻利维亚出血热	南美洲
丝状病毒科				
丝状病毒属	马尔堡病毒	未确定	马尔堡出血热	非洲、欧洲
	埃博拉病毒	未确定	埃博拉出血热	非洲

一、汉坦病毒

汉坦病毒（Hantavirus）ICTV 生物学分类属于汉坦病毒科（*Hantaviridae*）正汉坦病毒属（*Orthohantavirus*）。根据其抗原性及基因结构的不同，至少可以分为 35 个种，可引起人类致病的汉坦病毒至少有 11 种（表 30-2）。汉坦病毒最早在 1978 年从韩国汉坦河附近流行性出血热疫区捕获的黑线姬鼠肺组织中分离出，因而命名为汉坦病毒，作为肾综合征出血热

（hemorrhagic fever with renal syndrome，HFRS）的原始病毒毒株。

表 30-2　汉坦病毒属种型别

病毒种	原始宿主	人类疾病	地理分布
汉滩病毒（Hantaan virus）	黑线姬鼠	HFRS	亚洲东部、欧洲东部
多布拉伐 - 贝尔格莱德病毒（Dobrava-Belgrade virus）	黄颈姬鼠	HFRS	欧洲东部（巴尔干半岛）
萨列马岛病毒（Saaremaa virus）	黑线姬鼠	HFRS	欧洲
汉城病毒（Seoul virus）	褐家鼠	HFRS	亚洲东部、世界各地海港
普马拉病毒（Puumala virus）	棕背鼠	HFRS	欧洲北部、东部
安第斯病毒（Andes virus）	长尾矮小稻鼠	HPS	阿根廷、智利
牛轭湖病毒（Bayou virus）	稻鼠	HPS	美国
黑港渠病毒（Black Creek Canal virus）	刚毛棉鼠	HPS	美国
拉古纳内格拉病毒（Laguna Negra virus）	草原暮鼠	HPS	阿根廷、巴西等国家
辛诺柏病毒（Sin Nombre virus）	鹿鼠	HPS	美国西南部、西部
纽约病毒（New York virus）	白足鼠	HPS	美国

（一）临床意义

肾综合征出血热是由汉坦病毒、多布拉伐 - 贝尔格莱德病毒、汉城病毒及普马拉病毒引起的自然疫源性传染病。1942 年定名为流行性出血热，1982 年 WHO 统一命名为肾综合征出血热。汉坦病毒肺综合征（hantavirus pulmonary syndrome，HPS），是由辛诺柏病毒、黑港渠病毒及牛轭湖病毒引起的自然疫源性传染病，1993 年首次暴发于美国。

汉坦病毒的主要宿主和传染源为啮齿类动物。病毒侵入人体后，经 1～3 周潜伏期，出现以高热、出血及肾损害为主的综合征。典型的 HFRS 可以分为发热期、低血压休克期、少尿期、多尿期及恢复期。病死率达 50%～78%。人感染后于发热第二天即可测出 IgM 抗体，7～10 天达高峰。3～4 天后可检出 IgG 抗体，10～14 天达高峰，可持续多年；病后可获持久免疫力。

（二）生物学特性

汉坦病毒为分节段单负链 RNA 病毒，病毒颗粒呈球形或椭圆形，平均直径 120nm，核衣壳外层有双层脂质包膜，包膜表面有刺突，为血凝抗原，含两种糖蛋白成分（G1、G2），在 pH 5.6～6.4 时可凝集鹅红细胞。

病毒可在人肺传代细胞（A549）、非洲绿猴肾细胞（Vero E6）、人胚肺二倍体细胞（2BS）及地鼠肾等细胞中生长，病毒增殖缓慢，一般不引起明显的 CPE。动物中以黑线姬鼠、小鼠及乳鼠等易感，实验感染后在鼠肺、肾等组织中可检出大量病毒。

病毒对脂溶剂乙醚、氯仿等敏感，对酸、热抵抗力弱，一般消毒剂、紫外线照射敏感，60℃经 1 小时可被灭活。在 4～20℃相对稳定。

（三）微生物学检验

1. 标本采集与处理　无菌采集患者血液、尸体标本或疫区鼠肺标本。

2. 标本直接检查

（1）显微镜检查：新分离到的病毒可通过电镜观察鉴定其形态特征。

（2）抗原检测：用已知恢复期患者血清，采用 IFA、免疫酶染色法检测病毒抗原。

（3）核酸检测：用 S 或 M 基因片段特异探针，巢式 PCR 或 RT-PCR 检测病毒 RNA，可辅助诊断汉坦病毒感染。

3. 分离培养和鉴定 病毒的分离培养需要在生物安全 3 级实验室（BSL-3）进行。采集患者或疫区标本制备悬液，接种于 Vero E6 或 A549 细胞中培养。连续传 3～5 代，用 IFA、ELISA 等方法检测病毒抗原确认。

4. 抗体检测 是最常用的检验方法，包括对特异性 IgM 或 IgG 抗体的检测，常用的检验方法有 IgM 捕获 ELISA 法、胶体金标记试纸条快速检测法、间接 ELISA、IFA、血凝抑制试验（HI）等。双份血清 IgG 抗体效价增高 4 倍或 4 倍以上者，有诊断意义。

二、克里米亚 - 刚果出血热病毒

克里米亚 - 刚果出血热病毒在分类上属于内罗病毒科（*Nairoviridae*）、正内罗病毒属（*Orthonairovirus*）的克里米亚 - 刚果（Crimean-Congo）出血热病毒血清型成员。在我国因是从新疆塔里木盆地出血热患者的血液，尸体的肝、脾及肾，以及在疫区捕获的硬蜱中分离获得，故得名新疆出血热病毒。

（一）临床意义

新疆出血热是荒漠牧场的自然疫源性疾病。有严格的地区性和明显的季节性。野生啮齿动物如子午沙鼠、塔里木鼠，以及山羊、骆驼、马等家畜是主要储存宿主，硬蜱是传播媒介。病毒侵入人体后，潜伏期 2～10 天，起病急，有发热、全身肌肉疼痛、中毒症状及出血，但无明显肾功能损害。病后机体能产生多种抗体，可获得持久免疫力。

（二）生物学特性

病毒呈球形，直径 90～120nm，核酸为单正链 RNA，核衣壳为二十面体立体对称，外有包膜，表面有血凝素。能用鸡胚分离传代。1～4 日龄乳鼠对本病毒有很高的感受性，可用于病毒的分离及传代。抵抗力与肾综合征出血热病毒（HFRSV）相似。其抗原性与 HFRSV 无交叉反应。

（三）微生物学检验

主要是进行病毒分离和应用 ELISA、IFA 检测中和抗体、补体结合抗体及血凝抑制抗体。

第五节 狂犬病病毒

狂犬病病毒（rabies virus）是一种嗜神经性病毒，ICTV 生物学分类属于弹状病毒科（*Rhabdoviridae*）、狂犬病病毒属（*Lyssavirus*）。该病毒可引起犬、猫及多种野生动物自然感染，通过动物咬伤及密切接触等形式在动物间和动物与人之间传播导致狂犬病（rabies）。目前对狂犬病尚无有效的治疗方法，一旦发病，病死率几乎 100%。

一、临床意义

人对狂犬病病毒普遍易感，80% 以上病例是由病犬传播，有时也可因猫、狼、狐狸、吸血蝙蝠等其他带毒动物咬伤而感染。患病动物唾液中含大量病毒，具有极强的传染性。病毒通过伤口或黏膜表面直接接触进入人体，但不能穿过没有损伤的皮肤。根据侵入的病毒量和侵入部位，潜伏期 2 周到 6 年不等，一般侵入部位越靠近中枢神经系统潜伏期越短，此外，还与伤口内感染的病毒数量、宿主免疫力等有关。

病毒在咬伤部位的肌纤维细胞中增殖后，通过神经肌肉接头侵入周围神经，沿传入神经轴索上行至中枢神经系统，在神经细胞内大量增殖并引起中枢神经系统损伤，以脑干、小脑为主，此时患者出现以神经症状为主的临床表现，如幻觉、神经错乱、痉挛及麻痹等。病毒再沿传出神经侵入全身各组织和器官，如唾液腺、舌部味蕾、泪腺、肺及肾上腺等，引起迷

走神经、舌咽神经核及舌下神经核受损,导致呼吸肌、吞咽肌痉挛,出现呼吸困难、吞咽困难、恐水、恐光等症状,甚至听见流水声就出现特有的喉头肌痉挛症状,视水生畏,故狂犬病又称恐水症(hydrophobia)。典型症状持续3~5天后转入麻痹、昏迷状态,最后因呼吸及循环衰竭而死亡。

二、生物学特性

狂犬病病毒呈子弹状,一端圆尖,另一端平坦,平均大小为(100~300)nm×(60~85)nm(图30-1),由包膜和核衣壳组成,核心为单负链RNA,长12kb,主要编码五种蛋白:①核蛋白(nucleoprotein,N),是病毒属特异性抗原;②包膜表面糖蛋白(glycoprotein,G),构成糖蛋白刺突,能与神经细胞表面的病毒受体结合,与病毒的感染性、血凝性和毒力相关,可诱导宿主产生中和抗体和细胞免疫应答;③基质蛋白(matrix protein,M),为病毒表面抗原,衣壳基质蛋白具有病毒群特异性;④磷酸化蛋白(phosphoprotein,P),与M蛋白构成病毒衣壳和包膜;⑤大蛋白(large protein,L),也称聚合酶,为依赖RNA的RNA聚合酶。

狂犬病病毒的动物宿主范围很广,可感染所有的温血动物。在易感动物或人的中枢神经细胞(主要是大脑海马回的锥体细胞)中增殖时,可在胞质内形成一个或多个嗜酸性、圆形或椭圆形、直径20~30nm的包涵体,称为内氏小体(Negri body),具有诊断价值(图30-2)。病毒在鸡胚、仓鼠肾细胞中能够增殖,一般不引起细胞病变。

狂犬病病毒对热、紫外线、日光、干燥等敏感,100℃经2分钟或56℃ 30分钟即被灭活,酸、碱、甲醛、乙醇、碘酒、肥皂水、去污剂等也可灭活病毒;但脑组织中的病毒室温或4℃以下可保持感染性1~2周,冷冻干燥可存活数年。

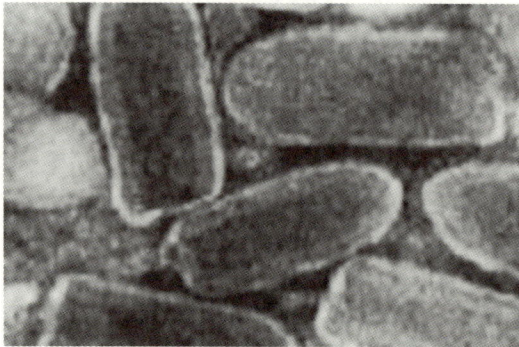

图30-1 狂犬病病毒电镜照片(×200 000)

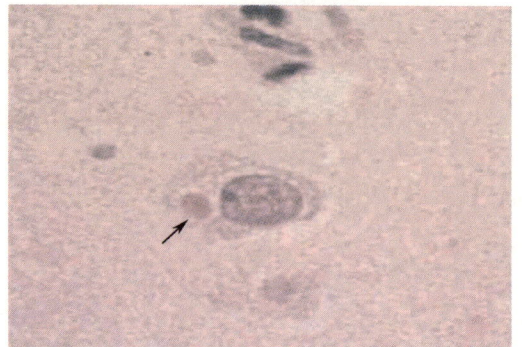

图30-2 狂犬病病毒感染神经细胞胞质中形成的内氏小体(HE染色,×1 000)
箭头示内氏小体。

三、微生物学检验

根据动物咬伤史和/或典型的临床症状可以临床诊断狂犬病,但对于发病早期或咬伤不明确的可疑患者,应及时进行微生物学检验以确诊。

(一)标本采集与处理

无菌采集患者唾液、脑脊液、尿沉渣、角膜印片、皮肤切片(含毛束)及血清。

(二)标本直接检查

1. 显微镜检查 死亡患者或病犬制备脑组织印片和病理切片,HE染色观察内氏小体,阳性率为70%~80%。

2. 抗原检测 通过荧光抗体染色技术检测患者发病早期唾液、尿沉渣、角膜印片及皮肤切片(含毛束)中的病毒抗原,也可以应用 ELISA 检测脑脊液、唾液标本中的病毒核蛋白。

3. 核酸检测　应用 RT-PCR 检测标本中狂犬病病毒 RNA,此法敏感、快速、特异性高。

(三)分离培养和鉴定

取患者唾液、脑脊液或死后脑组织接种易感动物分离病毒,经中和试验鉴定可确诊,该法时间长,阳性率低。

(四)抗体检测

病毒感染 1 周左右,患者血清中的中和抗体效价开始上升,可用 ELISA、中和试验、补体结合试验、血凝抑制试验、IFA 等方法检测。接种过疫苗的可疑患者中和抗体效价必须超过 1:5 000 才能诊断。

(五)捕捉动物观察

将咬伤人的可疑动物捕获隔离观察,若 7～10 天动物不发病,一般认为该动物没有患狂犬病或咬人时唾液中尚无狂犬病病毒。若在观察期间发病,可将其杀死,取大脑海马回组织印片和病理切片,检测病毒抗原和内氏小体。

第六节　人乳头瘤病毒

人乳头瘤病毒(human papillomavirus,HPV)在 ICTV 生物学分类中属于乳头瘤病毒科(*Papillomaviridae*)乳头瘤病毒属(*Papillomavirus*)。目前已发现 100 多个型别,各型之间的 DNA 同源性小于 50%。

一、临床意义

人是 HPV 的唯一自然宿主。HPV 的传播主要通过直接接触感染者病损部位或间接接触病毒污染物品,新生儿可在通过产道时感染。病毒感染仅停留于局部皮肤和黏膜中,不产生病毒血症,易形成持续性感染。

HPV 主要侵犯人的皮肤和黏膜,引起不同程度的增生性病变,不同型别的 HPV 侵犯部位和所致疾病不同(表 30-3),其中以尖锐湿疣(condyloma acuminatum,CA)和宫颈癌危害最大。尖锐湿疣又称生殖器疣、性病疣,通过性接触传播,占我国性病的第二位,主要侵犯男性阴茎、肛门及周围皮肤以及女性外阴、阴道等部位。病损部位产生粉红色软质团块,表面粗糙,有肉质的蒂柄,常融合成大团块。

表 30-3　HPV 主要型别及所致人类疾病

HPV 型别	感染部位	相关疾病
皮肤		
1、4		跖疣
2、4、26、27、29、54		寻常疣
3、10、28、41		扁平疣
7、40		寻常疣
5、8、9、12、14、15、19～25、36		疣状表皮增生异常
黏膜		
6、11		尖锐湿疣、喉乳头瘤、口腔乳头瘤
16、18		宫颈上皮内瘤及宫颈癌密切相关
31、33、35、45、51、52、56、58		宫颈上皮内瘤及宫颈癌中度相关

二、生物学特性

HPV 呈球形,直径 52～55nm,二十面体立体对称,无包膜,病毒基因组为双链环状 DNA,大小 7.8～8.0kb。

HPV 的复制增殖与宿主上皮细胞分化阶段相关。HPV DNA 在人皮肤基底层细胞内呈静息状态,随着基底层细胞向表皮层分化,病毒开始在棘细胞内复制表达早期基因产物,而病毒晚期基因的表达和结构蛋白合成则在颗粒细胞层的核内进行,这种独特的增殖方式使 HPV 的组织培养至今尚未成功。

三、微生物学检验

根据病史及典型临床表现即可作出诊断。但对于不典型者,需要进行微生物学检验以确诊。

(一)标本采集与处理
无菌采集患者局部皮肤黏膜病变组织或血清。

(二)标本直接检查
1. 抗原检测 采用免疫组化法检测病变组织中的 HPV 抗原。
2. 核酸检测 采用核酸杂交或 PCR 技术检测病毒 DNA,进行早期诊断和型别鉴定。

(三)抗体检测
用基因工程表达制备的晚期蛋白或用病毒样颗粒(VLP)检测患者血清中的 HPV 型特异性抗体。

本章小结

流行性乙型脑炎病毒为单正链 RNA,是流行性乙型脑炎的病原体,主要通过三带喙库蚊传播。可用 IFA 和 ELISA 检测发病初期患者标本中病毒抗原,RT-PCR 检测病毒核酸用于早期快速诊断。森林脑炎病毒为单正链 RNA 病毒,通过森林硬蜱传播,主要侵犯人和动物的中枢神经系统,引发自然疫源性疾病——森林脑炎。登革病毒引起人类登革热、登革出血热,主要通过伊蚊传播。汉坦病毒为单负链 RNA 病毒,和多布拉伐 - 贝尔格莱德病毒、汉城病毒和普马拉病毒为肾综合征出血热的病原体,通过啮齿类动物传播。狂犬病病毒为单负链 RNA 病毒,为一种嗜神经病毒,为狂犬病的病原体,可在患病动物或人的中枢神经细胞胞质内增殖形成嗜酸性内氏小体,具有诊断价值。人乳头瘤病毒(HPV)主要侵犯人的皮肤和黏膜,引起尖锐湿疣和宫颈癌等增生性疾病,常用 PCR 技术检测病毒 DNA 进行诊断和分型。

(李 静)

第六篇

临床标本的微生物学检验

第三十一章 临床标本的微生物学检验概论

通过本章学习,你将能回答以下问题:

1. 临床微生物学检验标本的采集、运送和验收原则有哪些?
2. 临床微生物学检验方法的选择原则有哪些?
3. 临床微生物学检验报告与解释的基本原则有哪些?

对临床标本进行微生物学检验的目的是确定感染的发生和性质,为临床诊断、合理应用抗菌药物、防止感染传播提供依据和参考。临床标本微生物学检验的目标为感染性病原,检验过程中必须注意实验室生物安全、做好无菌操作,对需要培养鉴定的标本还应注意保持病原微生物的活性和特征并防止污染。

临床标本的微生物学检验,包括根据检验规程或规范正确采集、处理标本,选择、应用合适的检验方法,作出及时、准确的报告,并对检验结果进行科学、合理解释。

第一节 标本采集、运送和验收的一般原则

标本采集、运送和验收等环节是决定标本是否符合微生物学检验要求的重要因素,正确的标本采集、运送和验收是保证检验结果准确的重要前提。

一、标本采集

1. 根据临床特征,选择合适的标本 根据临床表现和特征以及病原微生物致病特点,确定合适的标本种类及相应的采集方法。当可采集多种类型标本时,选择容易采集、微生物含量高、正常情况下无菌、污染机会少的标本。

2. 严格进行无菌操作,防止污染 严格进行无菌采样,防止环境微生物和正常菌群对标本的污染,同时还应防止标本中病原微生物污染环境。用于病毒培养的标本,可加抗细菌和真菌药物抑制细菌和真菌生长。

3. 遵循标准操作规范,正确采集 按标准操作程序或操作规范,在合适时机如疾病早期、急性期或症状典型时采集,尽量在抗微生物药物使用前,规范采集足量标本。做好标本相关信息的记录,保证编号的唯一性。

二、标本运送

1. 注意生物安全 所有标本均应视为有感染性,标本的采集和运送应在无菌操作及防止污染的原则下进行。实验室间或远距离转运,应按照国家有关生物安全标准标识、包装标本,运送过程符合生物安全规范要求。

2. 及时送检 标本采集后应及时送检。普通细菌培养标本应在 2 小时内送到实验室,厌氧培养标本 15~30 分钟送至实验室。

3. 提供适宜环境 标本不能及时转运到实验室,应采取适宜的方式储存和运送,根据

目标微生物的特性选择合适的容器、运送培养基、环境温度，提供适宜环境。一般院内标本室温运送，特殊标本（如血液、脑脊液等）及疑有温度敏感微生物（如脑膜炎奈瑟菌、肺炎链球菌等）的标本，需要保温送检。厌氧菌培养采用无菌厌氧容器运送。病毒培养和血清学检验标本多低温运送。分子诊断用标本宜冷藏或冷冻运送。

三、标本验收

标本质量合格是检验结果准确的重要前提，质量不合格标本得出的检验结果会给医师提供错误的信息，导致误诊和治疗不当。实验室应对标本进行验收，严格遵循标本接收和拒收准则。

1. 合格性检查 标本的合格性检查包括检验申请信息核对和标本检查两个方面。

（1）信息核对：收到标本后，先检查检验申请单并核对标本标识与申请单信息。合格检验申请单应填写完整，标本标签或编号与申请单相符，送检标本的信息（检验目的、采集时间等）与申请单一致。

（2）质量检查：对标本采集和送检时间、质量、容器、标本量、运送条件等进行检查，确定标本是否符合临床微生物学检验要求。

2. 标本接收或拒收 标本经检查后，按情况进行接收或拒收。

（1）接收：接收合格标本，尽快进行检验。

（2）拒收：拒收不合格标本，联系临床并做好解释工作。对不符合检验要求的标本（如延误送检、存储不当、标本量不足等），应要求重新采样。病情危重患者、不易采集标本（如脑脊液、支气管肺泡灌洗液等）等不合格的标本，及时联系临床，尽可能接收并检验，并在检验结果报告中标出标本不合格因素及其可能对结果造成的影响等。

四、标本处理和保存

1. 标本处理 按操作规程，秉持紧急标本优先的原则，尽快处理标本或进行检验。

（1）紧急标本优先：脑脊液、体液、深部脓液、坏疽等紧急标本，接收后应立即处理，并尽快检验。

（2）合适前处理：根据标本及病原特点和检验目的，选用合适方法对标本进行前处理，如脑脊液、尿液等标本可经离心浓缩病原，痰液标本经消化处理释放细菌等。并非所有标本均需前处理。

2. 标本保存 实验室应制订保留标本的程序和规范，明确需要保留标本的条件和要求，严格管理保存的标本。对疑有高致病性病原微生物的样品，按规定设专库或专柜并由专人保管。

第二节 微生物学检验方法的选择和评价原则

准确、快速是临床诊断和治疗对微生物学检验提出的最重要的两个要求，也是检验方法选择和评价的重要指标。

一、检验方法选择

微生物学检验方法的选择主要根据检验目的、方法性能、可行性以及报告及时性等综合考虑。

1. 符合临床"诊防治"要求 临床微生物学检验结果是临床诊断、治疗和防控的有力依据。实验室应与临床之间保持有效沟通,根据临床"诊防治"要求和实验室检验规程选择检验方法。

2. 检验结果准确可信 实验室首选性能好、结果科学准确、临床可信的方法。在有多种检验方法的情况下,首选特异性强、灵敏度高,结果准确的病原学检验方法。有成熟、可靠的培养方法时,应选择基于培养的检验方法;对于特殊细菌、目前未开展常规培养或无法常规培养的病原体(如幽门螺杆菌、病毒、衣原体等),可选择特异性强、可信度高的非培养检验方法(如免疫学、分子生物学等方法)进行检验。

3. 周转时间与临床相适应 及时、准确的检验结果是针对性治疗和有效治疗的基础,选择检验方法时应注意使检验结果的周转时间与临床情况相适应。

对危重患者和紧急标本,可在基于培养方法的基础上(如有),选择快速检验方法检测病原体并及时报告,助力临床进行紧急处理和治疗。

二、检验方法评价

主要从方法的有效性和可行性两个方面对微生物学检验方法进行评价。

1. 有效性 在对方法的有效性进行评价时,实验室和临床有不同的侧重点。

实验室对方法的有效性评价主要针对准确性和稳定性、灵敏度和特异性等方面。对已有方法,通过室间质量评价或实验室间比对活动评价检验结果的准确性。对新方法,使用含已知病原的临床标本对定性方法的准确性和稳定性进行测试和评价;使用已知含量的病原或相关成分对定量方法的敏感性和特异性进行测试和评价。

临床对方法的有效性评价主要关注检验结果的临床特异性、可靠性和周转时间等。临床特异性主要指结果是否可作为诊断指标或辅助诊断指标。

2. 可行性 成熟、规范的检验方法无须进行可行性评价。对新方法的可行性评价应从实验室标本采集运送、操作技术、设备和人员要求,临床认可、患者接受程度以及是否经济等多方面综合评价。

第三节　报告与解释基本原则

准确、及时报告规范合格的检验结果,并作出科学和有指导意义的解释或说明,是临床对微生物学检验工作的要求。

一、报告基本原则

1. 及时报告 按操作规程,及时报告结果并记录。特别注意危急值清单,应及时报告危急值,并保留报告记录。

2. 规范报告 根据操作规程,规范报告检验结果,报告内容应与检验目的一致。检出甲类和乙类传染病病原体及国家规定的病原体,应按传染病流程报告并向当地疾病预防控制中心复核。

(1)正常无微生物部位标本:对正常无微生物部位来源的标本(如血液等),排除污染后,检出微生物即为病原,报告鉴定结果和药物敏感性试验结果(如有)。阴性结果,按规定时间发出报告。

(2)正常有微生物部位标本:对正常有微生物部位来源的标本(如痰液)需要注意区分正常菌群和病原。目的致病菌检验(如粪便标本沙门菌检验),检出可报告检出目的致病菌并附药物敏感性试验结果。普通细菌培养,如中段尿标本应结合计数结果、患者用药情况判断是否为病原菌。

（3）特殊标本：普通培养无细菌生长，临床表现感染但反复送检均阴性的标本，可与临床沟通并建议进行特殊病原培养或选择其他检验方法进行检验。

二、解释基本原则

1. 分离和培养结果 各种微生物检验方法中，临床标本分离和培养的阳性结果最具有诊断价值。经病原体鉴定，可明确诊断病原体的种类，并可作药物敏感性试验。但是，分离培养的阴性结果并不能完全排除感染的可能。

对正常无微生物部位标本的定性结果一般不需要解释，对于少见或罕见微生物的检验结果，应做好与临床的沟通并提供结果解读。需要注意体外药物敏感性试验结果和耐药性检测结果的解读和解释。

2. 病原体抗原成分检测 对于非培养的病原体抗原成分检测，阳性结果提示某种感染性病原体的存在；对于存在正常菌群的标本，需要考虑共同抗原引起的交叉反应，只有在设有严格对照试验和排除试验时，阳性结果才能作出正确判断。

3. 血清抗体检测 用已知特异性抗原检测患者血清中的特异性抗体，以出现 IgM 抗体或高效价 IgG 抗体为阳性判断结果有重要诊断意义。常需要作双份血清抗体的动态检测，排除隐性感染或回忆反应。IgM 检测应注意排除类风湿因子等干扰。

4. 病原体核酸检测 应用分子生物学技术检测病原体核酸，阳性结果提示某种感染性病原体的存在。多用于难培养、目前不能培养病原的检验。PCR 技术敏感性高，影响因素多，应设立阴性和阳性对照避免结果出现误差。

5. 其他 对新方法以及存在异议的检验结果，在排除检验系统的质量问题后，与临床沟通标本采集、运送等方面的问题，并提出具体建议。对于疑难病例，与临床深入交流或参与临床会诊，结合实验室相关信息进行解释并开展研究。

本章小结

在微生物学检验过程中，应按照感染性标本处理原则，遵循生物安全操作要求，做好生物安全防护；规范采集、尽快安全运送标本，严格执行标本验收和拒收标准，正确处理和保存标本；根据方法的准确性、可靠性和及时性等选择检验方法；及时、规范报告检验结果并作出科学解释。

（杜季梅）

第三十二章　血液和无菌体液标本的微生物学检验

通过本章学习,你将能回答以下问题:

 1. 血流感染是什么?

 2. 血液培养标本的采血指征有哪些?血液和无菌体液标本的采集及运送应注意哪些事项?

 3. 血液和无菌体液标本的培养方法有哪些?有哪些注意事项?

 4. 血培养阳性报告程序分为几级,分别需要报告哪些内容?

 血流感染(blood stream infection,BSI)是指各种病原微生物进入血液循环引起的感染。一般有发热、炎症反应等临床表现,部分可引起脓毒症、脓毒性休克等,可以播散到其他部位形成新的感染灶。细菌、真菌、病毒及寄生虫等都可以引起血流感染。病原微生物在循环血液中呈一过性、间歇性或持续性存在。因感染引起宿主反应失调而导致危及生命的器官功能障碍称为脓毒症(sepsis)。无菌体液标本是指除血液以外的脑脊液、心包积液、关节液、胸(腹)腔积液、羊膜穿刺液、滑膜液、鞘膜积液等正常情况下无菌部位的体液。若从患者血液或无菌体液标本中检出病原微生物(排除可能污染),一般视为感染。

第一节　标本采集、运送和验收

一、采集指征

 可疑感染患者出现体温过高或过低($>38℃$或$<36℃$)、寒战、外周血白细胞计数增多($>10.0×10^9$/L,特别有"核左移"时)或减少($<4.0×10^9$/L)、呼吸频率>20次/分钟或动脉血二氧化碳分压($PaCO_2$)$<32mmHg$、心率>90次/分钟、皮肤黏膜出血、昏迷、多器官功能障碍、血压降低、炎症反应参数如C反应蛋白(CRP)或降钙素原(PCT)显著升高等指征时,可考虑进行血培养。

 对新生儿可疑菌血症,不仅需要做血培养,还应同时做尿液和脑脊液培养。老年菌血症患者或免疫力低的患者可能不发热或出现低体温,如伴有发热、胸痛、皮肤瘀点、全身乏力、呼吸困难等,可能是感染性心内膜炎的重要指征,也应进行血培养检测。无菌体液标本则需根据不同部位感染指征进行采集。

二、标本的采集

(一)采集部位

 成人血培养通常选择外周静脉进行穿刺采血。新生儿及小于4个月的婴儿采集颈外静脉和头皮浅静脉。3岁以上儿童多采用肘正中静脉或贵要静脉穿刺采血。对预置导管患者,若疑似导管相关性血流感染,还应采集导管血或导管尖端进行培养。无菌体液标本则需要经皮穿刺或外科手术获取,尽可能取足够多的样本送检。

（二）采集和培养瓶接种程序

血培养应按照标准程序进行采集，经皮穿刺采集体液标本也需要严格无菌操作。血培养宜单独采血，与其他检测项目同时采血时，应先接种血培养瓶，以避免污染。

1. 用注射器无菌穿刺取血后，勿换针头（若行第二次穿刺，应换针头），直接注入血培养瓶，轻轻颠倒混匀以防血液凝固。

2. 穿刺采集的体液标本也可直接注入血培养瓶，但需要注明标本类型。

（三）采血时机

1. 怀疑血流感染，应立刻采集。

2. 尽可能在抗菌药物使用前采集，对已使用抗菌药物的患者建议在下一次应用抗菌药物之前或停用 24 小时后采集；如难以避免，则选用能中和或吸附抗菌药物的培养基。

3. 对间歇性寒战或发热应尽量于高热、寒战高峰到来之前 0.5～1 小时内采集，或于寒战、发热后 1 小时内采集。

（四）采集量

使用自动化血培养仪器时，培养瓶采血量一般成人 8～10ml，新生儿 1ml，儿童及婴幼儿应根据体重调整采血量。中性粒细胞减少症患者采血量不应超过患者全血量的 1%。如使用手工配制培养基，要求血液和肉汤之比应为 1:5～1:10，以稀释血液中的抗生素、抗体等杀菌物质。

无菌体液标本若直接培养，采样量应在 1ml 以上。若注入血培养瓶，成人瓶建议采集量 8～10ml，儿童专用血培养瓶采集量为 1～4ml。

（五）血培养次数

为获得较高的阳性率，应做到以下几点：

1. 1 小时内应采集 2～3 套血培养（一个穿刺点采集的血注入多个培养瓶应视为一套血培养）。成人患者建议同时采用需氧瓶和厌氧瓶，新生儿患者厌氧菌感染少见，推荐使用一瓶或两瓶需氧瓶。最好分别于不同部位采血，如左、右肘静脉，颈静脉。

2. 疑为急性原发性菌血症、脑膜炎、关节炎或肺炎等，推荐在不同部位同时采集 2～3 套血培养。

3. 不明原因发热，先抽取 2～3 套血培养，如仍为阴性结果，应在 24～36 小时后预计体温升高之前（通常在下午）再采集两套以上。

4. 可疑菌血症，但血培养持续阴性，应改变血培养方法，以获得罕见或苛养的微生物。

5. 可疑细菌性心内膜炎，应在 1～2 小时内在 3 个不同部位采血，亚急性细菌性心内膜炎患者第 1 天应在 3 个不同部位采血培养，如 24 小时为阴性，应再采集 2 套血培养。

（六）培养瓶的选择

根据病情和需要选择需氧、厌氧、儿童、真菌培养瓶和分枝杆菌培养瓶，在病情危重、原因不明时，可同时选择几种培养瓶，尽快得到阳性结果以获得治疗时机。体液标本可同时采用需氧和厌氧瓶，特别是羊膜液和后穹窿穿刺液应进行厌氧培养。

三、标本的运送

血液及无菌体液标本（脑脊液除外）采集后应立即送检，2 小时内运送至实验室。脑脊液标本应在 15 分钟内送至实验室涂片和培养。如不能及时送检，宜置于室温环境保存。血培养瓶及脑脊液标本在接种前后均不得冷藏或冷冻。

四、标本的验收

实验室收到血培养瓶后,应尽快接收并评估和记录标本质量,评估合格后立即孵育。如果收到的血培养瓶抽血量不足、采集套数或瓶数不满足要求等,实验室不能直接拒收,需要告知临床可能影响结果,并在报告单中注明上述问题。

第二节　微生物学检验

一、检验程序

血液和无菌体液标本的微生物学检验程序见图 32-1 和图 32-2。

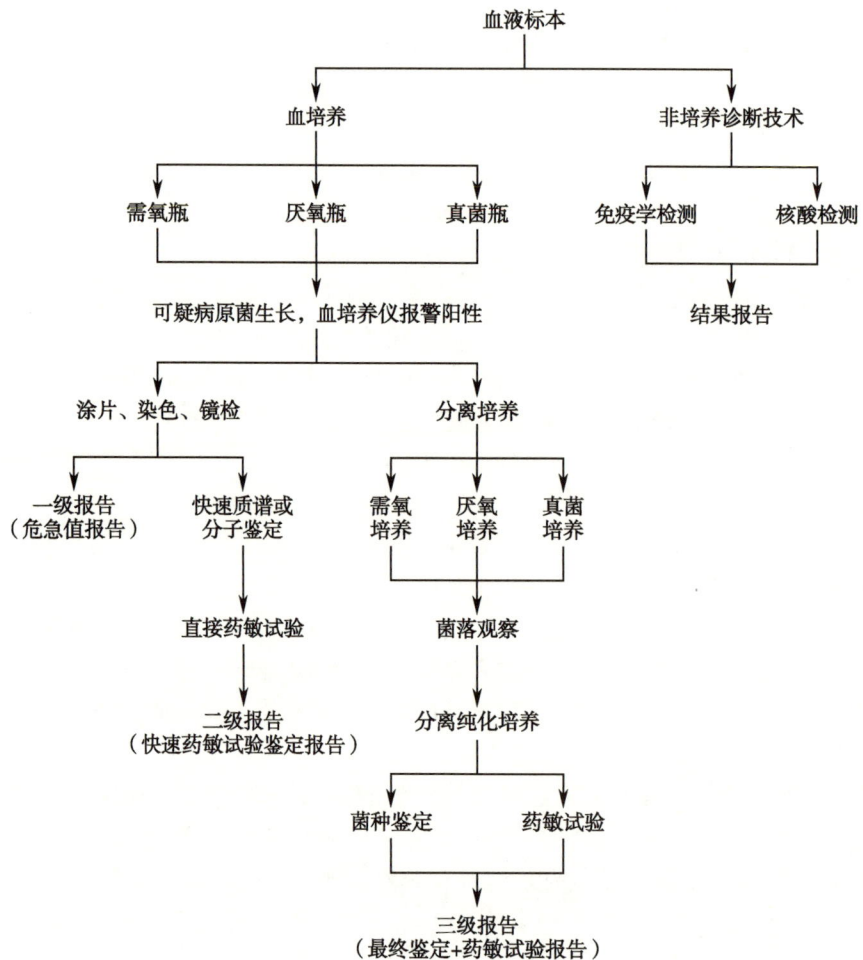

图 32-1　血液标本的微生物学检验程序

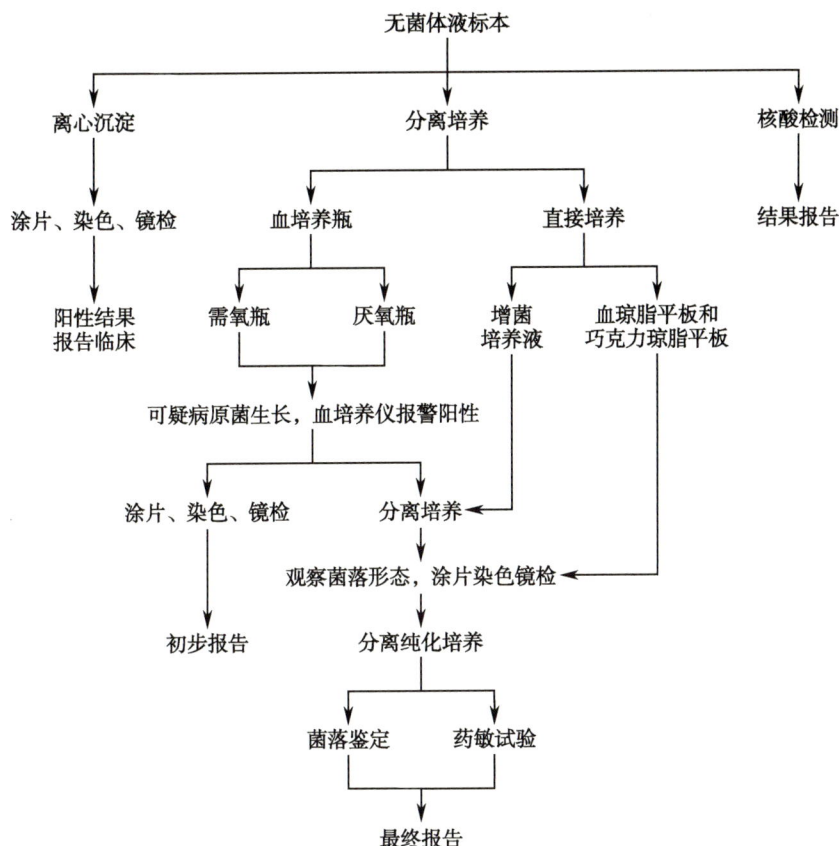

图 32-2　无菌体液标本的微生物学检验程序

二、检验方法

（一）一般细菌的培养和鉴定

将血液标本注入商品化或手工配制的血培养瓶中，置于自动化培养仪进行培养。对有细菌生长迹象或全自动血培养仪发出阳性警报的血培养瓶应及时作出如下检验：用无菌注射器将报警阳性的培养液抽出做涂片镜检，根据菌落特征及菌体染色镜检形态，可得出初步结论。有条件的宜基于涂片结果用培养液进行直接快速质谱鉴定或分子鉴定以及快速药敏试验。同时立即转种血琼脂平板、麦康凯琼脂平板和巧克力琼脂平板，厌氧瓶加种厌氧血琼脂平板，进行需氧（35℃±2℃，5%~10% CO_2）和厌氧培养。对培养的病原菌可通过传统生化试验、微生物鉴定仪或 MALDI-TOF MS 进行鉴定，同时进行药敏试验。

无菌体液标本需要接种血琼脂平板、不加万古霉素的巧克力琼脂平板和合适的增菌培养液。为提高细菌检出率，可直接接种血培养瓶（包括需氧和厌氧瓶），置于自动化培养仪进行培养。培养出的病原菌，应进行菌种鉴定和药敏试验。在培养的同时宜进行涂片镜检。清亮液体需要经离心后制成涂片，明显脓性或血性的体液标本可直接涂片。然后根据不同检验目的选择作革兰氏、真菌荧光或抗酸染色镜检，阳性镜检结果需要报告临床。

（二）真菌培养

SDA 培养基、脑心浸液、需氧血培养瓶和真菌血培养瓶均可培养出真菌，初代培养建议使用 28℃±1℃培养。多数酵母菌培养 2~5 天即可生长，某些酵母如新型隐球菌需要延长孵育时间；怀疑双相真菌或丝状真菌感染时，需要孵育 2~14 天；怀疑罕见真菌或慢生长真菌（如荚膜组织胞浆菌、皮炎芽生菌等）感染时，建议培养 6~8 周。双相培养瓶在最初孵育的 24 小时内，应轻轻摇动，27~30℃和 35~37℃同时孵育。

（三）特殊细菌培养

1. 分枝杆菌 血液标本可采用分枝杆菌培养瓶，脑脊液等无菌体液标本可经离心、去污染处理后，接种商品化的分枝杆菌液体培养基和罗氏固体培养基。由于分枝杆菌繁殖缓慢，培养瓶应至少孵育 6 周，罗氏培养基需要培养 8 周。

2. 乏养菌属和颗粒链菌属 血培养基中需要补充吡哆醛或 L- 半胱氨酸；或点种金黄色葡萄球菌，乏养菌属和颗粒链菌属细菌在金黄色葡萄球菌周围呈"卫星现象"；或采用巧克力琼脂平板、厌氧血琼脂平板等营养丰富的培养基进行培养。

3. HACEK 菌群 包括嗜血杆菌属（H）、放线杆菌属（A）、心杆菌属（C）、艾肯菌属（E）和金氏菌属（K）。若高度怀疑心内膜炎是由 HACEK 细菌引起的，而 5 天后血培养仍为阴性，应延长培养时间至 2～4 周，或者进行盲传，转种营养丰富的培养基进行培养。

4. 巴尔通体 血培养阳性率低，推荐血清学和分子生物学方法检测。

5. 螺杆菌属 血培养瓶通常需要孵育 5 天以上，并且在培养结束后，盲传至血平板上，微需氧孵育。

（四）非培养诊断技术

免疫学检测及核酸检测是快速检测血液标本中各种病原体的重要手段。目前常用的免疫学检测技术有布鲁菌 IgG 抗体检测、革兰氏阴性菌脂多糖检测、隐球菌荚膜抗原检测、真菌 1,3-β-D 葡聚糖检测（G 试验）、曲霉半乳甘露聚糖检测（GM 试验）等。核酸检测技术包括病原体靶向的荧光定量聚合酶链反应（FQ-PCR）以及非靶向的病原宏基因组二代测序技术（mNGS）。

第三节 报告与解释

一、阳性结果报告

血培养的报告程序通常分为三级。

1. 一级报告（危急值报告） 血培养阳性后，应立即进行涂片染色镜检，并在 1 小时内报告临床医师，包括：阳性血培养瓶类型、瓶数、报警时间、染色特征和形态，以供初步选择抗菌药物，此为一级报告，同时也是危急值报告。

2. 二级报告（中间报告） 有条件的实验室，建议整合实验室自动化资源，向临床提供一份含初步鉴定结果及直接药敏结果的二级报告。

3. 三级报告（最终报告） 将所有培养出的微生物进行菌种鉴定和标准药敏试验，并将结果与一级报告和二级报告进行对比，作出最终正式报告，包括菌种名称、血培养阳性时间和标准药敏试验结果，即为三级报告。

无菌体液标本培养阳性时，若为单一分离株生长，报告培养时间、菌种和药敏试验结果；若为多种分离株生长，则还需要报告每种菌的比例。脑脊液标本，无论是涂片还是培养，一旦检测到微生物，应按照危急值进行处理。

二、阴性结果报告

报告内容："血培养经 ×× 天需氧菌 / 厌氧菌 / 真菌 / 分枝杆菌培养阴性"。自动化仪器细菌培养一般设定周期为 5 天，真菌 14 天，分枝杆菌 42 天。手工法细菌培养一般周期设定为 7 天，真菌 14 天，分枝杆菌 60 天。基于流行病学和临床表现，需要考虑的特殊病原体（如荚膜组织胞浆菌、巴尔通体），建议延长培养时间。无菌体液标本直接接种时，细菌培养至少需要 48 小时,脑脊液和穿刺液标本应继续培养 24 小时,避免漏检苛养菌及缓慢生长细菌,报告"培养××天无细菌生长";真菌需要培养 2～14 天,报告"培养××天无真菌生长"。如接种至血培养瓶则需要持续孵育至少 5 天,方可报告阴性。

三、结果解释

血培养在采集过程中容易被皮肤菌群污染,目前对于病原菌确认和污染菌鉴别没有"金标准",关于血培养分离的不同种类微生物的临床价值判断见表 32-1。

表 32-1 血培养分离的不同种类微生物的临床价值判断

分离株种类	评价	处理措施
布鲁菌、土拉热弗朗西斯菌和荚膜组织胞浆菌	病原菌	注意生物安全防护
金黄色葡萄球菌、肺炎链球菌、大肠埃希菌、肠杆菌目其他属种、铜绿假单胞菌和白念珠菌等社区或医院感染常见病原	通常是致病菌,但在少数情况下可能是污染菌	即使仅有 1 瓶血培养阳性,也要作为病原菌处理,但需要在报告中注明"单瓶阳性"
产气荚膜梭菌、丝状真菌等	有污染情况也有致病情况,须谨慎关注	不排除病原菌可能且临床后果严重,需要结合患者因素、临床症状和其他实验室证据综合分析。如培养出产气荚膜梭菌时,关注患者血红蛋白和肌酐变化;培养出丝状真菌时,需要结合葡聚糖和半乳甘露聚糖试验结果等
丙酸杆菌属(有关节炎者需要谨慎)、芽胞杆菌属(炭疽芽胞杆菌除外)、多数棒状杆菌(杰氏棒状杆菌除外;纹带棒状杆菌也需要重视)、气球菌、微球菌属、草绿色链球菌、凝固酶阴性葡萄球菌(免疫低下、小儿、导管及路邓葡萄球菌除外)	常见皮肤定植菌,绝大多数是污染菌	需要联系临床共同确定其临床价值,即使单瓶阳性,实验室也不能自行确定为污染菌。比如草绿色链球菌即使单瓶阳性也需要警惕是否有感染性心内膜炎的风险

本章小结

血液培养是诊断血流感染的"金标准",采血量是否足够是影响血培养阳性率的最重要因素之一。缩短血培养的标本周转时间(TAT)有助于快速诊断,因此应对血培养阳性结果进行分级报告,以便临床尽早明确诊断,进行针对性抗感染治疗。血培养存在假阴性和假阳性可能,必要时增加相关抗原、抗体或分子生物学检测等。血培养的原则是报告具有临床意义的病原菌,对于可能的污染菌需要结合宿主因素、报警阳性时间和瓶数等综合分析。

无菌体液的微生物学检验,宜同时进行染色镜检和培养。培养可以采取直接培养法、增菌培养法或血培养瓶培养。注入血培养瓶时应严格注意无菌操作,加强无菌体液采样环节的规范化管理,减少污染率。无菌体液一般是无菌的,一旦检出病原体可为临床感染性疾病诊断、治疗提供可靠的循证医学依据。

(李 敏)

第三十三章　下呼吸道标本的微生物学检验

通过本章学习，你将能回答以下问题：

1. 采集下呼吸道标本进行微生物学检验的临床指征是什么？
2. 判断下呼吸道标本是否合格的主要指标有哪些？
3. 下呼吸道标本的采集方法主要有哪些？
4. 下呼吸道标本微生物学检验的检验流程和主要检验方法有哪些？
5. 如何报告下呼吸道标本的微生物学检验结果？

　　人类呼吸道包括鼻、咽、喉、气管和支气管等，解剖学通常以喉环状软骨下缘为界，把呼吸道分为上、下两部分，气管及其以下部分称为下呼吸道。上呼吸道有大量正常菌群定植（表33-1），下呼吸道正常情况下是无菌的。下呼吸道标本经由上呼吸道排出时，易受上呼吸道定植菌群的污染。正常人无痰或仅偶有少量泡沫样痰或黏液痰。发生支气管炎、肺炎、肺脓肿、脓胸等下呼吸道感染时，痰量可增多，痰可呈脓性改变。引起下呼吸道感染性疾病的病原体种类繁多（表33-2），下呼吸道感染性疾病属于临床常见病和多发病，故下呼吸道标本的微生物学检验对于临床诊断和治疗具有重要的指导意义。

表33-1　上呼吸道（口咽部）常见定植菌群

革兰氏阳性菌	革兰氏阴性菌	其他
草绿色链球菌、凝固酶阴性葡萄球菌、肠球菌属、微球菌科、棒状杆菌属（白喉棒状杆菌除外）、放线杆菌属	奈瑟菌属（淋病奈瑟菌除外）、嗜血杆菌属、莫拉菌属、艾肯菌属、二氧化碳噬纤维菌属、拟杆菌属、梭杆菌属	念珠菌属

表33-2　下呼吸道常见病原体

疾病	常见病原体
支气管炎	肺炎链球菌、流感嗜血杆菌、卡他莫拉菌、铜绿假单胞菌、百日咳鲍特菌、肺炎支原体、肺炎衣原体、呼吸道合胞病毒、鼻病毒、腺病毒、冠状病毒、人偏肺病毒、肠病毒、流感病毒、副流感病毒、人类博卡病毒Ⅰ型
社区获得性肺炎	肺炎链球菌、流感嗜血杆菌、卡他莫拉菌、金黄色葡萄球菌、铜绿假单胞菌、肠杆菌目、军团菌属、结核分枝杆菌复合群、非结核分枝杆菌、肺炎支原体、肺炎衣原体、鹦鹉热衣原体、立克次体属、隐球菌属、荚膜组织胞浆菌、球孢子菌属、皮炎芽生菌、呼吸道合胞病毒、流感病毒、副流感病毒、腺病毒、冠状病毒、人偏肺病毒、肠道病毒
医院获得性肺炎	铜绿假单胞菌、不动杆菌属、肠杆菌目、嗜麦芽窄食单胞菌、金黄色葡萄球菌、流感嗜血杆菌、肺炎链球菌、军团菌属

第一节 标本采集、运送和验收

一、采集指征

1. 咳嗽咳痰 咳脓痰或铁锈色痰，气道开放患者出现脓痰或血性痰。

2. 呼吸困难 呼吸急促或哮喘，常伴有胸痛。

3. 发热 白细胞 $>10×10^9/L$ 或 $<4×10^9/L$，C 反应蛋白（CRP）或降钙素原（PCT）明显增高。

4. 胸部影像学检查 有感染表现。

二、标本的采集

最好在应用抗菌药物前取样。

1. 自然咳痰法 患者清晨起床后用无菌生理盐水或清水反复漱口，有假牙者应先取下假牙，再用力自深部气管咳出痰至无菌容器中并盖紧送检。

2. 诱导痰 当咳嗽少痰或者无痰时，可采集诱导痰。患者先对口腔黏膜、舌头和牙龈进行清洁，再用无菌水或生理盐水反复漱口，借助雾化器，吸入 3%～10% 的无菌盐水约 25ml，收集诱导痰，装入无菌容器中。该方法只适用于检测耶氏肺孢子菌和结核分枝杆菌复合群，对其他病原菌检出效果差。

3. 气管吸取采集法 适用于气管插管的患者出现肺炎症状时（如发热或浸润）。经人工气道插入一次性无菌吸痰管，遇到阻力后开始抽吸，必要时可给予体位引流和物理排痰，增加标本采集量，收集气管内分泌物，置于无菌容器中送检。

4. 支气管镜采集法 利用支气管镜向支气管肺泡内注入无菌生理盐水灌洗，可采集到感染部位的高质量标本，即支气管肺泡灌洗液（bronchoalveolar lavage fluid，BALF）。其他标本包括支气管冲洗液（bronchial washings，BW）标本、保护性毛刷（protected specimen brush，PSB）标本、支气管穿刺活检标本。

5. 肺穿刺、开胸肺活检和胸腔积液采集法 均应由经培训的呼吸科医师或外科医师采集。操作时应避免引起支气管瘘或气胸。适用于怀疑出现继发性肺脓肿或经验性治疗无反应的患者，此方法采集的标本可进行厌氧菌培养。

三、标本的运送

1. 不能立即送检的应置于冰箱 4℃保存，但不应超过 24 小时。置于 4℃保存可防止非苛养的口咽部定植菌过度生长，但会降低具有临床意义的病原菌检出率，如肺炎链球菌、流感嗜血杆菌等在 4℃很容易出现自溶或死亡。

2. 对可疑烈性呼吸道传染病（肺炭疽、肺鼠疫等）的患者标本，在采集、运送或保存过程中应注意生物安全防护。

四、标本的验收

应着重检查痰标本的质量：

1. 肉眼观察呈黄色、灰色、铁锈色、浑浊、黏稠、混有团块或带血的为合格标本；呈水样、唾液样，无色透明或明显混有食物残渣的为不合格标本。

2. 革兰氏染色涂片镜检，低倍镜下可见较多白细胞、纤毛柱状上皮细胞，较少或没有鳞状上皮细胞时标本适合进一步培养。一般以鳞状上皮细胞<10 个 / 低倍视野为合格痰标本的镜下判断标准。该标准不适用于军团菌和分枝杆菌检查。

第二节　微生物学检验

一、检验程序

下呼吸道标本的微生物学检验程序见图 33-1。

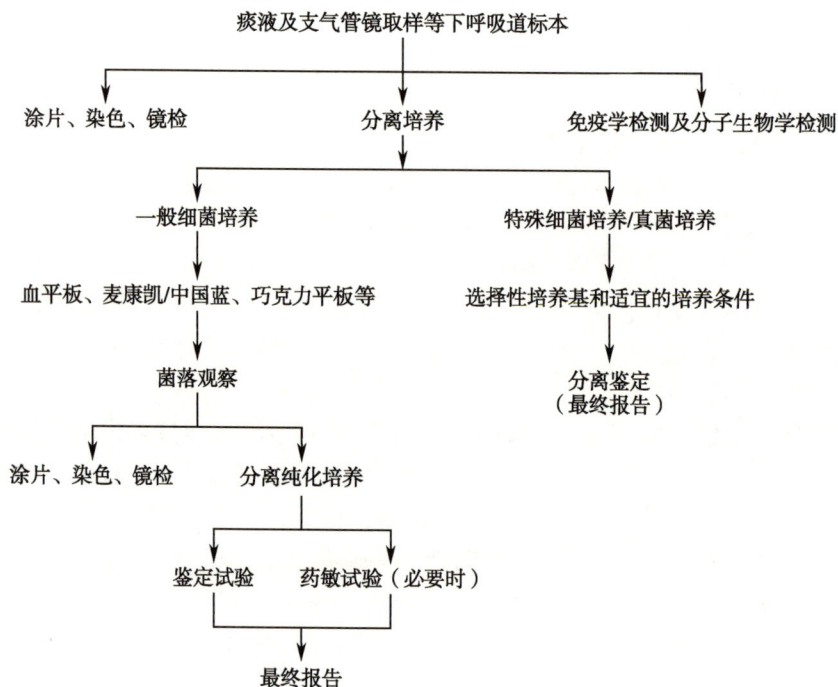

图 33-1　下呼吸道标本的微生物学检验程序

二、检验方法

（一）显微镜检查

1. 一般细菌涂片检查　挑取标本中脓性或带血部分涂片进行革兰氏染色镜检,通过观察鳞状上皮细胞、白细胞、纤毛柱状上皮细胞来评估标本的质量,并观察微生物染色性、形态及排列等特征,以及有无微生物黏附或吞噬的现象,有助后续的病原菌分离培养,对最终病原学诊断有参考价值。支气管肺泡灌洗液标本进行细胞离心取沉淀涂片,保护性毛刷标本可直接涂片染色。

2. 真菌涂片检查　挑取标本中脓性或带血部分涂片进行革兰氏染色、KOH 压片、钙荧光白染色用于真菌涂片检查,具体操作见第三章微生物形态学检查法。呼吸道标本涂片发现真菌孢子或菌丝时,应结合患者的临床特征及其他病原学检查结果综合判断。肺孢子菌检测用六胺银染色或免疫荧光染色法。

3. 抗酸染色　挑取标本中干酪样、脓性、血性部分做抗酸染色或金胺 O 荧光染色。

（二）培养和鉴定

1. 标本的前处理

（1）痰标本的均质化：加等量液化剂到痰标本中，轻轻摇动 10 秒，35～37℃孵育 15 分钟，轻轻摇动 15 秒。

（2）气管镜标本：涡旋振荡 30～60 秒后进行定量接种。

（3）肺穿组织标本：标本置于无菌研磨器中，加少量（约 0.5ml）无菌生理盐水研磨均质化后接种。怀疑毛霉菌感染的真菌培养标本不要研磨，用无菌剪刀剪成小块进行培养。

（4）支气管肺泡灌洗液标本：离心后可进行分枝杆菌、军团菌、真菌及耶氏肺孢子菌和病毒等相关病原的检查。

2. 标本的培养

（1）普通细菌培养：将均质化处理的痰标本等接种血琼脂平板、中国蓝／麦康凯琼脂平板、巧克力琼脂平板，分区划线后培养。血琼脂平板、巧克力琼脂平板放 5%～10% CO_2 培养箱，中国蓝／麦康凯琼脂平板放普通培养箱，35～37℃培养 48 小时，血琼脂平板、巧克力琼脂平板培养至 72 小时，组织标本延长培养至 96 小时。每日观察菌落特征并涂片进行革兰氏染色，根据菌体的形态学特点进一步鉴定。如怀疑一些特殊病原菌感染，可以根据目标菌的生长特性，通过延长培养时间、选择不同的染色方法、接种适于目标菌生长的培养基等途径加以判断。

（2）菌落计数培养：BALF、PSB 可采用平板计数法进行定量培养。标本涡旋振荡 30～60 秒，用经校准的 10μl 接种环取 10μl 涡旋振荡后的标本分别点种在血琼脂平板和巧克力琼脂平板上，再用无菌 L 型涂布棒涂布整个平板，培养后菌落数等于相同形态菌落数乘以 10^2。

（3）结核分枝杆菌复合群培养：处理好的标本接种改良罗氏培养基或液体培养基（米氏 7H 系列培养基），置 35～37℃、5%～10% CO_2 培养 8 周。根据生长出菌落的时间、菌落形态、菌落色素颜色、抗酸染色结果等初步判定，并通过基质辅助激光解吸电离飞行时间质谱或者分子生物学方法进行最终鉴定。

（4）真菌培养：处理好的标本接种 SDA 培养基（马铃薯琼脂平板或脑心浸液琼脂平板等适宜真菌生长的培养基亦可）置于 28℃±1℃培养 7 天。如怀疑双相真菌，则同时接种两块平板，分别置于 28℃±1℃和 35℃±1℃培养 7 天。每日观察菌落特征，并根据菌落形态、革兰氏染色、KOH 压片或乳酚棉蓝染色结果选择合适方法鉴定。对于组织标本，或怀疑罕见真菌或慢生长真菌（如荚膜组织胞浆菌、隐球菌等）感染时，可延长培养至 1 个月。

（5）军团菌培养：将标本接种到军团菌专用培养基例如活性炭 - 酵母浸出液琼脂（BCYE）培养基，35～37℃、50%～70% 湿度、2%～5% CO_2 培养 14 天。每日观察平板上是否有菌落生长。结合菌落生长速度、菌落形态、特殊气味及镜下形态进行判定。

（6）厌氧菌培养：怀疑吸入性肺炎、肺脓肿、脓胸等情况时需要接种厌氧血琼脂平板置于厌氧环境培养。

3. 鉴定

（1）形态学鉴定：革兰氏染色是最常用和最基本的染色方法，必要时需要进行特殊结构染色、抗酸染色、金胺 O 荧光染色、乳酚棉蓝染色等。

（2）生理生化鉴定：对纯培养菌株或疑似病原菌优势生长菌株进行系统的生理生化鉴定，判断病原菌种类。

（3）蛋白质组学鉴定：MALDI-TOF MS 目前已成为临床微生物实验室鉴定的常规方法。

（4）药物敏感试验：分离培养获得纯培养或判断出疑似病原菌菌落后应及时进行药物敏感试验，以指导临床及时调整抗微生物药物使用。

4. 免疫学和分子生物学检测

（1）免疫学检测：免疫学标记技术可检测患者呼吸道标本或血清标本中的病原菌抗原或抗体，包括流感病毒、呼吸道合胞病毒等病毒抗原、抗体快速检测，肺炎链球菌尿抗原和军团菌尿抗原检测，真菌 1,3-β-D- 葡聚糖检测（G 试验）、曲霉菌半乳甘露聚糖试验（GM 试验）、隐球菌荚膜多糖抗原检测等。

（2）分子生物学检测：分子生物学技术可以直接检测标本中的呼吸道病毒或分离培养后的菌株。

第三节　报告与解释

一、阳性结果报告

（一）显微镜检结果

痰涂片在低倍物镜下检测 20～40 个视野，气管吸出物涂片分别在低倍物镜视野和油镜视野下观察。根据显微镜下观察结果，报告鳞状上皮细胞、多形核白细胞的数量，并报告如"革兰氏染色查见细菌（描述细菌的染色特征，如革兰氏阳性、阴性；细菌的形态，如杆菌、球菌）""革兰氏染色查见真菌（描述真菌的染色特征，如孢子、菌丝，菌丝要区分真、假菌丝；并对菌丝有相应形态描述，如是否有隔、菌丝宽度和分支角度等）"等。

（二）培养结果

培养出下呼吸道感染性疾病常见病原体（表 33-2）等具有临床意义，应报告病原体名称及相应的药敏试验结果。

根据分区划线平板上生长的菌落所占的相对比例对痰标本进行半定量计数（表 33-3），对 BALF、PSB 进行定量计数。定性培养生长的病原在平板第二区划线仍大量生长，或培养物生长量超过 1/4 平板；培养中少量生长且革兰氏染色涂片可见此形态病原菌与炎症细胞相关联的病原菌；在平板划线第一区生长且纯度超过 90%，同时革兰氏染色涂片可见此形态细菌与炎症细胞相关的病原菌，判断为有临床意义。定量培养有临床意义的病原菌数量：BALF 菌落计数≥10^4CFU/ml；PSB 菌落计数≥10^3CFU/ml。

表 33-3　痰标本菌落量化指标　　　　　　　　　　　　单位：个

分级	划线区菌落数		
	第一区	第二区	第三区
少见（+）	<10		
少量（++）	>10	<5	
中等（+++）	>10	>5	<5
多量（++++）	>10	>5	>5

二、阴性结果报告

（一）显微镜检结果

根据显微镜下观察结果，报告鳞状上皮细胞、多形核白细胞的数量，并报告如"革兰氏染色未见细菌""革兰氏染色未见真菌"等。

（二）培养结果

当培养足够时间未生长目标菌时，可进行阴性报告，如"经48小时培养无细菌生长"或"可见正常菌群生长"。

本章小结

引起下呼吸道感染性疾病的病原体种类繁多。当出现下呼吸道感染相应症状、表现为中或重度时，应尽早规范采集标本进行微生物学检验。常用的采集方法有自然咳痰法、气管吸取采集法、支气管镜采集法等。微生物实验室在接收标本时应注意对标本质量进行验收。下呼吸道标本的微生物学检验方法包括显微镜检查、培养和鉴定等。涂片革兰氏染色镜检，应观察上皮细胞、白细胞等评估标本质量，并观察微生物染色性、形态及排列等特征，有无微生物黏附或吞噬的现象，这有助于病原菌分离培养流程的优化和判断。由于目标病原菌种类及生长特性不同，需要选用适宜的培养基进行分离培养。如怀疑一些特殊病原菌感染，需要通过不同的染色方法、接种适于目标菌生长的培养基、延长培养时间等途径加以判断。还可采用免疫学方法、分子生物学方法进行快速非培养的病原学诊断。

（曹 炬）

第三十四章　上呼吸道标本的微生物学检验

1. 上呼吸道标本的采集方法主要有哪些？
2. 上呼吸道标本采集后如何运送至实验室？
3. 上呼吸道标本微生物学检验的检验流程和主要检验方法有哪些？
4. 如何报告上呼吸道标本的微生物学检验结果？

上呼吸道的感染包括耳、鼻腔黏膜、咽喉部黏膜和鼻窦，可由多种病原体引起（表34-1）。虽然中耳炎和鼻窦炎的治疗大多是经验性的，但咽炎和长期难治性耳部和鼻窦感染的治疗往往需要微生物学检验以确定病因，以选择恰当的治疗方法。

表34-1　上呼吸道常见病原体

疾病	常见病原体
中耳炎	肺炎链球菌、化脓性链球菌、耳炎差异球菌、金黄色葡萄球菌、流感嗜血杆菌、卡他莫拉菌、铜绿假单胞菌
急性上颌窦炎	肺炎链球菌、化脓性链球菌、金黄色葡萄球菌、流感嗜血杆菌、卡他莫拉菌
慢性鼻窦炎	肺炎链球菌、化脓性链球菌、金黄色葡萄球菌、流感嗜血杆菌、卡他莫拉菌、铜绿假单胞菌、肠杆菌目、口腔来源的需氧菌及厌氧菌混合菌群、曲霉菌属、毛霉菌、镰刀菌属、其他丝状真菌
咽喉炎	化脓性链球菌、大菌落的 C 群及 G 群乙型溶血性链球菌、白喉棒状杆菌、溶血隐秘杆菌、淋病奈瑟菌、坏死梭杆菌、肺炎支原体、EB 病毒、单纯疱疹病毒、巨细胞病毒、人类免疫缺陷病毒
百日咳	百日咳鲍特菌

第一节　标本采集、运送和验收

一、采集指征

1. **鼻和喉部灼热感**　鼻黏膜变红、肿胀，鼻塞、打喷嚏、流涕，全身不适、肌肉酸痛等感冒症状。

2. **咳嗽**　咽喉黏膜水肿，阵发性或持续性咳嗽。呼吸困难、有喘鸣音、吞咽疼痛、吞咽困难，可有化脓感染的全身性症状。

3. **鼻腔分泌物增加**　水样清涕、黏液性、脓性等。

4. **中耳炎症状**　耳痛、耳鸣、听力减退等。

5. **全身中毒症状**　咽痛、低至中度发热、重型可有高热、呼吸困难、脉搏细速等，查体可见咽部充血、扁桃体肿大，咽部有点状或小片状灰白色膜状覆盖，不易剥离。特殊情况可见灰白色假膜形成。

二、标本的采集

最好在应用抗菌药物之前取样，并尽量避免正常定植微生物的污染。如果怀疑白喉，应取鼻咽拭子和假膜标本。如疑似会厌炎，不建议进行咽部标本培养，取样时触碰发炎的会厌可能会引起气道的完全阻塞，有窒息危险。

1. 鼻咽拭子采集法 患者保持头部不动，去除前鼻孔中表面分泌物，经鼻腔缓慢轻柔插入采样拭子，遇阻力后即到达后鼻咽，停留数秒吸取分泌物，轻轻旋转取出拭子。用于病毒学检验的拭子，将拭子头浸入病毒运送液，弃去尾部，旋紧管盖；用于细菌学检验的拭子，插回采样装置或适宜的转运装置中。

2. 口咽拭子采集法 患者取坐位，头后倾，张大嘴，嘱患者发"啊"音，必要时用压舌板，以暴露咽喉部，用拭子快速擦拭咽后壁及扁桃体隐窝、侧壁等处3～5次，收集黏膜细胞或脓性分泌物，避免接触舌头、悬雍垂、口腔黏膜和唾液，轻轻取回拭子插回采样装置或适宜的转运装置中，主要用于乙型溶血性链球菌、溶血隐秘杆菌等细菌和单纯疱疹病毒引起的咽喉炎等。

3. 穿刺抽吸 鼻窦和中耳（鼓膜完整者）的标本仅能采用针吸标本进行检测，对耳漏或鼓膜切开术患者可用小尖拭子取中间流出的液体，主要用于慢性鼻窦炎和中耳炎等。

三、标本的运送

标本可置于适宜的转运装置或转运培养基中运送。若怀疑百日咳鲍特菌感染，需要提前通知实验室准备特殊的转运培养基，如Regan-Lowe培养基。

第二节 微生物学检验

一、检验程序

上呼吸道标本的微生物学检验程序见图34-1。

二、检验方法

（一）显微镜检查

1. 一般细菌涂片检查 标本涂片、革兰氏染色后镜检，应注意观察上呼吸道常见病原体的典型形态（表34-1），对最终病原学诊断有参考价值。

2. 真菌涂片检查 革兰氏染色、KOH压片、钙荧光白染色用于真菌涂片检查。上呼吸道标本涂片发现真菌孢子或菌丝时，应结合患者的临床特征、基础疾病、免疫状态及其他病原学检查结果综合判断临床意义。

（二）培养和鉴定

1. 细菌培养 口咽拭子常规接种血平板置于35～37℃、5%～10% CO_2环境孵育48小时，观察菌落特征并进行革兰氏染色，寻找疑似A群、大菌落的C群或G群乙型溶血性链球菌。怀疑其他一些特殊病原菌感染时则需要再添加选择性培养基，如怀疑淋病奈瑟菌感染，则接种加了复合抗生素的淋病奈瑟菌选择培养基，例如MTM、NYC或GC选择培养基。如怀疑白喉，则将假膜或者鼻咽拭子接种血平板和亚碲酸钾血琼脂平板，35～37℃、需氧

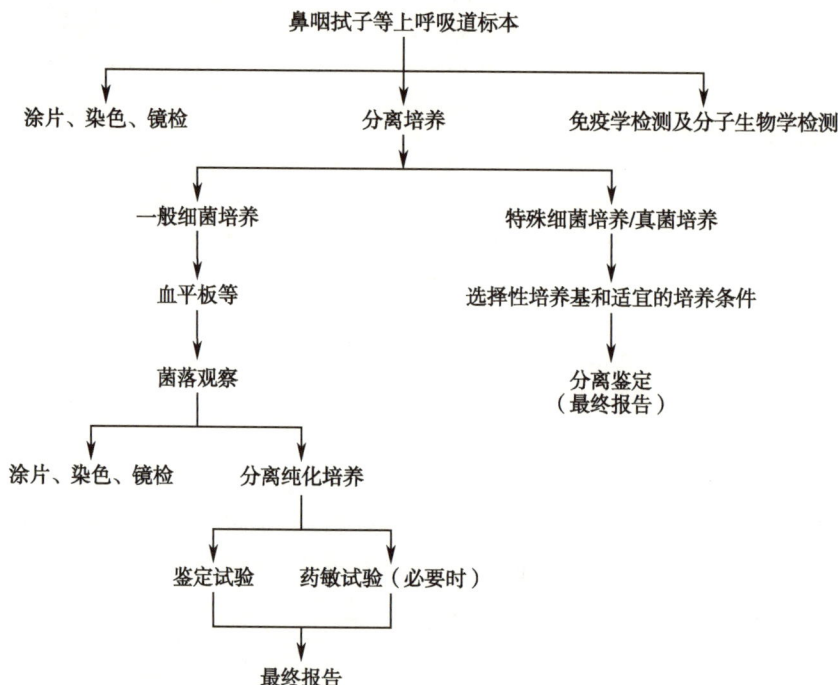

图 34-1 上呼吸道标本的微生物学检验程序

环境孵育 48 小时，观察菌落的生长特点并进行革兰氏染色和亚甲蓝染色，综合结果进行判断。如怀疑百日咳，则将鼻咽拭子接种百日咳鲍特菌选择培养基，35～37℃、需氧、湿润的环境中培养 7 天，分别在第 4 天和第 7 天读取结果。

2. 真菌培养 标本接种 SDA 培养基（马铃薯琼脂平板或脑心浸液琼脂等适宜真菌生长的培养基亦可）置于 28℃±1℃培养 7 天。如怀疑双相真菌感染，则同时接种两块平板，分别置于 28℃±1℃和 35℃±1℃培养 7 天。怀疑罕见真菌或慢生长真菌感染时，可延长培养至 1 个月。根据菌落形态、革兰氏染色、KOH 压片或乳酚棉蓝染色结果加以判断。

（三）免疫学和分子生物学检测

免疫学技术可检测流感病毒、呼吸道合胞病毒等病毒抗原和 A 群乙型溶血性链球菌抗原。分子生物学技术可用于各种呼吸道病毒、百日咳鲍特菌的核酸检测。

第三节 报告与解释

一、阳性结果报告

（一）显微镜检结果

根据显微镜下观察结果进行报告，如"革兰氏染色查见细菌""革兰氏染色查见真菌"等。

（二）培养结果

1. 咽炎及其他口咽部炎症标本 报告有临床意义的致病菌。某些与感染相关的特定病原体，如 A 群和大菌落的 C、G 群乙型溶血性链球菌、百日咳鲍特菌、坏死梭杆菌、支原体等，应进行有针对性的检查。溶血隐秘杆菌、淋病奈瑟菌、白喉棒状杆菌仅在特定流行病学背景中才是咽炎病原菌，不必常规进行检查。流感嗜血杆菌、金黄色葡萄球菌、脑膜炎奈瑟菌、肺炎链球菌不是咽炎的病原菌，不必进行常规培养。

2. 中耳炎标本 报告有临床意义的致病菌。肺炎链球菌、流感嗜血杆菌、卡他莫拉菌、耳炎差异球菌、真菌通常提示是引起感染的病原菌。

3. 鼻窦炎标本 报告有临床意义的致病菌。肺炎链球菌、流感嗜血杆菌、卡他莫拉菌和化脓性链球菌通常提示是引起感染的病原菌。金黄色葡萄球菌、优势革兰氏阴性杆菌如铜绿假单胞菌或肠杆菌目提示可能是引起感染的病原菌。

二、阴性结果报告

（一）显微镜检结果

根据显微镜下观察结果进行报告，如"革兰氏染色未见细菌""革兰氏染色未见真菌"等。

（二）培养结果

当培养足够时间未生长目的菌时，可进行阴性报告。

1. 咽炎及其他口咽部炎症标本 根据送检目的，报告"经 48 小时培养未检出 A 群、C 群（大菌落）、G 群（大菌落）乙型溶血性链球菌""经 48 小时培养未检出白喉棒状杆菌"等。

2. 中耳炎、鼻窦炎标本 根据培养平板上微生物的生长情况，报告"经 48 小时培养未检出致病菌"或"经 48 小时培养无菌生长"。

本章小结

应根据临床症状及体征来决定选择合适的标本类型，尽量避免正常定植微生物的污染。由于分离的目标病原体种类不同及其病原菌的生长特性不同，上呼吸道标本的培养鉴定需要分别选用适宜的平板进行分离培养。如怀疑一些特殊细菌的感染，可以根据目标菌的生长特性通过延长培养时间、利用不同的染色方法、接种适于目标菌生长的培养基等途径来加以判断。

（曹 炬）

第三十五章　泌尿系统标本的微生物学检验

> **通过本章学习，你将能回答以下问题：**
>
> 1. 尿液标本的送检指征有哪些？样本的采集及运送有什么注意事项？
> 2. 尿液标本应该怎样培养与鉴定？
> 3. 尿液标本微生物学检验结果应该如何解读？

尿路感染（urinary tract infection，UTI）是指大量微生物在尿路中生长繁殖而引起的尿路炎症，多见于成年女性。根据感染部位可分为上尿路感染（主要有肾盂肾炎、肾结核、肾脓肿、输尿管炎）和下尿路感染（主要有膀胱炎和尿道炎）。诊断尿路感染最常用的方法是进行尿液标本的微生物学检查，可以反映泌尿系统各部位的微生物状态、炎症变化，从而帮助临床医师作出正确诊断，相应的药敏试验对指导临床合理使用抗菌药物也有重要意义。

第一节　标本采集、运送和验收

一、采集指征

怀疑尿路感染、泌尿系统疾病手术前以及孕妇筛查等应进行尿液培养。送检尿液培养的同时应进行常规尿液检验，同时伴发热患者应采集血培养送检。

二、标本的采集

宜采集晨尿，嘱患者睡前少喝或不喝水，尿液在膀胱内潴留 4 小时以上。无症状患者应连续采集 3 天晨尿送检。

1. 清洁中段尿　清晨起床后用肥皂水清洗会阴部，再用清水或生理盐水冲洗尿道口周围；前段尿弃去，中段尿 10ml 左右直接排入专用的无菌容器中。

2. 留置导尿管采集　先消毒导尿管采样口，用无菌注射器穿刺导尿管抽取尿液 5～10ml。

3. 膀胱导尿　局部消毒后，采用导尿管经尿道插入膀胱收集尿液，弃去最开始导出的 15～30ml 尿液后再收集尿液进行培养。

4. 耻骨上膀胱穿刺尿　使用皮肤消毒剂消毒脐部至尿道皮肤，对穿刺部位进行局麻；在耻骨联合和脐部中线部位将针头插入充盈的膀胱，从膀胱中吸取约 20ml 尿液，注入无菌容器内。耻骨上膀胱穿刺法是评估膀胱内感染的"金标准"。

5. 婴幼儿尿液收集　婴幼儿不能自主控制膀胱收缩，故使用采集袋收集 ≥1ml 尿液。

三、标本的运送

标本采集后应及时送检和接种，室温保存时间 ≤2 小时。不能立刻送检的标本应 4℃冷藏或及时添加防腐剂（含 0.5ml 硼酸 - 甘油或硼酸 - 甲酸钠），保存时间 ≤24 小时，并应注意冷藏保存的标本不能用于淋病奈瑟菌培养。

四、标本的验收

尿培养标本应符合临床微生物学检验对标本的基本要求，此外出现下列情况的标本应拒收：标本取自导尿患者尿袋；导尿管尖端培养；除耻骨上膀胱穿刺法外，采用其他方法采集的尿液标本如清洁中段尿等申请做厌氧菌培养。

第二节　微生物学检验

一、检验程序

尿液标本的微生物学检验程序见图 35-1。

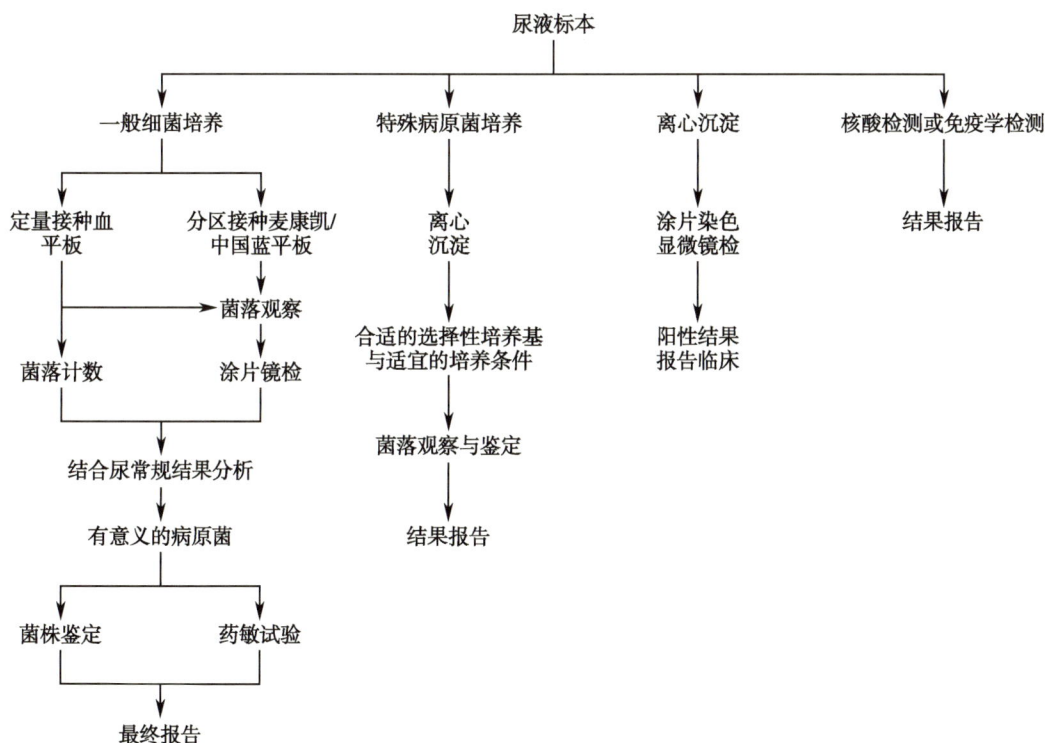

图 35-1　尿液标本的微生物学检验程序

二、检验方法

（一）显微镜检查

为提高尿液标本显微镜检查敏感度，宜离心后取沉淀涂片进行染色镜检，观察有无菌体、多形核白细胞和扁平上皮细胞。

（二）培养和鉴定

1. 一般细菌真菌培养

（1）培养方案：尿液标本的细菌培养需要采用血平板进行定量培养，同时分区划线接种至中国蓝或麦康凯琼脂平板进行菌种分离，于 35℃±2℃、5%～10% CO_2 的环境下培养 48 小时。尿液标本的真菌培养不宜定量检测，离心取沉渣接种 SDA 培养基，27℃±1℃培养 7 天，有条件的实验室可平行接种念珠菌显色培养基。

（2）定量接种方法。①直接划线法：清洁中段尿和留置导尿管尿可选择 1μl 或 10μl 的接种环，其他方法采集的尿液推荐 10μl 接种环，取一环尿液，在血平板上划十字，再进行密集均匀涂布；若无定量接种环，可使用移液器吸取 10μl 尿液加入平板，再用接种环划线接种。②倾注平板法：将无菌生理盐水 9.9ml 分装在大试管中，加入被检尿液 0.1ml，充分混匀，取此液 1ml 放入直径 9cm 灭菌培养皿内，加入已融化并冷却至 50℃ 的琼脂培养基 15ml，立即充分混匀；此法操作烦琐，一般少用。

2. 特殊病原菌培养 ①苛养菌：采用耻骨上膀胱穿刺或导尿法采集的尿液，加种一块巧克力琼脂平板。②淋病奈瑟菌：将标本离心后取沉渣接种 GC 琼脂培养基。③厌氧菌：必须用耻骨上膀胱穿刺尿，接种厌氧血琼脂平板进行厌氧培养；不能排除需氧菌时，宜同时做需氧菌培养。④结核分枝杆菌：应连续 3 天收集患者晨尿，通常培养需要至少 20ml 尿液，离心取沉淀接种罗氏培养基。⑤支原体：可使用支原体液体培养基直接检测并同时进行支原体药敏试验。

3. 病原菌鉴定和药敏试验 培养阳性时，根据菌落计数、菌落特征、镜检结果和尿常规等综合分析，对有意义的临床分离菌应选择合适的鉴定方法鉴定到种或群并进行药敏试验。

（三）非培养诊断技术

尿液标本的微生物学检验还包括免疫学检测和核酸检测。免疫学检测如沙眼衣原体抗原检测；核酸检测则主要有 PCR 技术和 DNA 探针等，多用于检测淋病奈瑟菌、衣原体、结核分枝杆菌、解脲脲原体等病原微生物的感染。

第三节 报告与解释

一、结果解释

正常情况下从肾脏排泌至膀胱的尿液是无菌的，但膀胱中的尿液经尿道排出体外时会受到下尿道中正常菌群的污染。应结合尿常规、菌落计数等进行判断。一般认为清洁中段尿标本中单种细菌 $\geq 10^5$CFU/ml 可能为感染；$< 10^4$CFU/ml 可能为污染，$10^4 \sim 10^5$CFU/ml 则需要根据患者临床表现进行评估。对于复杂性尿道感染可多次送检，连续 3 次清洁中段尿培养 $\geq 10^5$CFU/ml 且伴随相应症状体征，高度怀疑尿路感染。尿液培养同时有 ≥ 3 种病原菌生长时，可能为污染，不做鉴定。尿液培养出真菌很难界定污染、定植或感染，需要结合真菌直接镜检、病理检查、患者临床表现以及真菌致病性进行综合判断。不同类型尿培养标本培养结果的解读见表 35-1。

表 35-1　不同来源尿标本结果解释及实验室处理方法

采集方法	临床表现	白细胞尿	菌种数/个	菌落计数/（CFU·ml^{-1}）	结果解释	是否做药敏试验
清洁中段尿	有	是	≤2	大肠埃希菌/腐生葡萄球菌≥10^3；其他菌≥10^5	尿路感染；急性肾盂肾炎/急性前列腺炎的诊断，菌落计数分别≥10^4和≥10^3CFU/ml 有意义	是
				<10^3	有炎症但无菌尿；正在用抗生素；慢生长或难生长病原菌感染；无菌感染	不确定

续表

采集方法	临床表现	白细胞尿	菌种数/个	菌落计数/(CFU·ml⁻¹)	结果解释	是否做药敏试验
清洁中段尿	有	否	≤2	≥10^5	免疫功能正常患者重复尿液细菌学和细胞学检查	否
					免疫功能缺陷患者	是
	无	不定	≥2	>10^5	定植	否
			≥1	10^3~10^4	可能为污染	否
			≤2	<10^3	无尿路感染或定植	不确定
	不定	否	0	<10^3	无尿路感染或定植	不确定
导尿管导尿	有	无参考意义	≤2	≥10^5	尿路感染	是
				<10^5	有炎症但无菌尿；正在用抗生素；慢生长或难生长病原菌感染；无菌感染	否
	无		≤2	≥10^3	定植	否
				<10^3	无尿路感染或定植	不确定
耻骨上膀胱穿刺术	不定	不定	≤2	≥10	尿路感染	是
其他有创标本采集术	不定	不定	≤2	≥10^2	尿路感染	是

二、阳性结果报告

1. 无明确临床意义的阳性结果报告 报告菌落计数、革兰氏染色形态特征，并注明是纯菌或混合菌生长。

2. 有明确临床意义的阳性结果报告 报告菌落计数、病原菌种名及药敏试验结果。

三、阴性结果报告

细菌培养48~72小时无菌落生长，即为阴性。接种1μl尿量者，应报告"接种1μl尿液，培养48~72小时无细菌生长（菌落计数<10^3CFU/ml，无临床意义）"；接种10μl尿量者，应报告"接种10μl尿液，培养48~72小时无细菌生长（菌落计数<10^2CFU/ml，无临床意义）"。严格无菌操作如耻骨上膀胱穿刺采集的尿液，可直接报告"培养48~72小时无细菌生长"。真菌培养7天无真菌生长，即为阴性，报告"培养7天无真菌生长"。

本章小结

尿液标本的微生物学检查是诊断尿路感染最常用方法。为准确找到病原菌并尽可能减少污染，应遵循适时采集、无菌采集、及时送检、合理保存、安全运送等原则，并在培养时进行活菌计数。同时，需要根据采集方法、患者类型、临床症状、尿路感染相关指标、培养出的微生物种类综合判断是污染菌还是可能感染菌。对有明确临床意义的病原体，应测试并报告药敏试验结果。

（李 敏）

第三十六章　胃肠道标本的微生物学检验

胃肠道感染是指细菌、真菌、病毒和寄生虫进入消化道后，引起的胃肠炎、细菌性痢疾、食物中毒、肠道感染和消化性溃疡等疾病，主要症状包括腹痛、腹泻、消化不良、大便次数多、恶心、呕吐等。由于引起胃肠道感染的微生物种类繁多，诊断比较困难，因此加强对胃肠道标本的病原微生物检测具有重要临床意义。正确的标本采集和及时送检是保证胃肠道感染微生物学检验质量的关键。

第一节　标本采集、运送和验收

一、采集指征

对粪便或直肠拭子进行微生物学检查的目的主要是确定引起腹泻和食物中毒的病原体。当患者出现呕吐或腹泻并伴随下列临床表现时应进行粪便的微生物学检查：

1. 排便次数≥3次/日，粪便性状异常（稀便、水样便、黏液脓血便）。
2. 排便时有腹痛、下坠、里急后重、肛门灼痛等症状。
3. 发热、恶心、呕吐、食欲明显降低及全身不适等症状。
4. 肠炎伴发热的患者，同时送检血培养。

胃镜活检组织细菌学培养只适用于胃炎、消化道溃疡患者，主要用于幽门螺杆菌的检测。一般不建议只为单纯诊断幽门螺杆菌感染而进行胃活检组织的采集。接受胃镜检查的同时，可对活体组织染色进行镜检。

二、标本的采集

粪便标本采集应尽可能在发病急性期和抗生素治疗前进行，以提高致病菌的检出率。标本应收集在清洁、防漏宽口便盒内，并加盖密封。如怀疑是空肠弯曲菌引起的感染，标本需要接种于无血弯曲菌琼脂培养基。如怀疑是艰难拟梭菌引起的感染，建议在床旁进行标本的采集及接种，并将标本立即放入厌氧袋内，送至实验室。如怀疑是沙门菌感染引起的肠热症时可于发病2周后采集标本。若需要连续采集3份标本，则两次采集标本时间应间隔48小时。采集方法主要包括以下四种。

1. 自然排便采集　患者在干燥清洁便盆内自然排便后，挑取有黏液、脓血部位的粪便2～3g，液体粪便取絮状物2～3ml，放置于无菌便盒内及时送检，若无黏液、脓血，则在粪便上多点采集送检。此为常规方法。如不能及时送检，应按1∶10的比例与15%～30%甘油-磷酸盐缓冲液(pH 7.0)充分混合后保存。

2. 直肠拭子采集 对于排便困难患者或婴幼儿,可用肥皂水清洗肛门周围,用无菌盐水湿润的采样拭子或玻璃采便器插入肛门内(成人4～5cm,儿童2～3cm),与直肠黏膜表面接触,轻轻旋转后取出,置于Cary-Blair运送培养基或甘油-磷酸盐缓冲液(pH 7.0)中送检。直肠拭子不宜用于腹泻病原菌培养。

3. 胃黏膜活组织标本采集 胃活检组织应在停服铋剂或抗菌药物7天后进行,以提高病原菌的检出率。经胃镜用活检钳在胃窦小弯侧距幽门5cm(邻近胃角处)、胃窦大弯侧正对胃角处或病变邻近处采集1～2块样品。

4. 胃液标本采集 应在患者的空腹状态下插入胃管,顶端置于胃腔的最低位,抽尽空腹胃液,立即肌内注射五肽胃泌素或磷酸组胺,随后每15分钟收集1份基础胃液,共4份。各份胃液标本作以下检查:①记录胃液量、颜色、气味、有无食物残渣;②测定胃液的酸碱度,定量检测胃液的总酸分泌量;③需要时在显微镜下观察空腹胃液有无红细胞和白细胞。肺结核患者有时将含结核分枝杆菌的痰液咽入胃内,可以查胃液内有无结核分枝杆菌,以辅助诊断。

三、标本的运送

粪便标本采集后应尽快送检,室温条件下标本应于1小时内送至实验室,采用甘油-磷酸盐缓冲液(pH 7.0)或拭子转运系统保存的标本室温不超过24小时。艰难拟梭菌培养标本在4℃环境下存放不能超过24小时,在-20℃冷冻条件下不宜放置过久,易使细胞毒素蛋白快速失活。志贺菌属细菌对理化因素抵抗力较弱,对酸性环境敏感,延迟送检可因粪便中其他细菌产酸而导致其死亡。Cary-Blair运送培养基适合标本的长途运输,但保存时间也不应超过72小时。

胃活检组织标本采集后应尽快送检,室温条件下标本应于1小时内送至实验室,采用4℃低温保存的标本运送时间不超过24小时。

胃液标本采集后应尽快送检,2～8℃条件下标本应于15分钟内送至实验室,采用室温条件保存采集的标本,应在1小时内用碳酸氢钠中和胃液。

四、标本的验收

标本可置于适宜的转运装置或转运培养基中送运。胃活检组织标本放置时间不应超过1小时。标本如有明显污染或保存不当应拒绝接收标本,并及时与临床医师联系,说明原因,要求重新留取标本送检。

第二节 微生物学检验

一、检验程序

粪便或肛拭子标本微生物学检验程序见图36-1。

二、检验方法

(一)显微镜检查

粪便标本含有大量的正常菌群,大部分情况下仅依靠染色性和形态很难分辨是否为病原菌,因此一般情况下粪便标本无须做涂片检查。仅在怀疑为特定细菌感染引起的腹泻时才进行显微镜检查。

363

观察粪便或肛拭标本性状，有无脓液、黏液和血液

生理盐水湿片镜检　常规筛查（门诊患者）　　　　　加做特殊筛查（根据临床症状）

沙门菌/志贺菌　　　弯曲菌（儿童）　　弧菌→TCBS/APW　　在医院住院>72h；　疑似诺如、
接受抗生素治疗；　轮状病毒
大肠埃希菌→血清型/　医院感染　　感染
毒素检测/SMAC

培养基：　　　　　培养基：
弱选择性（如：麦康凯或　CCDA、　　　耶尔森菌→CIN
中国蓝琼脂）　　　Skirrow
强选择性（如：SS或XLD）（42℃微需氧）　气单胞菌、邻单胞菌　　筛查艰难拟梭菌　检测轮状　检测诺如
增菌肉汤（如：亚硒酸盐　　　　　　→血琼脂　　　　　　　　　　病毒　　病毒
煌绿或GN）

观察菌落特征、涂片染色　观察菌落　观察菌落特征、涂片染色　培养基：　毒素　酶联免疫　核酸检测
特征、涂片　　　　　　　　　CCFA　检测　吸附试验法　基因型鉴定
染色　　　　　　　　　　　　　　　　乳胶颗粒　抗原检测
生化反应初步鉴定　　　　　　　血清学鉴定　　　　　　　　凝集试验

血清学鉴定

挑选可疑菌落

抗菌药物敏感试验（EHEC和艰难拟梭菌不需做药敏试验）

报告结果

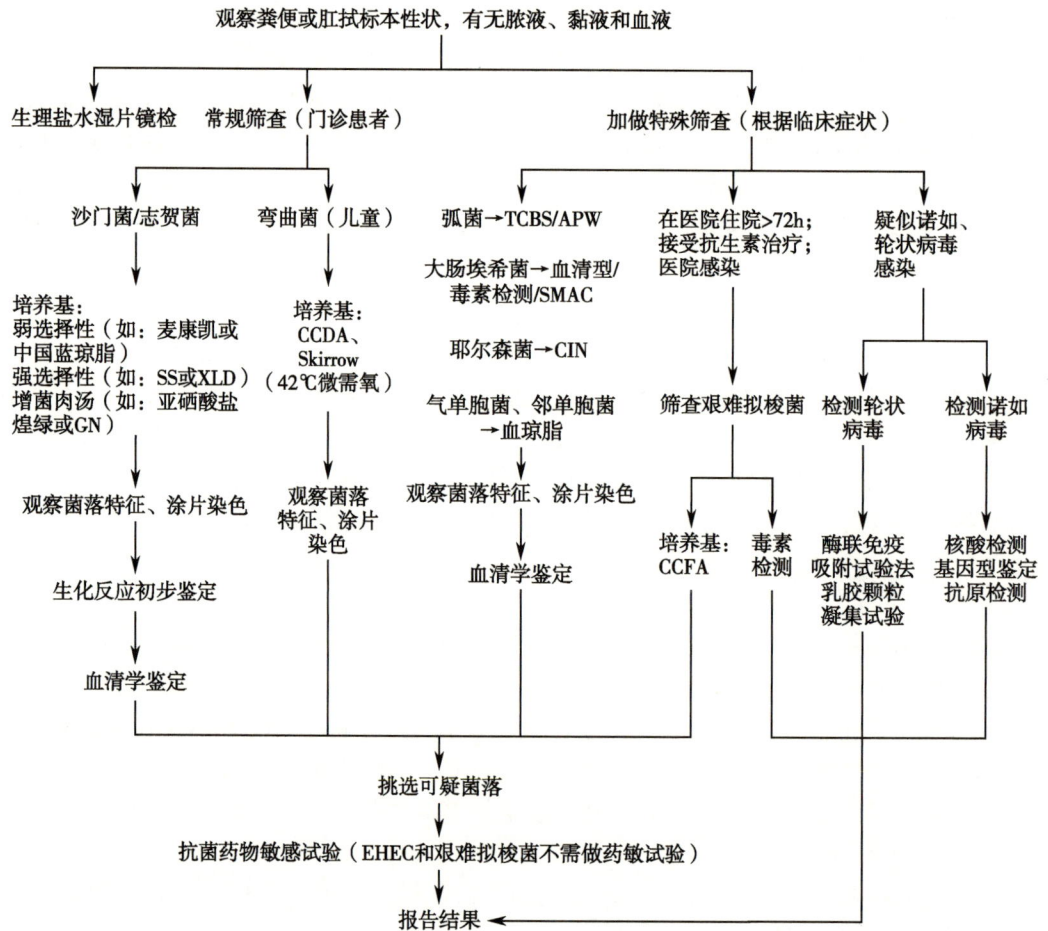

图 36-1　粪便或肛拭标本微生物学检验程序

1. 不染色标本检查　用生理盐水或鲁氏碘液或 0.1% 亚甲蓝染液与等量的粪便标本混合均匀涂于载玻片上，盖上盖玻片用相差显微镜或暗视野显微镜高倍镜镜检。

（1）若标本呈米泔样或洗肉水样，镜检发现逗点状或弯曲状的弧菌，呈流星样穿梭，运动活泼，提示霍乱弧菌感染。此时加入 O1 群或 O139 群霍乱弧菌诊断血清（抗体），与不加诊断血清比较，若大于 80% 的细菌停止运动或运动明显减弱，判断为制动试验阳性，可初步报告为"疑似 O1 群或 O139 群霍乱弧菌"。

（2）若发现呈 S 形、螺旋形并快速"投镖样"运动的细菌，提示为弯曲菌。

2. 染色检查　如细菌染色呈现下列典型形态时，对诊断具有提示作用。

（1）霍乱弧菌：取新鲜米泔样粪便标本涂片 2 张，用乙醇或甲醇固定，分别进行革兰氏染色和 1∶10 稀释苯酚复红染色，油镜观察呈鱼群状排列的杆状或弧形革兰氏阴性杆菌。

（2）空肠弯曲菌：粪便做革兰氏染色，镜检发现细小、长而弯曲，呈 S 形或螺旋形、海鸥状的革兰氏阴性杆菌，可初步报告"疑似弯曲菌"。

（3）葡萄球菌：疑为葡萄球菌引起的假膜性肠炎，可取肠黏膜样物或水样便涂片，革兰氏染色，若发现大量散在或葡萄状排列的革兰氏阳性球菌同时伴随革兰氏阴性杆菌明显减少，可提示诊断该菌。

（4）艰难拟梭菌：抗生素相关性腹泻的主要病原菌，大便呈黄绿色糊状便或暗绿色海水样便，黏液多，有时可见片状假膜，涂片革兰氏染色可见大量革兰氏阳性粗大杆菌、无荚膜、卵圆形芽胞位于菌体一端，同时伴有炎症细胞。

（5）结核分枝杆菌：取蚕豆大小的粪便与饱和生理盐水 10ml 混合，静置 1 小时，取表面液体涂片进行抗酸染色，发现红色抗酸杆菌可报告"找到抗酸杆菌"。

（6）幽门螺杆菌：将胃活检组织标本切片后使用 W-S 银染色、Giemsa 染色，可见胃黏膜表面存在典型形态的细菌。

（二）培养与鉴定

由于医院获得性腹泻一般不会是由食源性病原菌引起，因此对于住院超过 3 天的患者的粪便标本不进行常规培养。

1. 沙门菌属、志贺菌属菌 取病变明显的粪便部分接种于强选择培养基 SS 琼脂平板或 XLD 琼脂平板和弱选择培养基 MAC 琼脂平板以及血平板，35℃培养 18～24 小时，观察有无可疑菌落，阴性可继续培养至 48 小时。如发现不发酵乳糖的可疑菌落，可挑取单个菌落至三糖铁琼脂培养基以纯化培养物，初步观察生化反应并进行血清学凝集试验。

2. 肠病原性大肠埃希菌 粪便标本接种于 MAC 或中国蓝琼脂平板、显色培养基及 SMAC 平板，35℃培养 18～24 小时，挑取乳糖发酵菌落穿刺接种三糖铁琼脂和尿素动力吲哚培养基进行初步生化鉴定，并进行血清学分型。一般为检测肠出血性大肠埃希菌（EHEC），大便标本可增加接种于 SMAC 平板，EHEC 不发酵山梨醇呈无色，而其他大肠埃希菌能发酵呈红色，借此可分离出 EHEC。

3. 空肠弯曲菌 取明显病变部位的粪便接种于 Camp-BAP 血琼脂培养基，或采用 CEM 空肠弯曲菌增菌培养基 43℃微需氧环境培养 18～48 小时后再转种 Camp-BAP 血琼脂。培养物置 43℃微需氧环境培养 24～48 小时后观察菌落特征，挑取可疑菌落进行鉴定。

4. 霍乱弧菌 米泔样或洗肉水样大便的疑似标本可直接接种于 TCBS 平板，同时采用碱性蛋白胨水作增菌培养再转种 TCBS 平板，置 35℃培养 18～24 小时，挑取可疑菌落进行血清学试验和生化鉴定。

5. 小肠结肠炎耶尔森菌 将标本接种 CIN 培养基平板及麦康凯琼脂平板，分别置于 22～25℃ 及 35℃培养 48 小时，前者用于分离小肠结肠炎耶尔森菌，后者用于分离沙门菌属、志贺菌属。挑取可疑菌落接种克氏双糖铁和尿素动力吲哚培养基进行初步生化鉴定，最后采用鉴定系统鉴定至种。

6. 副溶血性弧菌 将粪便标本接种于弧菌增菌液中，6～8 小时转种 TCBS 平板，35℃培养 18～24 小时，检查有无呈绿色或蓝色中心，圆形，直径 2～3mm 的菌落，挑取可疑菌落接种克氏双糖铁和尿素动力吲哚培养基进行初步生化鉴定，最后采用鉴定系统鉴定至种。

7. 艰难拟梭菌 将新鲜可疑标本（黄绿色或暗绿色稀水便）立即接种 CCFA 平板和厌氧血琼脂平板上，37℃厌氧培养 48 小时，CCFA 上观察是否有黄色粗玻璃状外观菌落形成，挑取可疑菌落进行艰难拟梭菌毒性检测或利用胶体金层析试剂条实验鉴定。

8. 结核分枝杆菌培养 取 1～2g 成形便或 5ml 稀便进行去污染处理，离心后将沉淀接种于罗氏培养基，置 35℃培养 6～8 周，挑取可疑菌落进行鉴定。

9. 幽门螺杆菌培养 用于培养的胃黏膜活检标本应置于生理盐水中，然后立即接种到含 5%～10% 羊血或小牛血清的哥伦比亚琼脂培养基进行培养，置于 37℃、微需氧、湿润的环境中，培养 72～96 小时，观察有无半透明针尖状圆形外观的菌落形成，挑取可疑菌落进行氧化酶、触酶和脲酶试验鉴定。

10. 真菌培养 粪便接种于含氯霉素的 SDA 培养基或显色培养基，置 25～30℃和 35℃培养 24～48 小时，取可疑菌落进行涂片和鉴定。

11. 轮状病毒 轮状病毒的检测技术包括直接血凝技术、聚丙烯酰胺凝胶电泳技术、电镜技术、基因检测技术、酶联免疫技术和胶体金层析技术等。

第三节　报告与解释

一、阳性结果报告

1. 显微镜检查　一般粪便的显微镜检查对临床诊断意义不大,但部分具有典型形态的细菌具有提示作用,可报告"发现革兰××(阴/阳)性××(球/杆)菌,疑为××菌",如"发现革兰氏阴性杆菌,呈弧形,鱼群样排列,疑似霍乱弧菌",发现红色抗酸杆菌可报告"找到抗酸杆菌"。

2. 培养结果　报告方式应以分离的菌种的结果而定,如分离到沙门菌或志贺菌,霍乱弧菌等,并报告其血清学分型和药敏结果。其他细菌报告分离到××菌,如做药敏试验应报告药敏试验结果。培养出霍乱弧菌、伤寒沙门菌、大肠埃希菌 O157 等应按传染病流程报告,并送当地疾病预防控制中心复核。

3. 细胞毒性检测结果　产毒素的艰难拟梭菌具有致病性,若艰难拟梭菌毒性检测中超过 50% 的病变细胞在 48 小时内被中和,则判定为细胞毒性试验阳性。

二、阴性结果报告

1. 显微镜检查　对于没有典型形态的细菌涂片,可报告"涂片未找到××菌"。

2. 培养结果　由于分离粪便中的致病菌时,一般不可能提供各类菌种生长的必要条件,因此培养阴性结果不应采用"未检出致病菌"或"无致病菌发现"等报告方式,而应采用如"未检出沙门菌、志贺菌"和与此类似的其他菌检测的报告方式。

三、药敏试验报告

应选择性报告药敏结果,临床不需常规抗生素治疗,但以下几种情况除外:①医师要求;②患者为播散性感染(尿、血或其他无菌体液培养均为阳性);③伤寒沙门菌感染,小于 1 岁和大于 65 岁的沙门菌属感染患者;④气单胞菌属感染;⑤志贺菌属感染;⑥某些免疫缺陷患者(根据医师需要),包括人类免疫缺陷病毒感染导致的 AIDS 患者。

本章小结

胃肠道微生物在人体健康中起着重要作用,对营养吸收、免疫调节和防御病原微生物的入侵具有重要的影响。当出现胃肠道感染相应症状时,应尽早规范采集标本进行微生物学检验。胃肠道标本的微生物学检验方法包括显微镜检查、培养和鉴定等。根据分离的目标细菌种类及其生长特性的不同,需要选用适宜的平板进行分离培养。观察菌落特征,并根据细菌的形态学特点进行进一步鉴定。同时,还可应用免疫学方法、分子生物学方法进行快速非培养病原学诊断。综上所述,对胃肠道标本进行细菌学检验,可通过多种方法确定异常细菌的种类和数量等证据,为临床诊断和治疗提供重要参考。

(徐广贤)

第三十七章　生殖道标本的微生物学检验

通过本章学习,你将能回答以下问题:

1. 生殖道标本的采集指征是什么?
2. 生殖道标本如何采集及转运?
3. 生殖道感染的常见病原有哪些?
4. 生殖道标本中微生物的检验方法有哪些?

生殖道感染的病原包括细菌(如淋病奈瑟菌、厌氧菌、沙眼衣原体、支原体和螺旋体等)、真菌(如念珠菌属)、病毒(如 HPV)、寄生虫(如滴虫)等,主要经性行为传播,根据不同的病原采集相应的生殖道标本,进行微生物学检验,是生殖道感染确诊的重要依据。

第一节　标本采集、运送和验收

一、采集指征

当患者生殖器部位出现斑疹、丘疹、结节、水疱、囊肿、糜烂、溃疡等皮肤黏膜损害;男性患者出现尿痛、尿频、尿急、尿道分泌物增多,会阴部疼痛及阴囊疼痛、性功能障碍,甚至泌尿生殖器畸形和缺损等症状,或疑似尿道炎、附睾炎、前列腺炎、生殖器溃疡等;女性患者出现阴道分泌物增多及性状异常、阴道瘙痒及脓性分泌物流出、下腹疼痛、月经失调、疼痛等症状,或疑似患有阴道炎、尿道炎、宫颈炎、卵巢脓肿等时,应采集生殖道标本并及时送检。妊娠期微生物学筛查(如乙型溶血性链球菌)时,也需要采集相应标本。

二、标本采集

标本采集方法、采集量(抽吸物 >1ml)及采集频率(最多 1 次/日)根据检测目的而定。一般拭子需要采集两支,分别用于涂片镜检和培养。因普通棉拭子会影响淋病奈瑟菌的分离,应使用人造纤维拭子采集标本,避免冷藏或冷冻。

1. 尿道分泌物　患者排尿后采集标本。男性局部清洗后,采集从尿道口溢出的脓性分泌物,如怀疑沙眼衣原体或生殖支原体感染,将无菌拭子插入尿道内 2~4cm,旋转并停留20 秒取出。女性清洗尿道口后,从阴道内压迫尿道或向前按摩,使分泌物溢出后采集标本,如无肉眼可见的脓液,用无菌拭子轻轻深入尿道内 2~4cm,旋转并停留 20 秒后取出。

2. 生殖器溃疡标本　用无菌盐水清洗溃疡面,再用手术刀清除坏死组织等,暴露出溃疡基底,渗出物积聚较明显时,用拭子或吸管采集。硬下疳分泌液,用清洁玻片蘸取溃疡组织液加盖玻片送检。

3. 其他女性生殖道标本　宫颈标本、阴道标本、子宫内膜标本等用内镜于相应部位采集。乙型溶血性链球菌筛查需要采集阴道和直肠拭子。输卵管标本经腹腔镜或剖宫产术或拭子插入输卵管采集。羊水标本经腹壁羊膜腔穿刺采集。

4. 其他男性生殖道样本　排尿清洗尿道口,用前列腺按摩法采集前列腺液于无菌容器。精液采用手淫法或体外排精法采集,受检者应≥5天未排精。

三、标本运送与验收

标本采集后应尽快送检。淋病奈瑟菌等苛养菌标本,采集后最好床旁接种,并置于含 CO_2 环境送检;如不能及时接种,使用专用运送培养基转运;外界气温较低时,应采取保温措施送检。生殖道疱疹涂片标本应 2～8℃ 冷藏运送,不能冷冻或室温送检。宫颈拭子采集后置于运送培养基送检。实验室收到标本核对验收。

第二节　微生物学检验

一、检验程序

生殖道标本的微生物学检验程序见图37-1。

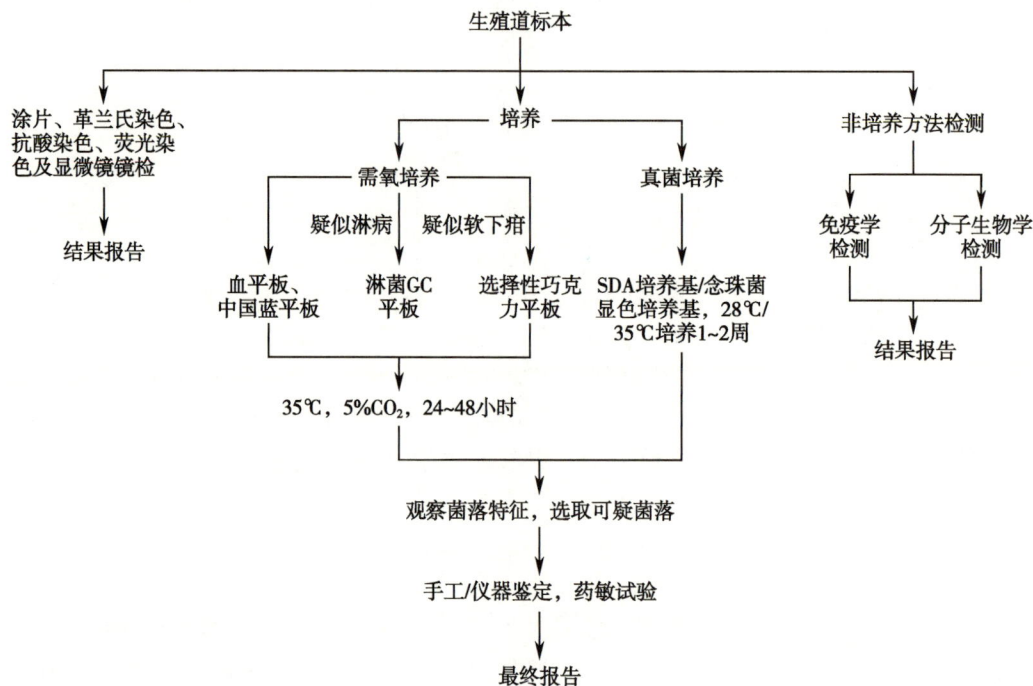

图37-1　生殖道标本的微生物学检验程序

二、检验方法

(一)显微镜检查

生殖道标本涂片染色后镜检,应注意观察①淋病奈瑟菌:白细胞内革兰氏阴性肾形双球菌;②杜克雷嗜血杆菌:细小、多形态、革兰氏阴性杆菌或球杆菌,呈链状或鱼群样排列;③结核分枝杆菌:抗酸染色阳性、分散或聚集的杆状或点状细菌;④念珠菌:革兰氏染色呈圆形或卵圆形酵母细胞、芽生孢子或假菌丝;⑤阴道毛滴虫:梨形或椭圆形,比白细胞大约2倍,悬滴法低倍镜下可见波状运动的滴虫及增多的白细胞被推移;⑥螺旋体:生殖道硬下疳渗出液悬滴标本在暗视野显微镜下查找透明纤细、旋转运动的密螺旋体,或镀银染色后查找棕黑色螺旋体。⑦生殖道疱疹：Giemsa 染色镜下可见特征性多核巨细胞或核内病毒包涵体。

阴道分泌物涂片、革兰氏染色后通过显微镜观察菌群密度、多样性、优势菌、病原微生物、白细胞数等，同时检测 pH 和乳酸杆菌功能等指标，按阴道微生态评价系统结合 Nugent 评分标准（表37-1）判断女性生殖道状态。

表 37-1 Nugent 评分标准

评分	乳酸杆菌	阴道加德纳菌和普雷沃菌	动弯杆菌
0	4+	0	0
1	3+	1+	1+ 或 2+
2	2+	2+	3+ 或 4+
3	1+	3+	—
4	0	4+	—

注：0，未见细菌；1+，1 个细菌；2+，2～4 个细菌；3+，5～30 个细菌；4+，>30 个细菌；—，不适用；总评分（乳酸杆菌积分 + 阴道加德纳菌及其他类杆菌积分 + 动弯杆菌积分）≥7 分提示细菌性阴道病（BV）；4～6 分 BV 中间型；≤3 分 BV 阴性。

（二）培养和鉴定

1. 需氧菌 标本接种血琼脂平板和中国蓝琼脂平板，可同时接种增菌肉汤，35℃需氧培养 18～24 小时。疑似淋菌标本需要接种巧克力琼脂平板或 GC 琼脂培养基，5%～10% CO_2 环境，35℃培养 24～48 小时。疑似真菌标本接种 SDA 培养基或念珠菌显色培养基，28℃/35℃培养 1～2 周。根据菌落特征和镜检结果，选择合适鉴定方法和药物敏感性试验。

2. 结核分枝杆菌 接种罗氏培养基或分枝杆菌液体培养基，35℃培养 6～8 周，根据抗酸染色、菌落形态或仪器鉴定。

3. 其他病原 生殖支原体多采用液体培养法，菌落计数 >10^4CFU/ml 提示有临床意义。衣原体和病毒为专性细胞内寄生，不能用人工培养基培养，可用鸡胚培养、细胞培养。临床较少进行生殖道厌氧菌、衣原体和病毒培养。

（三）非培养方法检测

1. 免疫学检测 免疫层析（胶体金法）和免疫荧光法检测生殖道病原的抗原或抗体。一般 15～30 分钟出结果，但该方法诊断敏感性低，阴性结果不排除感染。

2. 分子生物学检测 包括核酸杂交检测、PCR、基因芯片等。核酸扩增试验（NAAT）是检测淋病奈瑟菌、沙眼衣原体和阴道毛滴虫的最佳方法。病毒（如 HPV）可采用普通 PCR、反向点杂交法、杂交捕获法、实时荧光定量 PCR 等检测和分型。

第三节 报告与解释

1. 显微镜结果 根据镜下形态与染色结果报告，如"可见 / 未见革兰氏阴性双球菌""可见 / 未见真菌孢子及假菌丝""可见 / 未见抗酸杆菌"，并报告白细胞数 / 高倍视野（HP）。

2. 培养结果 生殖道任何部位标本培养出淋病奈瑟菌、杜克雷嗜血杆菌、乙型溶血性链球菌、沙眼衣原体及真菌，均应视为致病菌或可能致病菌，报告"×× 菌生长"和相应药敏结果。女性阴道 / 宫颈拭子或男性尿道拭子培养生长的生殖道正常细菌，报告"正常菌群"。阴道加德纳菌生长为优势菌时才考虑为致病菌。金黄色葡萄球菌、肠杆菌目细菌等病原的检出意义需要结合临床表现、革兰氏染色结果及分离的具体部位和是否为优势菌等综合判断。当培养足够时间未生长目的菌时报告阴性，如"培养××天未见××菌生长"。

3. 免疫学和分子生物学检测结果 阳性结果报告"×× 阳性"，HPV 报告分型结果和方法学。阴性结果报告阴性。

本章小结

生殖道感染病原种类多，易被正常定植菌污染，标本采集过程应严格遵循无菌操作要求。实验室应避免对来自标本的所有微生物进行分离鉴定。但对于乙型溶血性链球菌、淋病奈瑟菌、生殖支原体、阴道毛滴虫等特殊病原要重视，可采用显微镜检查、培养、分子生物学和免疫学方法等进行检测。女性阴道微生态评分系统包括镜检形态学和功能学指标，有助于准确诊断各种阴道感染，全面评估阴道微环境。

（曹敬荣）

第三十八章　脑脊液标本的微生物学检验

> **通过本章学习,你将能回答以下问题:**
>
> 1. 脑脊液标本微生物学检验的指征是什么?
> 2. 脑脊液采集及运送过程中应注意哪些问题?
> 3. 临床上常用的脑脊液病原学检验方法有哪些?
> 4. 中枢神经系统感染的常见病原有哪些?

　　健康状况下人的脑脊液是无菌的,当病原微生物穿透血脑屏障时可引起感染。脑膜炎是临床上最常见和严重的中枢神经系统感染性疾病,常见病原微生物有细菌(革兰氏阴性/阳性菌)、真菌和病毒等(表38-1)。采集脑脊液进行微生物学检验可为临床提供重要的诊断依据和抗感染治疗指导,改善患者预后,因此正确的脑脊液标本采集与处理十分重要。

表 38-1　临床引起脑膜炎的常见病原

疾病类型	常见病原
化脓性脑膜炎	肠杆菌目、流感嗜血杆菌、金黄色葡萄球菌、肺炎链球菌、产单核李斯特菌等
结核性脑膜炎	结核分枝杆菌
病毒性脑膜炎	疱疹病毒、肠道病毒、腮腺炎病毒、乙脑病毒等
真菌性脑膜炎	隐球菌、念珠菌、曲霉菌等
脑脓肿	草绿色链球菌、厌氧链球菌、拟杆菌属等
其他慢性脑膜炎	诺卡菌属、布鲁菌属、螺旋体等

第一节　标本采集、运送和验收

一、采集指征

　　脑脊液标本采集指征:①发热等全身性感染症状;②头痛、喷射状呕吐、小儿前囟饱满等颅内压升高症状;<1岁的婴幼儿临床症状不明显,仅有发热或体温过低、抽搐或伴有呕吐;③颈项强直的脑膜刺激症状;④神经麻痹征等。一般由结核分枝杆菌、病毒等引起的非化脓性脑膜炎起病缓慢、症状较轻,由其他细菌引起的化脓性脑膜炎大多起病急骤、症状明显、死亡率较高。

二、标本采集

　　脑脊液应由医师在局麻下用腰椎穿刺法无菌采集,多在床旁进行。患者取屈卧位使腰椎后凸,消毒采集部位,在L4~L5或L3~L4椎间隙插入带管芯针,进针至蛛网膜下腔后拔

371

出针芯，观察脑脊液性状、测量脑脊液压力并留取标本于 3 个无菌试管，1～2ml/管，标记顺序。第一管做化学或免疫学检验，第二管做微生物学检验，第三管做细胞学检验。

标本应在抗菌药物治疗前采集，采集试管不含防腐剂；采集过程严格无菌操作，防止污染。采集量应足够，细菌≥1ml，病毒≥2ml，真菌/分枝杆菌≥5ml。怀疑分枝杆菌、隐球菌或慢性脑膜炎时，需要多次采集脑脊液。脑脊液培养同时建议采集血液并进行血培养。

三、标本运送与验收

标本采集后应立即送检（＜30 分钟最佳），如不能及时送检应放置室温（＜24 小时），不可冷藏，防止干燥，避免日光直射；如怀疑脑膜炎奈瑟菌、肺炎链球菌、流感嗜血杆菌等苛养菌感染，标本应保温运送或床旁接种。如用于病毒检测应 4℃立即送达实验室或 −70℃冷冻保存。实验室接到标本应检查标本送检时间、标签完整性、容器是否符合要求、标本量是否足够、运送条件是否合适。如有不符应拒收或做让步标本接收，及时联系临床确定检查顺序或优先选择重要检验项目检测，在报告单上注明其结果可能受到影响。

第二节　微生物学检验

一、检验程序

脑脊液标本的微生物学检验程序见图 38-1。

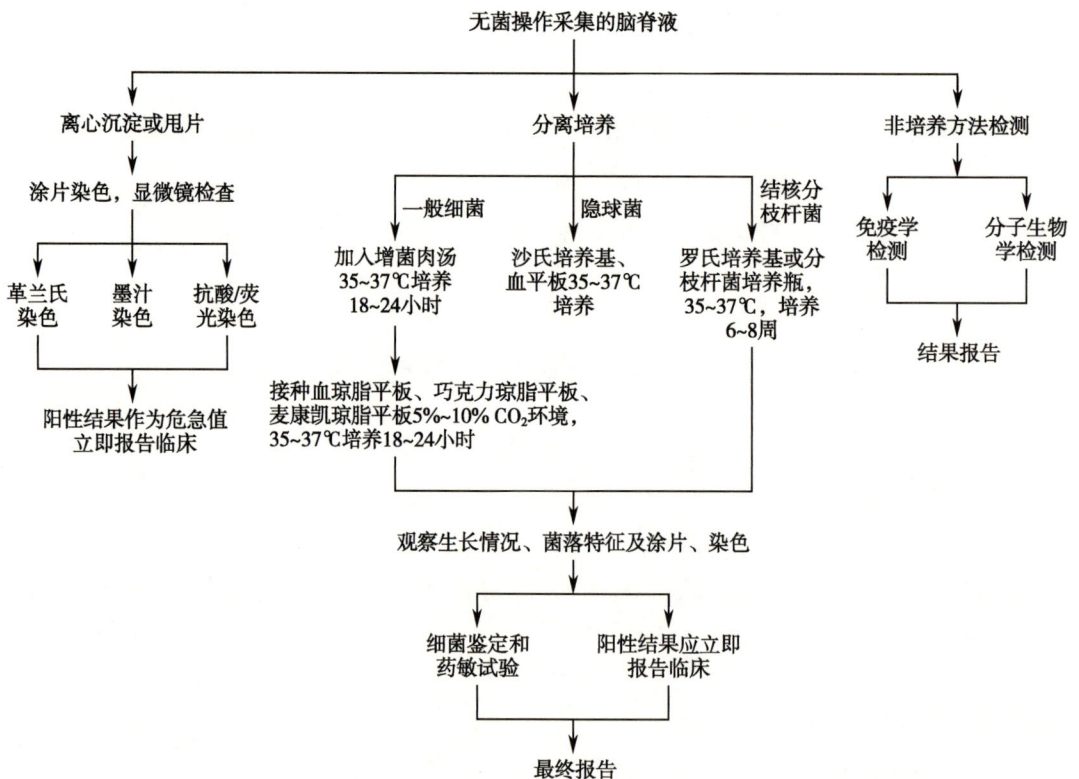

图 38-1　脑脊液标本的微生物学检验程序

二、检验方法

（一）显微镜检查

实验室应尽快进行涂片检查以防标本凝固，影响细胞计数和涂片结果。浑浊或脓性脑脊液可直接涂片染色镜检，如脑脊液标本有薄膜形成，取薄膜涂片染色可提高阳性检出率；无色透明脑脊液，3 000r/min 离心 10～15 分钟，取沉淀物涂片，或用细胞离心机甩片，做革兰氏染色、抗酸染色、墨汁染色后镜检。

（二）培养和鉴定

1. 普通细菌及真菌 取浑浊脑脊液或经离心的沉淀物，细菌培养接种于增菌肉汤和血琼脂平板和 / 或不含抗菌药物巧克力琼脂平板，35～37℃、5%～10% CO_2 环境培养 18～24 小时。增菌肉汤或阳性血培养瓶需要转种于血琼脂平板和巧克力琼脂平板作次代培养。真菌培养接种于 SDA 或马铃薯培养基，25℃培养 2～7 天。根据菌落特征和镜检结果，选择合适的鉴定方法和药物敏感性试验。

2. 分枝杆菌 脑脊液标本 3 000r/min 离心 15 分钟，取沉淀接种罗氏培养基或商品化的分枝杆菌培养瓶，35～37℃培养 6～8 周，观察分枝杆菌的生长情况。

脑脊液培养常规可使用肉汤增菌或商品化血培养瓶增菌，但临床怀疑为脑膜炎奈瑟菌感染时，不能用含聚茴香脑磺酸钠（SPS）的血培养瓶增菌，SPS 对该菌有毒性可致假阴性。脑膜炎很少由厌氧菌引起，常规不做厌氧培养。如有脑脓肿、硬脑膜下积液或硬脑膜外脓肿形成时，可做厌氧培养。

（三）免疫学检测

乳胶凝集试验、胶体金 / 免疫层析检测新型隐球菌荚膜多糖抗原可快速诊断隐球菌感染。血清、脑脊液均可用于检测。乳胶凝集与协同凝集等检测乙型溶血性链球菌或肺炎链球菌抗原。免疫荧光技术、免疫酶法（IEA）、ELISA 等检测病毒抗原。

（四）分子生物学检测

基于 PCR 技术（如多重 PCR、数字 PCR 等）检测脑脊液中病原，2～4 小时获得结果。宏基因组二代测序（mNGS）和靶向测序，可检测脑脊液中少见或罕见病原。详见检测技术章节。

第三节　报告与解释

无论显微镜检查或培养，在排除污染前提下，一旦脑脊液标本检出病原微生物，应按危急值处理，立即通知临床医护人员，并报告初步结果。待最终鉴定和药敏结果出具正式报告。

1. 显微镜结果 根据检测目的和染色结果报告"可见 / 未见革兰氏阴性杆菌、抗酸杆菌、隐球菌"等。如形态典型有提示作用，可作推断性报告，如"革兰氏阴性球菌，成双排列、凹面相对，疑似脑膜炎奈瑟菌"。墨汁染色找到隐球菌可确诊。

2. 培养结果 排除污染前提下，应对分离病原菌进行鉴定和药敏试验并报告结果。如无脑膜炎临床症状且脑脊液常规检查指标均正常，可初步判定培养阳性由污染菌引起，只做鉴定不做药敏试验，并与临床沟通。绝大多数脑膜炎由单一病原感染引起，少数情况可发生 2 种或以上病原的混合感染。培养阴性报告"培养××天无菌生长或（需氧 / 厌氧）培养 5 天无菌生长"。培养受标本采集时间、是否应用抗菌药物等多种因素影响，培养阴性不能排除细菌或真菌感染的可能，病毒感染时细菌学培养阴性。

3. 免疫学和分子生物学检测结果 根据检测方法，结合临床表现、其他实验室检查指标等报告检测结果。

本章小结

脑脊液标本无菌操作采集后应立即送检,如不能及时送检应室温保存;脑脊液培养同时建议做血培养。实验室收到不合格标本应及时与临床沟通或做让步接收。无论显微镜检查或培养,在排除污染前提下,一旦脑脊液标本检出病原微生物,应按危急值处理。临床上常用的脑脊液病原学检测方法有涂片镜检、培养、免疫学检测、分子生物学检测等,不同病原体可选择不同检测方法或多种方法联合检测。

（曹敬荣）

第三十九章　组织标本的微生物学检验

39章

> **通过本章学习，你将能回答以下问题：**
>
> 1. 组织标本的常见类型有哪些？
> 2. 组织标本采集的指征和方法是什么？如何运送与验收？
> 3. 组织标本常见病原的微生物学检验方法有哪些？
> 4. 组织标本的微生物学检验结果如何报告？

　　组织标本包括皮肤与皮下软组织标本，如皮肤化脓性感染、蜂窝织炎、烧伤感染、皮下脓肿、足部溃疡、皮肤真菌感染等；深部组织及活检标本，如手术切口引流液/脓液、脏器脓肿、手术或内镜采集的活检组织等；器械相关或植入物等特殊类型标本，如人工瓣膜、导管、关节假体及其周围组织等。感染组织标本的常见病原微生物包括细菌、真菌和病毒等（表39-1）。标本应在患者使用抗菌药物前采集，否则应标明使用抗菌药物及具体种类。

表 39-1　感染组织标本中常见病原微生物

分类	常见病原微生物
革兰氏阳性球菌	金黄色葡萄球菌、凝固酶阴性葡萄球菌、化脓链球菌、肺炎链球菌、肠球菌、消化链球菌、片球菌属、孪生球菌属、气球菌属
革兰氏阴性球菌	脑膜炎奈瑟菌、淋病奈瑟菌、卡他莫拉菌
革兰氏阳性杆菌	结核分枝杆菌、非结核分枝杆菌、破伤风梭菌、产气荚膜梭菌、炭疽芽胞杆菌、痤疮丙酸杆菌、白喉棒状杆菌、放线菌、诺卡菌、红斑丹毒丝菌、单核李斯特菌
革兰氏阴性杆菌	肺炎克雷伯杆菌、变形杆菌、大肠埃希菌、肠沙门菌、摩根菌属、普鲁威登菌属、铜绿假单胞菌、流感嗜血杆菌、军团菌属、拟杆菌属、梭杆菌属、普雷沃菌属、卟啉单胞菌属、创伤弧菌、气单胞菌属、念珠状链杆菌、巴尔通体、梅毒螺旋体、立克次体属
真菌	念珠菌属、毛癣菌属、絮状表皮癣菌、小孢子菌属、新型隐球菌、申克孢子丝菌、皮炎芽生菌
病毒	单纯疱疹病毒、水痘-带状疱疹病毒、人乳头瘤病毒、传染性软疣病毒、柯萨奇病毒、风疹病毒、痘病毒

第一节　标本采集、运送和验收

一、采集指征

　　1. 症状指征　局部出现红、肿、热、痛和功能障碍等不同程度的感染特征，或有发热、头痛、全身不适、乏力和食欲减退等全身症状；严重者可有脓毒性休克，病程较长者可有水、电解质紊乱、血浆蛋白减少、营养不良、贫血、水肿等临床表现。

2. 疾病指征 根据病灶位置不同，分为浅表软组织的急性化脓性炎症（如疖、痈和蜂窝织炎等）和深层软组织的化脓性疾病（如化脓性骨髓炎、化脓性扁桃体炎等）；根据病灶形态不同，分为形成完整脓壁的脓肿（如肝脓肿、直肠肛管周围脓肿等）和手术或创伤引起的开放性病灶（如切口感染、烧伤感染等），以及植入物或异物引起的特殊病灶。

二、标本的采集

1. 开放性病灶标本 ①浅表伤口及皮损标本。无菌生理盐水或75%乙醇擦拭去除表面分泌物，尽可能采集抽吸物，标本量≥1ml，或将采样拭子插入病灶底部或脓肿壁取其新鲜边缘部分，置于无菌试管内送检，也可将蘸有脓液的最内层敷料放入无菌培养皿内送检。活检标本和抽吸物（脓液、渗出液）优于拭子标本。②烧伤有液体渗出标本。拭子擦拭取样或清创后切取3～4mm³活体组织块送检。③脓疱或水疱标本。待乙醇消毒挥发后挑破脓疱，用拭子收集脓液或水疱液；较大的脓疱消毒后直接用注射器抽取；陈旧脓疱去除损伤表面，用拭子擦拭损伤基底。④窦道和瘘管标本。拭子擦拭挤压瘘管，流出脓汁中如有"硫磺样颗粒"，则优先选取；或以无菌方式采集脓壁组织，也可将纱布塞入窦道内，次日取出送检。⑤皮屑、甲屑、毛发等皮损标本。75%乙醇清洁取材区后采集两份标本以备镜检和培养。甲标本从健甲和病甲交界处取材；皮屑标本采用透明胶粘着皮肤采样送检。毛发标本选取无光泽或在毛囊口折断的毛发，保留根部。⑥蜂窝织炎液化后宜先注射无菌生理盐水随后抽吸，可获得足量的标本进行培养；若患者病情进展迅速，或蜂窝织炎没有液化则需要采集组织活检标本。

2. 封闭性病灶标本 闭合性脓肿在皮肤消毒后，用注射器抽取脓肿物，无菌转移所有抽吸物至厌氧转运装置中。通过手术活检、穿刺抽取或内镜检查时采集的标本，放入2ml含生理盐水的无菌容器内送检。脏器脓肿等特定感染应按照厌氧菌标本采集要求进行采集。外科手术标本，宜送液体或组织做涂片和培养，标本量≥1ml（液体）或≥1cm³（组织）。标本采集应选择合适方法如分区域采集，以区别污染和真正感染。拭子标本仅用于特殊情况。

3. 特殊类型标本 ①导管引起的感染。无菌操作下用一定体积无菌生理盐水或培养基冲洗导管尖端，将洗液和导管立即送检同时采血培养。②心律植入装置感染标本（囊袋组织、赘生物、起搏器）。取样前勿对囊袋内进行清创、消毒，无菌采集囊袋内组织块约2cm²，放入无菌容器中，生理盐水浸没囊袋组织，密封送检；起搏器、导线等心律植入装置及其赘生物亦可作为标本送培养，放入无菌容器中保湿密封尽快送检，全程避免污染。③关节假体周围感染标本（关节假体、关节液及假体周围组织）。术前普通关节液穿刺培养宜在停用抗菌药物2周后采集，以提高培养阳性率；术中取出假体放置于无菌容器中，假体周围组织应更换手术刀采集4～5块组织，分别置于不同编号的无菌小瓶中，并标明每块组织的部位；引起假体关节周围感染的病原菌可形成生物膜，可建议在翻修术中同时送检假体、假体周围组织和关节液。

三、标本的运送

1. 标本采集后，室温条件下应在2小时内送至实验室。若不能及时送检，可4℃保存，时间≤24小时。

2. 疑似厌氧菌标本应放入厌氧转运管，常温下转运。疑似环境敏感或苛养菌的标本，采集后立即送检或保湿保温送检，不宜冷藏。

3. 用于真菌培养的标本（除头发、皮肤和指甲宜干燥送检外），宜湿润条件下送检。

4. 用于病毒培养和抗原检测的标本，宜保存在适当的病毒转运液或其他相应缓冲液中2～8℃下运送，超过24小时标本宜在−70℃或更低温度下保存和转运。

四、标本的验收

1. 标本类型 表面拭子或被表面物污染的伤口标本、组织、抽吸物标本,不适合接收作为普通培养标本。浅表伤口标本、非组织抽吸/活检、外科手术组织标本,不适合接收作为厌氧菌培养标本。真菌培养标本宜接收深部标本或组织标本。

2. 标本验收 标本量较少的体液标本($<$1ml)或组织标本($<$1cm^3)宜在30分钟内送到实验室,保存时间如$>$24小时应拒收。厌氧培养组织标本未经厌氧转运系统或用拭子采集者应拒收。肺组织标本未使用无菌生理盐水保持组织湿润、室温转运时间$>$15分钟或2$\sim$8℃转运时间$>$24小时者应拒收。甲醛处理后的标本不能进行微生物学检查。标本信息中应注明组织解剖来源及来自闭合或开放伤口。

3. 其他 来自手术室、重症监护室、急诊室的无菌部位标本,应按紧急标本接收后立即处理。侵入性操作等难重复采集的不合格组织标本,经与临床协商后可按常规处理,但报告单上需要注明可能影响检验结果的原因。

第二节　微生物学检验

一、检验程序

组织标本的微生物学检验程序见图39-1。

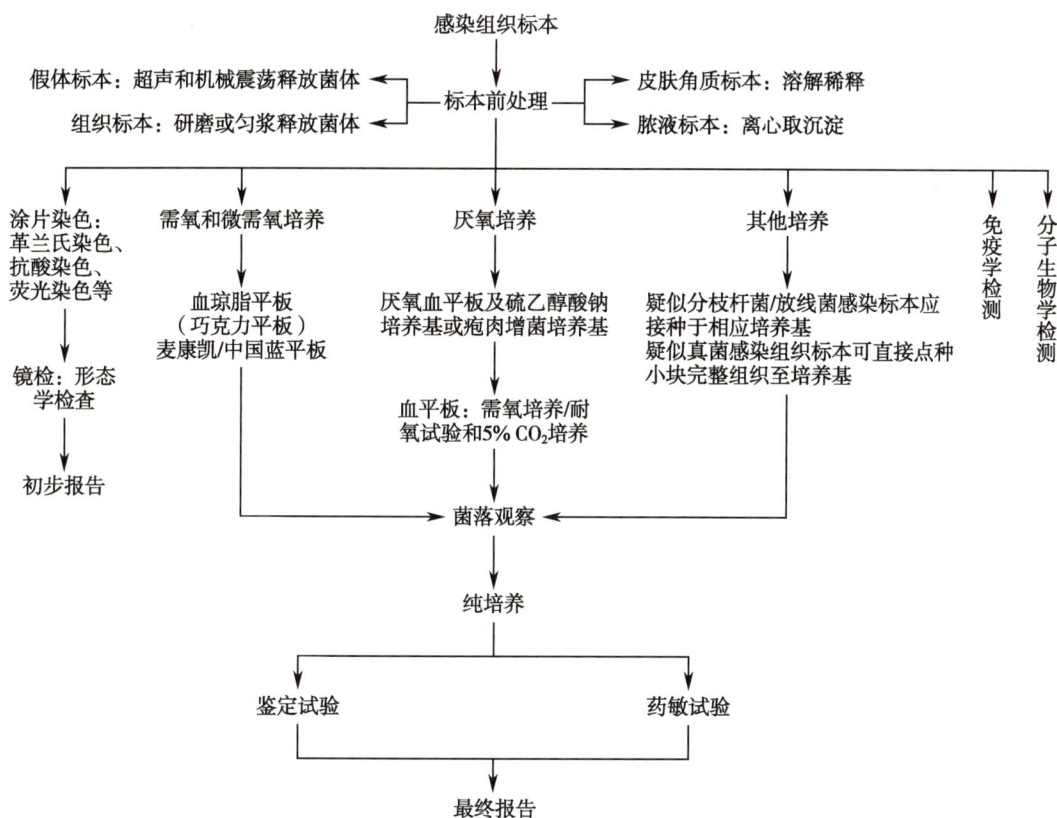

图 39-1 组织标本的微生物学检验程序

二、检验方法

（一）肉眼检查

1. 颜色 感染会产生脓液、血液、坏疽、黏液等。坏死组织呈棕色或黑色；铜绿假单胞菌所致术后或烧伤感染标本可呈蓝绿色。通常从这些地方挑取标本进行涂片或培养。

2. 形状 脓液可呈稀薄至黏稠状甚至干酪状；放线菌与诺卡菌感染所致瘘管和脓液中可发现"硫磺样颗粒"。

3. 气味 恶臭提示有厌氧菌感染或混合感染。

（二）显微镜检查

1. 湿片镜检 取组织分泌物 1 滴于玻片上，与 1 滴鲁氏碘液或 0.1% 亚甲蓝染液混合，加盖玻片后高倍镜观察细胞和细菌的分布。疑似放线菌和诺卡菌标本取"硫磺样颗粒"于玻片上，覆以盖玻片后高倍镜观察有无中央交织菌丝及末端放线状排列。KOH 湿片注意观察真菌结构，如酵母细胞、菌丝等。

2. 染色检查 明显感染部位的组织或组织分泌物直接涂片或离心取沉淀物，进行相应染色后用高倍镜观察细菌形态结构及染色特征。革兰氏染色如见大量多形核细胞，而上皮细胞很少或没有，提示感染存在。根据细菌的形态、排列及染色特点做初步报告。革兰氏染色仅见淡紫色革兰氏阳性杆菌，应进行抗酸染色。怀疑诺卡菌感染的标本宜同时选择革兰氏染色、弱抗酸染色。

（三）培养和鉴定

1. 需氧菌的分离培养 将标本划线接种于血琼脂平板和麦康凯 / 中国蓝琼脂平板，同时接种增菌肉汤，35℃需氧培养 18～24 小时。特殊来源（如眼、耳、扁桃体等）疑似苛养菌标本需要接种于血琼脂和巧克力琼脂平板，置 5% CO_2 环境，35℃培养 18～24 小时。根据菌落特征和镜检结果，选择合适的鉴定试验和药敏试验。

2. 厌氧菌的分离培养 开放伤口标本不进行厌氧培养。

（1）无芽胞厌氧菌的分离培养：将标本分别接种于合适的液体培养基（如硫乙醇酸盐液体培养基、牛心脑浸出液或布氏肉汤等）和平板培养基（如厌氧血平板、BBE 或 KVLB 等），厌氧环境中 35℃培养 48～72 小时。

（2）芽胞厌氧菌的分离培养：疑似炭疽芽胞杆菌、破伤风梭菌及产气荚膜梭菌感染时，可取患部脓液接种于厌氧血平板和液体培养基。污染严重的标本，先置 80℃水浴中加热 20 分钟，杀灭非芽胞细菌，再移种血平板，在厌氧环境中 35℃培养 48～72 小时。

3. 其他病原的分离培养 不同来源的组织及其分泌物标本中可能含有多种病原微生物，需要根据临床表现和初步检查结果，选择合适的分离培养和鉴定试验。

（1）分枝杆菌：脓汁可直接做结核分枝杆菌培养，组织与脏器切碎乳化后再培养。如有杂菌应先预处理后再培养。

（2）真菌：标本需要接种两套 SDA 培养基，分别置于 35℃和 22～28℃，培养 4～10 天。

（3）放线菌和诺卡菌：无菌水洗涤后挑选可疑"硫磺样颗粒"，将其压碎接种于两份葡萄糖肉汤琼脂平板，分别于需氧和厌氧条件下，35℃培养 4～6 天。同时接种 SDA 培养基，22～28℃培养 4～6 天。如无"硫磺样颗粒"，也可取标本按上述方法培养。

4. 病原微生物的鉴定 形态染色特征鉴定：根据细菌形态染色特点，结合患者临床表现可初步判断细菌的类属。有些细菌的特殊形态具有鉴定意义。某些病毒感染组织的包涵体和细胞病变效应等特征细胞形态学改变具有鉴定意义。生理生化鉴定：在形态学鉴定基础上，选择合适的分离培养方案获得纯培养株或疑似病原菌的优势生长菌株。根据细菌的生化试验结果，可判断多数细菌的属种。

5. 免疫学检测 可利用商品化的诊断血清或抗体试剂对组织分泌物标本中疑似病原微生物进行抗原检测。

6. 分子生物学检测 可对纯培养株或未分离培养标本中的微生物进行检测。目前临床常用聚合酶链反应（PCR）技术、核酸杂交技术和生物芯片等方法。

第三节 报告与解释

一、阳性结果报告

（一）显微镜结果

根据镜下形态结果进行报告。感染组织脓液标本革兰氏染色镜检阳性结果，可报告如"可见革兰氏染色阳性球菌，呈单、双、短链或不规则葡萄状排列，无芽胞，无荚膜，形似葡萄球菌"。

（二）培养结果

组织标本按相关检验方法（参见本章第二节）培养鉴定出相应病原微生物（表 39-1）具有临床意义。阳性结果均应报告"××菌生长"及相应的药敏结果（如有）。

（三）免疫学与分子生物学检测结果

免疫学检测结果阳性直接报告"×× 抗原阳性"或抗原定量结果，分子生物学检测结果阳性报告"×× 核酸阳性"或核酸定量结果，标注方法学。

二、阴性结果报告

（一）显微镜结果

感染组织分泌物标本革兰氏染色或抗酸染色镜检阴性结果，可报告如"直接涂片，未见细菌"或"未见抗酸杆菌"。

（二）培养结果

按照相应病原培养方法培养足够时间未生长目的菌时，可进行阴性报告，如"（需氧/厌氧）培养××天无细菌生长"。

（三）免疫学与分子生物学检测结果

免疫学检测阴性可报告"×× 抗原阴性"，核酸检测阴性可报告"×× 核酸阴性"，标注方法学。

三、结果解释

（一）报告条件

结核分枝杆菌、放线菌及真菌等病原体，生长慢，形成可见菌落时间较长，疑似此类病原感染时，经临床同意可延发报告。

（二）开放性病灶标本

如病灶创面使用消毒剂，或采样前已对患者使用过抗微生物药物，标本直接染色镜检可能发现细菌，但分离培养不一定有细菌生长。必要时重新采样送检。

（三）封闭性病灶标本

标本分离培养无细菌生长，可能为病灶内细菌已在抗菌药物和机体免疫作用下死亡，或把肿瘤等其他非感染形成的液囊误认作脓肿。

本章小结

　　组织标本尤其深部组织标本不易获取,因此标本的采集运送和处理必须及时规范。引起组织感染的病原微生物种类繁多,因感染部位、疾病种类不同而各不相同。感染组织标本应选择合理的种类和部位,采集足量并避免污染,如怀疑厌氧菌等特殊感染时需要按厌氧转运要求送检。微生物学检查仍然是组织感染诊断的主要依据,其中以直接镜检和分离培养最为重要。所有组织标本,及其感染导致的脓液、坏疽等均宜做革兰氏染色。某些组织标本接种前,需要进行均质化处理以释放病原体。实验室需要根据临床疾病特征和实验室初步检查结果,选择涵盖相应病原微生物的检验流程。检验人员需要在了解临床疾病和患者情况的基础上,对检验结果作出正确合理解释。

(向　阳)

推荐阅读

[1] 国家卫生健康委员会. 医院感染诊断标准（试行）.（2001-11-07）[2024-12-12]. http://www.nhc.gov.cn/wjw/gfxwj/201304/37cad8d95582456d8907ad04a5f3bd4c.shtml.

[2] 中国疾病预防控制中心. 全国艾滋病检测技术规范（2020年修订版）.（2020-05-18）[2024-12-12]. https://ncaids.chinacdc.cn/zxzx/zxdteff/202005/t20200518_216798.htm.

[3] 中国医疗保健国际交流促进会临床微生物与感染分会，中华医学会检验医学分会临床微生物学组. 综合医院结核分枝杆菌感染实验室检查共识. 中华检验医学杂志，2022，45（4）：343-353.

[4] 中国医疗保健国际交流促进会临床微生物与感染分会，中华医学会检验医学分会临床微生物学组，中华医学会微生物学和免疫学分会临床微生物学组. 血液培养技术用于血流感染诊断临床实践专家共识. 中华检验医学杂志，2022，45（2）：105-121.

[5] 中国医师协会检验医师分会儿科疾病检验医学专家委员会. 儿童血培养规范化标本采集的中国专家共识. 中华检验医学杂志，2020，43（5）：547-552.

[6] 王辉，任健康，王明贵. 临床微生物学检验. 北京：人民卫生出版社，2015.

[7] CARROLL K C, PFALLER M A. 临床微生物学手册. 12版. 王辉，马筱玲，钱渊，译. 北京：中华医学电子音像出版社，2021.

[8] 陈东科，孙长贵. 实用临床微生物学检验与图谱. 北京：人民卫生出版社，2011.

[9] 王宏广，朱姝，张俊祥，等. 中国生物安全：战略与对策. 北京：中信出版社，2022.

[10] 李若瑜. 医学真菌学：实验室检验指南. 2版. 北京：人民卫生出版社，2023.

[11] TILLE P M. 贝勒和斯科特诊断微生物学. 胡必杰，潘珏，高晓东，译. 上海：上海科学技术出版社，2023.

[12] 李兰娟，任红. 传染病学. 9版. 北京：人民卫生出版社，2018.

[13] 曹彬，王贵强，王一民. 肺炎的基础与实践. 北京：中国协和医科大学出版社，2024.

[14] PARIJA S C. Textbook of Microbiology and Immunology. 4th ed. Singapore：Springer，2023.

[15] KASLOW R A, STANBERRY L R, LE DUC J W. Viral Infections of Humans：Epidemiology and Control. 5th ed. New York：Springer，2014.

[16] 国家卫生健康委员会. 临床微生物检验基本技术标准：WS/T 805—2022.（2022-11-02）[2024-12-12]. http://www.nhc.gov.cn/wjw/s9492/202211/d9bbe1d4d4cf49408bbbb65ae401aeb5.shtml.

[17] 国家卫生健康委员会. 尿路感染临床微生物实验室诊断：WS/T 489—2024.（2024-05-09）[2024-12-12]. http://www.nhc.gov.cn/wjw/s9492/202407/b92e1481bfd444d99d543057e59d8e61.shtml.

[18] 国家卫生健康委员会. 临床微生物学检验标本的采集和转运：WS/T 640—2018.（2018-12-11）[2024-12-12]. http://www.nhc.gov.cn/wjw/s9492/201812/f1c15b1b58bc45729f8f9afc164b7805.shtml.

[19] 国家卫生健康委员会. 抗菌药物敏感性试验的技术要求：WS/T 639—2018.（2018-12-11）[2024-12-12]. http://www.nhc.gov.cn/wjw/s9492/201812/57a429efd0424bf4873dd5ae912e234c.shtml.

[20] 国家卫生健康委员会. 临床微生物培养、鉴定和药敏检测系统的性能验证：WS/T 807—2022.（2022-11-02）[2024-12-12]. http://www.nhc.gov.cn/wjw/s9492/202211/06f11efd690041af9cbb0a89924bbae9.shtml.

[21] 国家卫生健康委员会. 临床微生物实验室血培养操作规范：WS/T 503—2017.（2017-09-06）[2024-12-12]. http://www.nhc.gov.cn/wjw/s9492/201710/f5612af688db482193a08b15e3091a29.shtml.

[22] 国家卫生健康委员会. 下呼吸道感染细菌培养操作指南：WS/T 499—2017.（2017-01-15）[2024-12-12]. http://www.nhc.gov.cn/wjw/s9492/201702/75b132285af24e1c904d58582a196672.shtml.

[23] 国家卫生健康委员会. 侵袭性真菌病临床实验室诊断操作指南：WS/T 497—2017.（2017-01-15）[2024-12-12]. http://www.nhc.gov.cn/fzs/s7852d/201702/a10a2009b9124c8a996d20d9cf70b7d5.shtml.

[24] 国家卫生健康委员会. 医院感染监测标准：WS/T 312—2023.（2023-08-20）[2024-12-12]. http://www.nhc.gov.cn/fzs/s7852d/202309/bc21f0332bc94d4995f58dc0d8c2073a.shtml.

[25] 国家卫生健康委员会. 医务人员手卫生规范：WS/T 313—2019.（2019-11-26）[2024-12-12]. http://www.nhc.gov.cn/wjw/s9496/202002/dbd143c44abd4de8b59a235feef7d75e.shtml.

[26] 国家卫生健康委员会. 医院感染暴发控制指南：WS/T 524—2016.（2016-08-02）[2024-12-12]. http://www.nhc.gov.cn/wjw/s9496/201608/c7fb101ae975443c885ed7e4039ab5e8.shtml.

[27] 国家卫生健康委合理用药专家委员会. 国家抗微生物治疗指南. 3 版. 北京：人民卫生出版社，2023.

[28] 中国疾病预防控制中心病毒病预防控制所. 全国流感监测技术指南（2017 年版）.（2017-09-30）[2024-12-12]. https://ivdc.chinacdc.cn/cnic/zyzx/jcfa/201709/t20170930_153976.htm.

[29] 中华医学会结核病学分会. 非结核分枝杆菌病诊断与治疗指南（2020 年版）. 中华结核和呼吸杂志，2020，43（11）：918-946.

中英文名词对照索引

C 反应蛋白　C-reactive protein，CRP 110

EB 病毒　Epstein-Barr virus，EBV 317

Vero 毒素　verotoxin，VT 128

β- 内酰胺酶　β-lactamase 75

γ 干扰素释放试验　IFN-γ release assays，IGRA 205

δ 逆转录病毒属　Delta retrovirus 311

A

阿德利隐球菌　C. adeliensis 259

埃可病毒　ECHO virus 292

埃希菌属　Escherichia 121

暗产色菌　scotochromogenic bacteria 207

B

白喉棒状杆菌　C. diphtheriae 185

白念珠菌　C. albicans 254

白色隐球菌　C. albidus 259

百日咳毒素　pertussis toxin，PT 177

斑疹伤寒立克次体　R. typhi 237

棒状病毒属　Rhadinovirus 325

棒状杆菌属　Corynebacterium 185

包涵体　inclusion body 37

包膜　envelope 14

包膜病毒　enveloped virus 14

包膜蛋白　envelope protein，E 287

孢子　spore 13

保护性抗原　protective antigen，PA 188

鲍氏志贺菌　S. boydii 127

鼻病毒　rhinovirus 288

鼻硬结亚种　K. pneumoniae subsp.
rhinoscleromatis 126

鞭毛　flagellum 12

变形杆菌属　Proteus 121

变异　variation 20

标本周转时间　turn around time，TAT 94

表皮癣菌属　Epidermophyton 275

表型变异　phenotypic variation 20

丙二酸盐阴性枸橼酸杆菌　C. amalonaticus 139

丙酸杆菌属　Propionibacterium 225

丙型肝炎病毒　hepatitis C virus，HCV 299

丙型流感病毒属　Influenzavirus C 281

病毒　virus 14

病毒性出血热　viral hemorrhagic fever 331

病原微生物　pathogenic microorganism 25

波氏赛多孢　S. boydii 274

伯克霍尔德菌属　Burkholderia 158

伯氏疏螺旋体　B. burgdorferi 250

卟啉单胞菌属　Porphyromonas 227

补体　complement 31

不产色菌　nonchromogenic bacteria 207

不动杆菌属　Acinetobacter 158

不解糖卟啉单胞菌　P. asaccharolytica 228

不耐热肠毒素　heat-labile toxin，LT 122

布拉加念珠菌　C. bracarensis 254

部分抑菌浓度　fractional inhibitory concentration，
FIC 74

C

苍白密螺旋体　T. pallidum 247

察氏酵母浸膏琼脂　Czapek yeast extract agar，
CYA 266

察氏琼脂　Czapek-Dox agar，CZA 266

产黑色素普雷沃菌　P. melaninogenica 228

产碱杆菌属　Alcaligenes 158

产碱普鲁威登菌　P. alcalifaciens 141

产黏变形杆菌　P. myxofaciens 140

产气肠杆菌　E. aerogenes 138

产气荚膜梭菌　Clostridium perfringens 222

产气克雷伯菌　K. aerogenes 126

产酸克雷伯菌　*K. oxytoca* 126

产志贺毒素大肠埃希菌　Shiga toxin-producing
　E. coli, STEC 123

肠产毒型大肠埃希菌　enterotoxigenic *E. coli*,
　ETEC 123

肠出血型大肠埃希菌　enterohemorrhagic *E. coli*,
　EHEC 123

肠道病毒　enterovirus, EV 290

肠杆菌科　Enterobacteriaceae 121

肠杆菌目　Enterobacterales 121

肠杆菌属　*Enterobacter* 121

肠集聚型大肠埃希菌　enteroaggregative *E. coli*,
　EAEC 123

肠侵袭型大肠埃希菌　enteroinvasive *E. coli*, EIEC 123

肠沙门菌　*S. enterica* 130

肠沙门菌肠亚种　*S. enterica* subsp. *enterica* 130

肠致病型大肠埃希菌　enteropathogenic *E. coli*,
　EPEC 123

超广谱 β- 内酰胺酶　extended spectrum
　β-lactamase, ESBL 75

成熟　maturation 17

迟缓期　lag phase 12

虫媒传播　insect-borne transmission 30

出血热病毒　hemorrhagic fever virus 331

穿入　penetration 17

穿透支原体　*M. penetrans*, Mpe 245

串珠镰刀菌　*Fusarium moniliforme* 273

刺突糖蛋白　spike glycoprotein, S 白 287

粗球孢子菌　*Coccidioides immitis* 270

脆弱拟杆菌　*B. fragilis* 227

痤疮皮肤杆菌　*C. acnes* 226

D

大肠埃希菌　*E. coli* 122

代时　generation time 12

代谢抑制试验　metabolism inhibition test, MIT 243

丹毒丝菌属　*Erysipelothrix* 196

单纯疱疹病毒　herpes simplex virus, HSV 317

单纯疱疹病毒 1 型　herpes simplex virus type 1,
　HSV-1 317

单纯疱疹病毒 2 型　herpes simplex virus type 2,
　HSV-2 317

单核细胞性李斯特菌　*L. monocytogenes* 194

单一隐球菌　*C. uniguttulatus* 259

弹状病毒科　*Rhabdoviridae* 333

德巴利酵母科　Debaryomycetaceae 254

登革病毒　dengue virus 330

登革出血热　dengue hemorrhagic fever, DHF 330

登革热　dengue fever, DF 330

电离辐射　ionizing radiation 19

电子显微术　electron microscopy 38

丁酸梭菌　*C. butyricum* 220

丁型肝炎病毒　hepatitis D virus, HDV 299

丁型流感病毒属　*Influenzavirus D* 281

都柏林念珠菌　*C. dublinniensis* 254

毒素　toxin 27

毒性休克综合征毒素 -1　toxic shock syndrome
　toxin 1, TSST-1 104

对数期　log phase 13

多重耐药结核分枝杆菌　multidrug-resistant
　M. tuberculosis, MDR-MTB 202

E

俄罗斯春夏型脑炎病毒　Russian spring-summer
　encephalitis virus 329

耳念珠菌　*C. auris* 255

F

反应素　reagin 248

防腐　antisepsis 18

防御素　defensin 31

放线菌纲　Actinobacteria 211

放线菌门　Actinobacteria 211

放线菌属　*Actinomyces* 211

飞沫传播　droplet transmission 29

非发酵糖菌　non-fermenting bacteria 158

非结核分枝杆菌　nontuberculous mycobacteria,
　NTM 206

非敏感　non-susceptible, NS 73

非洲念珠菌　*C. africana* 254

肺孢子菌属　*Pneumocystis* 272

肺炎克雷伯菌　*K. pneumoniae* 126

肺炎克雷伯菌臭鼻亚种　*K. pneumoniae* subsp.
　ozaenae 126

肺炎克雷伯菌肺炎亚种　*K. pneumoniae* subsp.
　　pneumoniae 126

肺炎衣原体　*C. pneumoniae* 235

肺炎支原体　*Mycoplasma pneumoniae*，MP 242

分析后阶段　post-analytical phase 94

分析前阶段　pre-analytical phase 90

分枝杆菌科　Mycobacteriaceae 200

分枝杆菌属　*Mycobacterium* 200

分枝菌酸　mycolic acid 201

风疹病毒　rubella virus 288

弗劳地枸橼酸杆菌　*C. freundii* 139

福氏志贺菌　*S. flexneri* 127

腐生性双曲钩端螺旋体　*L. biflexa* 251

副流感病毒　parainfluenza virus，PIV 285

副黏病毒科　*Paramyxoviridae* 283

副球孢子菌属　*Paracoccidioides* 270

副溶血性弧菌　*Vibrio parahaemolyticus* 147

G

肝炎病毒　hepatitis virus 299

杆菌　bacillus 7

感染人类的冠状病毒　human coronavirus，HCoV 286

感染性核酸　infectious nucleic acid 14

高毒力肺炎克雷伯菌　hyper-virulent *K. pneumoniae*，
　　hvKP 126

革兰氏染色　Gram staining 35

格特隐球菌　*Cryptococcus gattii* 259

枸橼酸杆菌属　*Citrobacter* 121

构巢曲霉　*A. nidulans* 263

固有免疫　innate immunity 30

冠状病毒　coronavirus 286

光产色菌　photochromogenic bacteria 206

光滑念珠菌　*C. glabrata* 254

广泛耐药结核分枝杆菌　extensively drug-resistant
　　M. tuberculosis，XDR-MTB 202

国际病毒分类委员会　International Committee on
　　Taxonomy of Viruses，ICTV 24

过滤除菌　filtration sterilization 19

H

汉坦病毒　Hantavirus 331

汉坦病毒科　*Hantaviridae* 331

豪氏变形杆菌　*P. hauseri* 140

核蛋白　nucleoprotein，NP 281

核壳蛋白　nucleocapsid protein，N 287

核糖核蛋白　ribonucleoprotein，RNP 281

核心　core 14

核心多糖　core polysaccharide 9

核衣壳　nucleocapsid 14

核质　nuclear material 11

黑曲霉　*A. niger* 263

黑色消化球菌　*P. niger* 230

亨氏普鲁威登菌　*P. heimbachae* 141

红斑丹毒丝菌　*E. rhusiopathiae* 196

呼肠病毒　reovirus 288

呼吸道病毒　viruses associated with respiratory
　　infections 280

呼吸道合胞病毒　respiratory syncytial virus，RSV 285

环丝氨酸 - 头孢西丁 - 果糖琼脂　cycloserine-
　　cefoxitin-fructose agar，CCFA 224

黄病毒科　*Flaviviridae* 328

黄病毒属　*Flavivirus* 328

黄曲霉　*A. flavus* 263

回归热　relapsing fever 250

回归热疏螺旋体　*B. recurrentis* 250

活性炭 - 酵母浸出液琼脂培养基　buffered charcoal
　　yeast extract agar，BCYE 180

获得性免疫缺陷综合征　acquired immunodeficiency
　　syndrome，AIDS 311

霍乱弧菌　*V. cholerae* 143

J

机会致病微生物　opportunistic pathogenic
　　microorganism 25

基因型变异　genotypic variation 20

基质蛋白　matrix protein，MP 281

脊髓灰质炎病毒　poliovirus，PV 291

脊髓灰质炎灭活疫苗　inactivated poliovirus
　　vaccine，IPV 291

季也蒙念珠菌　*C. guilliermondii* 254

剂量依赖性敏感　susceptible-dose dependent，SDD 73

加德纳菌属　*Gardnerella* 197

荚膜　capsule 11

荚膜组织胞浆菌　*Histoplasma capsulatum* 270

甲型肝炎病毒　hepatitis A virus，HAV 299

甲型流感病毒属　*Influenzavirus A* 281

假单胞菌属　*Pseudomonas* 158

假结核耶尔森菌　*Y. pseudotuberculosis* 135

假膜性肠炎　pseudomembranous colitis，PMC 224

假希木龙念珠菌　*C. pseudohaemulonii* 255

尖孢镰刀菌　*Fusarium oxysporum* 273

尖端赛多孢　*S. apiospermum* 274

艰难拟梭菌　*Clostridioides difficile* 224

检验后过程　post-examination processes 94

检验前过程　pre-examination processes 90

酵母菌纲　Saccharomycetes 254

酵母菌目　Saccharomycetales 254

接触传播　contact transmission 30

接合　conjugation 22

结核分枝杆菌　*M. tuberculosis*，MTB 201

结核分枝杆菌复合群　*Mycobacterium tuberculosis*
　　complex，MTBC 200

结核菌素皮肤试验　tuberculin skin test，TST 205

解脲脲原体　*Ureaplasma urealyticum*，UU 244

金黄杆菌属　*Chryseobacterium* 158

近平滑念珠菌　*C. parapsilosis* 254

桔黄赛多孢　*S. aurantiacum* 274

巨细胞病毒　cytomegalovirus，CMV 321

具核梭杆菌　*F. nucleatum* 229

绝对致病微生物　absolute pathogenic
　　microorganism 26

菌毛　pilus 12

菌群失调　dysbacteriosis 26

菌丝　hypha 13

K

卡波西肉瘤相关性疱疹病毒　Kaposi sarcoma-
　　associated herpesvirus，KSHV 325

卡介苗　Bacillus Calmette-Guerin vaccine，BCG
　　vaccine 202

抗生素相关性腹泻　antibiotic-associated diarrhea，
　　AAD 224

抗酸杆菌　acid-fast bacilli，AFB 200

抗酸染色　acid-fast staining ....35，201

抗微生物药物敏感性试验　antimicrobial
　　susceptibility testing，AST 72

柯萨奇病毒　Coxsackie virus，CV 292

克雷伯菌属　*Klebsiella* 121

克柔念珠菌　*C. krusei* 254

空气传播　airborne transmission 29

口服脊髓灰质炎减毒活疫苗　oral poliovirus
　　vaccine，OPV 291

狂犬病病毒　rabies virus 333

狂犬病病毒属　*Lyssavirus* 333

L

蜡样芽胞杆菌　*B. cereus* 192

莱姆病　Lyme disease 250

雷氏普鲁威登菌　*P. rettgeri* 141

李斯特菌属　*Listeria* 194

立克次体目　Rickettsiales 236

痢疾志贺菌　*S. dysenteriae* 127

镰刀菌属　*Fusarium* 273

磷蛋白65　phosphoprotein 65，pp65 321

流行性乙型脑炎　epidemic encephalitis B 328

流行性乙型脑炎病毒　epidemic type B encephalitis
　　virus 328

流行性疫苗衍生脊髓灰质炎病毒　circulating
　　vaccine-derived poliovirus，cVDPV 292

鲁氏普鲁威登菌　*P. rustigianii* 141

轮枝镰刀菌　*Fusarium verticillioides* 273

轮状病毒　rotavirus，RV 295

罗伦特隐球菌　*C. laurentii* 259

螺形菌　spiral bacterium 7

螺旋体目　Spirochaetales 246

M

麻风分枝杆菌　*M. leprae* 209

麻疹病毒　measles virus，MV 284

麻疹病毒属　*Morbillivirus* 284

马尔尼菲篮状菌　*Talaromyces marneffei* 270

马铃薯葡萄糖琼脂　potato dextrose agar，
　　PDA ....266，273

麦芽汁琼脂　malt extract agar，MEA 266

慢病毒属　*Lentivirus* 311

毛霉病　mucormycosis 268

毛霉纲　Mucoromycetes 268

毛霉门　Mucoromycota 268

毛霉目　Mucorales 268

毛癣菌属　*Trichophyton* 275

弥散性血管内凝血　disseminated intravascular coagulation，DIC 122

免疫电镜技术　immunoelectron microscopy，IEM 38

免疫逃逸　immune escape 27

灭菌　sterilization 18

敏感　susceptible，S 72

膜蛋白　membrane protein，M ....284，287

摩氏摩根菌　M. morganii 141

莫氏立克次体　R. mooseri 237

N

耐甲氧西林金黄色葡萄球菌　methicillin-resistant S. aureus，MRSA 104

耐热肠毒素　heat-stable toxin，ST 122

耐药　resistant，R 73

内毒素　endotoxin 8

内罗病毒科　Nairoviridae 333

内氏小体　Negri body 334

内源性感染　endogenous infection 29

尼瓦利亚念珠菌　C. nivariensis 254

拟杆菌属　Bacteroides 227

拟平滑念珠菌　C. orthopsilosis 254

逆转录病毒科　Retroviridae 311

逆转录酶　reverse transcriptase 311

黏附　adherence 27

黏液真杆菌　E. limosum 226

黏质沙雷菌　S. marcescens 139

念珠菌属　Candida 254

鸟分枝杆菌复合群　M. avium complex，MAC 207

尿路感染　urinary tract infection，UTI 122

诺卡菌属　Nocardia 211

诺如病毒　norovirus 297

P

潘氏变形杆菌　P. penneri 140

泡沫病毒亚科　Spumaretrovirinae 311

疱疹病毒　herpes virus 317

培养基　culture medium 40

皮肤杆菌属　Cutibacterium 226

皮炎芽生菌　Blastomyces dermatitidis 270

蜱传播脑炎病毒　tick-borne encephalitis virus 329

品他密螺旋体　T. carateum 247

破伤风　tetanus 221

破伤风梭菌　Clostridium tetani 221

葡萄球菌A蛋白　staphylococcal protein A，SPA 105

葡萄牙念珠菌　C. lusitaniae 254

普雷沃菌属　Prevotella 227

普鲁威登菌属　Providencia 121

普氏立克次体　R. prowazekii 237

普通变形杆菌　P. vulgaris 140

Q

奇异变形杆菌　P. mirabilis 140

气单胞菌属　Aeromonas 149

气性坏疽　gas gangrene 222

前病毒　provirus 313

前噬菌体　prophage 20

潜伏感染　latent infection 29

浅黄隐球菌　C. flavescens 259

茄病镰刀菌　Fusarium solani 273

侵袭　invasion 27

侵袭力　invasiveness 27

侵袭性念珠菌病　invasive candidiasis，IC 256

禽流感病毒　avian influenza virus，AIV 283

球菌　coccus 7

趋化因子　chemokine 31

曲霉科　Aspergillaceae 263

曲霉属　Aspergillus 263

R

热带念珠菌　C. tropicalis 254

人巨细胞病毒　human cytomegalovirus，HCMV 317

人类免疫缺陷病毒　human immunodeficiency virus，HIV 311

人类嗜T细胞病毒1型　human T lymphotropic virus-1，HTLV-1 311

人疱疹病毒　human herpes virus，HHV 317

人疱疹病毒3型　human herpes virus 3，HHV-3 319

人疱疹病毒4型　human herpes virus 4，HHV-4 322

人疱疹病毒5型　human herpes virus 5，HHV-5 321

人疱疹病毒6型　human herpes virus 6，HHV-6 317

人疱疹病毒7型　human herpes virus 7，HHV-7 317

人疱疹病毒8型　human herpes virus 8，HHV-8 317

人乳头瘤病毒　human papillomavirus，HPV 335

人型支原体　*M. hominis*.........246
日本脑炎病毒　Japanese encephalitis virus，JEV.........328
溶菌酶　lysozyme.........31
溶血性尿毒综合征　hemolytic uremic syndrome，HUS.........123
溶原性噬菌体　lysogenic phage.........20
溶原性细菌　lysogenic bacterium.........20
溶原性转换　lysogenic conversion.........20，22
融合蛋白　fusion protein，F.........284
肉毒梭菌　*Clostridium botulinum*.........223
乳杆菌属　*Lactobacillus*.........225
乳头瘤病毒科　*Papillomaviridae*.........335
乳头瘤病毒属　*Papillomavirus*.........335

S

腮腺炎病毒　mumps virus.........284
赛多孢属　*Scedosporium*.........274
散囊菌纲　Eurotiomycetes.........263
散囊菌目　Eurotiales.........263
森林脑炎病毒　forest encephalitis virus.........329
沙雷菌属　*Serratia*.........121
沙门菌属　*Salmonella*.........121
沙眼衣原体　*C. trachomatis*，CT.........232
申克孢子丝菌复合体　*Sporothrix schenckii* complex.........270
深红沙雷菌　*S. rubidaea*.........139
神经氨酸酶　neuraminidase，NA.........281
神奈川现象　Kanagawa phenomenon，KP.........147
生物合成　biosynthesis.........17
生长曲线　growth curve.........12
生长抑制试验　growth inhibition test，GIT.........242
石竹叶琼脂　carnation leaf agar，CLA.........273
实验室生物安全　laboratory biosafety.........96
似平滑念珠菌　*C. metapsilosis*.........254
适应性免疫　adaptive immunity.........30
释放　release.........17
嗜酸乳杆菌　*L. acidophilus*.........226
嗜血杆菌专用药敏培养基　*Haemophilus* test medium，HTM.........177
噬菌体　bacteriophage，phage.........14
手足口病　hand-foot-mouth disease，HFMD.........292
鼠疫耶尔森菌　*Y. pestis*.........135
衰亡期　decline phase.........13

双名法　binominal nomenclature.........23
双相真菌　dimorphic fungi.........270
水痘 - 带状疱疹病毒　varicella-zoster virus，VZV.........317
水肿因子　edema factor，EF.........188
丝状血细胞凝集素　filamentous hemagglutinin，FHA.........177
斯氏普鲁威登菌　*P. stuartii*.........141
宋氏志贺菌　*S. sonnei*.........127
梭杆菌属　*Fusobacterium*.........227
梭状芽胞杆菌属　*Clostridium*.........220
索状因子　cord factor.........201

T

肽聚糖　peptidoglycan.........7
炭疽芽胞杆菌　*B. anthracis*.........188
碳青霉烯类耐药肠杆菌目细菌　carbapenem-resistant Enterobacteriales，CRE.........76
碳青霉烯酶　carbapenemase.........75
特异多糖　specific polysaccharide.........9
土曲霉　*A. terreus*.........263
脱壳　uncoating.........17

W

外毒素　exotoxin.........27
外膜蛋白　outer membrane protein.........8
外源性感染　exogenous infection.........29
弯曲菌属　*Campylobacter*.........152
万古霉素耐药的肠球菌　vancomycin-resistant *Enterococcus*，VRE.........76
网状体　reticulate body，RB.........233
韦荣球菌属　*Veillonella*.........230
卫生处理　sanitation.........18
温和噬菌体　temperate phage.........20
稳定期　stationary phase.........13
问号钩端螺旋体　*L. interrogans*.........251
无菌　asepsis.........18
无菌操作　aseptic technique.........44
无色杆菌属　*Achromobacter*.........158
无性孢子　asexual spore.........13
戊型肝炎病毒　hepatitis E virus，HEV.........299

X

吸附　absorption，attachment 16

希木龙念珠菌　C. haemulonii 254

稀释法　dilution method 73

细胞壁　cell wall 7

细胞病变效应　cytopathic effect，CPE 62

细胞膜　cell membrane 11

细胞培养　cell culture 49

细胞因子　cytokine 31

细胞质　cytoplasm 11

细菌　bacterium 6

细菌 L 型　bacterial L form 9

细菌素　bacteriocin 19

细菌性阴道病　bacterial vaginosis，BV 198

先天性风疹综合征　congenital rubella syndrome，
　　CRS 288

显性感染　apparent infection 29

腺病毒　adenovirus 287

消毒　disinfection 18

消化链球菌属　Peptostreptococcus 229

消化球菌属　Peptococcus 229

小 RNA 病毒科　Picornaviridae 290

小孢子菌属　Microsporum 275

小肠结肠炎耶尔森菌　Y. enterocolitica 135

小韦荣球菌　V. parvula 231

新型隐球菌　Cryptococcus neoformans 259

新型隐球菌格鲁比变种　Cryptococcus neoformans
　　var. grubii 259

新型隐球菌新生变种　Cryptococcus neoformans
　　var. neoformans 259

星状病毒　astrovirus，AstV 298

血流感染　blood stream infection，BSI 342

血凝试验　hemagglutination assay，HA 283

血凝素　hemagglutinin，HA 281

血凝素 - 神经氨酸酶　hemagglutinin-neuraminidase，
　　HN 285

血凝抑制试验　hemagglutination inhibition assay，
　　HI 283

Y

芽胞　endospore 12

芽胞杆菌属　Bacillus 188

亚急性硬化性全脑炎　subacute sclerosing
　　panencephalitis，SSPE 284

烟曲霉　A. fumigatus 263

严重急性呼吸综合征　severe acute respiratory
　　syndrome，SARS 286

厌氧菌　anaerobe 216

厌氧消化链球菌　P. anaerobius 230

燕麦培养基　oatmeal agar，OA 273

恙虫病东方体　O. tsutsugamushi 240

恙虫病立克次体　R. tsutsugamushi 240

耶尔森菌属　Yersinia 121

耶氏肺孢子菌　Pneumocystis jirovecii 272

耶氏肺孢子菌肺炎　Pneumocystis jirovecii
　　pneumonia，PJP 272

液化沙雷菌复合群　S. liquefaciens complex 139

伊丽莎白菌属　Elizabethkingia 158

伊蒙菌属　Emmonsia 270

衣壳　capsid 14

衣原体属　Chlamydia 232

医院感染　nosocomial infection 83

遗传　heredity 20

乙型肝炎病毒　hepatitis B virus，HBV 299

乙型流感病毒属　Influenzavirus B 281

异染颗粒　metachromatic granule 186

抑菌　bacteriostasis 18

阴道加德纳菌　Gardnerella vaginalis，GV 197

阴沟肠杆菌　E. cloacae 138

隐球菌抗原　cryptococcal antigen，CrAg 260

隐性感染　inapparent infection 29

鹦鹉热衣原体　C. psittaci 235

幽门螺杆菌　Helicobacter pylori，H. pylori 155

有性孢子　sexual spore 13

有益微生物　beneficial microbes 25

原体　elementary body，EB 233

Z

杂色曲霉　A. versicolor 263

窄食单胞菌属　Stenotrophomonas 158

真杆菌属　Eubacterium 225

真菌　fungus 13

正汉坦病毒属　Orthohantavirus 331

正内罗病毒属　Orthonairovirus 333

正逆转录病毒亚科　Orthoretrovirinae 311

正黏病毒科　*Orthomyxoviridae* 281

正疱疹病毒科　*Orthoherpesviridae* 317

支原体目　Mycoplasmatales 241

脂多糖　lipopolysaccharide, LPS 8

脂质 A　lipid A 8

纸片扩散法　disc diffusion method 73

志贺毒素　Shiga toxin, ST 128

志贺菌属　*Shigella* 121

质粒　plasmid 21

质量保证　quality assurance, QA 88

致死因子　lethal factor, LF 188

中介　intermediate, I 73

转导　transduction 22

转化　transformation 22

子囊菌门　Ascomycota 254, 263

紫外线　ultraviolet ray, UV 19

自我复制　self-replication 16

组装　assembly 17

最低抑菌浓度　minimal inhibitory concentration,
　MIC 72